U0389186

实验血液学技术

高瀛岱 主编

科学出版社

北京

内 容 简 介

本书侧重于将实验血液学基础理论与核心技术相结合，在介绍实验血液学技术发展简史和概论的基础上，以实验动物模型为纽带，将实验血液学核心技术联系在一起，系统阐述了流式细胞术、细胞影像技术、分子生物学技术、生物信息学技术、实验动物学技术、动物造血器官病理技术和电子显微镜技术等实验血液学核心技术在血液学研究中的应用和发展前景。

本书内容体现了当前实验血液学技术的进展，指导性强，可供基础医学科研技术人员和研究生参考。

图书在版编目（CIP）数据

实验血液学技术 / 高瀛岱主编. —北京：科学出版社，2023.3
ISBN 978-7-03-075097-6

Ⅰ．①实… Ⅱ．①高… Ⅲ．①血液学–实验 Ⅳ.①R331.1-33

中国国家版本馆 CIP 数据核字（2023）第 042422 号

责任编辑：沈红芬 路 倩 / 责任校对：张小霞
责任印制：肖 兴 / 封面设计：黄华斌

科 学 出 版 社 出版
北京东黄城根北街 16 号
邮政编码：100717
http://www.sciencep.com

北京汇瑞嘉合文化发展有限公司 印刷
科学出版社发行 各地新华书店经销

*

2023 年 3 月第 一 版 开本：787×1092 1/16
2023 年 3 月第一次印刷 印张：20 1/2
字数：480 000
定价：**158.00 元**
（如有印装质量问题，我社负责调换）

《实验血液学技术》编写人员

主　　编　高瀛岱

副主编　周　圆　梁昊岳

编　　委　（按姓氏汉语拼音排序）

陈　婷　　程雪莲　　董树旭　　高　欣　　李　彬

李秀荣　　刘　婧　　任怡然　　茹永新　　温　伟

杨　铭　　杨晚竹　　于文颖　　赵钧铭

编　　者　（按姓氏汉语拼音排序）

蔡亚楠　　付伟超　　顾　洁　　顾　荃　　郭凯敏

何　媚　　何宝林　　洪　芳　　黄治朝　　雷　阳

李晓云　　李亚芳　　李妍涵　　林芳珍　　罗冰清

孟倩倩　　任红英　　任彦松　　孙志强　　王浩雨

王梦鸽　　魏晓晶　　吴文齐　　许　杰　　尹　静

张　森　　张　朔　　张庆云　　张文君　　张文姗

张雅文　　赵轼轩

序　言

　　血液学研究是基础和临床医学研究的重要组成部分。随着血液学研究的不断深入，近年来涌现出一批临床血液学研究相关专著，很好地支撑了血液学研究的发展，为临床及科研人员认识、了解血液病知识提供了借鉴。然而，血液学基础研究相关专著较少，特别是系统地总结血液学基础研究核心技术的专著更为稀少。技术是支撑基础和临床医学研究的基础，在科学研究中发挥着不可或缺的作用。我们在实际工作中发现，卫生科研技术人员和医学研究生缺乏有针对性地介绍血液学核心技术的参考书。基于这一认识，高瀛岱教授组织实验血液学技术领域的专业人员编写了《实验血液学技术》一书，旨在为血液学和干细胞研究提供技术支撑和方法学指导，为卫生科研技术人员和研究生掌握相关技术方法提供参考。

　　该书从技术原理、操作方法和应用实例等角度，系统地总结了血液学及干细胞研究中常用的实验技术。内容涵盖流式细胞术、细胞影像学、分子生物学、生物信息学、实验动物技术、实验病理学和电子显微成像技术等实验血液学研究领域的核心技术。该书使用了大量的图片和独特的分析思路，并做到深入浅出、图文并茂，可使读者在获取丰富知识的同时，感到耳目一新。该书将有助于医学院校研究生学习和掌握实验血液学基础与应用的相关知识，推动实验血液学技术在血液学和干细胞研究中的应用与发展。

　　该书内容翔实，紧随技术前沿，旨在为血液学和干细胞研究提供技术支撑与方法学指导，既适合卫生科研技术人员阅读，深化对技术方法的理解，也可作为没有血液学技术背景的研究生或者工作人员的入门参考。因此，该书是一本具有重要价值的实验血液学技术参考书，相信该书将为血液学和干细胞研究的进步与发展起到重要的推动作用！

程　涛

2023 年 1 月

前　言

随着血液学研究的不断深入发展，基于动物模型的体内和体外实验，研究血液系统发生机制、功能、病理改变及临床应用的"实验血液学"已成为血液学研究的基础。以流式细胞术、细胞影像技术等为代表的实验血液学核心技术为实验血液学的发展提供了有力的支撑。为了让更多的读者了解实验血液学技术，更好地帮助医药卫生科研技术人员和研究生掌握实验血液学技术的基本理论与方法，我们组织编写了《实验血液学技术》一书。

从《黄帝内经》中对血液的记载，到显微镜问世后对血液有形成分的逐步观察鉴定，人类依靠技术开始了系统和科学的血液学探索。光学显微镜的问世，让人们观察到了血液中的红细胞、白细胞和血小板。随着科学技术的发展，研究人员对显微镜的分辨率提出了更高的要求，磁电子透镜、透射电子显微镜和扫描电子显微镜等应运而生。21世纪以来，随着光电技术的进一步发展，光学系统、检测器单元和电子系统可按照实验要求更换模块，使流式细胞分析和分选仪器在实验血液学中成为无可替代的研究工具。在细胞水平检测技术迅猛发展的同时，分子水平的检测经历了微流体蛋白免疫分析、聚合酶链式反应（PCR）和高通量测序等发展阶段，不断拓展实验血液学技术的领域、丰富实验血液学技术的内涵。与此同时，血液学研究的对象也在逐步转变，从经验医学的人体试验，到实验动物模型的构建，再到人诱导多能干细胞体外模型的应用，实验血液学技术最大限度地模拟了人体的生理病理环境，为科学研究提供了一种可靠、不伤害人体的研究方法。

血液系统疾病种类繁多，且大多对人体健康有严重危害，因此开展与临床紧密结合的实验血液学基础研究具有重要意义。此外，血液系统疾病患者合并心脑血管疾病、实体瘤等重大疾病的风险较高，深入开展以基础血液学研究为突破口的系统医学研究对人类健康发挥着不可或缺的作用。实验血液学技术在血液系统疾病的早期诊断、药物研发和效果评价等领域将起到很好的支撑作用。

目前已出版的血液学专著以血液病临床诊断和治疗为主，对白血病、淋巴瘤和骨髓瘤等恶性血液病进行了很好的探讨，但尚缺少系统介绍实验血液学技术的专著。本书侧重于将实验血液学基础理论与核心技术相结合，在介绍实验血液学技术发展简史和概论的基础上，以实验动物模型为纽带，将实验血液学核心技术联系在一起，系统阐述了流式细胞术、细胞影像技术、分子生物学技术、生物信息学技术、实验动物学技术、动物造血器官病理技术和电子显微镜技术等实验血液学核心技术在血液学研究中的应用和发展前景。本书内容体现了当前实验血液学技术的进展，也吸收了我国血液学科研工作者的一些研究成果，可作为已出版的众多临床与基础血液学专著的补充。因此，编写本书的初衷在于为血液学和干细胞研究提供实验技术支撑，为基础医学科研技术人员和研究生提供一本兼具可读性与实用性的技术指导用书。

本书主要由中国医学科学院血液病医院（中国医学科学院血液学研究所）的科研和技术团队成员编写，并由程涛教授等血液学专家审阅。感谢程涛教授为本书作序。由于编写时间和水平所限，书中难免会出现疏漏之处，请读者给予反馈，以待再版时改进。

高瀛岱　周　圆　梁昊岳

2022 年 6 月

目　　录

第一章　绪　　论

第一节　实验血液学技术的历史和意义

从《黄帝内经》中对血液的记载，到显微镜问世后血液有形成分的逐步观察鉴定，人类开始了系统和科学的血液学研究。随着科技的进步，基于动物体内实验和体外实验研究血液系统发生机制、功能、病理改变及临床应用的"实验血液学"已成为血液学研究的基础，而这种医学模式的转变离不开实验血液学技术的发展。

一、实验血液学技术发展简史

从研究输血治病救人时提出血型概念，到各种血液疾病的诊治，实验血液学技术的发展推动了血液学的深入研究。在细胞生物学、系统生物学的影响下，为满足实验血液学更高的研究需求，实验血液学技术也在推陈出新，逐步发展了分子生物学技术、流式细胞术、细胞影像学技术、实验动物技术、实验病理学技术、电子显微镜技术、生物信息学技术、人诱导多能干细胞技术等。

光学显微镜的问世，让人们观察到了血液中的红细胞（1673 年）、白细胞（1749 年）和血小板（1842 年）。随着科学的发展，研究人员对显微镜的分辨率提出了更高的要求，从而磁电子透镜（1926 年）、透射电子显微镜（1931 年）、扫描电子显微镜（1938 年）等应运而生。电子显微镜以其高分辨率的优势使血液学研究进入更精细的探索阶段。同时，因为活细胞可以更真实地还原生理状态和呈现线性动态过程，越来越多的科学家并不满足于固定样本的静态研究，纷纷开始转向活细胞成像的动态研究。不仅如此，随着细胞影像技术的发展，以往在传统显微镜下难以辨识的结构，或是一个变化的动态过程，抑或是某些非常微弱的信号等，都可以通过高内涵活细胞工作站等细胞影像技术进行识别。

然而，对研究人员而言，目前应用各种影像技术得到一组图片并不困难，而困难在于如何分析成像后的图像数据。为此，研究人员开发了许多生物图像处理软件，如 ImageJ、Imaris、Volocity、Image-Pro Premier、Huygens、AutoQuant 等，应用这些软件可以完成反卷积处理及细胞计数、细胞增殖、细胞凋亡、蛋白质定量、蛋白质共定位、示踪等图像数据的处理和分析。

自血液有形成分被发现以来，血液学的发展开始进入细胞水平的研究。从对细胞计数（1930 年）及利用细胞检测自动化仪器进行细胞数统计（1934 年）的研究，到引入显微光度术（1936 年）并利用结合荧光素的抗体标记细胞内的特定蛋白（1940 年），再到 1959 年 B 型 Coulter 粒度仪问世及 1969 年第一台荧光检测细胞计的研发，科学家从未停止过探索的脚步。尤其是进入 21 世纪，随着光电技术的进一步发展，光学系统、检测器单元和电子系统可按照实验要求更换模块，使流式细胞分析和分选仪器在实验血液学中成为无可替代的研究工具。同时，流式细胞仪由最初的手动调节逐渐走向全自动化调节，包括光路和液路；激光器的数量由 1 个逐渐增加到 5 个；荧光通道也逐渐增加，目前多达 30 个。

除了形态学的观察外，分子水平的检测是血液成分鉴定中非常重要的一部分，实验血液学技术完成了从微流体蛋白免疫分析、聚合酶链式反应（polymerase chain reaction，PCR）到高通量测序等发展阶段。血液学研究的对象也在逐步转变，从经验医学的人体试验，到实验动物模型的构建，再到人诱导多能干细胞体外模型的应用，实验血液学技术实现了最大限度模拟人体生理病理环境，为科学研究提供了一种不伤害人体、不违背伦理的研究方法。

二、实验血液学技术概论

17 世纪中叶，罗伯特·胡克和列文·虎克研发的高倍显微镜让人类的观察从宏观世界走进微观世界。光学显微镜利用光学原理，把人眼所不能分辨的微小物体放大成像，血液中的红细胞、白细胞和血小板等有形成分依次被发现，同时血液无形成分（血浆）也成为生物化学和免疫学的重点研究对象。1901 年"血型之父"卡尔·兰德施泰纳正是将血样中的血细胞和血清进行分离，并通过实验首次发现人类红细胞血型，从而为 ABO 血型系统的建立奠定了基础，避免了不同血型输血引起的致死性输血反应，从而保证了输血安全。此外，血液中血浆、红细胞、血小板等成分的分离方法和技术发展，使输血治疗进入了成分输血的新时代。

但是，光学显微镜分辨率低，放大倍数一般为 40～1000 倍（包括油镜），只能看到细胞中的细胞核等大概结构，无法观察到亚显微结构。而电子显微镜的问世解决了这一技术难题。通过透射电子显微镜，可以看到在光学显微镜下无法看清的小于 0.2μm 的细微结构，能实现超薄样本（细胞或者生物组织）的切片制备。同时，电子显微镜也可以实现从免疫细胞超微结构水平观察和研究免疫反应。

为了更快捷高效地处理图像数据，研究人员开发了各种生物图像处理软件，依照不同研究目的对图像数据进行分析。目前常用的图像处理软件有以下几种：ImageJ 是一款 Java 图像处理和分析程序，可实现对 8bit、16bit、32bit 图像的展示、分析、处理、传输等基础操作；Imaris 是一款对 2D～5D 图像进行渲染及交互分析的软件，拥有表面结构渲染、视频录制、点计数和轨迹追踪、神经分析、细胞分析板块、共定位分析等功能；Volocity 是一组高度集成化的软件，具有多通道荧光标记细胞图像的立体观测、数据采集、定量分析及高品质图像或者动画电影制作等功能；采用高级反卷积算法的 Huygens 软件，针对不同类型光学显微镜系统如宽场成像、点扫描共聚焦、转盘共聚焦、多光子、受激发射损耗超分辨率成像、光片照明进行去卷积处理，最终获得高分辨率和准确的图片分析结果。

流式细胞术（flow cytometry，FCM）是集流体学、力学、电学、光学为一体的实验技术，利用流式细胞仪对细胞或生物颗粒同时进行多参数、快速定量分析和分选，可以分析一群细胞中各种细胞的比例，还可以通过分离含有单细胞的液滴从一群细胞中分选出目标细胞。流式细胞术在血液学研究中有广泛的用途，不仅在白血病及淋巴瘤的免疫分型中起重要作用，而且应用于血小板计数、血小板自身抗体测定、血小板膜表面糖蛋白分析、血小板活化分析，以及红细胞表面相关免疫球蛋白测定、红细胞血型抗原分析等方面。

20 世纪初，造血调控及造血干细胞研究成为血液学研究的热点领域。造血干细胞具有自我更新能力及多向分化潜能，最终可生成各种血细胞成分。因此，造血干细胞的分选和移植是重建正常造血和免疫功能的一种重要治疗手段。流式细胞分选仪便可以实现分选需求。安装在流动室中的超高频压电晶体的喷嘴，可以产生高频振荡，使含有待测细胞的液流断裂为均匀的液滴，带电的液滴通过电场时发生偏转，进入相应的收集管中，从而实现对造血干细胞的分选。

FCM 还广泛应用于基础血液学，如红细胞和白细胞的计数、分类及其功能研究，造血干细胞、红细胞、粒细胞、巨核细胞、正常骨髓细胞等 DNA 含量与细胞表型研究。同时在血液病学方面，FCM 可用于白血病的分类和细胞动力学研究，预测化疗效果、微小残留病变及一部分恶性血液病，如骨髓增生异常综合征、慢性淋巴细胞白血病、慢性粒细胞白血病、淋巴瘤、骨髓瘤等。此外，在器官和骨髓移植前，FCM 可以进行交叉配型和骨髓中肿瘤细胞或造血干细胞的监测，移植后 FCM 可用于监测血液或移植物内免疫成分的变化，以预测移植后免疫排斥反应、细胞免疫抑制治疗效果和移植物存活情况等。

按照研究的需求，未来 FCM 将从单纯应用大型仪器转变为使用便携式、高分辨率、高质量分选的研究型流式细胞仪，以适应多种研究环境。同时为满足多种检测标志物的共定位分析和细胞捕捉，荧光参数检测也将从采用荧光单色、双色分析发展为多色分析，目前最多可同时检测超过 40 种荧光信号。此外，检测参数从相对定量发展为绝对定量，对细胞或微粒上标记的荧光分子进行定量分析，从而对细胞的生物分子进行精确测量。例如，在获得性免疫缺陷综合征（AIDS）的研究和治疗中，FCM 可对外周血中的 $CD4^+$ T 细胞进行绝对计数，进而反映病情进展及监测疗效。

实验血液学技术的进展也推动了血液学研究由细胞水平向分子水平的延伸与探索。以蛋白质印迹为代表的微流体蛋白免疫分析技术打开了血液学分子研究的大门。免疫印迹实验以特异性抗体对凝胶电泳处理过的细胞或生物组织样本进行着色，通过分析着色的位置和深度，获得特定蛋白质分子在细胞或组织中表达的信息，此技术广泛应用于基因在蛋白质水平的表达研究、抗体活性检测和疾病早期诊断等多个方面。

20 世纪 60 年代末 70 年代初，人们致力于研究基因体外分离技术，研发了聚合酶链式反应（PCR），其可在体外特异性地扩增某个基因，从而实现对核酸的体外研究和应用。随着生物实验需求的不断发展，PCR 技术已经逐渐演化出一系列侧重于不同实验目的及应用的分类，其中较为常见的包括降落 PCR（touchdown PCR）、多重 PCR（multiplex PCR）、定量 PCR（qPCR）和微滴数字 PCR（ddPCR）。从此，血液学的研究便进入了基因时代。目前在临床检测和基础研究中常用的是实时荧光定量 PCR 技术，包括绝对定量 PCR 和相对定量 PCR，主要用于检测 mRNA。该技术的特点是可以减少 PCR 之后的操作，在比较不同浓度的 mRNA 方面具有比较宽的动力学范围。目前此技术主要用于核酸定量分析、基因表达差异分析、单核苷酸多态性（SNP）检测、甲基化检测、产前诊断、病原体检测、肿瘤基因检测、药物疗效评价等。此外，荧光原位杂交（fluorescence *in situ* hybridization，FISH）也顺应研究的需求而产生，应用于染色体核型分析及基因扩增、基因重排检测等。该技术源于以核素标记的原位杂交技术，可检测定位在经分离的染色体乃至完整细胞中特定的正常或异常 DNA 序列。

随着研究深入发现，仅仅通过 PCR、FISH 等技术远远无法满足获得大量核酸序列信息的需求。1977 年以 Sanger 测序法为代表的第一代测序技术使血液学的研究走进大数据时代，其主要特点是测序读长可达 1000bp，准确率高达 99.999%。但测序成本高、通量低等缺点，严重影响了其大规模应用。经过技术开发和改进，以 Roche 公司的 454 技术、Illumina 公司的 Solexa/Hiseq 技术和 ABI 公司的 Solid 技术为代表的第二代测序技术问世，其很大程度上降低了测序成本，大幅提高了测序速度并具有高准确性，将完成一个人类基因组测序的时间从 3 年缩短为 1 周。而以 PacBio 公司的 SMRT 和 Oxford Nanopore Technologies 纳米孔单分子测序为代表的第三代测序技术则实现了单分子测序和超长读长，其测序过程甚至无须进行 PCR 扩增。此外，基于半导体芯片的 Ion Torrent 非常适合小基因组和外显子验证的测序，发展成为新一代测序技术。短短的几十年时间，高通量测序技术实现了从第一代到第三代乃至第四代的大跨步前进，测序读长更是完成了从长到短再到长的过程。测序技术的每一次革新，都推动了基因组研究、疾病诊疗、药物研发等领域的巨大发展。

以往测序技术处理的对象是成千上万个细胞，但正如德国哲学家莱布尼茨所说，"世界上没有完全相同的两片树叶"，所以这种测序得到的变异水平也是成千上万个细胞的平均水平。而如果对单个细胞进行测序分析，则可以揭示每个细胞的个体变化，使不同细胞类型得以精细区分。同时，单细胞多组学技术系统、全面地揭示了细胞网络和分子网络复杂的相互作用机制，提供了更多的数据。为此，单细胞测序技术在 2013 年被 *Nature Methods* 杂志评选为年度技术，单细胞多组学技术在 2019 年被 *Nature Methods* 杂志评选为年度技术。

与此同时，如何对高通量测序所带来的大数据进行处理是摆在科研人员面前的一道难题。无论是 DNA 测序、RNA 测序，还是单细胞测序，都需要筛选有效数据，进行数据质控及针对特定需求进行结果分析。针对基因组测序数据常用的分析方法有基因组测序数据比对、单核苷酸多态性检测和小片段插入缺失分析、癌症基因组体突变分析、拷贝数变异（CNV）分析、结构变异分析等。而对于转录组测序数据，常常进行转录组测序数据比对、差异表达分析、基因富集分析等。针对单细胞转录组测序得到的结果，目前不同研究团队正在进行不同体系和分析算法的开发。常规的分析方法为单细胞转录组测序数据比对、数据质控和归一化、降维与聚类、特征基因筛选、差异表达分析、拟时序分析等。

随着高通量测序技术的发展，第一个单细胞转录组测序技术于 2009 年开发问世，*Nature Methods* 发布了首个对单个小鼠卵裂球进行的全转录子组研究。2011 年，Nicholas 等开发了单细胞基因组测序技术。随后，单细胞全基因组 DNA 甲基化检测技术也相继开发。在细胞分选技术、核酸扩增技术、信噪比提高等基础上，单细胞 Hi-C、单细胞 ChIP-seq、单细胞 ATAC-seq 等技术接踵而至。

近年来"人类细胞图谱"计划的开展掀起了单细胞测序研究的浪潮，单细胞分子图谱构建与研究成为生物领域的研究前沿。中国医学科学院在国家医学与健康科技创新工程的支持下，2017 年率先启动了以血液系统为突破口的血细胞图谱（atlas of blood cell，ABC）项目，牵头成立 ABC 研究联盟，并围绕血细胞发育、分化、维持及病变等开展了一系列的研究。

从"经验医学"到"实验医学"的发展过程中，体内外生物实验为医学的进步提供了强大支撑。因为实验医学的主要特点是在不损害人体的前提下，进行包括试管内、离体器官、组织、细胞的实验开展科学研究。

17 世纪初期威廉·哈维和斯蒂芬·哈尔用蛙、蛇等动物进行了血液循环研究，首次证明循环系统是一个密闭的系统，随后动物实验在医学各个领域中得到推广与应用。20 世纪50 年代以来，针对不同的研究目的，将实验动物构建成近交系、突变系、杂交群动物等实验模型。像生理学、病理生理学、药理学等实验科学的研究大多数也是采用动物实验完成的，动物实验技术的进步推动了医学发展的进程。

现在常用的单克隆抗体技术，其制备过程就源自动物实验技术，并在此基础上发展。1975 年 G. Kohler 和 C. Milstein 发明了单克隆抗体技术，此技术在细胞杂交技术基础上，成功地把小鼠骨髓瘤细胞（来自 BALB/c 小鼠）和小鼠脾细胞（经绵羊红细胞免疫过）融合在一起形成杂交细胞，发现这种杂交细胞一方面继承了骨髓瘤细胞的无限生长潜能，另一方面又具有浆细胞的能力，可以合成单一抗体。因此，将这种细胞再种回动物体内形成"杂交细胞瘤"或者直接体外培养，就能产生大量单一类型的高纯度抗体，可供基础和临床研究使用。

此外，实验动物疾病模型的构建是疾病研究的重要手段。在血液学研究中，对 SPF 小鼠进行辐射处理，可以破坏小鼠的造血系统，建立辐射损伤模型。结合新兴的基因编辑技术，还可以构建转基因小鼠模型，为特定基因的深入研究提供小鼠体内实验环境。从 1966 年由 *Foxn1* 基因突变获得具有 T 细胞缺陷的裸鼠开始，免疫缺陷小鼠模型成为研究的热点。1995 年研究者由 *Prkdc^{scid}* 基因突变获得了具有 T、B 细胞缺陷的 NOD/SCID 小鼠，2000年日本 CIEA 研发了由 *Prkdc^{scid}* 和 *IL2rg^{-/-}* 获得的同时具有 T、B、NK 细胞缺陷的 NOG 小鼠，2007 年美国 Jackson Lab 研发了 NSG 小鼠，后续又有一系列免疫缺陷小鼠模型被广泛应用于医学研究的各个领域。但由于人与鼠的亲缘关系较远，很多基因在人体和小鼠中的表现差异很大，小鼠模型存在难以避免的局限性，因此建立有效的人源化小鼠模型对癌症研究及转化医学模型的发展具有重要意义。如果能构建有助于免疫缺陷 *IL2rg* 小鼠的人相关淋巴结构发育的人源化小鼠模型，使人造血干细胞植入后能发挥完整功能性人免疫反应，对造血干细胞移植的研究将起到极大的推动作用。

无论是从成本的投入，还是实验周期的耗时来看，动物实验都有其局限性，因此短周期的体外实验在前期实验探索阶段具有极大的优势，但其受到患者细胞取材、长期培养及伦理学的局限，因此诱导多能干细胞（induced pluripotent stem cell，iPSC）技术的出现为实现在培养皿中模拟人类疾病提供了可能性。iPSC 技术通过导入特定的转录因子将终末分化的体细胞重编程为多能干细胞，使其具备可持续增殖能力，并可诱导分化成各种细胞。从第一株鼠的 iPSC（2006 年）到第一株人的 iPSC（2007 年），"培养皿中的疾病"（disease-in-a-dish）模型建立实现了从动物到人类的跨越。目前在血液病的研究中，各种来源的 iPSC 已为相关疾病的病理机制研究及药物筛选系统提供了独特的模型。同时，从患者本身的体细胞培养得到的 iPSC，在治疗中能避免引发异体移植产生的免疫反应，因此 iPSC 在研究和治疗中都具有广阔的应用前景。

随着基因编辑技术的发展，从锌指核酸酶、转录激活因子样效应物核酸酶到常间回文重复序列丛集关联蛋白系统，研究人员实现了对细胞基因的编辑改造。因此，可以大胆设想，未来的医学治疗模式或许可以通过基因编辑技术将基因病患者的 iPSC 改造成正常细胞，再输入患者体内以治疗疾病。同时，基于 iPSC 移植的细胞治疗出现了两种方法，一种为先移植后分化（iPSC 移植后在体内分化成特定种类的细胞），另一种是先分化后移植（在体外将 iPSC 分化为特定细胞或组织后再移植）。

近年来，在白血病的治疗研究中嵌合抗原受体 T 细胞免疫治疗（chimeric antigen receptor T-cell immunotherapy，CAR-T）成为治疗肿瘤的新型靶向疗法。传统的 CAR-T 是从患者的外周血中分离单个核细胞，激活后通过慢病毒转染 CAR 结构，再回输到患者体内。这种方法疗效显著，但仅可自体使用且数量有限，而与 iPSC 技术的结合则可成为理想的细胞治疗方案。与此同时，iPSC 来源的嵌合抗原受体 NK 细胞免疫治疗（iPSC-derived chimeric antigen receptor NK-cell immunotherapy，CAR-iNK）也在研究中。因此，基于 iPSC 基因编辑及结构改造的细胞治疗将为疾病的治疗提供一种新的思路，在医学领域将产生深远的影响。

（张　朔　王浩雨　张庆云　梁昊岳　高瀛岱）

第二节　实验血液学实验设计

一、研究课题的选择

（一）科研选题的原则与方法

选题是科学研究的首要步骤。哪些问题值得研究？哪些问题可以继续深入研究？无论是资深学者，还是刚刚进入实验室的研究生，都要面临科研选题。对于青年科研工作者和研究生，除了考虑科研问题的重要性和可行性外，还要考虑课题的时间性。

首先，选择自己熟知的领域，包括有前期工作基础或者近期做了系统的调研，这样才能提出合理的科学问题。其次，科研选题要深入研究，选择特定的方向进行系统深入的挖掘才能取得更大突破。选题是开展科学研究的第一步，选择较易获得成果的题目更易增强科研工作者的信心。

实验血液学领域科研课题的选择原则：

（1）科研课题的重要性：科研选题的方向必须从国家和社会发展的大局出发，从经济发展和社会民生出发，选择在国家血液学领域有重要价值和急需解决的关键问题，如新型冠状病毒感染疫情期间，国家有众多进行新型冠状病毒感染的免疫治疗和疫苗研发等的项目立项，这些均与血液学领域息息相关，目前已有多家疫苗上市使用。因此，选择科研课题时应根据自身专长、工作基础和工作环境，选择对国家发展有促进性的重要课题。

（2）科研课题的科学性和创新性：科研课题的科学性是指课题的依据和理论是有前期基础的，符合现有血液学科学理论，以事实为依据，实事求是。课题的创新性是指科研课题要有一定的新发现、新观点、新见解，或者有新内容和开发了新方法。课题的创新性是科学研究的立足之本，缺乏创新性的课题就失去了科研的本质。但是课题的科学性和创新性相互制约、相互促进。课题的创新性主要是指所选的课题方向和领域尚未有人涉及，或在以往理论和方法基础上，提出新问题和新理论，但在追求创新性时应注意以科学性为基础。

（3）科研课题的实用性：实用性是科研课题的价值体现。科研课题要有明确的目的、具体解决的科学问题。实用性包括有潜在的应用价值，即研究成果可用于血液病的预防、诊断和治疗等；有社会和经济效益，如可以产生经济效益的试剂盒、新仪器、新药品等，可以提高疾病的诊断水平等。科技成果转化率是科研课题和科研成果实用性的重要体现，目前我国的科技成果转化率仅为 10% 左右，远低于发达国家 40% 的水平。科研课题的实用性应是选择课题的重要参考指标。

（4）科研课题的可行性：课题的选择主要包括提出科学问题、查阅文献、确定研究目标和研究内容等步骤，最终选定课题。科研课题选定后，仍需要对选题的可行性进行评估。课题的可行性是指具备完整实施该课题的条件，在保证课题的科学性、创新性的同时，必须具备课题的可行性。课题的可行性包括理论可行和方法可行，这就需要有前期相关工作的积累、课题组成员的支持和配合。

分析和评估选题的可行性主要包括以下几方面。

1）选题范围合理明确：课题不要盲目追求范围大和广。一个课题只需解决某个领域的某一个问题，不能将整个研究领域定为一个科研问题。要针对某个具体问题深入研究，如一个国家自然科学基金青年科学基金项目只要能解决一个具体问题即可。如果研究内容过宽过广，就会造成研究目标不明确。

2）立项依据充分：立项依据是指阐述选题的理由和课题的必要性。要保证立项依据充分，需要在查阅国内外文献的基础上，尽可能充分地论证选题的研究意义和创新之处。选择的参考文献要注重时效性和权威性。立项依据充分性的关键是要有前期的工作基础，有了前期基础可以避免一定的风险，保证实验顺利开展。

3）预期目标和研究内容一致：研究目标的阐述应尽可能清晰明确，研究内容必须紧紧围绕研究目标展开。研究内容是研究课题所需解决科学问题的具体实施方案。只有研究目标和研究内容一致，才能保证研究内容不偏离研究目标，得到预期的研究结果。

4）研究方法和技术路线可行：在科研课题实施的过程中，合理的研究方法和先进的技术路线在很大程度上决定了该项目的可行性，也决定了研究的时效性和结果的可靠性。研究方法和技术路线是为了完成科研课题而实施的具体手段。因此，要求设计严谨，方法科学，技术先进，费用合理和实施可行。

在科学研究过程中，与课题相关的前期研究成果是课题可行的依据和保障，重要的研究成果需要多次实验和反复验证才能得到证实。

（二）查阅和管理文献

1. 查阅文献　文献是科学知识赖以保存、记录、交流和传播的著作总称。文献记录了研究者的发现、理论和实施方法，也包括他们的成功经验和失败教训。查阅文献是根据课题需要查找和阅读相关重要文献，是科学研究中非常重要的步骤。只有通过查阅文献充分了解和掌握实验血液学领域研究现状和发展动向，才能设计和完成高水平的研究课题。

（1）查阅文献的目的：学习专业知识和培养科研思维。前沿知识需要长期坚持学习，跟踪研究进展，从而拓展研究领域和寻找科研灵感。科研思维是通过长期积累把握课题研究方向和实施策略。通过长时间知识和经验积累，不断提高科研水平。

通过查阅文献可以发现科研问题。科学研究是一个不断提出问题和解决问题的过程。通过查阅文献，可以了解相关科研问题产生的基础和发展趋势，进而寻找解决问题的方法。对于科研问题还不明确者，可以通过查阅文献得到启发和发现研究问题。

随着科技的发展，实验方法和分析手段日新月异，通过阅读文献可以学习最新的实验方法、培养科研思维，还可以提高论文写作水平和结果展示能力。

（2）查阅文献的方法：中文类文献数据库，包括中国生物医学文献数据库、中国生物学文献数据库、中国疾病知识总库、万方数据库、中文科技期刊全文数据库，以及查阅最多的中国学术期刊全文数据库（CNKI）等。

英文类检索数据库，如 EMBASE（Elsevier Science 出版公司的生物医学与药学文摘数据库）、BIOSIS（BIOSIS 公司的生物科学领域的文献数据库）、MD Consult（内科医生咨询数据库）、MICROMEDEX 医药信息系统、ScienceDirect、OvidSP 全文期刊数据库（OVID技术公司上百个医学和农业数据库）、Springer Link 外文全文数据库、PubMed（NLM 编制生物医学文献网上检索系统）等。

除这些生物医学类数据库外，搜索引擎和登录常见医学网站也是文献检索的常用方法。例如，在搜索引擎中查询关键词，可以快速得到目的文献网址链接。常见的医学相关网站包括世界卫生组织（WHO）官网、美国国立卫生研究院（NIH）官网、美国国立医学图书馆（NLM）官网、中国医学生物信息网（CMBI）、中国医药信息网、美国生理学会（APS）官网。

2. 整理资料

（1）文献的阅读：通过检索获得的大量文献，需要整理和阅读，从中提取有用和正确的信息用于课题研究。文献阅读要循序渐进，首先要以研究方向和科学问题为关键词，查找经典综述文献，快速了解相关领域整体现状，进而选择有价值的文献泛读和精读。大部分文献泛读，仅少数非常有价值的文献精读。对于参考价值大的权威文献应反复阅读，深入理解文献信息，为自己的课题服务。

阅读文献时要注意分类，根据文献的价值和课题的相关性进行分类阅读。阅读时多数文献看摘要，少数文献精读，要有科学的怀疑精神，带有批判和分析精神。阅读文献是一个长期坚持的过程，要定时阅读，跟踪最新进展。

（2）文献的管理和分析：阅读文献除了手工记笔记和摘抄外，利用专业软件对文献管理和分析也是科研工作的必备技能。文献管理软件主要用于记录、组织、调阅引用文献。文献管理类软件包括 EndNote、Mendeley 和 NoteExpress 等，目前实验血液学领域最常用的软件是 EndNote。文献分析类软件用于对文献搜索的结果进行分析和组构，可以显示一个学科或学术领域在特定时间内的发展变化，常用的分析类软件包括 HistCite 和 CiteSpace 等。文献管理和分析类软件的使用有助于培养良好的科研习惯，高效推动课题的进展。

（3）文献的积累和综述撰写：文献的收集和积累是科学研究与论文写作的基本功。文献综述是针对某一课题通过对以往文献进行广泛检索和收集，经过认真阅读、整理和分析后，对所研究问题的具体内容、目前存在的问题和未来发展的趋势等给予系统的叙述、讨论和评价的作品。撰写综述是文献积累、资料传播和思维能力培养的重要方法，是做好科研工作的必由之路。

文献综述与研究论文存在很大的差别。综述是回顾性的，研究论文强调创新性和原创性；综述具有时效性，内容主要是近期关注的热点问题。文献综述不是对多篇文献的简单整合和摘抄，需要大量深入的文献阅读和分析整理，进而找出科研问题之间的联系，寻找科研问题的价值。

二、实验设计的基本原则和方法

（一）实验设计的基本原则

科学合理地设计实验方案，是实验课题顺利开展的前提和保障。实验设计直接影响实验结果的准确性和严密性，是实验研究过程中的关键环节。根据实验目的对实验过程做出严谨和全面的方案，以保证用最少的精力得到最真实可靠的结果。大规模的实验设计称为科研规划，是针对某一科学问题或某领域重大战略问题制定的实验方案，如"国家重点研发计划""973 计划""国家自然科学基金"等项目。为控制不同实验因素对结果的影响，实验设计时应遵循以下原则。

1. 科学性原则 实验设计要符合实验科学基本原理。科学性是指实验目的清晰明了，实验依据准确无误，实验材料和实验方法选择恰当，整个设计思路具有科学性。因此，需要实验设计者前期有充分的实验基础和文献积累。研究过程中，应该不断发现新现象，修正和调整实验设计和内容，使之最终得到理想结果。

2. 对照原则 实验设计中，组间差异需要对比才能体现，设置对照是为消除非处理因素的干扰和影响，使实验更具可比性和可靠性。对照主要包括空白对照、实验对照、标准对照、正常对照、阴性对照和阳性对照等。一般根据实验设计选择一种或几种对照。设置对照组时，需要满足：对等原则，即实验组和对照组具备对等的处理条件，如数量相同、剂量相同；同步原则，即对照组和实验组处理条件同步，时间和空间的一致性。

3. 随机性原则 指在样本分组过程中，每个样本具有相同的机会被分配给实验组和对照组，或者具有同等的机会被抽到研究样本中，这些不是由研究者的主观意愿决定的。随机性原则使非处理条件在实验组和对照组中尽可能均衡，数据分析时可以降低非处理因素影响。随机性在实验过程中主要通过以下方式实施：抽样随机，每个符合条件的研究样本被抽取的机会均等；分组随机，研究样本被分配到实验组和对照组的机会是均等的，随机分配保证了难以控制的非处理因素在各组中尽可能保持均衡，以提高组间的可比性；实验顺序随机，每个实验对象接受处理条件的先后顺序相同，使实验顺序在各组中的影响达到均衡。

4. 重复性原则   实验过程中偶然误差也是影响实验结果准确性的重要因素，足够多的重复次数可以避免实验结果的偶然性。重复是指相同条件下进行多次实验，主要包括实验组和对照组要有一定的数量或者同一样本进行多次重复实验。虽然样本量或者样本重复次数越多越能降低误差，但这明显增加了时间和经济成本。重复最少样本的量，即保证研究结论可靠性条件下的最少样本量。很多实验要求至少有三个重复样本满足统计学分析，但这是不科学的。最少样本量主要是由实验目的决定的，如实验目的是估算实验参数还是计算特定条件的统计学意义。一般估算实验参数仅需要考虑所允许的误差和置信度，做显著性差异分析则需要同时考虑两种类型的错误率。

5. 单一变量原则   实验过程中，常常出现多种实验变量影响实验结果、多种变量间互相影响。单一变量即控制唯一变量而排除其他变量的干扰，从而检测这个变量的作用。多种变量共同影响时，尽量设置多个单一变量实验，逐个对变量进行验证。单一变量验证完成后，再选取部分因素叠加进行验证。

综上所述，除以上原则对实验结果产生影响外，实验设计的创新性、逻辑性、规范性、简便性、伦理性等基本原则也是影响实验设计的重要方面。

（二）实验设计的基本内容

实验设计的基本内容包括明确研究目的和实验对象，确定实验的研究条件、处理因素及实验指标。

1. 研究目的   研究目的是实验设计的根本，即本课题想解决什么问题，产生什么结果，预计达到什么目的。实验设计需要围绕研究目的安排，通过合理的实验方案和详细的实验步骤达到最终研究目的。不明确的研究目的很可能使实验课题思路不清晰，实验过程走弯路，产生错误的实验结果等。

2. 实验对象   实验对象是实验研究的目标，是实验过程的被实施者。正确选择实验对象才能得到准确的实验结果。例如，是人来源的实验对象还是动物来源的实验对象将影响整个实验设计，如取样方式不同、遗传背景不同、实验方案不同，人来源的样本还需伦理审查等。选择实验对象应注意：不同的实验对象对处理条件的敏感性不同；实验对象应该具有代表性，这样实验结果才更具有普遍性和推广价值。

3. 实验处理条件   实验处理条件是根据研究目的采取的不同措施和实验步骤。处理条件是研究者关注的研究因素，实验过程中一定要分清处理因素和非处理因素。另外，处理条件要注意标准化和一致性，如在实验过程中处理因素要符合国际标准等。一致性指同剂量的一致性、时间和空间的一致性等，如同一实验仪器条件、时间、强度等保持一致等。

4. 实验指标   实验指标是实验结果的呈现形式，是实验设计的最终表现。实验结果一般通过多个观察指标、统计指标呈现。选择实验指标应满足实验的灵敏度、特异度和准确性，尤其是选择国际国内公认的实验指标。

（三）实验设计的基本步骤

实验设计主要是设计详细的实验方案验证预期的科学假说，主要步骤如下。

1. 确立研究目的 科研实验设计的关键是研究目的明确，每个科研设计均需与研究目的紧密相连。另外，实验目的不应过多、过于宽泛、不明确。应针对整个科研的一个环节，突出一个重点，明确本课题主要解决什么问题和达到什么目的。

2. 明确研究内容 科研过程中，研究内容即根据研究目的将科研课题分解成若干个关键问题，然后针对每个关键问题设计的实验方案。研究内容通过实验一个个分目标或阶段性目标，达到最终研究目的。

3. 论证研究方案 研究方案是科研设计中的核心部分，是通过实验步骤讲述如何进行具体研究，是达到研究目的的途径，应根据实验目的选择可靠、直接、省时省力的实验方案。重要的实验结果往往需要多种实验方案相互验证。

4. 总结前期工作和调研 保障科研课题顺利实施最重要的条件就是前期相关的工作基础和充分的文献调研，应从课题现状出发，根据课题组前期工作基础，充分调研国内外的研究现状，根据实验室的现状稳步开展并完成实验。

5. 安排计划进度 实验计划应根据进度指标合理安排，包括完成全部课题所需时间，以及分课题和重要阶段所需要的时间和进度安排。设定后随时进行检查，按照计划开展工作，并督促课题如期完成。

综上所述，通过实验设计可以了解整个课题的具体内容和该课题研究的科学性及可行性。当课题确定后，应严格按照实验设计开展科学研究，以达到预期目标。

（四）实验设计的方法

实验设计主要是对实验中的处理因素进行合理的安排，提高实验效率，用最短的实验时间和最经济的实验方案完成实验内容，达到最终实验目的。实验设计的方法很多，应根据实验目的设计最佳的实验内容和选择最适合的实验方案。常用的实验设计方法如下。

1. 完全随机化设计 完全随机化设计是将实验对象随机分配到实验组和对照组，无主观因素影响。此方法的优点是实验设计简单，适合单因素分析。

2. 配对设计 配对设计是将实验对象根据实验条件配成对，再将每对中的两个样本随机分配到实验组和对照组中，每对中的两个样本分别接受不同实验处理条件。配对设计时主要以非实验因素作为配对的条件。值得注意的是，由于实验产生的随机误差不可避免，尤其是配对组间样本差异较大时，配对因素可能会成为影响实验结果的主要混杂因素，因此将配对组间两个实验对象随机分配到实验组和对照组中以提高组间的均衡性。该方法的缺点是在配对挑选过程中，由于不能配对会损失样本数。

3. 配伍组设计 配伍组设计是配对设计的扩展，将几个实验对象按一定条件配成组，再将每一组的实验对象随机分配到实验组和对照组中。设计时先按影响实验结果的非处理因素将实验对象配伍，然后将各配伍组内的实验对象随机分配到各处理组中，配伍组内实验对象数量和实验条件相等。对配伍组实验设计得到数据进行统计分析较容易，不仅可分析处理组间有无差别，还可以分析各配伍组间有无差别。但是该实验设计过程中，如果一个组内的实验样本出现问题，则整个组数据可能被放弃或者采取缺项估计。

4. 交叉设计　交叉设计是在自身配对设计基础上发展的双因素设计，是按事先设计好的实验顺序，在不同时期给予受试对象不同处理，比较处理组间的差异。因处理条件在实验过程中交叉进行，故称为交叉设计。需要注意的是交叉设计的前提条件是不同处理因素间不能互相影响，即实验对象在接受第二种处理时不能同时存在第一种处理的影响。交叉设计的优点是节省样本量，每个对象均接受多种因素处理，提高了实验效率。同时每个实验对象先后接受了不同的处理，平衡了时间差异和个体差异对实验结果的影响。缺点是如遇特殊情况，如实验对象中途退出实验，将会造成后续数据缺失。同时每种实验条件均不能过长，否则容易由于实验周期过长而中断实验。

5. 析因设计　析因设计指以多因素（两个或两个以上）为研究对象，探求各因素的主效应和因素间的交互效应。析因设计是将每个处理因素的所有水平都相互交叉组合在一起，因此总的实验数是各因素水平的乘积。析因设计的优点在于全面、均衡地对不同条件的各因素进行组合和分组实验，不仅能分析各因素不同水平间的差别，还能探讨因素间是否存在交互作用，可以从各因素、各水平间挑选出最优实验条件。缺点是当处理条件过多或者因素参数过多时，实验总数过多，并且实验解释也非常复杂。

另外，还有拉丁方设计、正交设计、序贯设计、重复测量等多种设计方法。通过这些专业实验设计方法，使实验设计更科学、合理，从而更高效地完成实验。

三、实验方法选择原则

实验方法是根据研究目的设计实验，通过控制实验条件，最终发现规律和完成研究目的的研究方法。实验方法的选择不仅需要依据实验室的工作基础和工作条件，还要考虑实验方法的可行性和创新性。

（一）工作基础和工作条件

所在课题组的工作基础和工作条件是实验方法选择的基础。工作基础主要包括实验室内已经成熟的实验方法、实验技术等软件措施。当课题研究中遇到相同的实验方法时，可以快速准确地完成实验并得到满意的实验结果。当实验方法无前期基础时，还需进行实验条件开发、实验方法摸索等，这无疑会消耗宝贵的时间成本和经济成本，也会在反复实验中给研究者带来挫败感。

工作条件包括实验室的硬件和工作环境，包括课题组内常规仪器设备、科研技术平台，是否是国家重点实验室，是否有标准的生物样本库，是否有规范的动物实验室等，以及课题组内是否有课题相关的大型仪器设备等。这些硬件均会影响实验方法的选择。工作环境主要包括实验室所在区域和实验室的对外交流，如实验室所在区域周围的科研环境、资源配置等。另外，课题组的科研经费也是实验方法选择的一个重要因素。

（二）可行性和创新性

实验方法的可行性和创新性也是实验方法选择的重要因素。实验方法的可行性是科学研究顺序进行的前提，创新性则是科学方法需要一直追求的目标。目前科研方法和技术日新月异，不仅提高了检测方法的分辨率和灵敏度，节约了科研时间，减少了实验步骤，还大大拓宽了研究领域。例如，10×Genomics 实验方法的开发，不仅使大量研究单细胞成为可能，空间转录组、多组学等技术更拓宽了研究领域。

种类繁多的实验方法为科学研究提供了多种途径，使科研课题进行得更顺利，研究者应根据自身科研条件，选择最可行的实验方法，达到科研创新的目的。

四、实验数据的整理和分析

（一）实验结果的分析和展示

实验结果的分析和展示是科学研究中最关键的步骤。其最根本的要求就是实事求是，不弄虚作假，在保证实验过程无错误的条件下尊重科研事实，并将实验结果以客观合理的方式展示。本部分简要介绍实验结果分析和展示的一般原则及遇到的常见问题。

1. 实验结果的整理和分析　实验结果是通过严格的实验设计、精准的实验操作，得到的客观发生的实验现象。因此，实验结果务必具有真实性和完整性。真实性是分析实验结果的基本原则。目前学术造假和学术不端的事件屡有发生，保证实验的真实性是科学研究的根本。除了这种为了某种目的的学术造假外，研究人员在实验过程中主观上追求假设的实验结果出现，为了"证实"假设的真实性，从而不自觉地在实验过程中添加主观意愿，也可能造成片面或者错误的实验结果。实验结果的完整性非常重要，实验结果的不完整可以直接影响实验结论。实验人员操作过程中，往往因为假设的实验结果，忽略实验过程中的其他现象，或者出现假定的实验结果而停止实验，从而造成实验结果不完整。实际上，实验过程中往往会出现新现象、新结果。

因此，需要科学观察，进而对数据进行整理和分析。科学研究是在前人积累的知识基础上，通过实验发现问题和解决问题的过程。需要培养科学的观察分析能力，在观察过程中应勤于思考，对实验结果寻根究底。

将得到的大量数据进行整理分析是科研过程中重要的一环。经过科学的数据分析和整理后，原始分散的研究数据可以快速、直观地表现其本质和内在规律，通过正确的统计学方法得到各组数据间的关系，并通过图形和表格展现出来。数据的筛选主要是保证结果的可靠性和真实性。整理则是将数据按目录和标准进行归类以供后续分析。对数据资料进行统计学分析，包括描述统计、推论统计和多元统计等。显著性检验是比较不同组别间数据资料最常用的分析方法，而 SPSS 软件则是生物医学领域最常用的统计学分析软件。

2. 实验结果的表达　实验结果是论文的核心，在文献中数据主要通过表格、统计图、照片和视频等形式呈现。本部分将讨论常用图表的类型和注意事项。

（1）表格：一般来说，制表是数据整理的必需环节。表格用于结果的表达，适合多参数数据呈现或无明显变化趋势的结果，通过统计学分析得出平行、对比和相关的信息。表格一般以行列的形式展现分析结果。一般采用国际上通用的"三线表"，不出现斜线、竖线等。表一般由四部分组成，即表题、标目、表的主体和表注。表题包括表序号和表题文，表题应简短清楚地概述表的主要内容。标目包括横标目和纵标目，用于说明各统计指标的名称。表的主体应将数据按照条目清晰地展现出来。表注位于表格下方，主要包含表格的附加信息，帮助读者阅读和理解表格。

（2）图像和视频：原始记录的图像和视频包括细胞和组织照片、流式结果图、荧光和电镜结果图、蛋白质印迹法（Western blot）结果图等，这些均属于记录性文件，表现实验结果真实、直观。在获取和处理照片和视频过程中，应注意原始图像的分辨率（不低于300dpi），在作图和插图过程中不能损失其分辨率；在图中要突出显示所期望的重要特征，并用特殊标识标记；要加注标尺等。

（3）统计图：为通过数据、统计方法和绘图软件绘制的图。常见的统计图包括线型图、散点图，以及大数据分析时常用的热图、聚类分析图等。统计图一般包括图题、横纵坐标、图标等；统计图的目的是准确表达数据的结果。因此，应选择合适的图形进行表达，避免图不达意。另外，由于图表具有非常强的可视性，能清楚地表达变量间的复杂关系，这就需要研究者仔细设计图表，既包含图表完整信息，又表述清晰、易于理解，使读者在阅读文献前就能理解图表所表达的完整含义。图表的位置应按照所阐述的内容顺序摆放，不要重复和跳跃式表达。

（4）数字的表达：数字是用来计数、计量和表示先后顺序的符号。科研数据的收集与表达应严谨和规范。常用的数字包括阿拉伯数字、中文数字和罗马数字。阿拉伯数字可以用来表示数值和量值，论文撰写中阿拉伯数字的使用原则：凡可以使用阿拉伯数字均应使用阿拉伯数字，如科学计数、计量和统计学数字均应使用阿拉伯数字规范书写，绝大多数序数词宜使用阿拉伯数字表示等。中文数字主要用于专有名词，如"四氧化三铁""二倍体"等。罗马数字也主要用于一些特殊的词，如疾病严重程度分级，如"Ⅱ度烧伤"等。科研论文中除数字、数值外，还有许多数字符号必须严格遵守有关国际和国家标准规范，如运算符号、函数符号、指数对数符号等。

（5）计量单位：是科研论文规范化的一个重要方面，论文中应使用法定、通用的计量单位。国际单位制是世界各国所公认的一种计量体系，简称SI。目前选定了7个量的单位作为国际单位制的基本单位，包括长度m、质量kg、时间s、电流A、热力学温度K、物质的量mol和发光强度cd。数字加单位书写时也有严格的规范，如量值中的数字必须使用阿拉伯数字的整数或小数表示，不用分数。

（二）实验血液学常用软件

随着计算机和生物医学技术的发展，众多工具软件和海量网上资源为科研工作提供了前所未有的便利。俗话说"工欲善其事，必先利其器"。除管理文件、绘制图表、统计数据等通用软件外，还有针对具体实验技术的专用软件，如流式细胞技术专用软件FlowJo、引物搜索工具Primer、单细胞数据分析R包Seurat等。本部分主要简述几类常见通用软件，不针对具体技术。

1. 文献管理类软件 文献管理类软件主要用于记录、组织、调阅引用文献。其便利之处在于：可以直接检索不同的数据库，明显提高科研效率；用于管理文献信息，包括摘要、全文及其他附件材料等；可进行参考文献格式的编辑和整理。尤其是不同的软件在完成基本工作的基础上有其独特优势。目前常用的管理类软件包括 EndNote、Mendeley、Zotero、JabRef、NoteExpress 和 Citavi 等。本部分选择实验血液学领域三种常见软件 EndNote、Mendeley 和 NoteExpress 进行简要介绍，其他可以通过网上资源学习。

（1）EndNote：EndNote 是最受欢迎的文献管理软件之一，是 SCI（Science Citation Index）的官方软件，目前支持数千种国际期刊的参考文献格式（也可以自定义期刊引用格式）。其功能模块如下：①数据库建立，可以管理、查找个人文献、表格等。②通过数据库在线查找文献，将搜索到的目标文献导入 EndNote 的文献库中。③文献整理和插入，直接将文献作为引文插入文稿中，并排版为合乎杂志社要求的文章，也可以按照杂志要求更改引文格式。

EndNote 的优势：①可以自定义 EndNote 的输出格式。②EndNote 插入的文献，可以随着 doc/docx 带着一个完整的数据库 enl，方便及时编辑。③支持处理超大量的文献。EndNote 的不足：①分组只支持二级目录，不支持多级目录。②不是开源软件。EndNote 官网：http：//www.endnote.com/。

（2）Mendeley：Mendeley 是功能非常强大的开源文献管理软件。其包括文献管理软件的常用功能，支持 Word、LaTeX 等软件，支持从 EndNote 等其他文献管理类软件将文献导入。查阅文献时可以直接使用 PDF 文档注释和标记；可以设置文件夹将文献分类管理。

Mendeley 的优势：①免费软件。②搜索功能，搜索文献全文。③强大的社区功能，这是 Mendeley 的精髓，文献评价标准 Altmetric 参考因素之一就包括 Mendeley 的社区功能。Mendeley 的不足：①需要注册和联网登录才能使用，会受网络影响。②不能自定义文献类型。Mendeley 的文献类型是嵌在软件代码中的，不能自定义，这可能会给文献管理和参考文献的插入带来很多麻烦。Mendeley 官网：https：//www.mendeley.com/。

（3）NoteExpress：NoteExpress 是一款国内开放的文献管理软件，除支持英文文献外，对中文文献和中文数据库也有非常好的管理功能。主要功能如下：①数据收集功能，用户在浏览时可以通过插件保存题录和全文到 NoteExpress。②分类管理文献功能。③对检索结果进行多种统计分析，记录并发现有价值的文献。④支持 Word 和 WPS，自动生成参考文献。

NoteExpress 的优势：①全中文界面，用户较容易学习入门，导入中文文献数据库如维普、万方、CNKI 的参考文献比较方便。②支持在线联机检索中文维普、中国国家图书馆中文图书批量导入文献中文文献数据。NoteExpress 的不足：数据库检索结果生成的格式是由 EndNote 软件开发者制定的，没有自己独立的数据格式，NoteExpress 软件在导入外文数据库检索结果时需要选择 EndNote 格式。NoteExpress 官网：http：//www.inoteexpress.com/aegean/。

总之，三款软件均能满足科研的通用功能，科研者可以根据自己的爱好，根据实验室习惯和传承选择。

2. 文献分析类软件　文献分析类软件可用于对文献搜索的结果进行分析和组构，呈现出一个知识领域或具体学科在特定时间的发展趋势和应用前景。将某个领域内的关键词输入，就能呈现本领域前沿的科研成果、演进过程及作者、被引用词汇等的关系网络图。目前常用的分析类软件包括 HistCite、CiteSpace、Refviz、Quosa 和 Bibexcel 等。本部分选择 HistCite 和 CiteSpace 两款软件进行简要介绍，其他软件可以通过网上资源学习。

（1）HistCite：HistCite 用来处理从 Web of Science 输出的文献索引信息。它可以帮助科研者迅速掌握相关领域的文献发展，发现关键研究内容和学者，从而为科研者提供学科的演进规律、研究热点、发展趋势及学科之间的联系。

HistCite 界面简洁、操作步骤简单。由于 HistCite 的原开发者已经停止更新，经常会出现漏洞，目前只有英文版本。HistCite 只支持 WOS 数据库，对于 Scopus 等数据库则无能为力。主要步骤包括检索，导出所需目录，保存文献数据，进而分析可视化数据界面。HistCite 的文献分析功能是以所有文献作为一个集合，以关键词出现的频率进行统计并以表格的方式呈现。HistCite 最大的优势是其统计功能，它能够以图表的形式展示某个科研领域的演进和变化规律，以及该领域内做出重要贡献作者及其文献。

（2）CiteSpace：CiteSpace 能够通过图表的形式展现文献之间的关系，查阅文献研究轨迹，了解研究前景。CiteSpace 的分析原理包括共被引分析、共词分析、突现分析和聚类分析等四种方法，能够挖掘研究主题的知识基础、相应的学科结构和研究前沿三方面信息。CiteSpace 目前支持中文文献的分析统计，中文数据来源于南京大学中文社会科学引文索引数据库（CSSCI）。CiteSpace 的图像显示方式多样，如聚类图、时间图谱和时区图谱。它通过被文献引用的频次等属性对重要作者进行分析，通过图表等形式展示作者间共引的情况。通过被引用次数、区域位置等参数判断文献在此条件下的重要程度。通过 CiteSpace 软件对文献进行分析可以显示相关领域的进展和趋势，推断该领域的发展前景。

上述两款软件，相对于 HistCite 软件，CiteSpace 操作过程略显复杂，但是功能更全，参数更多。但是如果只是查找文献，HistCite 完全能满足需求。文献分析类软件的使用，可以大幅提高查阅文献的速度和增加对相关领域的了解，为科研工作提供便利。

3. 统计学软件　统计学软件是通过计算对科研数据进行分析，包括描述性统计和推论性统计，其中描述性统计是组织和描述一组数据本身的特征，而推论性统计是通过分析一个较小样本信息得出相关结论并用于更大样本的分析。目前统计类软件主要包括 Excel、SPSS、SAS 等，以及通过编程的 R、Python 等数据包。本部分主要介绍三种不需要编程分析的软件。

（1）Excel：Excel 数据表格软件具有简单的计算和统计功能，特点是操作简单，数据管理和分析、图表制作等功能强大。对于简单分析，Excel 较方便，但随着问题的深入，Excel 需要使用函数进行相应分析，通过使用插件也能进行部分数据统计分析。

（2）SPSS：可以自动统计绘图和深入分析，受到非统计学科研人员的青睐。相对于 SAS 软件，SPSS 系统操作简单，统计方法基本能满足非统计专业人员应用，可以简单方便地绘制统计图和表格。SPSS 与 SAS、SYSTAT 软件被公认为世界三大数据分析软件。

SPSS 的主要功能包括建立和管理数据文件，以及提供统计分析方法分析数据。文件建立和管理主要包括数据录入及编辑，计算或转换新的变量等；统计分析方法包括一般统计分析如描述性统计、单因素和多因素方差分析、协方差分析、相关分析、线性回归分析等，也包括高通量测序常用的聚类分析、判别分析、主成分分析等。

SPSS 系统提供两种操作运行方式，分别为窗口菜单方式和程序方式。窗口菜单方式在数据编辑窗口准备好数据后，利用窗口相应菜单项中的各功能进行管理和统计分析，并将结果在输出窗口中显示。语句窗口用于对 SPSS 发指令，通过相应菜单输入、编辑和运行 SPSS 命令。窗口菜单方式适合非统计专业人员。

（3）SAS：SAS 软件由于其功能强大而且需要编程，使用者需要进行一定的训练才会使用，非常适合统计和科研工作者，被业内称为统计分析标准软件。SAS 软件集数据录入和管理、数据分析和展示功能于一体，可以完成几乎所有的统计分析和表格绘制。SAS 功能由一系列功能模块完成，包括基础模块和选择模块。其中基础模块为必需模块，主要用途包括数据管理和统计分析、图形绘制等。选择模块包括统计模块、矩阵运算模块、画图模块等。统计模块是 SAS 系统的核心，可以提供精准可靠的统计分析过程。

SAS 的特点：①统计分析功能强大，几乎涵盖从基本计算到高级分析的所有统计方法，尤其是新分析方法。②对于专业统计人员，SAS 编程语句简单，简单语句就可完成复杂的运算。

总体来说，SAS 和 SPSS 均是应用广泛的统计软件。相对来说，SAS 的统计功能强，但学习困难，使用起来也较麻烦；而 SPSS 虽然使用方便，输出结果美观，但统计分析功能有限，且运行速度较慢。

4. 数据画图软件　科研绘图软件目前有很多种，基础的绘图是一致的，但各有其擅长的应用领域。本部分主要介绍 Excel、Origin、GraphPad Prism、SigmaPlot 软件，这四款软件只需界面操作就可绘制精美的统计图，不需要编程操作，非常适合没有编程基础的科研工作者。

（1）Excel：除具有强大的数据处理功能外，绘图也是其重要功能之一。虽然 Excel 绘制的图形不细致，统计功能也不如专业统计软件，但是其操作简单，兼容性强大，依然是科研工作中受众最广的绘图软件。Excel 随着版本的升级，绘图功能逐渐强大，大部分科研图表可用 Excel 独立完成。

（2）Origin：是由美国 OriginLab 公司发布的一款功能强大的专业绘图软件。此软件既可用于常规的简单绘图，又可以进行复杂的数据分析、函数拟合等。相对于其他几款绘图软件，此软件可进行包括数据运算、函数拟合等多种数据分析功能。Origin 是基于模板进行图形绘制，可提供多种二维和三维绘图模板，绘图时只需选择所需模板即可，并且可以创建模板进行批量操作。当数据或参数更改后，图形和分析结果可以一键更新。

另外，此软件还可以连接其他程序，如 MATLAB、R、Python 或 C 语言等，通过编程自定义程序，使软件数据分析和绘图更加灵活。另外，Origin 还具有峰值拟合、曲面拟合、统计和信号处理等高级分析工具和应用程序。

（3）GraphPad Prism：是由 GraphPad Software 公司推出的一款数据处理与图形绘制软件，尤其适合生物医学领域。GraphPad Prism 的数据处理功能操作简单，可以进行 t 检验、方差分析、线性回归、生存分析、主成分分析等常规数据分析，数据处理功能弱于 SPSS

和 Origin。GraphPad Prism 只需输入原始数据，就可以得到精美的图表，并且图表的任何参数均可自定义，此软件可与 PPT、Word 等连接直接导出图表。

（4）SigmaPlot：是一款科学绘图和数据分析软件。SigmaPlot 提供了比其他软件更多的制图类型，可以创建超过 100 种 2D 和 3D 图形。SigmaPlot 可以定制图形的每一个细节，可以从已有图形模板中快速画出目的图表。软件操作简单，可以在 Excel 中使用 SigmaPlot，可以使用回归向导方便并准确地拟合数据，可以画出任意函数曲线，自动实现最大化效率，适合无编程基础的科研人员。

绘图软件随着版本的升级功能越来越强大，操作越来越便捷。虽然很多参数的使用依然不如编程软件灵活，但是如 Origin 等软件已经连接 R、Python 等语言，提高了软件数据分析和绘图功能的灵活性。

5. 图像处理软件　在科研工作中，图形是用来说明问题的最佳辅助手段，图形的质量在一定程度上直接决定了文章的水平。在科研绘图工作中，最常用的图形处理软件包括 Photoshop、Adobe Illustrator（AI）、3ds Max 等。

根据绘图原理不同，图形分为矢量图和位图两种。其中矢量图具有颜色、形状、大小和位置等属性，当用户对矢量图的参数进行编辑时其分辨率均不会受影响。而位图是由像素点组成的，当放大位图时，只是增大单个像素，像素点变成单个方块，从而使位图的线条和形状不清晰。Photoshop 是常见的位图处理软件，AI 则是矢量图处理软件。

（1）Photoshop：是由 Adobe 公司开发和发行的图像处理软件，主要处理的是位图。Photoshop 软件主要功能是位图的制作、编辑修改、合成和输入输出等。

其中图像的编辑修改功能是软件功能的核心，使用软件可以进行位图复制、大小调整、位置调整、镜像透视等；图像的合成功能是将几张编辑后的图片通过组合制成完整表达意义的图像。总体来说，Photoshop 是一款专业的对已有图像进行编辑加工的图像处理软件，图形创作功能相对薄弱。

（2）AI：是由 Adobe 公司推出的一款专业矢量绘图软件。该软件的主要功能是图像及动画编辑制作，最大的特点是能够绘制高精度的矢量图。AI 拥有众多的矢量绘制工具，可创建任何图形效果。AI 还提供了滤镜和效果命令，以及文字和图表处理功能等。此外，AI 可以将栅格图像转换为矢量图进行图像模拟，还可以提供数百个专业模板供创作使用。

（3）3ds Max：是由美国 Autodesk 公司出品的一款动画渲染和制作软件，在科研领域主要用于画各种类型模式图。此软件具有非常好的开放性和兼容性，具有成百上千种插件，极大地扩展了 3ds Max 的功能。3ds Max 具有强大的建模功能、动画编辑功能、动力学功能、模拟效果功能等。相对于其他软件，3ds Max 制作思维方式较简单，其强大的建模功能可广泛应用于科研绘图的模型制作与展示。

6. 编程类统计绘制软件　R、Python 和 MATLAB 这三款软件需要编程才能进行统计分析和图形绘制。相对于其他软件，此类软件功能强大，集统计、画图等多功能于一身，并且开放免费、更新速度快，尤其适合需要多次重复分析的数据和大批量样本，通过简单代码即可完成复杂的重复操作。另外，随着编程类工具的发展，学习资源逐渐丰富，各种函数和包的更新，编程类工具不再遥不可及，也逐渐被科研工作者广泛应用。

（1）R：是一种统计分析、绘图和统计编程的语言和环境，具有自由、免费、源代码开放等众多优点。R 本身含有众多的函数或包，通过这些 R 包完成目的功能。数据统计分析的 R 包包括 R 自带的基础模块，以及 stat、MASS、homals、psychoR、bayesm 等 R 包。R 的统计分析功能已经远超 SPSS，与 SAS 不相上下。另外，由于 R 本身是一个统计语言环境，新的统计模型也很快能实现，并且如果没有现成的统计软件包，可以使用 R 编写算法。

同时 R 拥有众多数据可视化包，包括 lattice、leaflet、playwith、atticist、iplots、ggvis、ggmaps 及 ggplot2 包。通过这些 R 包，可以画出各种目的图表，并且可以根据需要进行各类参数调整，减少了常规软件开发不足造成的影响。另外，R 尤其适合绘制大数据图表，快速高效。

（2）Python：是一种具有解释性、编译性和互动性的面向对象的计算机程序语言。Python 也是开源软件，可以移植到许多系统，如 Linux、Windows 等。Python 最大的优点是简单易学，进行程序编写时只需要解决问题，不需要明白语言本身。目前 Python 越来越流行，尤其在机器学习、人工智能、云计算等方面的应用。与 R 相同，Python 也有常用数据分析包，包括 scipy、statsmodels 等，可以用于 t 检验、正态性检验、卡方检验等，以及系统的统计分析，如线性模型、时序分析等。运用这些分析包，Python 可以达到与 R 相似的数据分析效果。

Python 也有一系列的数据可视化包，包括 Pandas、Seaborn、Plotnine、Bokeh、Pygal、Matplotlib 等。其中 Plotnine 包是参考 R ggplot2 图形语法实现的可视化包。虽然 Python 越来越流行，但是在数据可视化方面与 R 还有很大差距。

（3）MATLAB：是由美国 MathWorks 公司出品的综合高性能的数值计算软件，主要用于数据计算和可视化。MATLAB 软件常见的绘图函数：Plot Gallery 满足基本数据可视化，PlotPub 和 Gramm 也广泛用于 MATLAB 画图。其中，Gramm 包的画图风格与 R ggplot2 相似，增加了 MATLAB 画图的美感。

编程类统计绘图软件的开发和使用，极大地提高了科研效率，尤其是大数据样本和高频率的重复实验数据。

7. 网上资源利用　生物信息学数据库是网上的最大信息资源，各种数据库提供了多种不同的信息，可供科研人员获取信息和分析数据等。

（1）GeneCard：被称为基因信息最全面的网站（http：//www.genecards.org/），收集了超过 100 个网站的基因数据，提供了已知和预测的人类及模式生物基因组、蛋白质组、遗传、临床和功能信息。其中功能信息包括疾病相关性、突变和多态性、基因表达、基因功能、信号通路、蛋白质与蛋白质相互作用、相关的药物及化合物和抗体研究等。

（2）GSEA：是 Eric Lander 教授（人类基因组计划的首席科学家）带领团队开发和维护的软件（http：//www.gsea-msigdb.org/gsea/index.jsp）。基因富集分析（GSEA）是一种计算方法，用于确定一组先验定义的基因是否在两种生物状态之间表现出显著性差异，也就是看这些差异表达的基因在一些先验通路中的富集情况。将差异基因与先验基因集进行比较，通过分析基因表达谱数据，了解它们在特定的功能基因集中表达状况，以及这种表达状况是否存在某种统计学显著性。

（3）Cytoscape：是一款生物医学领域开源网络软件（https：//cytoscape.org/），用于可视化复杂网络并将其与任何类型的数据集成，如蛋白质相互作用网络、基因-蛋白质相互作用信息。软件还可以为相互作用网络添加注释信息，并且可以利用自身及第三方功能插件，针对网络进行深入分析。

　　由于篇幅有限，本部分只简单介绍了几种常见的数据库，供初学者入门学习时参考使用，详细的内容和具体的操作需要参考相关资料多加练习。目前网络资源丰富，各种数据库和软件为科研工作提供了极大的便利，不同软件间可以互相补充和支撑。

（程雪莲）

第三节　实验血液学实验实施

　　随着科技、经济的不断发展，科学研究领域的竞争也日益加剧，世界各国的科研实验室都面临着越来越棘手且相似的挑战，即如何利用最低的经济和人力成本，完成更多更精确的科研实验任务。本节将重点阐述如何通过有效的科研实验室设计、实验质量控制及生物安全方面的管理，促进和改善血液学实验实施的过程，从而降低由实验室管理方面的失误所造成的风险。

一、血液学实验室设计

　　良好的科学研究环境是开展科研工作的必备条件，实验室作为科研工作中必不可少的组成部分，是科学研究的重要场所，因此建设一个拥有良好科学研究环境的实验室对研究人员来说十分重要。在实验室的设计前期，设计者可以通过在图书馆查阅实验室设计的相关文献，或者通过对国内外先进实验室进行实地调查研究等确立实验室的基本设计方案，再根据实验室的实际情况给出有针对性的设计方案。

　　在建立一个多功能、高效率、现代化实验室的过程中，设计者应按照不同种类实验的需求全方位考虑实验室的基本设计。在确立实验室建设的目标、任务、规模和性质的基础上，再确定实验室中各个部门和研究中心所需要承担的功能、规模大小和建筑工艺及建筑流程等条件。在这个过程中各实验室的负责人及相关研究人员也应参与方案设计和规划，通过反复讨论确定各个实验室具体的设计方案，最终经过行业专家的论证、审核形成实验室的整体设计方案。

　　实验室的基本设计包括很多重要的方面，以下内容着重从实验室的空间布局、基础系统的设计、周围环境布局和设计方案的前瞻性等方面对实验室设计的基本需求进行阐述。

　　（一）空间布局

　　在实验室的实际使用过程中，空间布局往往决定着实验室的基本功能。合理的实验室空间布局不仅能够使得实验室的空间利用率大大增加，同时还能够为科研人员提供适宜的环境，从而有效提高科研人员的工作效率。

　　实验室建筑方案的设计者应根据科研人员的数量、实验仪器设备的放置情况、各个建筑物的功能用途、实验自身功能模块所需的空间大小和不同种类实验所需要的实验条件对实验室的空间布局进行综合规划，如应在满足实验操作所需的基本空间基础上对各房间的空间进行设计。重量较大或者要求防震的实验仪器设备所处的房间应设置在整个实验室建筑的底层，血液学实验室中常见的有此方面要求的大型设施及仪器包括斑马鱼房、超速离心机、各类高端显微镜等。要求洁净或安静实验条件的房间应设置在整个实验室建筑的高层。对于要求通风条件好的房间，应注意建筑自身的空间朝向和门窗的方位布局设计。

同时需要将实验室建筑内的有效空间按照其承载功能的不同进行划分，如洁净区域包括进行细胞生物学、微生物学、生物化学、分子生物学及生物制品等研究的洁净实验室；缓冲区域包括物品储存区、物品供给区和通道等；污染区域包括废弃物品区和清理区等。

除了对实验室建筑内科学研究部分的空间布局进行基本设计外，还需要考虑到课题组办公、行政后勤等功能保障部门空间位置的布局设计。行政职能部门和后勤部门作为实验室的管理中心和基础科室在整个实验室良好运转的过程中起着至关重要的作用，其基本的空间位置布局应在满足日常工作的同时兼顾实验室的功能性质，这些部门的用房应首先考虑集中在同一楼层，以便简化流程，为科研人员节省时间。

（二）实验室基础系统的设计

实验室基础系统包括用水、通风、电气、通信、安全和环境保护等系统，这些基础系统应在满足科研人员日常使用需求的基础上充分考虑实验室中每一类具体实验的基本要求。以供电系统为例，实验室建筑的供电系统在日常使用过程中应留有充足的负荷余量，而且要保证供电使用设备的安全性和便捷性，设备的整体布局应合理，同时要符合国家规定的相关行业标准。实验室的供电系统可以考虑采用双路供电的方式来保证所有实验的不间断供电需求，防止断电对实验的过程造成影响。如果实验室受到硬件条件限制，无法提供双路供电条件，那么设计者应建议实验室提前设置自备电源。

同时，在每个实验室中都应设置总电源开关，方便做到人走断电，排除一切与用电相关的安全隐患。此外，实验室对于一些固定用电的实验仪器设备应配备专门的供电电源，防止设备在使用的过程中受到实验室总电源开关的影响。

（三）实验室的周围环境布局

实验室周围环境的选择也是整个设计方案中的一个重要环节。设计者应在结合实验室周围地形的基础上，优化实验室的周围环境，同时充分利用实验室所处的地理位置优势，完善实验室周围的道路设施，为实验室的使用提供快速、便捷的交通。此外，实验室应和周围的其他建筑设施保持一定的间距以达到良好的通风效果，还可以通过在实验室周围设置绿化隔离带进一步减小实验所产生的污染物对周围环境造成的影响。

（四）实验室设计方案的前瞻性

无论是在实验室的新建、扩建还是改建过程中，设计者都需要兼顾实验室未来的发展需求，在实验室的空间、基础设施和仪器设备等方面应留出充足的发展空间，能够保证实验室在未来进行必要改造的情况下不影响原有的功能。

综上所述，血液学实验室的基本设计需求包括很多方面，不仅仅是购买大型实验设备，还需要考虑其总体设计规划、建筑的空间布局和用水、通风、电气、通信和安全等一系列建筑基础条件及血液学实验室自身的特殊性和未来的发展。因此，良好的方案设计是一项极其复杂的系统性工程，不仅需要专业设计者对建筑进行整体设计，还需要相关负责人和科研人员的参与。最后，设计者应综合所有的基本设计要求，并结合实际情况绘制一幅现代化的实验室建筑设计蓝图，为实验室的建筑施工提供一套既切合实际又具有前瞻性的建筑设计方案。

二、血液学实验实施的过程与细节

实验室各类实验技术非常复杂，从方法选择到分析验证，从条件控制到结果梳理和解释，都需要格外注重实验实施所遵循的原则和细节。本书的后续章节按照各类常用的实验血液学技术方案和路线进行编撰，具体包括流式细胞术、细胞影像技术、基因表达相关分子生物学技术、生物信息学技术等，各项技术的细节将在各章节中进行具体阐述。下文将重点讨论如何对血液学相关实验实施过程中各个环节的质量进行控制，以得到客观、准确、可信的实验结果。

（一）设备的选择和使用

1. 实验设备的选择　近年来，流控和测量相关技术取得了巨大的进展，从而实现了对血液样本的高度可重复和精准测量，使得高质量实验结果可通过非常简单的操作获取。目前，这些技术已经被整合到各类高度复杂和高通量的血液学实验设备中，如流式细胞仪、高端显微镜、高通量测序仪等。但需要注意的是，并非所有系统都采取同样的标准，另外，某些系统需要更高频率的维护和校准及更高要求的技术专家支持。由于实验设备性能的差别，根据实验目标选择最合适及最优化的系统配置非常重要。以血液学常规影像学实验为例，实验前就需要根据样本类型和数据的分析需求选择合适的设备以达到实验目的（图 1-1）。

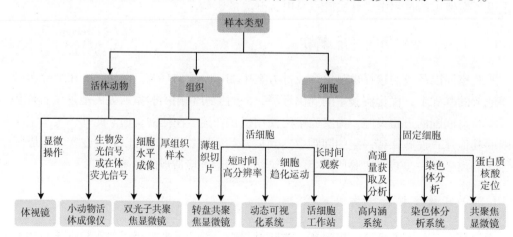

图 1-1　血液学影像实验的设备选择

2. 设备分析质量的控制　在选择好实验设备后，还必须考虑和评估管理及技术背景信息。该信息应从不同来源收集，包括制造商、技术支持、同事、业内专家和公开科学文献等。将得到的信息整理汇总，以更好地指导和安排实验。

（1）管理背景信息：应包括实验成本、单次测试费用、效率成本，包括每小时的测试样本数和统计分析生成完整结果的时间、设备占地面积及所需的空间、电力和环境要求、配合人员需求、计划中和计划外可能的停机维护时间、样本量及所分析标本的类型，包括用于装载此样本的耗材性质及尺寸。

（2）技术信息：必须包括样本检测的线性范围、分析灵敏度及特异性（包括评估干扰物的影响）、残留效应及可重复性和精确度的评估。

线性范围（有时称为分析范围或动态范围）是在不修正方法的情况下测得的浓度与实际浓度成正比的范围。线性范围越宽，相应进行样本稀释的频率就越低。

分析灵敏度或检测限是指可以准确测量的最小浓度或最小数量。特异性是指使用指定方法测量某种目标物时，不误检的能力。细胞血液学实验中常见的干扰因素很多，如高脂血症这一干扰因素就可能引起血小板和血红蛋白浓度的测量不准确。由于特异性的评估较为复杂，通常只能结合制造商的相关研究进行，并遵守其有关干扰和样本特异性测试的相关建议。

残留效应是指当前样本与先前样本的残留物相混合导致测量不准确，通常是样本管或腔室冲洗不完全所致。例如，如果流式细胞仪中先前分析的样本包含非常多的血小板或白细胞，则残留效应会导致血小板或白细胞计数升高。如果实验室需自行评估残留效应，可以参考 CLSI Document EP10-A3 进行估算。

重复性一般指在实验条件一致的情况下，对同一样本做全量程多次测试时，测试结果得到相近值的能力。重复多次得到的样本特性曲线重合性越好，也就说明其重复性越好，同时误差就越小。重复性不好的原因有很多，就设备方面而言，通常是由于设备内部机械部分的长时间磨损、零部件的松动、部件之间的缝隙、积压的尘土及相关电路的老化等。

精确性可以通过三条途径进行评估：回收试验、干扰试验和患者-样本对比试验。回收试验和干扰试验都是评估分析方法的系统误差，一般是由制造商进行标准评估。一般实验室最常用的评估一种新分析方法准确性的路径方法是患者-样本对比试验，即同一种患者样本使用两种检测方法进行检测分析并比较。详细方法可以参考相关标准。

（二）环境质量控制

常规血液学实验一般对环境的要求是室温 18～25℃，相对湿度 30%～80%；实验室具备一定的通风和防尘设施；对安装有贵重、精度要求高的大型仪器设备的房间，应提前布局整体的空气净化设施；检测设备均应安装稳压电源；实验台稳固并保证安装周边留有一定的空间，避免设备长时间使用导致的过热。

实验室环境监测要有相应的一套完整制度及标准化流程，将相关要求清晰、明确地写入流程文件。同时有相应责任人员对每一天的环境状态进行记录，及时纠正、改进不合要求的情况。

（三）样本试剂的质量控制

血液学实验室应采用各种质量控制措施，确保科研分析仪器设备产生可靠的实验结果。鉴于血液学样本控制较为复杂，如运输和储存条件改变和不合要求可能会导致样本中一些成分的降解，因此每批新的样本至少需要首先验证其常规质量指标。在使用样本正式实验前，需要先进行必要的质控程序，流程如下：使用配套的可追溯的高质量质控品；对质控靶值、标准差及控制限进行设定；质控检测（一般需要使用高、中、低三个水平值的标准质控品）；质控结果分析。

除样本和质控品本身外，实验中使用的各类试剂也是质控的重要对象。试剂要严格从以下方面进行质控：确认试剂生产商和供应商资质，其生产过程要求应符合相关技术规定；需要有试剂的确认流程，每批试剂在使用前需要再次进行核对；试剂的包装和运输符合有关规定；试剂的库存管理，建立试剂耗材台账制度，确认试剂的储存条件，对出入库情况进行监管，确保所有试剂在有效期内方可实验。

（四）实验过程质量控制

实验过程质量控制方法主要包括空白对照质量控制、平行样质量控制、回收率质量控制和标准物质质量控制。

1. 空白对照质量控制　实验的空白对照主要包括实验耗材、实验方法、仪器设备及实验的现场环境等。在检测实验质量的过程中，空白对照不仅能够对实验水质的优劣、试剂纯度的高低和实验耗材洁净程度做出判断，还能对实验设备性能的好坏及实验外周环境的可控性做出评估。若空白对照的结果不在实验规定的范围内，则需要对原因进行分析，并做出相应的改进，然后对其重新测定。

2. 平行样质量控制　平行样质量控制也称重复性实验，通俗来说就是在同一实验中有两个以上的重复样本，也称平行样本，即测试在同一实验条件下实验结果的可重复性。这种测试可以评估精密度状况的可控性。

3. 回收率质量控制　回收率质量控制通常是在被测样本中加入已知浓度或质量的待测物质，然后对其进行测定，并将测定的结果与已知数值进行对比，最后使用待测物质浓度或质量和被测样本的增量值计算出该方法对这一样本的"加标回收率"，简称"回收率"。回收率的结果越接近100%，说明分析的准确度越高。

4. 标准物质质量控制　标准物质质量控制指的是使用国家或实验血液学行业内认证的、具有标准规范的物质与实验中使用的样本做同步分析，通过对标准物质与实际实验的分析结果进行比较就可以评估检测结果的准确度和核验实验过程中存在的系统性误差。血液学实验室中常用到的标准物质包括流式细胞术中的荧光微球标准品、小动物成像实验中的标准模型鼠、荧光影像成像实验中的标准片等。

三、血液学实验室生物安全管理

20世纪以来，随着生物学领域快速发展，生物安全也日益引起全球重视。现代生物安全概念是指由各类生物因子和技术的不合理使用造成的生物性危害。自 1983 年世界卫生组织首次颁布《实验室生物安全手册》以来，至今已有多个修订版，其中包括一系列相关的法律法规，为各国开展生物实验提供了有益的参考。我国政府也逐渐认识到实验室生物安全的重要性，并出台了相关的法律法规，对生物实验加以规范和监督。实验血液学作为生物学重要的组成部分，其实验室安全管理工作也在不断加强和完善。以《实验室生物安全手册》为参照，血液学实验室不仅确立了生物安全的各种程序规范和注意事项，并将其运用到实际工作中，在加强科研人员对生物安全重视程度的同时，也推动了血液学实验室工作朝着规范化、法制化的方向发展。

（一）管理目的

有效控制实验室设施和环境，规范生物安全实验室的安全和管理，保障检测活动和工作顺利开展，确保检测数据和结果准确可靠，保护实验室及个人安全，减少危险性事件。

（二）生物安全行为规范

为使实验人员实验操作行为更加规范化，避免生物安全事故的发生，实验室工作人员必须遵守以下行为规范。

（1）在进入实验室前一定将指甲修剪整齐，摘除首饰，以免指甲或首饰刺破手套。实验室内严禁穿露脚趾的鞋。

（2）在实验室里实验时，应始终穿实验服，实验室外不得穿实验服。实验服应定期清洗、更换，清洗时应使用具有杀菌消毒作用的洗涤剂。

（3）实验如需使用感染性、腐蚀性或有毒物质，必须在通风橱中进行，并使用相应的安全防护用品，如护目镜、面罩或其他防护用品。

（4）当进行危险实验时，工作人员必须戴护目镜、面罩（带护目镜的面罩）等以防止实验对象喷溅或紫外线辐射而伤害眼睛和面部。

（5）实验室防护服应单独放置。个人生活物品不应放在有禁放标识和有污染可能性的工作区域。

（三）实验室安全

实验室安全是保障科研实验有序进行的基础。从最初的实验室安全设计，如空间布局、防护控制，到设置专门技术管理层负责实验室各项安全工作落实，再到实验室正常有序运行，都要以"安全第一、预防为主"为准则，切实从根本上做好安全保障，预防生物安全突发事件的发生。

实验室安全设计时，应保证对技术操作区域内的微生物、化学物质、放射物质和其他物理危害进行防护水平的控制，与二级生物安全风险的严重程度相适应，并为邻近公共空间和办公区域提供安全、无污染的工作环境，以有效降低其周围环境污染的风险。通往出口的走廊和通道之间应保持畅通无阻。

实验室应设置技术管理层全面负责实验室安全法规、制度等，并进行监督、检查。由各专业组长担任各实验室的安全管理员，负责管理实验室各项安全工作。各专业组指定专人为安全员，负责检查其所在实验室的安全工作，包括电（容）器、危险品、安全通道、门窗水电、消防设施、内务及生物安全相关操作。实验室设施环境与安全负责人和保卫处应保持紧密联系。对实验室全体工作人员进行消防知识培训，工作人员应掌握在发生火灾时的应对措施和使用各类消防安全设施的正确方法。实验室须备有烟雾和热量自动探测及报警系统，定期测试以确保其功能正常。所有工作人员都应熟悉报警系统的运行。实验室安全通道应装有应急灯及"安全出口"指示灯。

实验室投入使用后，应严格执行以下安全准则，以保障实验室正常有效运行，避免安全事故的发生。

（1）实验室应确保有潜在危险的生物标本、菌（毒）种的运输符合国家法律法规，预防在运输过程中出现泄漏、被盗、被抢、丢失等事故，并做好应急备案，确保万无一失。

（2）实验室的所有电气设备和线路必须符合国家电气安全标准及规范。工作人员须定期检查所有电气设备是否符合规范标准。在实验室电路中要配置断路器和漏电保护器，以防止火灾的发生和人员触电风险，且必须将所有电器接地。

（3）在实验室中使用电源和明火时应牢记安全准则。规范使用酒精灯，严禁在实验室、室内建筑中吸烟。各专业组每月应对实验室进行安全检查，内容包括电线是否安全使用、消防栓和灭火器是否完好，并填写《消防安全自查表》。

（4）每天下班前工作人员应关闭不用的设施或设备并切断电源，检查门窗是否关好。

（5）实验室产生的医疗废弃物必须放入指定容器内，交由相关部门统一处理。对于需要再次使用的物品（如吸头、移液管等）及被污染的操作台面和实验室地面，必须进行消毒处理，以保持干净整洁。此外，每日应使用紫外线灯对实验室内的环境进行照射消毒。

（6）实验室应只保存满足日常使用量的化学品，并设置专人负责此类物品的领取、保管及使用，并在使用后做好领用记录。

（7）实验室清洁区应有明确的标识。

（8）加强实验室的保密工作。在未经许可，任何人不得向无关人员提供内部资料和文件。

（9）当发生意外事故时，对事件的发生及处理须进行记录，包括事件发生的时间和地点、发现人、事件发生的过程、处理措施及事件后的随访情况。

（10）严格控制外来人员进入。

（四）常见实验室废弃物处理

实验室废弃物按物理类型可分为固体废弃物、液体废弃物，按危害类型分为化学毒性废弃物和病原性废弃物。废弃物具有潜在的伤害性、致病性，如不妥善处理会造成很大的人身危害、环境污染和社会危害。根据《国家危险废物名录》、《医疗废物管理条例》和《医疗废物分类目录》的相关规定和要求，对实验室废弃物进行分类处理，主要包括感染性废弃物、损伤性废弃物、化学性和放射性废弃物等（表1-1）。

表 1-1　实验室废弃物分类

分类	特征	常见废弃物名称	处理程序
感染性废弃物	携带病原微生物、具有引发感染性疾病传播危险的废弃物	包括被感染性实验材料等污染的物品与器材，如手套、口罩与白大衣、试管、平皿、吸管等实验器材及废弃的感染性实验标本、培养基等	放入盛有适宜消毒液的不易碎裂的容器中浸泡。注意消毒剂的种类、浓度及浸泡时间，浸泡后放入合适的容器内进行高压灭菌或焚烧处理
损伤性废弃物	能刺伤或割伤人体的锐器等废弃物	包括采血针、注射器、解剖刀、剪刀及破碎玻璃等	高压灭菌或焚烧处理。盛放锐器的一次性容器不易刺破，不宜将容器装得过满（小于 3/4），同感染性废弃物进行高压灭菌及焚烧处理
化学性和放射性废弃物	具毒性、腐蚀性和易燃易爆的化学性废弃物及放射性废弃物	包括强酸、强碱等有毒有害的化学性废弃物、一级放射性废弃物等	强酸、强碱等化学性物品须经中和消除腐蚀性后方可废弃，其他物品经稀释对环境与人体无毒后可废弃。含有毒、有害化学物品的实验材料在使用后应置于带明显危险标志的容器内，再送至指定地点统一处理

（杨晚竹　陈　婷　何宝林　杨　铭　高瀛岱）

参 考 文 献

曹雄辉，2007. 动物实验对近代医学发展的贡献. 中国医药导报，4（15）：130.

晁珊珊，鹏程，2019. 单细胞转录组测序技术发展及应用. 中国细胞生物学学报，（5）：834-840.

李斗星，2004. 透射电子显微学的新进展 I：透射电子显微镜及相关部件的发展及应用. 电子显微学报，23（3）：269-277.

李卓娅，2015. 医学科研课题设计、申报与实施. 北京：人民卫生出版社：64-88.

梁昊岳，张森，任彦松，等，2020. 流式细胞仪在造血干细胞生物学研究中的应用. 医疗卫生装备，41（7）：73-77.

刘杰，任小波，姚远，等，2016. 我国生物安全问题的现状分析及对策. 中国科学院院刊，31（4）：387-393.

刘向峰，2015. 检测实验室内部质量控制方法及其适用性分析. 现代测量与实验室管理，23（3）：48-50.

田军，2014. 信息可视化分析工具的比较分析——以 CiteSpace、HistCite 和 RefViz 为例. 图书馆学研究，（14）：90-95，54.

王芳，史高锋，2019. 浅谈高校医学科研实验室生物安全管理. 卫生职业教育，37（24）：124，125.

王丽玲，2009. 卫生检验理化实验室常用的内部质量控制方法. 分析仪器，（6）：94，95.

王志伟，袁明利，代超，等，2017. 临床实验室规划设计，建设施工的基本原则. 医疗卫生装备，38（7）：119-121，124.

魏熙胤，牛瑞芳，2006. 流式细胞仪的发展历史及其原理和应用进展. 现代仪器与医疗，12（4）：8-11.

徐文荣，王建中，2012. 临床血液学检验. 北京：人民卫生出版社：1-7.

杨伟，李施施，张瑄，等，2015. 基于诱导多能干细胞的基因编辑和细胞治疗. 中国细胞生物学学报，37（1）：90-99.

殷国荣，郑金平，2015. 医学科研方法与论文写作. 第 3 版. 北京：科学出版社：40-56.

张杰，2016. Excel 数据之美——科学图表与商业图表的绘制. 北京：电子工业出版社：1-9.

张杰，2019. R 语言数据可视化之美——专业图表绘制指南. 北京：电子工业出版社：1-8.

赵可伟，李爱普，潘旭枫，等，2013. 现代检验医学中心模块化设计与规划探讨. 国际检验医学杂志，34（15）：2056，2057.

郑晓茂，孙宝清，郑佩燕，2019. 加强医学生实验室生物安全意识浅析. 中国初级卫生保健，33（9）：83-84，95.

中国电力企业联合会标准化管理中心，2012. 国家标准《电力（业）安全工作规程》条文对照本（高压试验室部分）. 北京：中国电力出版社.

中科幻彩，2017. 科研论文配图设计与制作从入门到精通. 北京：人民邮电出版社：15-21.

Brierley CK，Mead AJ，2020. Single-cell sequencing in hematology. Curr Opin Oncol，32（2）：139-145.

Brojer E，Stańczak JJ，1992. The polymerase chain reaction（PCR）and its application in transfusion medicine and hematology. Acta

Haematol Pol, 23（4）: 213-219.

CLSI, 2006. Preliminary evaluation of quantitative clinical laboratory measurement procedures, EP10-A3. Wayne: Clinical and Laboratory Standards Institute.

CLSI, 2010. Approved guideline for method comparison and bias estimation using patient samples, EP09 - A2. Wayne: Clinical and Laboratory Standards Institute.

Grün D, van Oudenaarden A, 2015. Design and analysis of single-cell sequencing experiments. Cell, 163（4）: 799-810.

Manohar SM, Shah P, Nair A, 2021. Flow cytometry: principles, applications and recent advances. Bioanalysis, 13（3）: 181-198.

Milosević I, Popović S, Urosević I, 2012. Fluorescence *in situ* hybridization in hematology. Vojnosanit Pregl, 69（11）: 986-993.

Robinson JP, 2018. Overview of flow cytometry and microbiology. Curr Protoc Cytom, 84（1）: e37.

Schwarz HP, Dorner F, 2003. Karl Landsteiner and his major contributions to haematology. Br J Haematol, 121（4）: 556-565.

Slatko BE, Gardner AF, Ausubel FM, 2018. Overview of next-generation sequencing technologies. Curr Protoc Mol Biol, 122（1）: e59.

Staehelin LA, Paolillo DJ, 2020. A brief history of how microscopic studies led to the elucidation of the 3D architecture and macromolecular organization of higher plant thylakoids. Photosynth Res, 145（3）: 237-258.

Swiat A, Stepień E, Andres J, et al, 1999. Use of polymerase chain reaction in medical diagnosis. Przegl Lek, 56（11）: 723-734.

Zhang C, Liu J, Zhong JF, et al, 2017. Engineering CAR-T cells. Biomark Res, 5（1）: 22.

第二章 流式细胞术

第一节 流式细胞术原理

流式细胞术（flow cytometry，FCM）是用流式细胞仪快速、精确地对单个细胞（或生物学颗粒）的理化特性进行多参数定量分析和分选的技术。它主要依据不同群体或者特征细胞的大小、颗粒度等物理性质及所携带荧光物质的特性差异，将接收到的不同散射光信号和荧光信号转换成计算机可以识别并方便处理的数字信息进行分析或分选。因此，流式细胞仪主要由液流系统、光学系统、检测分析系统和分选系统四部分组成。它是融合单克隆抗体及免疫细胞化学技术、激光和电子计算机科学等多学科知识的高技术产物。

一、散射光信号

当一束平行单色光照射在物质上时，部分光子可被物质阻挡，而小部分不被阻挡的光子就可继续前行，形成前向光信号，称为前向散射光（forward scatter，FSC）。另外，由于光子和物质分子相碰撞，使光子的运动方向发生改变而向不同角度散射，称为侧向散射光（side scatter，SSC）。在流式细胞仪实际应用中，所检测的对象通常为单个细胞。因此，FSC 常与细胞的相对大小有关，而 SSC 常与细胞颗粒度及细胞器的相对复杂性有关。所以，针对不同细胞的相对大小和细胞颗粒度及细胞器的相对复杂性等物理参数，对所接收的FSC 和 SSC 信号进行处理，可简单地对细胞进行分群。如图 2-1 所示，检测 FSC 和 SSC信号，即可将淋巴细胞、中性粒细胞和单核细胞进行分群。

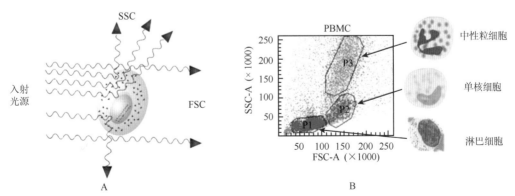

图 2-1　前向散射光（FSC）和侧向散射光（SSC）示意图（A）及利用散射光将淋巴细胞、中性粒细胞和单核细胞进行分群（B）

PBMC，外周血单个核细胞

二、荧 光 信 号

荧光是一种非温度辐射光——冷光，其产生原理是组成物质的粒子（原子、离子或分子）中的电子发生能级跃迁。电子跃迁本质上是一种能量变化。根据能量守恒定理，粒子的外层电子从低能级转移到高能级的过程中会吸收能量；从高能级转移到低能级则会释放能量，能量为两个能级能量之差的绝对值。当物质被激发光照射时，物质中的电子吸收光的能量而被激发，从处于低能级的基态轨道跃迁至高能级的激发态轨道。而根据电子能级理论：能级越高越不稳定，能级越低越稳定。因此，被激发的电子会再回到低能级的状态，将所释放出的能量部分以光的形式发射出去，形成发射光。由于电子跃迁过程中，部分能量会转化成热能，因此发射光所含的能量较激发光更低。根据射线（光）的能量与波长或者频率的关系：$E=h\nu=hc/\lambda$（其中 h 为普朗克常量，c 为光速，ν 为射线的频率，λ 为射线的波长），可知波长越长，能量越小。所以，激发光波长短于发射光波长，即物质吸收短波长的光，发射出长波长的荧光。该现象称为光红移（图 2-2）。

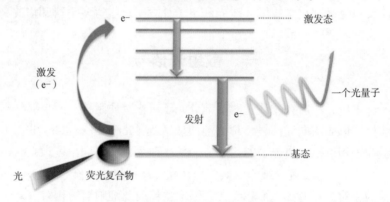

图 2-2　电子跃迁示意图

资料来源：Adan A，Alizada G，Kiraz Y，et al，2017. Flow cytometry：basic principles and applications. Crit Rev Biotechnol, 37（2）: 163-176

激发光谱和发射光谱是表征荧光材料的两个重要性能指标。激发光谱是指能特异性地激发某种荧光材料的一定波长范围内的光线，也称为吸收光谱。激发光谱反映了不同波长的光激发荧光材料的效果。根据激发光谱可以确定使该材料发光所需激发光的波长范围，其中吸收波峰又称为最大吸收波长（Ex-Max），反映的是吸光度最大时的激发光波长。发射光谱是指在某一特定波长激发下，所发射的不同波长光的强度和能量分布，即某一波长激发光引起荧光材料发射的一定波长范围内的荧光。其中，发射波峰又称为最大发射波长（Em-Max），最大发射波长往往大于最大吸收波长（图 2-3）。

三、流式细胞仪工作原理

流式细胞仪根据功能的不同，可分为流式细胞分析仪和流式细胞分选仪两大类。流式细胞仪主要由液流系统、光学系统、检测分析系统和分选系统四部分组成，但分析仪不含分选系统。下面介绍这四部分组件的基本构成和工作原理。

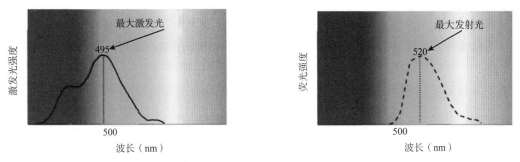

图 2-3　异硫氰酸荧光素 FITC 的激发光谱和发射光谱示意图

（一）液流系统

液流系统主要包括鞘液流和样本流两个既紧密联系又相互独立的部分。鞘液流部分主要由盛装鞘液的鞘液桶、将鞘液引入流动室的鞘液管和加压装置（空气压缩机）三部分组成（图 2-4）。工作时，加压装置首先对鞘液桶内空气及液体进行加压，将鞘液"挤入"鞘液管，继而注入装置中心的流动室内。一般情况下，在加压装置中会安装一个"压力表"以指示目前鞘液桶内压力。因此，当鞘液断流时，可查看鞘液流压力表指数，方便迅速找到故障原因或者排除鞘液流加压装置故障。样本流则是指样本流通的管道系统及其辅助装置，它同样含一个加压装置（空气压缩机）和"压力表"，可促使样本溶液进入上样针，再流经流动室被激光照射产生散射光信号和荧光信号，最后注入废液收集管道中。

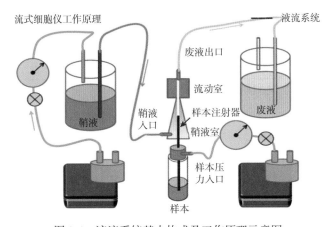

图 2-4　液流系统基本构成及工作原理示意图

鞘液是一种缓冲溶液，用于包裹样本流形成高速稳定的同轴流。鞘液一般会由公司专门提供，配方略有不同。平时也可视情况使用无菌双蒸水或无菌磷酸盐缓冲溶液（PBS）。在流式细胞分析仪使用过程中，若无公司提供的专门鞘液，最好使用无菌双蒸水代替。因为流式细胞分析不需要回收细胞，当鞘液包裹样本流时，其经激光照射产生信号即可注入废液收集孔中。该过程时间极短，低渗的无菌双蒸水不会使细胞发生膨胀，同时又可防止长时间使用无菌 PBS 所带来的盐分析出形成结晶阻塞管道的问题。但是在流式细胞分选仪使用过程中，最好使用无菌 PBS 作为鞘液，因为分选后的细胞需要回收，并且鞘液必须为等渗液，以防止细胞破裂或皱缩而死亡。

当鞘液流和样本流被注入流动室后，在鞘液流和样本流两者液压差作用下（样本流压力始终大于鞘液流压力），根据流体聚焦原理，样本流被鞘液包裹形成同轴流动的中轴流。然后须经过喷嘴才能形成稳定的液流。这部分液流在流式细胞分析仪中一般不可见，而在流式细胞分选仪中可通过打开流动室舱门直观见到，目的是方便调整激光位置使之正好照射于液流中央，从而得到最强的散射光信号和荧光信号，或者方便调整液流与废液收集孔的相对位置，使废液稳定流入废液收集管。喷嘴是流动室的核心组件，主要功能是使液流在高压作用下经过喷嘴小孔形成细小的稳定液流，包裹单个细胞使之呈线性串状并通过激光照射点产生散射光信号和荧光信号。喷嘴口径较小，所以在高压下形成的液流速度较快，但一般不超过 10m/s，以防产生湍流。喷嘴有多种规格，不同生产厂家规格略有不同，主要有 70μm、100μm 和 130μm 等口径。喷嘴的口径大小与液流的形成及稳定性直接相关。若喷嘴口径过大，则液流经过喷嘴流速较低，不易形成稳定的液流；反之，若喷嘴口径较小，则易损伤细胞。因此，选择合适规格的喷嘴也不可忽视。在血液及肿瘤相关实验中，通常选取 100μm 口径的喷嘴即可。表 2-1 为不同口径喷嘴与常见实验样本的对应关系。

表 2-1 喷嘴规格与常见实验样本的对应关系

喷嘴口径规格（μm）	实验样本
50	染色体/精子/细胞器如线粒体/细菌/大病毒颗粒/藻类细胞/小动物细胞
70~90	实验动物细胞/人淋巴细胞/神经细胞
100~120	肿瘤细胞
150	大肿瘤细胞/巨噬细胞等真核生物细胞
200	实体组织样本、植物/花粉/大藻类细胞、微包埋技术的含微菌落微球

资料来源：Beckman 公司流式细胞仪使用手册。

（二）光学系统

流式细胞仪的基本原理是通过激光对单个细胞进行照射，由于不同群体或特征细胞具有不同的理化性质，将产生不同的散射光信号和荧光信号，再将产生的光信号转换成方便计算机识别和处理的数字信息，达到对样本细胞进行分析或分选的目的。因此，流式细胞仪工作的核心部件为光学系统。整个光学系统包括激光的产生、光路的传播和光束的收集三部分。

激光的产生源于激光发射器，激光发射器有多种分类标准，如按照产生原理可分为二氧化碳激光、氮气激光、氩离子激光、氦-氖激光、准分子激光、二极管激光、染色激光和YAG 激光等；按照频率可分为红激光、蓝激光、紫激光和黄激光等。在流式细胞仪中有各种各样的激光发射器，不同的激光发射器发射出不同波长的激光照射细胞，产生散射光信号和荧光信号，因此激光发射器常以所发射的激光波长进行分类或命名，如比较常见的

488nm 蓝色激光器、635nm 红色激光器和 405nm 紫色激光器等。不同波长激光对不同的荧光物质激发效果不同，并且所产生的光信号会通过不同的通道被接收，因此需选择合适的荧光染料和相应的荧光接收通道（图 2-5）。

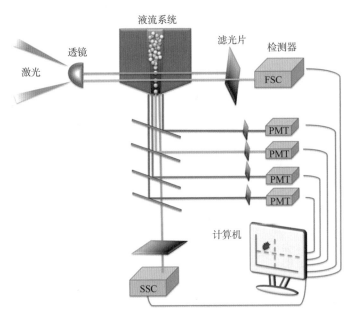

图 2-5　流式细胞仪光学系统基本构成及工作原理示意图

资料来源：Adan A，Alizada G，Kiraz Y，et al，2017. Flow cytometry：basic principles and applications. Crit Rev Biotechnol，37（2）：163-176

　　光路的传播系统由一系列的透镜、滤光片和小孔组成，根据波长的不同将各种光信号进行分离，其中滤光片发挥着至关重要的作用。激光照射细胞后，前向散射光正对激光接收方向传播被接收器接收，而侧向散射光与激光方向在同一个水平面并与激光成 90°传播被接收。被激发出的荧光理论上将向四周发射，并且每一个方向上的荧光信号强弱一致。因此，为了设计方便，只需接收与激光方向在同一个水平面并与激光成 90°的荧光，即与侧向散射光方向保持一致的荧光。通过小孔的混合光束（含散射光和多种波长荧光），在各种滤光片作用下被分离后进入相应的光通道中被接收。滤光片被置于荧光探测器前，根据波长的不同将混合的荧光区分开，限定其接收荧光的波长范围。一般可分为长通滤光片（longpass filter，LP）、短通滤光片（shortpass filter，SP）和带通滤光片（bandpass filter，BP）三种。如图 2-6 所示，标识"LP 500"代表波长不小于 500nm 的荧光才可透过滤光片；同理，标识"SP 500"代表波长不大于 500nm 的荧光才可以透过滤光片。而标识"BP 500/50"代表滤光片接收波长范围的中间值为 500nm，波长跨度为 50nm，即波长为 475～525nm 的荧光才可通过滤光片。其中，带通滤光片常置于荧光通道前，作为光束进入荧光通道的最后一道"关卡"，进一步限定波长范围，减少混杂光束进入通道，提高荧光束质量。

　　混合光束经过一系列小孔、透镜和滤光片后，最终进入相应的通道中被接收。接收器能将所接收的光信号转化成电信号，其中最核心的元件为光电转换器，这将在下文详述。

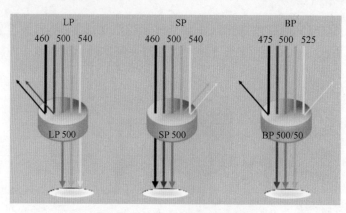

图 2-6　三种滤光片功能示意图

（三）检测分析系统

检测分析系统以通道为单元将各个通道的光信号进行汇总分析，最后描绘出不同群体细胞的理化特征。流体中的细胞或其他粒子通过激光时产生的光信号被光电转换器转换成电信号。在这个过程中，光电转换器发挥着不可替代的作用（图 2-7）。

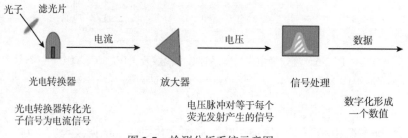

图 2-7　检测分析系统示意图

目前有两种常用的光电转换器，分别是光电倍增管和光电二极管。光电二极管利用半导体的能带理论，即当光照射光电二极管且光的能量大于带隙能量时，价带（电子已饱和的能带）的电子受激向导带（电子未饱和的能带）运动，原来的价电子就留下空穴。这样就产生电子-空穴对（光生载流子），使得 P 区带正电、N 区带负电，形成一个电动势称为光电压。当施加反向偏压和负载电阻时，光生载流子自由流动而导电，在外电路形成光电流。然后对这个电流进行检测，就可以模拟光的信息。而光电倍增管的原理主要有两个：光电效应和二次电子发射理论。首先光电效应，是指光入射到碱金属（锂、钠、钾、铷、铯、钫）表面，当电子吸收能量超过碱金属的逸出功时，就会逃离金属表面产生电流，即光生电。此时通过非常灵敏的电流计可以探测到电流信号。再利用二次电子发射理论，逃逸的电子轰击倍增极产生二次放大的次级电子流，使电流信号不断增大，最后在阴极输出一个较大的电流信号。因此，光电倍增管具有两方面的作用：一是能将光信号转变为电流信号；二是将转化的电流信号通过一定的比例放大。所以，其灵敏度较光电二极管更高。综上，光电二极管可检测由前向角散射产生的较强光信号，而光电倍增管通常用于检测由侧向角散射和荧光产生的较弱光信号。

流式细胞仪依靠计算机处理分析大量的信息，而计算机处理的信息必须是数字化信息。因此，经过光电转换而成的模拟信号（电流信号）必须通过模拟数字转换器转换成数字信号进行计算机处理。这个过程由放大器完成，它放大电流信号的同时将其转换成数字信号（电压脉冲）。当细胞处于光束中心时，可获得最大的散射光电压脉冲和荧光电压脉冲；当细胞离开光束时，脉冲又回到基线水平。目前，放大器有两种，即线性放大器和对数放大器。选择线性放大或对数放大取决于实验者所需观察的动态范围。如果只需有限的动态范围，如 DNA 分析（2 倍），使用线性放大即可；如果需要更大的动态范围（100～1000 倍），如分析细胞表面标志物的表达和胞内因子，则可使用对数放大。电压脉冲或电子波作为计算机识别并处理的数字信息，可通过 3 个参数对其进行表征：脉冲的长度（height，H）、宽度（width，W）和与 x 轴围成的面积（area，A）。一般而言，这 3 个参数都具有表征光信号强弱的功能，即光信号越强，电压脉冲的 H、W 和 A 也越大。但相对而言，使用 A 会更准确（图 2-8）。

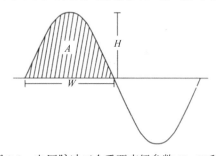

图 2-8　电压脉冲三个重要表征参数 H、W 和 A

检测分析系统的另一个重要组件是计算机可视化操作系统。计算机操作系统可通过相应的软件，使用图形化的方式（流式图）对数据进行显示和分析，实现对流式细胞仪检测分析的可视化操作与分析。

（四）分选系统

分选系统只有在流式细胞分选仪中才具备。它位于可见液流部分，主要对可见液流进行操作以达到分选目的。液流（鞘液流和样本流）在压力作用下经过喷嘴形成一段稳定高速液流，这段稳定高速液流通过开启流动室舱门可见。可见液流在高速振荡器（位于喷嘴后方）的作用下形成下段相互独立的液滴，而上段液流仍然保持连续状态，因此将产生液滴延迟。

液滴延迟是指流式分选时可见液流的激光照射点与断点处之间的时间间隔。正确的液滴延迟设定对于分选的成功至关重要。高速振荡器振幅越大，断点越靠上，液滴延迟就越小；反之，振幅越小，断点越靠下，液滴延迟就越大。正常工作时，因光速极快，认为液流于激光照射点处即完成了对样本细胞的信息采集（光信号）和分析（电子信号）。若分析得出此时液流含有目标细胞，则系统需对该处液流进行相应的处理，即施加电流使之成为带电液滴。但不是立刻对其进行处理，需待其行至当断未断处再施加电流，方可使其带正确的电负荷，形成正确的带电液滴，从而在偏转板电场作用下进入正确的分选通道。此时产生的液滴延迟即为实际工作的液滴延迟。由于仪器不能自动识别实际工作的液滴延迟，且实际工作的液滴延迟可以通过调节高速振荡器振幅进行设定，是随时可变的，因此需要操作者手动设定液滴延迟，即需要操作者手动控制施加电流的时间点。因此，液滴延迟的设定至关重要，一旦设定出错，与实际液滴延迟不符，将出现分选的液滴与目标液滴不符合，分选失败。

液滴延迟设定正确者，当目标细胞被系统识别后，即可在正确的位置被系统施加电流，使其带正确的电负荷，成为带电液滴。接着，带电液滴在偏转板的电场作用下进入相应的偏转轨道，最后进入正确的分选通道，完成整个分选过程。在这个过程中，根据所需分选目标细胞的不同特征，对液滴进行不同的处理。比如，设定目标细胞群体 A、B、C、D 分别进入左 1 路、左 2 路和右 1 路、右 2 路分选通道，那么系统将对目标细胞 A、B、C、D 分别施以双份负相电流、单份负相电流和单份正相电流、双份正相电流，使得它们能够进入相应的偏转轨道，达到分选的目的。

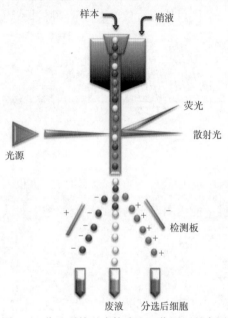

图 2-9　分选系统基本构成和工作原理示意图

资料来源：Adan A，Alizada G，Kiraz Y，et al, 2017. Flow cytometry：basic principles and applications. Crit Rev Biotechnol, 37（2）：163-176

一般的流式细胞分选仪都具备 3 种分选模式：纯化模式、富集模式和单细胞模式。纯化模式最为常用，纯度高但细胞损失大，当液滴内只有目标细胞时，不管是 1 个还是多于 1 个，液滴内及相邻液滴的边缘没有非目标细胞才会被分选；只要有非目标细胞出现，那么其中所包括的这些目标细胞也会被一同舍弃。富集模式一般用于获得最大数量的目标细胞，细胞损失小，但是纯度无法保证；无论液滴内是否含有非目标细胞，只要液滴中含有目标细胞，且当相邻液滴中含有另一个目标细胞时，中心液滴和相邻液滴都会被分选。单细胞模式，纯度非常高但细胞损失也非常大，当液滴内有且只有一个目标细胞，并位于液滴的中间且整个相邻液滴内不包括非目标细胞时才会被分选；如果附近出现非目标细胞，或者细胞不在正中间，那么这些液滴都会被舍弃，这些液滴中包含的目标细胞就会损失掉；一般用于在孔板中种植细胞形成单细胞克隆（图 2-9）。

（许　杰　付伟超　王浩雨　于文颖　梁昊岳　高瀛岱）

第二节　血细胞表面标志物

一、干、祖细胞表面标志物

（一）小鼠干、祖细胞表面标志物

造血干细胞（hematopoietic stem cell，HSC）通常存在于骨髓中，约占骨髓有核细胞的0.01%。造血干细胞具有自我更新与多向分化能力，可以逐级分化产生成熟的血细胞，但通常情况下处于静息状态。流式细胞术可以基于细胞表面表达的分子标志物鉴定、分析和分离细胞。为了鉴定和富集小鼠造血干细胞，研究者发现了很多表面标志物。在小鼠骨髓中，大多数的长期造血干细胞（long term-HSC，LT-HSC）富集在 $c-kit^+lineage$（Lin）$^{-/low}Sca-1^+$细胞（LSK 细胞）亚群中。虽然与全骨髓细胞相比，LSK 细胞中 LT-HSC 的富集度是它的 1000 倍左右，但 LSK 细胞中大多是多能祖细胞，只有约 1/30 是真正的 LT-HSC。因为小鼠 LSK 细胞中存在异质性，研究者希望通过增加其他的细胞表面标志物进一步富集 HSC。这些细胞表面标志物包括 CD34、Thy1.1、CD105（endoglin）和 CD150（slamf1）等。Masatake Osawa 等研究表明 $CD34^{low/-}$ HSC 具有长期淋巴造血重建能力。Gerald 等则证明了 Thy1 是小鼠骨髓中 HSC 的表面标志物，并认为 $Thy1^{low}Lin^-Sca-1^+$ 细胞是几乎纯净的 HSC。虽然 $Thy1^{low}Lin^-Sca-1^+c-kit^+$ 或 $CD34^-Lin^-Sca-1^+c-kit^+$ 细胞能高度富集 HSC，但在大多数研究中只有 20% 静脉注射的这些细胞具有长期多谱系重建能力。HSC 还可以用 SLAM 家族标志物 CD150 和 CD48（slamf2）进行分离，HSC 即为 $CD150^+CD48^-$ 细胞。Mark J. Kiel 等报道 CD150 在 HSC 中表达而在多能祖细胞（multipotent progenitor，MPP）中不表达，因此 CD150 可以将造血干细胞和祖细胞相区分。另外，Flk-2（也称为 Flt3）作为 HSC 分化的标志物，可以用来分离 LT-HSC。Flk-2 可以将 HSC（LSK 细胞）分成三群：$Thy1.1^{low}Flk-2^-$（LT-HSC）、$Thy1.1^{low}Flk-2^+$（short term-HSC，ST-HSC，短期造血干细胞）和 $Thy1.1^-Flk-2^+$（MPP）。总之，根据众多的文献报道，可以将多个表面标志物组合使用，如可以用 $Lin^-Thy1.1^{low}c-kit^+Sca-1^+Flk-2^-CD34^-slamf1^+$ 这样的组合来标记 HSC。

通过检测小鼠细胞 Mac-1 和 CD4 的表达水平，可以将 HSC 与 MPP 相区分。其中，$Thy1^{low}Sca-1^+Lin^-Mac-1^-CD4^-c-kit^+$ 细胞是 HSC，$Thy1^{low}Sca-1^+Lin^-Mac-1^{low}CD4^{low}$ 细胞是 MPP。MPP 也可以用 SLAM 家族标志物 CD150 和 CD48 进行分离，如 $CD150^-CD48^-LSK$。MPP 仍存在异质性，Hideyuki Oguro 等将 SLAM 家族标志物进行了扩充，新引入 CD229（slamf3）和 CD244（slamf4）两位成员，从而对 MPP 进行了更细的划分。MPP 被分成 MPP-1、MPP-2 和 MPP-3 三个亚群，它们的表面标志物分别为 $CD150^-CD48^{-/low}CD229^{-/low}CD244^-LSK$（MPP-1）、$CD150^-CD48^{-/low}CD229^+CD244^-LSK$（MPP-2）和 $CD150^-CD48^{-/low}CD229^+CD244^+LSK$（MPP-3）。

在造血干细胞丢失多能性而分化成功能血细胞的过程中，会产生定向造血谱系的祖细胞。因此，除了造血干细胞和多能祖细胞，造血谱系分化中还包括寡能祖细胞，如髓系祖细胞（common myeloid progenitor，CMP）、淋巴样祖细胞（common lymphoid progenitor，CLP）、巨系红系祖细胞（megakaryocyte erythroid progenitor，MEP）和粒单系祖细胞（granulocyte macrophage progenitor，GMP）。Motonari Kondo 等报道认为成年小鼠骨髓中的 $Lin^-IL-7R^+Thy1^-Sca-1c-kit$ 细胞群体具有淋巴细胞重建能力，而且完全缺乏髓系分化潜能，是最早被认知的小鼠 CLP 细胞。因此，Koichi Akashi 等认为既然存在 CLP，那必然也存在能够分化成所有髓系细胞的祖细胞。$IL-7R\alpha$ 是 CLP 的标志物，于是他们从 $IL-7R\alpha^-$ 细胞群体开始了 CMP 的研究，并鉴定出 $IL-7R\alpha^-Lin^-c-kit^+Sca-1^-Fc\gamma RCD34^+CMP$、$IL-7R\alpha^-Lin^-c-kit^+Sca-1^-Fc\gamma RCD34^-MEP$ 和 $IL-7R\alpha^-Lin^-c-kit^+Sca-1^-Fc\gamma R^{high}CD34^+GMP$。随着研究的不断深入及更多的细胞表面标志物被发现，借助流式细胞技术的不断发展，对各个阶段血细胞的鉴定和分离会更加精确。

（二）人干、祖细胞表面标志物

人的造血系统结构组成与小鼠的类似，也包括造血干细胞和各类祖细胞。但是，与小鼠造血干细胞相比，人造血干细胞由于数量稀少且缺乏相应的研究方法，人们对它的认识较少。很长一段时间以来，研究者仅认为 CD34 是人 HSC 的表面标志物，人骨髓中有克隆形成活性的细胞都来自 CD34$^+$细胞。临床移植研究也证明了 CD34$^+$骨髓细胞具有长期骨髓重建能力。而对于其他 HSC 表面标志物，研究者还知之甚少。随着研究的逐渐深入，研究者发现在 CD34$^+$CD38$^-$细胞群体中，通过 CD90（Thy1）可以进一步富集具有长期重建潜能的 HSC。在此基础上，Ravindra Majeti 等根据 CD90 和 CD45RA 的表达，将人骨髓和脐带血 Lin$^-$CD34$^+$CD38$^-$细胞分为三个亚群：CD90$^+$CD45RA$^-$（HSC）、CD90$^-$CD45RA$^-$（MPP）和 CD90$^-$CD45RA$^+$。随后，Faiyaz Notta 等发现 CD49f$^+$HSC 比 CD49f$^-$细胞移植重建能力更强，更能富集 HSC。根据 Weissman 模型，通过引入 CD10、CD135 和 CD123，可以继续对多能淋系祖细胞（MLP）、CMP、GMP 和 MEP 进行标记。表 2-2 和表 2-3 是对小鼠和人的造血干、祖细胞表面标志物的总结。

表 2-2　小鼠造血干、祖细胞表面标志物

小鼠细胞类型	细胞表面标志物
LSK	Lin$^-$c-kit$^+$Sca-1$^+$
LT-HSC，Weissman 模型	LSK CD135$^-$Thy1^{low}
ST-HSC，Weissman 模型	LSK CD135$^+$Thy1^{low}
LT-HSC，Nakauchi/Jacobsen 模型	LSK CD34$^-$CD135$^-$
LT-HSC，Goodell 模型	LSK SP CD150$^+$
ST-HSC，Jacobsen 模型	LSK CD34$^+$CD135$^-$
LT-HSC，Morrison 模型 2005	LSK CD150$^+$CD48$^-$CD135$^-$
HSC-1，Morrison 模型 2013	LSK CD150$^+$CD48$^{-/low}$CD229$^{-/low}$CD244$^-$
HSC-2，Morrison 模型 2013	LSK CD150$^+$CD48$^{-/low}$CD229$^+$CD244$^-$
	LSK CD150$^-$CD48$^{-/low}$CD229$^{-/low}$CD244$^-$
MPP，Morrison 模型 2013	LSK CD150$^-$CD48$^{-/low}$CD229$^+$CD244$^-$
	LSK CD150$^-$CD48$^{-/low}$CD229$^+$CD244$^+$
MPP，Jacobsen 模型	LSK CD135$^+$CD34$^+$
HSPC	Lin$^-$c-kit$^+$Sca-1$^-$
CLP	Lin$^-$c-kit^{w}Sca-1$^+$CD127$^+$CD135$^+$
CMP	Lin$^-$c-kit$^+$Sca-1$^-$CD127$^-$CD16/32$^-$CD34$^+$
GMP	Lin$^-$c-kit$^+$Sca-1$^-$CD127$^-$CD16/32$^+$CD34$^+$
MEP	Lin$^-$c-kit$^+$Sca-1$^-$CD127$^-$CD16/32$^-$CD34$^-$

表 2-3　人造血干、祖细胞表面标志物

人细胞类型	细胞表面标志物
HSC，Weissman 模型 2007	Lin$^-$CD34$^+$CD38$^-$CD90$^+$CD45RA$^-$
HSC，Dick J 模型 2011	Lin$^-$CD34$^+$CD38$^-$CD90$^+$CD45RA$^-$CD49f$^+$

续表

人细胞类型	细胞表面标志物
MPP，Weissman 模型 2007	Lin$^-$CD34$^+$CD38$^-$CD90$^-$CD45RA$^-$
MLP，Weissman 模型 2007	Lin$^-$CD34$^+$CD38$^-$CD135$^-$CD123$^-$CD45RA$^+$
CMP，Weissman 模型 2007	Lin$^-$CD34$^+$CD38$^+$CD10$^-$CD135$^+$CD123^{low}CD45RA$^-$
GMP，Weissman 模型 2007	Lin$^-$CD34$^+$CD38$^+$CD10$^-$CD135$^+$CD123^{low}CD45RA$^+$
MEP，Weissman 模型 2007	Lin$^-$CD34$^+$CD38$^+$CD10$^-$CD135$^-$CD123$^-$CD45RA$^-$

资料来源：Kumar B，Madabushi SS，2018. Identification and isolation of mice and human hematopoietic stem cells. Methods Mol Biol，1842：55-68。

二、髓系细胞表面标志物

髓系细胞由髓系祖细胞发育而来，包括巨核细胞、红细胞、嗜酸性粒细胞、嗜碱性粒细胞、中性粒细胞和巨噬细胞。每一种终末成熟细胞都经历了不同的发育阶段，而每一个阶段细胞都有特定的表面标志物表达。为了精确分析和分离特定的髓系细胞，研究者发现了大量的细胞表面标志物。这些细胞表面标志物在不同细胞和细胞的不同发育阶段表达，通过组合，可以对不同发育阶段的各类髓系细胞进行准确的表征。

（一）巨核细胞

巨核细胞是骨髓中数量较少的细胞，约占总单核细胞的 0.05%。巨核细胞的发育阶段包括巨核祖细胞、不成熟的巨核细胞（或原始巨核细胞）、成熟的巨核细胞及产生血小板。巨核祖细胞表达 CD34，具有一定程度的增殖能力。巨核谱系的所有细胞从巨核祖细胞到血小板都表达 CD41 和 CD61，并随着细胞分化成熟，它们的表达水平越来越高。原始巨核细胞表达 CD45、CD34、CD38、HLA-DR 和 CD117 等表面分子标志物。在巨核细胞成熟过程中会逐渐丢失 CD34、HLA-DR 和 CD117，进而逐渐表达 CD61、CD41、CD42 和 CD29。在巨核细胞成熟后期会产生血小板，这些血小板不表达 CD38 和 CD45，但保留 CD29、CD41 和 CD61 的表达。在借助流式细胞仪检测中，巨核细胞的分化成熟过程通常使用 CD34、CD41、CD42 和 vWF 鉴定和分析。一般来说，可以用 CD41$^+$CD42$^+$细胞表示成熟的巨核细胞。

（二）红细胞

红细胞是血液中数量最多的一种细胞，成熟的红细胞无细胞核。红细胞的发育成熟过程也分为多个阶段，包括原红细胞、早幼红细胞、晚期早幼红细胞、中幼和晚幼红细胞、网织红细胞及成熟红细胞。多能造血干细胞通过增殖和分化能成为红系爆式集落形成单位（burst-forming unit-erythroid，BFU-E），接着分化形成细胞数较少的红系集落形成单位（colony-forming unit-erythroid，CFU-E），最后分化成原红细胞。为了分析和分离发育各个阶段的红细胞，多年来研究者利用细胞表面标志物形成了多种研究方法。

为了鉴定小鼠的 BFU-E 和 CFU-E 细胞，可以使用表面标志物阴性筛选法（包括 Ter119、B220、Mac-1、CD3、Gr1、Sca-1、CD16/CD32、CD41 和 CD34），并用 CD71 的表达水平对 BFU-E 和 CFU-E 细胞进行区分。Ter119 是红细胞谱系的细胞表面标志物，结合 CD44 的表达与细胞大小，可以在小鼠末期红系分化过程中明确区分不同发育阶段的红细胞。长期以来，研究者认为人和小鼠的红系发育过程存在显著的区别。安秀丽等建立了新的研究方法鉴别和分离人红细胞。BFU-E 和 CFU-E 细胞可以用 $CD45^+GPA^-IL-3R^-CD34^+CD36^-CD71^{low}$ 和 $CD45^+GPA^-IL-3R^-CD34^-CD36^+CD71^{high}$ 表型区分。另外，通过结合使用 GPA、band3 和 α_4-整合素可以显著区别人红系分化不同阶段的原红细胞、早幼红细胞、晚期早幼红细胞及中幼和晚幼红细胞。

（三）粒细胞

中性粒细胞是数量最多的白细胞，占白细胞的 50%～70%，是主要的固有免疫效应细胞。中性粒细胞成熟过程经历原始粒细胞、早幼粒细胞、中幼粒细胞、晚幼粒细胞和杆状核中性粒细胞多个阶段。一般分离小鼠和人的外周血中性粒细胞都是用密度梯度离心的方法，借助流式细胞仪也可以对中性粒细胞进行特异性标记。目前，表面标志物 CD11b、CD14、CD15、CD16 和 CD62L 通常单独或组合使用于标记人中性粒细胞群体。而在小鼠中，通常使用 CD11b 和 Ly6G 来标记小鼠中性粒细胞。

嗜酸性粒细胞在外周血细胞中占比较低（1%～5%），主要存在于黏膜表面等不同部位，且较难与其他粒细胞区分。在小鼠中，CCR3 和 FIRE 是经典的嗜酸性粒细胞表面标志物，利用流式细胞仪可以轻松地将嗜酸性粒细胞分离出来。另外，Siglec-F 是早期嗜酸性粒细胞发育的细胞表面标志物，也可以用它对嗜酸性粒细胞进行标记。Hiromi Iwasaki 等报道，利用 $Sca-1^-CD34^+Lin^-c-kit^{int}IL-5R\alpha^+$ 可以对小鼠骨髓中嗜酸性粒细胞的祖细胞进行标记。对于人血液中的嗜酸性粒细胞，也可以使用 CCR3 对其进行标记和分离。

嗜碱性粒细胞是粒细胞中含量最少的，仅占血液白细胞的 0.5%。小鼠嗜碱性粒细胞表达 IgE、IL-3Rα、CD49b、CD90.2、CD200R3 和 CD244。虽然这些表面标志物不仅仅在嗜碱性粒细胞上表达，但通过整合素 CD49b 和 IgE 组合使用，可以用来检测小鼠嗜碱性粒细胞。另外，结合使用 CD4 和 CD19 进行负性筛选，可以用 $CD4^-CD19^-CD49b^+IgE^+$ 更精确地标记小鼠嗜碱性粒细胞。与小鼠嗜碱性粒细胞不同，借助 Bsp-1、BB1、IgG1κ 等单克隆抗体可以直接在流式细胞术中检测人嗜碱性粒细胞。另外，CD63 和 CD203c 可以作为激活后的人嗜碱性粒细胞表面标志物，但不能用来标记小鼠嗜碱性粒细胞。

（四）单核细胞

单核细胞是白细胞的一种，主要参与机体炎症反应。单核细胞分化成熟过程有三个阶段：成单核细胞、幼单核细胞和单核细胞。人单核细胞最开始被认为是 CD16$^+$，后来根据 CD16 和 CD14 的表达将单核细胞分成三种类型：经典单核细胞（CD14^{++}CD16$^-$）、中间体单核细胞（CD14^{++}CD16$^+$）和非经典单核细胞（CD14$^+$CD16^{++}）。小鼠单核细胞同样存在三种类型，分别为 Ly6C^{++}CD43$^+$经典单核细胞、Ly6C^{++}CD43^{++}中间体单核细胞和 Ly6C$^+$CD43^{++}非经典单核细胞。单核细胞可以迁移进入不同的组织，从而形成不同类型的巨噬细胞，包括产生组织巨噬细胞、破骨细胞（骨）、朗格汉斯细胞（皮肤等）、库普弗细胞（肝脏）和树突状细胞（皮肤等）。

三、淋系细胞表面标志物

淋巴细胞是体积最小的白细胞，由淋巴器官产生，主要存在于淋巴管中循环的淋巴液，是机体免疫应答功能的重要细胞成分，是淋巴系统几乎全部免疫功能的主要执行者，是对抗外界感染和监控体内细胞变异的一线"士兵"。淋巴细胞是一类具有免疫识别功能的细胞系，按其发生迁移、表面分子和功能的不同，可分为 T 淋巴细胞（简称 T 细胞）、B 淋巴细胞（简称 B 细胞）和自然杀伤（NK）细胞。T 细胞和 B 细胞都是抗原特异性淋巴细胞，它们的最初来源是相同的，都来自造血组织。免疫系统细胞比例的改变预示着机体受到了伤害，流式细胞术能够精确地判断免疫系统的改变，因此是疾病诊断最常用的辅助方式之一。

（一）T 细胞

T 细胞来源于骨髓的多能干细胞（胚胎期则来源于卵黄囊和肝脏）。在人体胚胎期和初生期，骨髓中的一部分多能干细胞或前 T 细胞迁移到胸腺内，在胸腺激素的诱导下分化成熟，成为具有免疫活性的 T 细胞。成熟的 T 细胞经血流分布至外周免疫器官的胸腺依赖区定居，并可经淋巴管、外周血和组织液等进行再循环，发挥细胞免疫及免疫调节等功能。T 细胞的再循环有利于广泛接触进入体内的抗原物质，加强免疫应答，长期保持免疫记忆。T 细胞的细胞膜上有许多不同的标志物，主要是表面抗原和表面受体。这些表面标志物都是结合在细胞膜上的巨蛋白分子。

CD2 是免疫球蛋白（Ig）超家族的泛 T 抗原，具有一个典型结构域和一个伪 Ig 超家族结构域。它也被称为白细胞功能相关抗原 2（leucocyte function-associated antigen 2，LFA2），主要功能是黏附和信号转导。

CD3 是 T 细胞的特征标志物，通过盐桥与 T 细胞受体（TCR）相连。这是一个异二聚体，由 δε 链或 γε 链构成。每个链都属于 Ig 超家族，有一个恒定区和一个可变区。可变区由位于 7 号染色体和 14 号染色体的 VDJ 和 VJ 片段组成。

CD4 和 CD8 是 TCR 共受体。它们将分别检查在主要组织相容性复合体（MHC）分子中提呈给 TCR 的肽是否与 MHC Ⅱ 类（呈现外源性肽）或 MHC Ⅰ 类（呈现内源性肽）相关。因此，CD4 和 CD8 具有相同的大小，以便跨越 TCR 的两个 Ig 超家族域和 MHC 分子的两个 Ig 超家族样区域。CD4 有四个域：三个 Ig 超家族和一个"伪 Ig 超家族"。CD8 是二聚体，具有长茎，顶端有 Ig 超家族结构域。单核细胞上也可以检测到低表达的 CD4。

CD5 是一种泛 T 抗原，是一种 I 型跨膜糖蛋白，自早期前体期开始，它就在 T 细胞和 B 细胞的一个亚群上表达（B1a）。CD5 对 TCR 和 B 细胞受体（BCR）信号传递产生负作用，从而参与某些肿瘤的优势生长。

CD7 是一种泛 T 抗原，是第一个在早期 T 细胞表面表达的抗原，在这个阶段，T 细胞有可能逆转为髓系细胞。因此，CD7 的表达不是 T 细胞特异性的。

CD1a 属于 MHC I 类抗原家族，能够向 T 细胞提供脂质抗原，从而介导对多种微生物脂质抗原的适应性免疫。CD1a 是位于胸腺皮质的成熟 T 细胞的特征，提供了一个检查点，在此之后，将不再可能分化成 NK 细胞或树突状细胞（DC）。CD1a 也存在于朗格汉斯细胞（尤其是表皮的）中。

T 细胞主要有两个亚群，即 $CD4^+$ T 细胞和 $CD8^+$ T 细胞。首先用 $CD3^+$ 区分出 T 细胞，CD4、CD8、CD45RA 和 CCR7 能够充分区分出初始 T 细胞、中心记忆 T 细胞、效应记忆 T 细胞、效应 $CD4^+$ 和 $CD8^+$ T 细胞。初始 T 细胞表面标志物为 $CCR7^+CD45RA^+$；中心记忆 T 细胞的表面标志物为 $CCR7^+CD45RA^-$；效应 T 细胞的表面标志物为 $CCR7^-CD45RA^+$；效应记忆 T 细胞的表面标志物是 $CCR7^-CD45RA^-$。也可以使用其他标志物表示不同的 T 细胞亚群，如用 CD62L 或 CD27 代替 CCR7，以及用 CD45RO 代替 CD45RA。虽然这些不同的标志物组合通常定义了相似的细胞亚群，但它们引入了未知数量的异质性，使得研究之间的比较变得困难。有研究者使用 CD27 和 CCR7 对 CD4 记忆 T 细胞分化步骤进行标记，高产量的 IL-10 来源于 $CCR7^+CD27^+$ T 细胞，而 IFN-γ 来源于 $CCR7^-CD27^+$ 和程度略低于 $CCR7^-CD27^-$ 的 T 细胞。IL-4 的分泌主要源自 $CCR7^-CD27^-CD4^+$ 记忆 T 细胞。因此，通过使用 CCR7 和 CD27，可以明确不同功能活动的 CD4 记忆 T 细胞的成熟阶段。同时也有研究者使用 TNFR 家族成员 CD27 描述 T 细胞的分化阶段。CD27 表达于初始 CD4 和 CD8 T 细胞及大多数记忆 T 细胞，并被赋予一种共刺激功能，TCR 参与后 CD27 的表达初始上调，随后在重复的抗原刺激下 CD27 的表达下降。CD4 记忆 T 细胞中 CD27 表达可区分两个群体，这两个群体的特性已被鉴定。半胱氨酸趋化因子受体 7（cysteine chemokine receptor 7，CCR7）的表型表达可用于区分中心记忆 T 细胞和效应记忆 T 细胞。

调节性 T 细胞（Treg）分为两类：一类为天然 Treg，来自胸腺，标志物为 $CD4^+$、$CD25^{high}$、$Foxp3^+$，其作用为调控自身免疫反应；另一类为适应性 Treg，来源于胸腺 $CD4^+$ T 细胞，可用 TGF-β、IL-10 和 IL-4 诱导，适应性 Treg 主要在外周调控免疫反应。在 $CD4^+$ T 细胞群体中，Treg 被识别为 $CD25^+CD127^{-/low}$，这一群体与传统上定义为 $Foxp3^+$ $CD4^+$ 的 Treg 高度相关。Treg 的功能为维持机体内环境的稳定、抗感染、抗肿瘤、诱导移植耐受，以及可引起自身免疫性疾病。

在 $CD4^+$ 记忆 T 细胞亚群（即所有 $CD20^-$ $CD3^+CD4^+CD45RA^-$ 细胞）中，各种趋化因子受体区分了 Th1、Th2、Th9、Th22 等。首先，在记忆 T 细胞群体中，CCR10 和 CXCR5 表达确定了包含滤泡辅助性 T 细胞（Tfh 细胞）的子集（$CCR10^-CXCR5^+$）；在 $CCR10^-CXCR5^-$ Th 细胞（辅助性 T 细胞）亚群中，Th9 细胞的标志为 $CCR6^+CCR4^-$；进一步对 CCR6、CCR4、CXCR3 和 CCR10 进行门控，可以区分其余的 Th 亚群：Th1（$CXCR5^-$

CCR6⁻CXCR3⁺CCR10⁻）、Th2（CXCR5⁻CCR6⁻CXCR3⁻CCR10⁻）、Th17（CXCR5⁻CCR6⁺CCR4⁺CXCR3⁻CCR10⁻）和 Th22（CXCR5⁻CCR6⁺CCR4⁺CXCR3⁻CCR10⁺）。

激活状态的 T 细胞亚群可以为个体对感染、疫苗、肿瘤或者自身免疫疾病的反应提供线索，可以通过检测细胞表面标志物实现，如 CD69 是瞬时标志物，HLA-DR、CD38 和 CD71 可较长时间表达。这些标志物的选择取决于实验所研究的问题，CD38 与 HLA-DR 结合使用可以明确定义激活 T 细胞。

（二）B 细胞

人体中，B 细胞在胎肝和成人骨髓中生成。成熟的 B 细胞通过外周血离开骨髓并迁移到第二淋巴组织，如脾脏、淋巴结等，在这些部位将进行再次发育。在第二淋巴组织中，将产生抗原特异性的记忆 B 细胞或者浆细胞。

B 细胞谱系的特征是表面表达 CD19。该分子属于 Ig 超家族，具有一个胞外结构域和一条长长的胞质内尾巴，其以免疫受体酪氨酸激活模体（immunoreceptor tyrosine-based activation motif，ITAM）参与磷酸化后的细胞激活。CD19 很早就出现在 B 细胞上，并将在其整个生命周期中停留在 B 细胞表面，是泛 B 细胞抗原。然而，该 CD19 抗原在单核细胞或单核细胞样细胞及某些髓系白血病中也可能存在低水平表达。

CD79 是细胞最特异的谱系指标，在胞质内表达。CD79 包含两个成员，CD79a 和 CD79b 或 Igα 和 Igβ。CD79a 和 CD79b 可以使新形成的 Ig 到达细胞表面。CD79a 单克隆抗体还与 T 细胞白血病的表位和急性髓系白血病(AML)中表达的 RUNX1-RUNX1T1 相结合。

CD20 是一个具有四次跨膜结构域的线性分子，功能尚不清楚，但有研究表明它可能参与离子运输，尤其是氯离子运输。该分子是抗 CD20 单克隆抗体生物治疗 B 系血液恶性肿瘤的第一个非常成功的靶点。

CD21 是一个具有丰富半胱氨酸重复序列的长分子，可作为补体受体。在成熟的 B 细胞上，CD21 捕获免疫复合物并将其带到 BCR 附近，以便在体液免疫反应中识别表位和激活 B 细胞。Epstein-Barr 病毒（EBV）通过 CD21 进入 B 细胞并使 EBV 在 EBV 相关的恶性肿瘤中长期存在。CD21 在一些 T 细胞上低表达，这也解释了 EBV 相关 T 细胞淋巴瘤的发生。

CD22 是 Ig 超家族成员之一，Ig 超家族是由两个非常相似的链组成的异二聚体，有 5 个或 7 个胞外结构域和一个长长的胞质尾巴，携带有 ITAM 和抗 ITIM。这两种分子似乎来自同一转录本的差异剪接。CD22 最初在 B 细胞前体胞质中表达，然后到达细胞表面。CD22 是 B 细胞活化的调节因子，也可表达在嗜碱性粒细胞上。

CD23 是一种 II 型跨膜糖蛋白，具有凝集素样的胞外端。CD23 是 IgE 的受体。CD23 胞外部分可被裂解并向 B 细胞提供增殖信号，还通过其黏附特性参与细胞间的相互作用。

CD24 是成熟中性粒细胞的标志物，在 B 细胞上也高表达。

CD81 是四次跨膜蛋白家族的一个完整的跨膜分子。CD81 是 B 细胞的活化复合体，与 CD19、CD21、CD225 非常接近，参与 BCR 与特异性 Fc 抗原结合后的反应调控。丙型肝炎病毒通过 CD81 进入细胞中。CD81 在慢性淋巴细胞白血病（CLL）等淋巴组织增生性疾病中表达下调。

CD9 也是四次跨膜蛋白家族成员之一，与 CD19 相互作用，在 B 细胞前体上高表达。在 CD10 阴性的 B 细胞上表达下调，在浆细胞上表达上调。四次跨膜蛋白家族的其他成员 CD53 和 CD37，在 B 细胞前体上低表达，而在 CD10 阴性的 B 细胞上表达上调。

CD10 在成熟的 B 细胞上短暂表达。CD10 最初被认为是常见的急性淋巴细胞白血病抗原。CD13 在肠上皮细胞和肾小管上皮细胞中均有高表达。

CD138（syndecan-1）是一种来自信号蛋白家族的高度糖基化膜蛋白多糖。CD138 富含硫酸肝素，可介导与多种细胞的黏附，也可以可溶性形式脱落。有 4 个 syndecan 基因，与果蝇同源性高，说明在进化过程中存在保守性和复制性。syndecan 的胞质内部分与细胞骨架相互作用。在血液学中，CD138 是浆细胞的一个关键标志物。然而，CD138 也广泛参与了器官发生和上皮细胞的黏附性。

有研究者根据 IgD、CD38、CD23 和 CD77 的表达水平将扁桃体 B 细胞分成了五类，命名为 Bm1～Bm5。这五类细胞均可在外周血中检测到，Bm1 和 Bm2 细胞是 $CD38^-IgD^+$，包括大多数静止的（$CD23^-$）初始 B 细胞和一些活化的（$CD23^+$）B 细胞。Bm3 和 Bm4 细胞是 $CD38^+IgD^-$ 生发中心（或生发中心前体）细胞，可通过其表达的 CD77（生发中心位置的标记）进一步细分（Bm3 细胞为 $CD77^-$，Bm4 细胞为 $CD77^+$）。Bm5 细胞是 $CD38^-IgD^-$ 记忆 B 细胞。浆细胞被激活后产生可以分泌抗体的 B 细胞，B 细胞亚群表达 CD38。外周血液循环浆细胞的表面标志物为 $CD38^+CD138^+$ 或 $CD38^+CD27^-$，由于使用 CD20 特异性的抗体，这些浆细胞都低表达或不表达 CD20。CD19 和 CD20 可以用于定义 B 细胞，CD38 用于定义浆细胞和过渡 B 细胞，IgD 和 CD27 用于定义初始 B 细胞和记忆细胞。CD27 也可用于定义初始（$CD27^-$）和记忆（$CD27^+$）B 细胞。CD24 被用于定义免疫过渡 B 细胞，其标志物为 $CD24^{high}CD38^{high}$。有研究者认为记忆 B 细胞向浆细胞的分化涉及一个以 $CD27^{high}CD38^-$ 表型为特征的过渡阶段，该阶段具有分泌高水平 Ig 的能力。B 细胞的移行性代表了一个中间的发育阶段，它易受正性和负性选择的影响。

（三）NK 细胞

NK 细胞普遍被描述为可以杀伤靶细胞并且不需要前期刺激。目前认为 NK 细胞具有有效的抗白血病和抗病毒活性。人类 NK 细胞可以通过 $CD3^-CD56^+$ 表型分辨。近年来的研究表明，NK 细胞的异质性比以前认为的要大得多，在个体之间差异很大的细胞重叠亚群中表达了大量的激活和抑制受体。

有两种最常用于定义 NK 细胞的抗原：CD16 和 CD56。NK 细胞上的 CD16 与粒细胞上的细胞外分子相同，但它是完全跨膜的，并有一个带 ITAM 的细胞质尾巴，而不是被糖基磷脂酰肌醇（GPI）锚定附着。CD56 最初在神经细胞上被识别，也称为神经细胞黏附分子，它有 5 个细胞外远端 Ig 超家族结构域和 2 个近端纤连蛋白样结构域。CD56 可以在两个细胞之间或同一细胞上进行同型二聚化，为神经突的生长和神经肌肉的相互作用提供了重要的信号。CD56 也在活化的 $CD3^+$ T 细胞上表达。低密度 CD56（CD56dim）亚群构成了>90%的外周血 NK 细胞，它们也表达穿孔素和杀伤型 Ig 样受体（killer Ig-like receptor，KIR）。表达 CD16 的细胞参与了依赖抗体的细胞毒性。CD56 高表达的 NK 细胞亚群在血液中很少见，但在淋巴结和其他淋巴组织中占先导优势，不表达穿孔素和 KIR。CD56 高表达亚群在单核因子的刺激下分泌多种细胞因子（如 IFN-γ、TNF-α 或 IL-10），具有免疫调节功能。相比之下，CD56 低表达的细胞具有高度的细胞毒性，在识别目标细胞后优先产生细胞因子。CD56 也在活化的 CD3$^+$ T 细胞上表达。

NK 细胞的其他表面抗原是 CD57 和 KIR。CD57 与 CD56 一样，是神经细胞分化的重要标志物，在神经嵴细胞上表达。

CD94 是一种 C 型凝集素跨膜糖蛋白，与 NKG2A 在 NK 细胞表面形成同二聚体或异二聚体。它对 MHC Ⅰ 类 HLA-E 抗原具有亲和力。CD94-NKG2A 复合物具有很强的抑制活性，削弱了 NK 细胞与配体结合的毒性。CD94 同二聚体的作用可能不同，但仍具有杀伤抑制作用，这一特性可能被病毒用来逃避 NK 抗病毒活性。

CD158 是一种具有多种亚型（CD158a～CD158k）的分化抗原分子，属于 Ig 类受体的 KIR 家族。其胞质部分具有 ITIM，通过抑制受体抑制 NK 激活。它们主要识别 HLA-C MHC 类抗原的表位。

CD160 是一种具有单一 Ig 结构域的 Ig 超家族分子。作为 GPI 锚定或者跨膜糖蛋白，CD160 存在于 NK 细胞上，γδT 细胞和 CD8$^+$ αβT 细胞亚群含有颗粒酶和穿孔素。在肠上皮内 CD8$^+$ T 细胞上也有表达。在 NK 细胞上，CD160 优先表达于具有细胞毒效应的 CD56^{dim}/CD16$^+$亚群。CD160 有激活功能，有利于细胞毒性活性表达，以及促炎性细胞因子[如 γ 干扰素（IFN-γ）、IL-6、肿瘤坏死因子（TNF-α）]的产生。值得注意的是，慢性淋巴细胞白血病中表达 CD160 的 B 细胞通过 CD160 介导的通路增强 B 细胞的生存能力及活化细胞，从而产生 IL-6。

CD161 是一种凝集素，主要表达于 NK 细胞、细胞毒性 T 细胞及滤泡树突状细胞。它的配体是非常相似的（100 个氨基酸的差异）凝集素，称为凝集素样转录物 1（lectin-like transcript 1，LLT1）。LLT1 表达于成骨细胞、生发中心 B 细胞和浆母细胞。CD161 可抑制 NK 细胞毒性和细胞因子的分泌。

通常仅以 CD16 和 CD56 为标志物，可以将 NK 细胞分为两大类。外周血 NK 细胞绝大多数为 CD16$^+$CD56^{low}，少数为 CD16$^+$CD56^{high}。这些群体在功能和组织定位方面有所不同，而后者被证明是一种中间表型，可以产生前一种亚型。CD56^{high} 组的 NK 细胞端粒比 CD56^{low}组 NK 细胞的端粒长，说明端粒增殖少。使用 HLA-DR 可以追踪激活 NK 细胞（图 2-10）。

流式细胞术是在细胞水平对免疫系统进行单细胞分析的功能强大的工具之一；然而，除了最简单的统计主要亚群的临床试验外，它还缺乏标准化控制。在研究环境中，每项研究都倾向于使用自己的标志物和荧光色素的组合。样本处理、仪器类型和设置、画门和分析策略，以及报告数据的方式都可能不同，这些差异都会影响结果及对结果的解析，人类免疫表型分析协会（HIPC）是由临床免疫学会联合会（FOCIS）建立的，旨在通过促

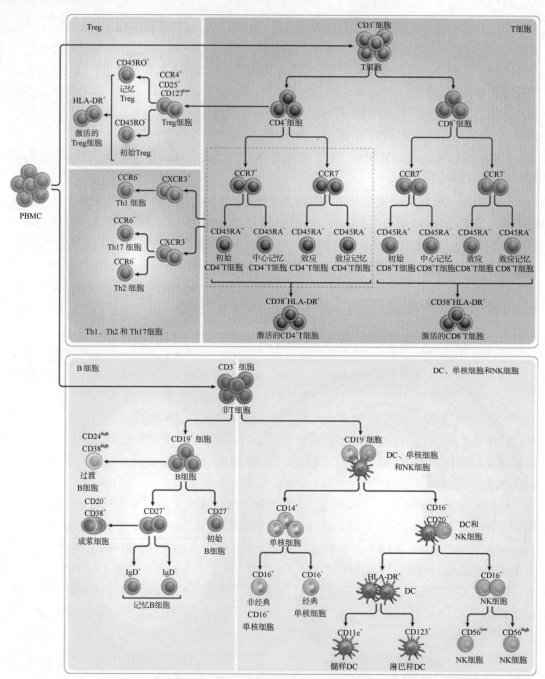

图 2-10 免疫细胞亚群的八色抗体染色鉴定

图中所示为人类免疫表型分析协会（HIPC）的 5 种抗体组合各自靶向的标志物所识别的细胞群

进流式细胞术免疫表型分析在临床研究中的标准化来解决这些问题，以便在不同的位点和研究之间比较数据。作为这些努力的一部分，HIPC 免疫表型模式建立起来。HIPC 面板由 5 种八色抗体组成，设计用于区分外周血单核细胞表型（T 细胞、Treg、Th1/2/17 细胞、B 细胞、NK 细胞/DC/单核细胞）中的主要免疫细胞亚群。这些面板的设计是为了规范常规的免疫表型分析，同时与广泛使用的临床流式细胞仪兼容（表 2-4）。

表 2-4　HIPC 面板组成

	T 细胞	Treg	B 细胞	DC/单核细胞/NK 细胞	Th1/2/17 细胞
FITC	死亡	死亡	死亡	死亡	死亡
PE	CCR7（150503）	CD25（2A3）	CD24（ML5）	CD56（B159）	CXCR3（1C6/CXCR3）
PerCP-Cy5.5	CD4（SK3）	CD4（SK3）	CD19（SJ25C1）	CD123（7G3）	CD4（SK3）
PE-Cy7	CD45RA（L48）	CCR4（1G1）	CD27（M-T271）	CD11c（B-LY6）	CCR6（11A9）
APC	CD38（HIT2）	CD127（HIL-7R-M21）	CD38（HIT2）	CD16（B73，1）	CD38（HIT2）
APC-H7	CD8（SK1）	CD45RO（UCHL1）	CD20（2H7）	CD3$^+$ CD19$^+$ CD20（SK7、SJ25C1、2H7）	CD8（SK1）
V450	CD3（UCHT1）	CD3（UCHT1）	CD3（UCHT1）	CD14（MPHIP9）	CD3（UCHT1）
V500	HLA-DR（G46-6）	HLA-DR（G46-6）	IgD（IA6-2）	HLA-DR（G46-6）	HLA-DR（G46-6）

四、主要血液疾病细胞表面标志物

外周血异常与血液恶性肿瘤具有相同的临床特征，因此易被混淆。流式细胞术（FCM）是鉴别恶性肿瘤的重要技术。FCM 评估的参数包括骨髓和外周血中特定细胞数量的增加或减少、偏离正常群体的不同细胞的子集、异常免疫表型，以及新细胞群的出现。与其他诊断技术一样，FCM 从其他应用的诊断技术方法所得的结果中获益，尤其在细胞形态学方面。

（一）急性淋巴细胞白血病

FCM 在免疫分型和 DNA 指数评估中的关键作用是不容置疑的。免疫分型在世界卫生组织（WHO）的造血和淋巴肿瘤分类中发挥了重要作用，并结合形态学、遗传学和临床特征定义特异性疾病。对急性白血病进行充分的诊断和分类及基于造血谱系的评估，是对患者进行风险分层和特异性治疗的首要目标。

急性淋巴细胞白血病（acute lymphoblastic leukemia，ALL）包括 B 细胞来源和 T 细胞来源两大类，发生率分别为 80%~85% 和 15%~20%。所有的 FCM 诊断应遵循三个特殊的步骤：B 细胞或 T 细胞起源的鉴别、特殊 Fc 亚型的特征分析和与复发性遗传异常相关的免疫表型分析。CD7 可以识别 T 细胞来源，在急性 T 细胞白血病（T-ALL）中典型表达，敏感性高但特异性低，在 20% 的急性髓系白血病中也存在。由于 CD3 抗原具有高敏感性和高特异性，因此需要进行细胞质 CD3 抗原的检测以确定其为 T-ALL 来源。在其他 T 细胞系特异性抗原中，CD5 显示出高敏感性和特异性，在绝大多数 T-ALL 中呈阳性，而在包括早期 T 细胞前体 ALL 的病例中只有 10% 呈阴性或低表达。CD19 阳性足以鉴别几乎所有 B 细胞谱系的病例，无论 CD19 是低表达还是异种表达（如 *BCR-ABL* 阳性 ALL）。B 细胞来源必须通过表达 cyCD79a、cyCD22 和（或）CD10 明确。

在 ALL 不同基因型抗原表达的检测中虽然没有完全一致的结果，但可以明确的是，抗原表达模式反映了不同的基因型，FCM 可以作为一种独特的分析方法。所有患者

BCR-ABL1 融合基因的存在均源于染色体易位 t（9；22）（q34；q11），该染色体也称为费城染色体（Ph）。对成人 Ph⁺ B 细胞前体 ALL（BCP-ALL）的免疫表型研究发现，CD10、CD34、CD66c、CD13 和（或）CD33 呈同质阳性，但 CD38 抗原表达量低。一个特别具有侵袭性的白血病亚群是由位于染色体 11q23 带（现在称为 KMT2A）上的混合谱系白血病基因重排引起的。KMT2A⁺样本的特征是 NG2、CD45、CD133 和 CD15 高表达，以及 CD10、CD24、CD22、CD66c、HLADR、CD20 和 CD34 低表达。嵌合转录因子 TEL-AML1（ETV6-RUNX1）是染色体易位 t（12；21）（p13；q22）的产物，约 25% 的儿童 BCP-ALL 患者发生这种易位，其通常与良好的预后相关。TEL-AML1 的表达通过促进 BCP 的自我更新和产生长期生长因子依赖性的前 B 细胞系促进 B 细胞发育。*TEL-AML1* 转录物通常表现为 BCP 免疫表型，表达 CD19、CD34、TdT 和 CD10，CD33 和（或）CD13 通常为阳性，而 CD66c 阳性与 *TEL-AML1* 的缺失有关。涉及细胞因子受体样因子基因 *CRLF21* 的畸变几乎覆盖了 7% 的儿童急性 B 细胞白血病（B-ALL）和 50% 的唐氏综合征。*CRLF2* 基因重排导致 CRLF2 蛋白在白血病淋巴母细胞表面的过表达，而这种过表达可以被 FCM 检测到。

八色和十色临床仪器的发展对 FCM 诊断非霍奇金淋巴瘤有相当大的影响。淋巴细胞增殖性疾病（lympho-proliferative disorder，LPD）的标志是免疫球蛋白轻链限制，也就是说，单型表达 κ 或 λ 轻链。

（二）慢性淋巴细胞白血病

目前诊断慢性淋巴细胞白血病（chronic lymphocytic leukemia，CLL）的标准是基于 CD19⁺、CD5⁺、CD23⁺ B 细胞群的形态学和检测，这些细胞群中 CD20 的表达较弱，且不存在轻链限制性 sIg，或者 sIg 低表达，这些细胞群在血中必须达到 ≥5×10⁹/L。分子和细胞遗传学分析证实了 B 细胞受体基因突变状态{突变（M）和未突变（U），以及特异性易位如三体（+12）、11q（ATM）缺失[del（11q）]或 17p（TP53）缺失[del（17p）]}是 CLL 患者最重要的预后因素。典型的 CLL 免疫表型特征是 CD19 和 CD20 的表达低于正常 B 细胞，这种差异表达可以区分恶性 B 细胞与正常 B 细胞。定量 FCM 检测发现，在大多数 CLL 病例中，CD20 均为低表达。

（三）边缘区淋巴瘤

各种类型的边缘区淋巴瘤（marginal zone lymphoma，MZL）约占非霍奇金淋巴瘤的 10%。最常见的形式是黏膜相关淋巴组织的结外 MZL，也称为黏膜相关淋巴组织（mucosal-associated lymphoid tissue，MALT）淋巴瘤，出现在结外、胃肠道，最常见的是胃，大约一半病例受到影响。第二种常见的形式是脾 MZL（splenic marginal zone lymphoma，SMZL），主要累及脾、脾门淋巴结和骨髓。第三种最常见的形式是淋巴结 MZL（nodal marginal zone lymphoma，NMZL），包括周围淋巴结受侵犯的病例，即无脾或结外淋巴结受侵犯。最不常见的类型是脾弥漫性红髓性淋巴瘤（splenic diffuse red pulp lymphoma，SDRPL）。骨髓浸润在 SMZL 中最常见（90%），在近半数 NMZL 病例中可见，SDRPL 中仅少数出现，在结外 MZL 中相对少见（20%）。

通过 FCM 发现，典型的单型 MZL 细胞泛 B 细胞抗原 CD19、CD20 和 CD22 呈阳性，而 CD5 和 CD10 呈阴性。然而，尽管 CD10 在 MZL 中罕见表达，但据报道，CD5 在 15% 的 SMZL 病例中表达，对临床结果不产生影响。CD11c 通常在所有三种形式的 MZL 中均有表达，而 CD23 在大约 1/3 的病例中有表达。大多数 MZL 表达 sIgM，50% 的病例表达 sIgD。NMZL 中 CD38 通常为阴性，而 SMZL 中约 30% 为弱 CD38$^+$。CD180 是 Toll 样受体家族的相关成员，已成为 SMZL 中含有绒毛淋巴细胞的循环淋巴瘤细胞的特异性高表达标志物。

（四）毛细胞白血病

毛细胞白血病（hairy cell leukemia，HCL）约占 LPD 的 2%。通常在外周血中只发现少量的循环肿瘤细胞。肿瘤细胞主要位于骨髓和脾脏，症状主要与细胞减少（贫血、血小板减少和中性粒细胞减少）有关。HCL 细胞因涂片上周围胞质表面的毛发样突起而得名。在 FCM 中也要考虑这一特点，因为 HCL 倾向于表现为 CD19$^+$/SSC^{high}。HCL 细胞具有高度特征性的免疫表型，表达 CD11c、CD103、CD25 和 CD123，高表达 CD20 和 CD22。HCL 不表达或低表达 CD27、CD23，CD5 的表达罕见（2%），而 CD10 的表达约占 15%。

（五）滤泡淋巴瘤

滤泡淋巴瘤（follicular lymphoma，FL）约占所有非霍奇金淋巴瘤的 20%，通过 FCM 发现，FL 细胞泛 B 细胞抗原 CD19、CD20、CD22 和 CD10 呈阳性。然而，CD10$^-$ 的 FL 比例高达 20%，其中 CD10$^-$ 病例在 FL3 级中所占比例最高。FL 中 CD5 表达罕见。大部分 FL 因 t（14；18）易位而过表达 BCL-2 蛋白，因此 CD10$^+$ 细胞中胞质 BCL-2 的表达可用于与滤泡增生或其他小 B 细胞淋巴瘤相区分。

（六）套细胞淋巴瘤

套细胞淋巴瘤（mantle cell lymphoma，MCL）约占淋巴瘤的 5%。由于 t（11；14）易位的存在，MCL 细胞的特征是核细胞周期蛋白 D1 过表达。通过 FCM 发现，MCL 细胞 CD5 和泛 B 细胞抗原 CD19、CD20 和 CD22 呈典型的阳性，CD10 和 CD23 呈阴性。然而，CD5$^-$ 或 CD10$^+$ 病例的描述频率约为 10%。CD23 在大约 25% 的病例中表达，可能与更惰性的白血病有关。CD11c 多呈阴性，CD38 呈阳性，但未过表达。CD200 的表达罕见（在各种研究中为 0~5%），可用于区分 MCL 和 CLL，CD200 在 CLL 中持续表达。同样，CD160 在 MCL 中常为阴性，而在 CLL 中为阳性。相反，CD148 通常在 MCL 中高度表达，而在 CLL 中不表达。

（七）弥漫大 B 细胞淋巴瘤

弥漫大 B 细胞淋巴瘤（diffuse large B-cell lymphoma，DLBCL）约占非霍奇金淋巴瘤的 30%。它可以表现为淋巴结或结外疾病，常累及胃肠道。DLBCL 是异质性疾病，WHO 分类中提出了多个亚组。基于基因表达谱，根据 DLBCL 细胞来源可将其分为两个预后亚群：类似于生发中心 B 细胞（germinal center B-cell，GCB）或活化 B 细胞样的 DLBCL，后者与较差的临床结果相关。通过 FCM 和免疫组织化学方法发现，GCB 样 DLBCL 的特征是 CD10 表达。FCM 检测中，DLBCL 表现为具有高 FSC/SSC 的大细胞，表达泛 B 细胞抗原 CD19、CD20 和 CD22。需要注意的是，DLBCL 细胞可能很难在小样本、细针抽吸和（或）因生存能力差而检测到。一项研究表明，手工活检分离方法可能比机械方法更可靠，特别是在结外部位的活检中。CD10 在 25%～50% 的 DLBCL 中呈阳性，支持诊断 GCB 样 DLBCL，但需要强调的是，FCM 尚不能可靠地检测 DLBCL 中的细胞来源。在大约 10% 的病例中 CD5 呈阳性。$CD5^+$ DLBCL 与不良预后相关，在 WHO 分类中代表一个独特的亚群。FCM 已被用来评估 DLBCL 患者的微环境因素。与较差的临床结果相关的参数包括低淋巴细胞与外周血中的单核细胞比例和活检材料中 $CD4^+$ T 细胞的低百分比。单核细胞（＞8%）和单核细胞来源的骨髓抑制细胞（$CD14^+HLA-DR^{low/-}$）的比例与更具侵袭性的临床过程有关。其他可能的不良预后因素包括 CD20 低表达和 SSC B 细胞高比例。

（八）伯基特淋巴瘤

伯基特淋巴瘤（Burkitt lymphoma，BL）是一种快速分裂的 B 细胞淋巴瘤，典型表现为结外肿块。通过 FCM 发现，BL 中等大小的细胞 CD10 和泛 B 细胞抗原 CD19、CD20 和 CD22 呈阳性。BL 与 $CD10^+$ DLBCL 或 FL 的鉴别诊断主要依赖形态学、免疫组织化学和荧光原位杂交等方法。与 DLBCL 相比，BL 具有较低的 FSC、较低的 CD79b 表达和较高的 CD10 表达。目前一份拟议的评分系统包括低 FSC（低 BL）、$CD71^+$淋巴瘤细胞百分比（在 BL 中更高），以及 CD43（高 BL）、CD79b（低 BL）和 CD71（高 BL）的荧光强度。

（九）浆细胞疾病

FCM 根据表型差异鉴定异常浆细胞，正常浆细胞（plasma cell，PC）与相应的肿瘤细胞比较，存在表型差异。但仅单一的异常不能将浆细胞定义为肿瘤，需要对一组抗原进行评估，这些抗原的表达在正常和肿瘤病例中存在差异。观察到的免疫表型差异大致可分为两类。

（1）表达下调或不表达的抗原，通常在大多数正常浆细胞上表达。

（2）异常表达的抗原在大多数正常浆细胞上不存在。

用于区分正常浆细胞和肿瘤浆细胞的关键抗原及其表达情况见表 2-5。

表 2-5　用于区分正常浆细胞和肿瘤浆细胞的抗原

抗原	正常	异常	异常频率（%）
CD38	强	中等	80
CD45	＞75%阳性	＞95%阴性	75
CD19	＞70%阳性	＞95%阴性	96
CD56	＞30%阳性	强表达	60～70
CD27	强	弱	40～70

续表

抗原	正常	异常	异常频率（%）
CD81	强	弱	55
CD117	阴性	阳性	30
CD28	阴性	阳性	20～40
CD200	阴性	阳性	70
CD20	阴性	阳性	15～30

　　肿瘤浆细胞通常为 CD19$^-$，>95% 的病例未检测到 CD19 表达。对于 CD19$^+$ 浆细胞过多的病例，在做出最终诊断前，应注意排除反应性浆细胞增多症或淋巴浆细胞性淋巴瘤，这两种疾病均表现为轻链受限。80% 的肿瘤浆细胞病例中 CD38 为弱表达。在肿瘤浆细胞中，CD45 的表达通常较弱或呈阴性，而在 40%～70% 的病例中，CD27 的表达下调或不表达。CD81 在比例较小的病例中表达减少，但大约 50% 的病例表现为异常低水平。在肿瘤浆细胞中，约 60% 的病例可见到 CD56 高表达。CD28 在正常浆细胞不表达，但在 20%～40% 新出现的骨髓瘤上表达。骨髓瘤细胞的高增殖活性与 CD28 表达相关，而复发组中 CD28$^+$ 的比例显著升高（60%～90%），提示 CD28 的表达可能与疾病进展相关。正常的浆母细胞和完全分化的浆细胞为 CD20$^-$，但在部分浆细胞肿瘤病例中可以看到 CD20 持续表达。CD200 在正常浆细胞上不表达，但在多达 70% 的肿瘤浆细胞上表达。肿瘤样浆细胞也可表现出异常的髓样抗原（如 CD117 和 CD33）表达。将浆细胞定义为肿瘤细胞应该依赖于两种或两种以上抗原的异常表达，在克隆浆细胞数量极少的情况下，考虑到前面描述的正常和肿瘤人群的重叠，可能需要更多的异常表达抗原。在大多数情况下，使用必要的门控抗原结合前面讨论的 3 个或 4 个标志物足以区分正常和肿瘤浆细胞。

　　经典霍奇金淋巴瘤（classical Hodgkin's lymphoma，CHL）的诊断依赖于在适当的临床背景下对特征性形态学和免疫表型的识别。受累淋巴结内混合有多种类型的免疫细胞浸润。霍奇金和里-施（Hodgkin and Reed-Sternberg，HRS）细胞是来源于细胞生发中心的 B 系肿瘤细胞，有害的免疫球蛋白基因重组将导致细胞凋亡。尽管传统 CHL 的免疫表型特点是在免疫组织化学（包含免疫组织化学染色）研究中被定义的，FCM 最近被证实能够高敏感性和特异性地描述霍奇金细胞。HRS 细胞在组织切片上的经典免疫表型包括 CD15、CD30 表达和 PAX5 弱表达，而缺乏 CD20 和 CD45 表达。通过 FCM 鉴定 HRS 细胞需要选择细胞表达的抗原，以及预期为阴性的抗原，以实现精确的门控策略，最终筛选出处于炎症环境中的 HRS 人群。例如，除了表达 CD15 和 CD30，其他抗原通常以异常高的水平存在于 HRS 细胞中，包括 CD40、CD95 和 CD71，而 CD64 则始终呈阴性。CD20 也可以通过高表达或均一表达来排除正常成熟的 B 细胞。FCM 比免疫组织化学法在 CD45 表达检测上有更大的变异性，但 HRS 细胞上的 CD45 不可能是均匀的。评估 T 细胞标志物似乎是有问题的，其次是存在由 HRS 细胞明显表达的 T 细胞玫瑰花环（T-cell rosette）。在常规的临床实践中，CHL 的诊断不应该仅仅基于 FCM，其结果还必须与组织学评价相关。

（孙志强　魏晓晶　付伟超　任彦松　王浩雨　于文颖　梁昊岳　高瀛岱）

第三节　流式细胞分析技术

一、流式方案设计

流式细胞仪通过接收激光照射后细胞产生的散射光和荧光信号检测细胞的理化特征，其中荧光信号来源于结合在样本细胞上的荧光素，荧光素主要有与细胞结合的偶联抗体或荧光染料及细胞本身表达的荧光蛋白。不同的荧光素具有特定的激发光和发射光，因此流式细胞仪可实现多荧光通道分析。在进行多荧光通道分析时，为避免过大补偿等影响实验结果，在选择荧光素种类时应合理设计配色方案。本部分总结了目前已有的荧光素种类，以及荧光素选择方案。

（一）荧光素的种类及特性

随着流式细胞术的发展，已经有多种荧光素用于流式细胞仪分析，目前常用流式荧光素总结见表 2-6。

表 2-6　常用流式荧光素

荧光素	激发光波长（nm）	发射光波长（nm）
FITC（异硫氰酸荧光素）	488	525
PE（藻红蛋白）	488	575
PE-Cy7（PE-氰基 7）	488	785
PerCP-Cy5.5（PerCP-氰基 5.5）	488	695
PE-TR（PE-得克萨斯红）	488	615
PI（碘化丙啶）	488	617
PE-Cy5（PE-氰基 5）	488	670
PerCP（叶绿蛋白复合物）	488	677
APC（别藻蓝蛋白）	635	660
APC-Cy7（APC-氰基 7）	635	774

除上述常用荧光素外，还有一种名为 Alexa Fluor 的系列染料，相较于一般荧光素，具有多种优点：①信号更强，适用于弱表达的抗原分子检测；②荧光更稳定；③选择范围更广，多达 17 种，覆盖了近紫外到近红外；④仪器兼容性更好；⑤对 pH 耐受性更强；⑥水溶性好，不需要有机溶剂可直接结合蛋白，可长期储存。Alexa Fluor 系列染料中多种荧光素可代替目前使用的荧光素，如相比 FITC，Alexa Fluor 488 具有更高的亮度、强 pH 耐受性及光稳定性，在选择抗体时可以考虑具有更多优点的 Alexa Fluor。

另外还有 BD 和 Sirigen 公司共同研制的新型染料 Brilliant Violet™（BV，亮紫罗兰）系列，该荧光素由有机多聚物构成，具有很强的光吸收能力（吸光系数）和光转换能力（量子产率），具有很强的亮度，因此可以标记弱表达蛋白及稀少细胞。BV 系列荧光素相关参数见表 2-7。

表 2-7 BV（亮紫罗兰）荧光素

荧光素	激发光波长（nm）	发射光波长（nm）
亮紫罗兰 421	405	421
亮紫罗兰 510	405	510
亮紫罗兰 605	405	602
亮紫罗兰 650	405	650
亮紫罗兰 711	405	711
亮紫罗兰 786	405	786
亮紫罗兰 450	405	448
亮紫罗兰 500	405	500

（二）流式荧光素选择

（1）由于每台流式细胞仪的激光都是固定的，所以在选择荧光素时，首先考虑能被所用仪器激发光激发，目前流式细胞仪常用的激发光波长为 355nm（紫外）、405nm（紫光）、488nm（蓝光）、561nm（绿光）和 633nm（红光）。同时，流式细胞仪能检测的荧光素和反光镜及滤光片的配置有关，因此在进行荧光素方案设计的时候首先要知道流式细胞仪的荧光参数。

（2）优先选择强荧光素：重要的分子检测及表达水平低的分子应优先考虑最强或者较强的荧光素标记的抗体，而表达水平高的分析则可选择较低强度的荧光素标记的抗体。

（3）流式抗体每个通道只能选择一种荧光素。例如，BD FACSCanto™ Ⅱ 的 FL1 通道选择了 Alexa Fluro 488 就不能选择 FITC，或者选择了 FITC 就不能选择 Alexa Fluro 488，即便某个通道可检测多种荧光素，也只能选择其中一种。

（4）原则：每个通道仅选择一种荧光素，各个通道之间的荧光素可以随意搭配。

（5）尽量选择光谱重叠小的荧光素，由于荧光素具有较宽发射光谱的特点，荧光通道间会出现光谱重叠现象，因此进行颜色搭配时应将光谱重叠可能性减到最低。在进行多荧光通道分析时，需要通过补偿调节消除光谱重叠的影响。有时可以牺牲少数的荧光亮度来避免荧光渗漏及敏感度丧失。所以尽量选择光谱重叠小的荧光素，如 FITC/PE-Cy7；选择不同激光激发的荧光素，如 PE/APC。

（6）尽量避免偶联染料使用带来的假阳性，如 PE-Cy7。如果使用偶联荧光素，应在短时间内尽快完成实验，曝光时间越长，荧光素就越不稳定，检测的信号也越不准确。

（7）荧光素偶联抗体主要有两种标记法：直接标记法，抗体直接与抗原结合，与抗体偶联的荧光素作为指示剂反映细胞表达相应抗原分子的情况，方法简单且结果明确，非特异结合少，因此当单色分析或者多色分析不需要相互通道搭配或者通道分配很明确时，应尽量选择直接标记；间接标记法，是利用生物素-亲和素生物反应放大系统，在多通道分析中使用较多，可以减少荧光素偶联抗体的种类，从而节约实验成本。

二、流式细胞仪分析检测基本流程

流式细胞仪分析检测的基本流程主要分为实验样本的处理准备、上机分析检测及数据分析。本部分着重介绍前两部分，数据分析将在后续章节介绍。

（一）实验样本的处理

流式细胞仪检测的是单细胞或类似细胞的颗粒，因此将已有实验样本处理为单细胞悬液是流式细胞仪分析检测的首要步骤。

1. 培养细胞　研究对象为悬浮培养细胞，直接收集细胞于离心管中，离心去除上清后留细胞团块，用 PBS 重悬细胞团块，取适量细胞（约 1×10^6，数量也可根据实验需要调整）于流式管中，标记荧光素偶联抗体，冰上避光孵育 30 分钟后，用 PBS 洗去多余的游离抗体，重悬后上机分析。

如果研究对象为贴壁细胞，则用胰酶或者其他消化液消化细胞，用移液器反复吹打为单细胞悬液，用含血清的液体终止消化后，收集于离心管中，同上述操作步骤一致。

2. 外周血样本制备　临床及科学研究中，外周血是易获得的实验材料，可以通过检测血液中各种细胞成分，指导疾病的诊断和治疗。在血液学研究中，小鼠模型外周血一般通过尾静脉或眼眶取得，收集于带有抗凝剂的抗凝管中；对于患者样本，收集静脉血于采血管中即可。

根据实验需求，可以有两种外周血处理方法：如果需要外周血单个核细胞（peripheral blood mononuclear cell，PBMC），则采用 Ficoll-Hypaque 梯度密度离心法；如果仅需要去除红细胞，得到外周血所有有核细胞，则可采用裂红法进行样本处理。

Ficoll-Hypaque 梯度密度离心法步骤如下。

（1）使用乙二胺四乙酸（EDTA）或肝素抗凝管收集外周血标本。

（2）加入等体积 PBS（稀释倍数可根据血液的浓稠度调整），吹打混匀稀释标本。

（3）另取一离心管加入与稀释前样本等体积的 Ficoll 分离液（Ficoll 和稀释后血液的比例为 1∶2），将稀释后的样本小心缓慢转移至分离液之上，注意操作轻柔，避免破坏交界液面（此为关键步骤，若加入的血液和 Ficoll 混合，则无法成功分离 PBMC）。

（4）于水平离心机中 20℃、2000 转/分离心 20 分钟（勿带闸，升速降速设置为 0）；离心后溶液分层，此时溶液分为 4 层（图 2-11）：上层为血浆层，中间层为含有 PBMC 的白膜层，下面为 Ficoll 层，最下面为粒细胞和红细胞层，小

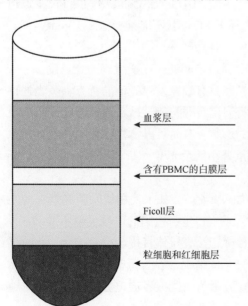

血浆层

含有PBMC的白膜层

Ficoll层

粒细胞和红细胞层

图 2-11　Ficoll-Hypaque 梯度密度离心法分离 PBMC 后分层示意图

心吸取中间白膜层（即淋巴细胞层），转移至新离心管中。

（5）加入等体积或更多 PBS 吹打混匀，1500 转/分离心 10 分钟，以去除残余的淋巴细胞分离液，离心后弃上清，加入适量 PBS 重悬细胞团块。

（6）于水平离心机中 1500 转/分离心 10 分钟，弃上清，用 PBS 重悬细胞团块，即得到单细胞悬液。

裂红法样本处理步骤相对简单：使用 EDTA 或肝素抗凝管收集外周血标本后，转移至离心管中，加入常温放置的裂红液裂解红细胞，离心去除上清后收集细胞团块，加入 PBS 重悬后即得到外周血所有有核细胞悬液。

将得到的单细胞悬液，取一定数量细胞转移至流式管中，标记荧光素偶联抗体，冰上避光孵育 30 分钟后，用 PBS 洗去多余的游离抗体，重悬后上机分析。

3. 脐带血样本制备 脐带血是胎儿出生时脐带中循环的血液，其中含有较多的造血干、祖细胞，获取方便、免疫原性低，在基础实验和临床移植中应用较多。分离脐带血制备单细胞悬液主要应用羟乙基淀粉（HES）沉淀和 Ficoll-Hypaque 梯度密度离心相结合的方法。获得单细胞悬液后，取一定数量细胞转移至流式管中，标记荧光素偶联抗体，冰上避光孵育 30 分钟后，用 PBS 洗去多余的游离抗体，重悬后上机分析。

（1）将新鲜脐带血分装于无菌的培养瓶中，加入 HES（脐带血与 HES 体积比为 5 : 1）后充分混匀，室温静置至少 40 分钟以沉降红细胞，沉降后红细胞位于底部，上层为去除红细胞的脐带血。

（2）准备新的 50ml 离心管，其中预置 Ficoll 15ml，小心将去除红细胞的脐带血 30ml（Ficoll 和脐带血体积比为 2 : 1）缓慢加于其上，注意不要破坏中间交界液面。

（3）于水平离心机中 20℃、2000 转/分离心 20 分钟，注意去闸（升速降速调为 0）。

（4）吸弃上清后小心收集单个核细胞层（白膜层）于含有 PBS 的离心管中，充分混匀，20℃、1600 转/分离心 10 分钟，加入适量 PBS 重悬细胞团块。

（5）于水平离心机中 1500 转/分离心 10 分钟，弃上清，用 PBS 重悬细胞团块，即得到脐带血单细胞悬液。

4. 骨髓、脾脏和胸腺样本制备 骨髓是出生后造血的主要场所，造血干细胞等在骨髓中分化发育，对骨髓的研究是血液系统中必不可少的部分。对于患者骨髓样本，一般采用 Ficoll-Hypaque 梯度密度离心法制备单细胞悬液，其方法和外周血制备类似，故不再赘述；对于小鼠骨髓样本的制备，往往取其股骨、胫骨、髂骨内骨髓研究，也有研究者同时取上肢骨和脊柱内的细胞研究。其骨髓单细胞悬液制备方法如下。

（1）采用脱颈法处死小鼠，用剪刀、镊子等取出小鼠股骨、胫骨、髂骨等。

（2）长骨两端钻孔或剪去末端，用 1ml 注射器吸取 PBS-EDTA 溶液或培养基反复冲出骨髓细胞于离心管中，用移液枪吹打使其成为单细胞悬液。

（3）1500 转/分离心 5 分钟，去除上清后得到细胞团块，用裂红液裂解处理后离心去除红细胞。

（4）用 PBS 重悬细胞团块，标记荧光素偶联抗体，上机分析。

脾脏和胸腺是重要的淋巴细胞发育场所，对于免疫系统的研究十分重要。其单细胞悬液的制备相对简单，通过研磨法将组织研磨成单细胞悬液（注意研磨应尽量轻柔，避免细胞破裂死亡），裂解红细胞，标记荧光素偶联抗体后可上机分析。

（二）对照设置

流式细胞仪分析样本时，往往需要设置相应的对照以供参考，其中可包括阴性对照、单阳性对照及减一阴性对照（fluorescence-minus-one control，FMO 对照）。良好的对照对于确定阳性群体、得到准确的流式图及无偏倚的数据十分重要。

1. 阴性对照　阴性对照可分为空白对照和同型对照两种。细胞在标记荧光素偶联抗体后，除了荧光素在激发光下发出的荧光信号之外，某些细胞自身也会发出一定的荧光信号，称为自发荧光。在实验中设置一组未标记荧光抗体的细胞，即空白对照，可以有效排除自发荧光。此外，同型对照在流式细胞仪分析中应用也十分广泛，即选取和标记实验组抗体相同种属、相同类型的非特异性抗体（如实验选用 APC 鼠抗人 CD34 的 IgG1 型，则其同型对照应为 APC 鼠 IgG1 抗体），同型对照可排除自发荧光和非特异荧光，是阴性对照较好的选择。实验中，应按照实验条件选择合适的阴性对照，当细胞分群清晰、前期进行过预实验证明非特异荧光影响不大时，也可采用空白对照进行实验；当然，在有条件的情况下，应用同型对照是最佳的阴性对照方式。

2. 单阳性对照　阳性对照不是每次都必须设置，只有在使用一种新抗体，不确定荧光素抗体的有效性时须设置。设置阳性对照时，应使用确定表达某种抗原的细胞，只标记一种抗体进行流式细胞仪分析。

3. FMO 对照　是一种比较特殊的阴性对照，通常用于多色荧光流式细胞仪分析中，即如果针对一个样本，同时标记了 3 种或者以上的荧光抗体，其 FMO 对照则为仅去除一种荧光抗体、标记其他抗体的对照，因此 FMO 对照的数量会随荧光抗体数目增加而增加。相同细胞的不同亚群上，其自发荧光和非特异荧光可能会存在差异，从而导致不同细胞亚群的补偿存在差异。而流式细胞仪分析中在相同荧光补偿的条件下，不同亚群的阴性/阳性的界限可能会不同，采用 FMO 对照则可以清晰地确定阴性群体和阳性群体的界限，从而使实验结果更精确可信。

（三）补偿调节

补偿调节也是流式细胞仪分析过程中的重要步骤之一。产生补偿的原理，简单来说就是不同荧光素被激发后所产生的光谱除了被相应通道的滤光片接收外，还有一部分光可能会透过其他的滤光片，在其他通道也产生相应的信号，这时就需要补偿调节，以纠正这种溢出的信号。补偿调节的具体方法为"横平竖直"，需设置好对照，根据不同的配色方案多练习、仔细分析，以得到确定的结果。

三、流式细胞仪分析检测注意事项

（一）阈值设定

流式细胞仪分析或者分选的对象一般为细胞或者细胞样的颗粒性物质，分析的样本中不可避免地存在着细胞碎片等杂质。虽然细胞碎片都比细胞小，但是流式细胞仪无法判断检测到的是细胞碎片还是细胞，因此不能将细胞碎片自动过滤。细胞碎片会影响流式细胞仪分析的结果，流式细胞术通过设定阈值以尽可能排除细胞碎片和其他杂质的影响。

设定阈值首先需要确定阈值通道（触发通道），即根据哪一个检测指标（通道）设定阈值。最常用的阈值通道为 FSC 和 SSC 通道，FSC 的大小反映的是分析对象的体积，一般细胞碎片或者杂质都比细胞小，所以在流式细胞仪分析时通常使用 FSC 进行设定。

阈值设定原则是在保证所有细胞都不会被排除的基础上，能够将大多数细胞碎片和杂质排除。但是值得注意的是，这个设定的阈值只是一个经验数值，不精确，并不是设定了阈值，细胞碎片、杂质和目标细胞就可以绝对分开。在操作过程中，应根据实验的具体情况调节阈值大小，如果样本中的细胞碎片和杂质较少，则可以相应减小阈值；相反，在细胞碎片和杂质较多的情况下，可以相应提高阈值。

（二）死细胞问题

样本制备无法完全去除死细胞，在流式细胞仪分析时应尽量避免死细胞干扰，下面是流式细胞仪分析中区分死细胞和活细胞的方法。

1. 对角线区分死细胞　相对于活细胞，死细胞产生的非特异荧光信号较强，有的甚至强于荧光素产生的荧光信号。非特异荧光产生的荧光波长不局限于某一波长范围，因此一般所有的荧光通道都能接收到死细胞产生的非特异荧光信号，并且所有波长范围的荧光强度相差不多，基本处于同一个等级。在散点图上死细胞位于对角线上，但是值得注意的是，不同的死细胞，其非特异荧光的强度不同，且差异可能很大，总体呈现从低到高的连续分布。

虽然死细胞位于散点图的对角线上，但是在对角线上的细胞并不一定都是死细胞，可能是双阳性细胞在 x 轴和 y 轴的荧光信号相似。这两种细胞可以通过形状区分，死细胞呈现连续的线性分布，而双阳性细胞呈现圆形的群体分布。若双阳性细胞和死细胞在散点图上无法通过形状区分，可以增加闲置荧光通道，此时死细胞依旧出现在对角线上，而阳性细胞闲置通道上的信号是阳性的。

2. 普通核酸染料标记死细胞　大分子的核酸染料无法通过正常的细胞质膜，在细胞凋亡、死亡进程中，细胞膜通透性增加，核酸染料可以透过细胞膜，与细胞核中的 DNA 结合，在合适波长的激发光下产生荧光。

7-AAD（7-氨基放线菌素 D）用 488nm 激发光激发，用 BP 670/14 收集，FL3 通道检测。7-AAD 不能与 PerCP 或者 PE-Cy5 偶联的抗体共同标记细胞。

PI（碘化丙啶）使用 488nm 激发光激发，用 BP 610/20 收集，FL2 通道检测。PI 染料被激发后发射波长范围很大，不宜与 PE 共同标记。

DAPI（4',6-二脒基-2-苯基吲哚）可用 355nm 激发光激发，用 BP 440/40 收集；可用 405nm 激发光激发，用 BP 450/50 收集。不宜与 BV421 偶联的抗体共同标记。

上述染料只需要在流式上样前5分钟加入即可上样分析，流式图中上述染料阴性的是活细胞。

3. 需破膜固定细胞标记死细胞　在处理一些需要破膜固定的细胞时，普通的核酸染料无法鉴定死活细胞，这时可选择下面两种 DNA 染料。

叠氮溴乙锭（ethidium monoazide bromide，EMA）与 7-AAD 一样，无法通过活细胞的细胞膜，但是比普通的核酸染料稳定，标记细胞内分子时不受固定和破膜的影响，在固定前标记即可区分。但是，EMA 只有在紫外线照射下才能与 DNA 共价结合，且荧光信号较弱。

胺反应活性染料（amine reactive viability dye，ViD）与 EMA 一样，不受固定和破膜的操作影响，同时标记过程更简单，信号也较强，因此具有较好的应用前景。

例如，从图 2-12 可以看到，在非固定的细胞中 EMA 和 ViD 检测死细胞的比例分别为17% 和 27%，在固定后的细胞中检测比例分别为 20% 和 34%。

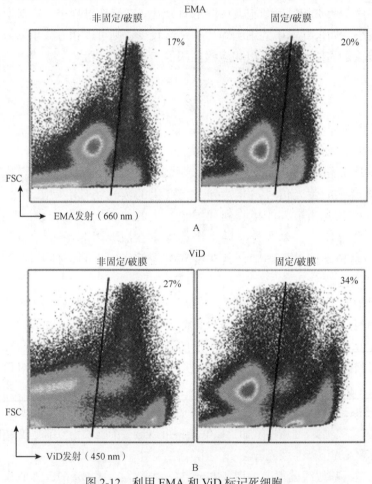

图 2-12　利用 EMA 和 ViD 标记死细胞

（三）流式分选模式的选择

流式分选是对细胞所在的液滴进行操作，细胞在液滴中的分布是不均匀的，细胞和液滴无法完全达到一对一的关系。当仪器对可见液流打点时，有些液滴内可能没有细胞，而有些液滴内可能不止一个细胞，当部分细胞为目标细胞、部分为非目标细胞时，若分选该液滴，会影响分选的纯度，如果不分选该液滴，会影响分选的得率。因此，流式细胞分选仪提供了三种模式（表 2-8）。

表 2-8 三种分选模式比较

液滴情况	纯化模式	富集模式	单细胞模式
没有细胞或没有目标细胞	不分选	不分选	不分选
只有 1 个目标细胞	分选	分选	分选
2 个及以上细胞，目标和非目标细胞共存	不分选	分选	不分选
2 个及以上细胞，均为目标细胞	分选	分选	不分选

1. 纯化模式 纯化模式能够保证分选细胞的纯度，但是不能保证细胞的得率。使用纯化模式时，应控制细胞的浓度及上样速度。如果样本浓度太高，会使得多个细胞共存于一个液滴的概率增加，则目标细胞和非目标细胞共存于同一液滴的概率增加，这种情况下不会分选该液滴，所以目标细胞的得率会降低。但是也不能为了提高得率过度稀释样本，这在一定程度上会增加无细胞液滴的概率，导致分选所需的时间增加，分选后的细胞活性也会下降。

2. 富集模式 富集模式下，只要液滴中含有目标细胞，就会分选该液滴，理想条件下得率可达 100%，但是若要保证得率，则纯度无法保证。富集模式下，如果希望提高纯度，则可以降低样本细胞浓度，同时降低上样速度，但是过度稀释会增加分选时间，影响细胞活力。一步分选法多选用纯化模式，二步分选法分选比例比较低的细胞时，会选择第一步用富集模式，第二步用纯化模式。

3. 单细胞模式 单细胞模式下，液滴中有且只有一个细胞时，才会分选该液滴。纯度高，但是得率低，可以精确计数分选后得到的细胞。单细胞模式样本应在保证分选时间及细胞活性的情况下，尽量降低浓度及减慢上样速度以保证得率。

（四）流式上样速度选择

流式细胞仪通过调节样本压调节样本流的直径，从而间接调控上样速度。

1. 流式细胞仪分析 流式细胞仪分析时对于上样速度要求不高，不需要精确控制上样速度，一般流式细胞分析仪会简单设置几档进行分析。

低速上样时，样本压相对较小，样本流的直径最小，细胞居于正中的概率最大，所以激光从正中穿过待分析细胞的概率最大，分析得到的数据最真实；高速上样时分析得到数据偏离真实值的概率最大。低速上样分析所需时间较多，尤其是目标比例比较低时，花费的时间更多，此时应选择较高的速度进行分析。

2. 流式分选 流式分选的速度提高，分选所需时间减少，对细胞活性影响更小。但是分选速度的提高，会使多个细胞共存于一个液滴的概率升高，因此不能采用过高的分选速度，否则会使得率大大降低。另外，加快分选速度会提高样本压，此时建议提高样本浓度，而不是加快分选机器的上样速度。对于样本浓度的控制应参照不同的分选模式。

（五）流式分选设门原则

分选设门就是在流式图上圈出目标细胞，从而分选出正确的细胞群。正确设门要了解

"群体性"，如最常用的散点图，不应该只关注某个点，而应该分析某群细胞代表的细胞类型。

（六）流式分选上机注意事项

（1）由于大多数样本经过分选后需要进一步培养，因此在样本处理过程中应严格遵守无菌操作规范，避免污染机器及对后续实验造成影响。

（2）将样本制备成单细胞悬液，上机前样本应使用滤膜过滤以去除死细胞、细胞碎片和杂质，防止对上样管路的阻塞及对实验流式图造成干扰。

（3）使用分选前，先确认鞘液是否充足，防止鞘液吸空；检查偏转板等关键部位是否洁净、无可见杂质；开启液流后，应调整液流至稳定状态；使用 QC 检测各个通道荧光信号，确保荧光信号处于较好的状态；使用 Accudrop 调整得率到 95%以上，确保分选得率。

（4）调整偏转电压，尽量使样本进入收样管正中，或者稍偏右的部分。

（5）在上样前，可使用 75%乙醇溶液清洗整个上样管路，保证其处于无菌状态，同时可喷洒乙醇溶液使接收仓也处于无菌状态。

（6）上样过程中关于死细胞去除，分选模式、速度的选择，以及圈门请参照前文。

（7）接收前应用含有血清的培养基润湿接收管壁，防止机械碰撞造成损伤。随时关注接收管状态，防止收集的样本过满溢出，从而造成浪费。

（8）在分选过程中，应及时关注样本管的液面，避免样本吸空导致上样管仓中有气泡，从而造成液流的中断。

（9）应严格按照流程开机关机，避免因操作不当损坏机器。

四、流式检测数据处理方法

目前使用的流式检测数据处理软件主要包括 FlowJo 和 BD Diva。分析样本时可根据需要选择不同的流式图，常用的流式图包括直方图、散点图和等高线图（图 2-13）。直方图中 x 轴表示所选通道的荧光强度，y 轴则表示位于该荧光强度的细胞数目，通过直方图可以明确区分阴性群体和阳性群体，多用于细胞增殖、周期的分析。但是需要注意的是，直方图中只能显示一个荧光通道的信息，无法在一幅图中同时看到两个荧光通道的信息。散点图中每个细胞为一个点，x 轴表示的是该细胞一个通道的荧光强度，而 y 轴则表示另一个通道的荧光强度，能够更直观地表示细胞的荧光强度信息。因而散点图是流式细胞仪分析中最常用的一种表示方法。等高线图 x 轴和 y 轴也是表示细胞的荧光强度，但与散点图不同的是，其采用了等高线的方式展示数据，即相同细胞密度的区域连成一条线，从而能观察到细胞的密集程度，线越密，则意味着此处细胞密度变化越快。等高线图的优势在于对群体区分不明显的情况时，可以较好地分群。

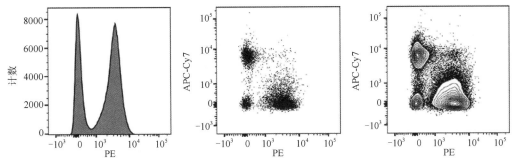

图 2-13　常用流式图（从左到右依次为直方图、散点图和等高线图）

利用 FlowJo 可以完成对大部分流式实验数据的分析，可以导出流式图及不同群体的荧光强度的数据表格，方便进行后续的统计学分析

五、流式细胞分析应用实例

（一）细胞周期检测

细胞周期分为 G_0、G_1、S、G_2、M 几个时期，G_0 期细胞处于相对静止状态，细胞为二倍体，造血干细胞处于 G_0 期以抵抗外界压力及避免自身耗竭；G_1 期为 DNA 合成前期，合成 DNA 复制所需的蛋白，此时细胞为二倍体状态；S 期为 DNA 合成期，细胞内的 DNA 处于从二倍体到四倍体的连续变化过程中；G_2 期合成分裂所需的蛋白，此时细胞为四倍体状态；M 期为细胞分裂期，又分为前期、中期、后期和末期。流式细胞术使得细胞周期的检测简单准确。

由于处于不同细胞周期的细胞 DNA 含量存在差异，可利用核酸染料与细胞内 DNA 结合，通过 DNA 含量区分 G_0/G_1、S、G_2/M 期。非特异性核酸染料可以分为细胞膜通透性和细胞膜非通透性染料，细胞膜通透性染料可以自由进入完整的细胞膜，可以标记活细胞，如常用的 DAPI 及 Hoechst；细胞膜非通透性染料标记时需固定破膜，应用较广泛的为 PI 染料。

PI 即碘化丙啶，需使用乙醇等固定细胞，增加细胞膜通透性，由于 PI 既可以与 DNA 结合，又可以与 RNA 结合，因此在检测细胞周期时，应加入 RNA 消化酶，使 PI 准确反映 DNA 的含量。

下面以血细胞为例，标记方法如下。

（1）将 10^6 细胞制成单细胞悬液，1500 转/分、室温离心 5 分钟。

（2）使用 4.5ml 70% 乙醇溶液固定细胞，4℃放置 2 小时。

（3）1500 转/分、4℃离心 5 分钟，弃上清。

（4）使用 5ml PBS 重悬细胞，1500 转/分、4℃离心 5 分钟。

（5）重悬细胞于 1ml 的 PI 染液中，避光室温放置 30 分钟或者 37℃放置 10 分钟。

（6）1500 转/分、4℃离心 5 分钟，弃上清，使用 1ml PBS 重悬细胞，使用滤膜过滤，保证上机前为单细胞悬液，进行流式检测，在检测过程中应参照流式检测注意事项避免粘连的细胞造成影响。

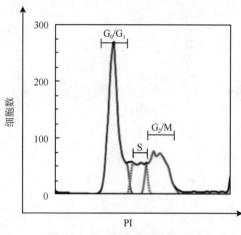

图 2-14 PI 检测细胞周期举例

（7）结果展示：通过 PI 荧光信号检测细胞中 DNA 含量，可通过直方图展示，分析细胞周期。

如图 2-14 所示，二倍体峰是 G_0/G_1 期，四倍体峰为 G_2/M 期，两峰之间的部分是 DNA 含量处于二倍体和四倍体之间的 S 期。

DAPI、Hoechst 33342 具有较好的光稳定性，需要紫外激光器激发。以分选造血干细胞为例，标记方法如下。

（1）将 10^6 骨髓细胞制成单细胞悬液，1500 转/分、4℃离心 35 分钟。

（2）用 1ml 37℃预热的 DMEM 培养基（2% 胎牛血清、1mmol/L Hepes、1mmol/L P/S）重悬，加入 Hoechst 33342 至终浓度为 5μg/ml，37℃避光放置 90 分钟。

（3）若需标记其他抗体，可 4℃避光标记，否则可以跳过此步骤。

（4）1500 转/分、4℃离心 5 分钟，用 1ml DMEM 培养基重悬过滤即可上机分选目标细胞。

另外，Hoechst 33342 为常用的细胞染料，用此染料分选侧群细胞是获得干细胞的有效方法。

（二）细胞凋亡检测

细胞凋亡又称程序性细胞死亡，是指细胞在一定的生理或者病理条件下，自发、主动地结束自己生命活动的过程，其受多种内外因素的影响。造血系统中应用流式细胞仪检测细胞凋亡的方法主要包括 Annexin V/PI 法、凋亡蛋白酶检测法、线粒体膜电位检测法等。

1. Annexin V/PI 法 磷脂酰丝氨酸（phosphatidylserine，PS）在正常细胞中位于细胞膜的内层，在凋亡情况下，PS 从细胞膜内侧外翻到细胞膜外侧，而 Annexin V 是一种可以特异性与 PS 结合的蛋白，从而能够鉴别凋亡细胞。PI 是一种特异性与胞内 DNA 结合的染料，细胞膜完整时其无法与胞内 DNA 结合，当细胞处于晚期凋亡或者坏死的情况时，其与胞内 DNA 结合，流式检测为红色荧光。

2. 凋亡蛋白酶检测法 胱天蛋白酶（caspase）-3 与 caspase-8、caspase-9、caspase-10 共同参与了细胞凋亡的信号通路，capase-3 是细胞凋亡早期激活的最重要信号通路成员之一，而通过检测活化的 caspase-3 可以检测早期凋亡信号。具体方法：固定细胞后，用打孔剂对细胞进行打孔，然后利用荧光素偶联的 caspase-3 抗体标记胞内 caspase-3，进行流式细胞仪分析。

3. 线粒体膜电位检测法 线粒体膜电位是细胞健康和线粒体通透性转变的重要指标，线粒体膜电位的下降是细胞凋亡早期的重要标志。JC-1 是一种亲脂性阳离子染料，线粒体膜电位下降时，染料从红色荧光的 JC-1 聚合物转变为绿色荧光的 JC-1 单体，在这种从红色荧光到绿色荧光的转变中可以很容易地检测到细胞膜电位的改变。用 JC-1 检测线粒体膜电位的步骤如下。

（1）准备细胞，每组起始细胞数为（2~5）×10⁵。配制 JC-1 工作液：用 HHBS 溶液将 4mmol/L 的 JC-1 储存液稀释为 20μmol/L 的 1×工作液。

（2）将细胞用 PBS 重悬后，离心、弃上清，每管细胞用 500μl 的 1× JC-1 工作液重悬并轻轻混匀。

（3）避光于 37℃、5%CO₂ 培养箱中孵育 30 分钟。

（4）离心 5 分钟，弃上清后用 HHBS 洗涤一遍；再次离心后用 500μl HHBS 重悬细胞。

（5）用流式细胞仪检测：PE 通道检测凋亡前 JC-1 聚合体的红色荧光信号，FITC 通道检测凋亡后 JC-1 单体的绿色荧光信号。

（三）细胞增殖检测

流式细胞术作为检测细胞增殖的重要手段，在造血领域应用较为广泛，目前已有的检测内容包括 DNA 含量、代谢活性、细胞分裂，以及一些增殖相关的蛋白（如 Ki67）。本部分介绍体内、体外标记两个检测细胞增殖的实验。

1. 利用 CFSE 检测造血细胞增殖的实验 羧基荧光素二乙酸琥珀酰亚胺酯（carboxy-fluorescein diacetate succinimidyl ester，CFSE）是一种可标记活细胞的荧光染料。在细胞分裂增殖过程中，随着细胞分裂 CFSE 的荧光强度会逐级递减，荧光标记的蛋白可以平均分配至两个子代中。

利用 CFSE 检测细胞增殖的实验流程如下。

（1）将细胞悬液以 1500 转/分离心、弃上清。

（2）按照 1∶1000 加入 CellTrace™ CFSE 染色液，轻柔吹打混匀。

（3）37℃避光孵育 20 分钟。

（4）加入等体积完全培养基。

（5）37℃孵育 5 分钟。

（6）将细胞液以 1500 转/分离心、弃上清。

（7）用完全培养基重悬，流式细胞仪检测。

CFSE 检测适用于多种干细胞，但是 CFSE 对细胞具有一定的毒性，因此在使用过程中应注意浓度及染色时间，尽量减少其对增殖及分化的影响。对于检测结果的分析，可利用 FlowJo 或者 ModfitLT 软件进行增殖代数划定或者利用细胞平均荧光强度比较。

2. 利用 5-溴脱氧尿嘧啶核苷检测造血细胞增殖的实验 5-溴脱氧尿嘧啶核苷（5-bromo-2-deoxyuridine，Brdu）是一种胸腺嘧啶类似物，可代替胸腺嘧啶在 S 期渗入正在复制的 DNA 分子中，利用荧光检测即可显示细胞增殖情况。与 CFSE 等不同的是，Brdu 可以直接注入动物体内，直接反映稳态下动物体内细胞的增殖状态。

Brdu 检测造血干细胞增殖的实验方法如下。

（1）按照 1mg Brdu/6g 小鼠腹腔注射 Brdu，注射后 24~72 小时处死小鼠，取骨髓。

（2）利用红细胞裂解液裂解细胞后，标记 HSC 抗体（Lin⁻c-kit⁺Sca-1⁺CD150⁺CD48⁻CD34⁻），也可通过磁珠富集 c-kit⁺HSPC，可参照 HSC 分选方法。1ml PBS 重悬后以 1500

转/分、4℃离心5分钟，弃上清。

（3）固定细胞：100μl Cytofix/Cytoperm 缓冲液重悬上述细胞，避光室温放置15分钟，用1ml PBS 重悬，1500转/分、4℃离心5分钟，弃上清。

（4）破膜：100μl Cytoperm 渗透缓冲液重悬上述细胞，冰上避光放置10分钟，1ml PBS 重悬，1500转/分、4℃离心5分钟，弃上清。

（5）标记1μl Brdu 抗体，室温避光放置20分钟，1ml PBS 重悬，1500转/分、4℃离心5分钟，弃上清。

（6）重悬细胞进行流式检测。

例如，利用 Brdu 检测 HSPC 细胞增殖，通过标记 CD150 区分 HSC，从图 2-15 中可以看出，Brdu$^+$HSC 占 2.54%，说明稳态下只有 2.54% 的 CD150$^+$ HSC 发生了增殖。

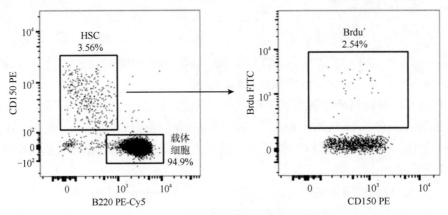

图 2-15   Brdu 标记法检测细胞增殖举例

（四）荧光蛋白检测

荧光蛋白包括绿色荧光蛋白、红色荧光蛋白、黄色荧光蛋白等，目前最常用的是绿色荧光蛋白（green fluorescent protein，GFP）。GFP 是一种多功能的生物标志物，可用于监测生理过程、可视化蛋白定位和检测体内转基因表达。GFP 可以被 488nm 激光激发，并在 510nm 处进行最佳检测，即在 FITC 通道可被接收。此外，青色荧光蛋白（cyan fluorescent protein，CFP）可以由 405nm 激光激发，并在 485nm 处进行最佳检测；红色荧光蛋白（red fluorescent protein，RFP）可以被 488nm 或 532nm 激光激发，并在 588nm 处进行最佳检测。

（五）CBA 技术

流式液相多重蛋白定量技术（cytometric bead array，CBA）是一种应用流式细胞术同时定量检测多种蛋白质的技术。CBA 的原理是利用人工合成的微球代替细胞，微球上包被抗体，该抗体可与相应细胞因子结合，再与荧光素偶联的抗细胞因子抗体结合，形成"三明治夹心"结构。其原理与酶联免疫吸附试验（ELISA）检测细胞因子相似，只是 CBA 利用荧光系统，通过荧光信号的强弱定量细胞因子。但 ELISA 利用酶系统，使底物显色，通过检测颜色深浅计算细胞因子浓度。

CBA 实验方法如下。

（1）流式管中加入 50μl 人工微球。

（2）加入 50μl 待测上清或血清。

（3）加入 50μl 荧光素偶联抗体。

（4）充分混匀，室温避光静置 3 小时。

（5）加入 1ml PBS，重悬细胞，离心、弃上清。

（6）以 200μl PBS 重悬沉淀，用流式细胞仪分析。

例如，CBA 根据人工微球的大小及颜色可同时检测多种细胞因子及趋化因子，如图 2-16 所示，图中标记 FL3 通道（FL3-H）的抗体及 FL2 通道（FL2-H）的抗体可以用散点图（A）或者直方图（B）区分每个亚群。

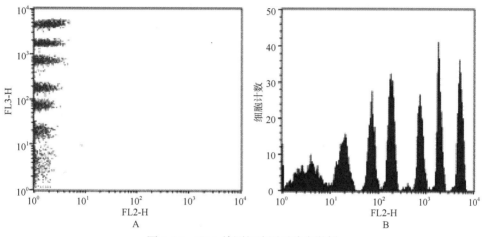

图 2-16　CBA 检测细胞因子浓度举例

相比 ELISA，CBA 可同时检测多种样本，需要的样本量少，只要 50μl，而 ELISA 需要 600～1200μl 样本，而且 CBA 使用荧光技术，灵敏度高，可检测 2～5pg/ml 的细胞因子，而 ELISA 只能检测到 20～100pg/ml。但是 CBA 准确性低于 ELISA，操作更为复杂，并且试剂盒种类不多，细胞因子的组合少，尤其是只检测 1～2 种细胞因子时，经典的 ELISA 实验更为经济。

（六）活性氧检测

活性氧（reactive oxygen species，ROS）主要来源于线粒体的氧化代谢、生理代谢过程和炎症反应，包括超氧化物阴离子、过氧化氢和羟自由基等。目前的研究表明，ROS 可以作为重要的信号分子，在运动、增殖、分化过程中起重要作用；ROS 水平过高，会导致细胞 DNA 损伤、细胞周期静止等。应用流式细胞仪可以很好地检测细胞内 ROS 水平。

1. DCFH-DA 检测 ROS　DCFH-DA（2′，7′-dichrodihydrofluorescein diacetate，2′，7′-二氯二氢荧光素二乙酸酯）检测细胞内 ROS 的原理：DCFH-DA 可以被动透过细胞膜进入细胞，其乙酸酯基团被酯酶水解成 DCDHF（2′，7′-二氯二氢荧光素）后与细胞内 ROS 结合，反应生成 DCF（2′，7′-二氯荧光素），经流式细胞仪检测后表现为 FITC 荧光，其荧光强弱即代表细胞内 ROS 含量。

体外 DCFH-DA 染色步骤：①用 PBS 配制 DCFH-DA，使终浓度为 5μmol/L，现用现配；②细胞离心后弃上清，加入 500μl DCFH-DA 染液，混匀后于 37℃摇晃避光染色 15 分钟；③加入 1ml 冷 PBS 终止反应，离心、弃上清；④用 1ml PBS 洗去多余的染液后重悬（注意冰上避光放置）；⑤1 小时内完成流式检测。

2. DHE 检测 ROS   二氢乙啶（dihydroethidium，DHE）是另一种检测 ROS 的荧光探针。DHE 通过细胞膜进入细胞后，被胞内的 ROS 双电子氧化，形成氧化乙啶；氧化乙啶可掺入染色体 DNA 中，产生红色荧光。根据红色荧光强弱可判断细胞内 ROS 的含量。

体外 DHE 染色步骤：①配制 DHE 探针，即取 1mg DHE 超速离心 1 分钟，用 310μl 二甲基亚砜（DMSO）充分溶解，浓度为 10mmol/L，此为储存液；使用前用 PBS 稀释，使 DHE 使用浓度为 10μmol/L，注意现用现配。②细胞离心后弃上清，加入 500μl DHE 染液，混匀后于 37℃摇晃避光染色 15 分钟。③加入 1ml 冷 PBS 终止反应，离心、弃上清，用 1ml PBS 洗涤一次后重悬（注意冰上避光放置）。④1 小时内完成流式检测。

（七）染色体核型分析

可以通过细胞涂片进行常规的核型分析，而对于染色体悬液的核型分析，可以通过流式细胞术进行。一般采用指数生长的细胞。

实验方法如下。

（1）选用指数生长的细胞，根据其生长速率，加入 0.05 μg / ml 秋水仙素封闭细胞 4～16 小时。

（2）利用培养基重悬细胞，100g 离心 10 分钟，弃上清，加入 5ml 低渗溶液（75mmol/L KCl）混匀室温放置 10～30 分钟。

（3）将 12mg 洋地黄皂苷（digitonin）加热溶解在 5ml 蒸馏水中，待冷却后加入 1ml 染色体分离缓冲液[CIB：20mmol/L NaCl、80mmol/L KCl、15mmol/L Tris-HCl、0.5mmol/L EGTA、2mmol/L EDTA，0.15%（*W/V*）2-巯基乙醇、0.2mmol/L 精胺、0.5mmol/L 亚精胺，pH7.2，在高压蒸馏水中溶解]，用蒸馏水补足 10ml，并将 pH 调节到 7.2，放在冰上。

（4）离心细胞，弃上清，加入 10 倍体积上述溶液，混匀。

（5）1ml 上述悬液中加入 30μl Hoechst 33258，混匀，加入 40μl 15mmol/L $MgCl_2$ 和 50μl 色霉素 A3（2mg/ml 乙醇），混匀，4℃避光 2 小时。

（6）流式检测。

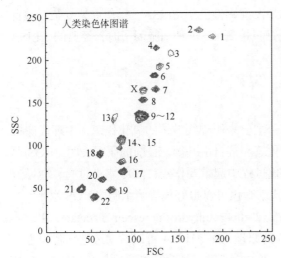

图 2-17   利用流式细胞术分析正常人群染色体核型

例如，图 2-17 为正常人群染色体核型分析，利用 Chromomycin A3 标记富含 CG 的 DNA 区域；利用 Hoechst 33258 标记富含 AT 的区域，根据其 DNA 含量（大小）和碱基对组成将不同染色体分开。图中显示染色体 1～8、X、Y 和 13～22 可被分离开，而 9～12 由于在大小和碱基对组成上类似而无法分离。

（张　森　张雅文　付伟超　王浩雨　于文颖　梁昊岳　高瀛岱）

第四节　流式细胞分选技术

科学研究中的细胞群体有很大的异质性，特别是肿瘤细胞、正常生长发育的组织细胞、血液和骨髓细胞等，这些具有异质性的细胞表现出的特征是一种平均水平，如基因表达水平、增殖和凋亡比例等。然而，研究者感兴趣的可能是其中具有某个特征的一种细胞，这种细胞只占细胞群体的小部分，如携带致癌突变和耐药基因的肿瘤细胞稀少，但却是肿瘤耐药和复发的关键。因此，要排除其他细胞的影响，揭示目标细胞的特性，这对疾病的诊断与治疗很重要。

常用的细胞分选方法之一是流式细胞分选，其根据细胞表面抗原的不同对细胞进行分类并收集。最新的第三代分选仪器（FACSAria Ⅲ）具有更高的灵敏度和分选效率，液流更稳定，能满足多细胞和单细胞的分选。

一、多细胞分选技术

多细胞分选是科研和临床工作中常用的方法，在血液学研究中具有重要的作用。流式分选与分析的大部分操作如标记抗体、圈门和调补偿等相同，不同之处在于：一方面是用无菌的 PBS 鞘液代替了分析仪器的去离子水，保护细胞不被裂解和污染；另一方面分选具有收集目标细胞的功能，因此可以用分选从异质性群体中分离出某类细胞，进行试验研究。

（一）多细胞分选在血液学中的应用

多细胞分选经常用于分选感染 GFP+病毒的细胞系中感染成功的细胞，分选小鼠的造血干细胞或淋巴细胞、血液病患者的造血干细胞等，分选出的细胞可以培养扩增用于实验或临床诊断，也可以分选足够数目的细胞直接提取 DNA、RNA 或蛋白质进行基因组测序、表达谱分析和蛋白质组学研究。利用流式细胞仪进行多细胞分选是常用的方法之一，具有省时、经济、准确率高等优点。

（二）分选步骤（以分选感染 GFP+病毒的细胞系和小鼠造血干细胞为例）

1. 多细胞的单一目标细胞分选　当用 GFP+病毒感染急性 B 细胞白血病细胞系 Nalm6 后，由于感染效率不会达到 100%，并且病毒的滴度不同，Nalm6 被感染成功的比例不同。

一般于感染 72 小时后进行分选。

（1）先取培养的部分细胞在流式细胞仪上检测 GFP$^+$细胞的比例，确认感染成功，一般细胞系感染的效率为 50%左右。

（2）计数培养的细胞，离心、弃上清，PBS 重悬后，用 400 目滤网过滤至无菌流式管中，使细胞浓度在 $1 \times 10^6 \sim 5 \times 10^6$。当细胞过稀时分选时间延长，若提高分选速率，则容易使细胞落到液面时破碎，使分选到的细胞存活率降低；当细胞浓度太高时，容易堵塞喷嘴。因感染成功的细胞自带 GFP，所以不需要标记抗体。按同样的浓度准备 Nalm6 未感染的细胞，作为阴性对照，细胞的体积应减少到 300μl，将细胞放在冰上。准备无菌的接收管（带盖流式管或 15ml 无菌管），加入半管培养基，均需无菌操作。

（3）准备双抗（Pen/Strep，PS），将 100 倍稀释的双抗稀释 5 倍使用，取 2ml PBS 加100μl PS 混匀至带盖的无菌流式管中。

（4）打开 FACSAria Ⅲ 仪器，打开计算机和软件 Diva，执行开机程序：点击 Start up，按程序的提示依次操作。待液流稳定后，调整液滴的频率和振幅使液流在第 3～5 个液滴处断开线状，形成点状液滴，锁定液流。用无菌的流式管、PBS 和 Rainbow Beads 配制质控溶液，点击 QC 实验模板，使速率调为 1，点击上样（获取）确保各荧光通道的峰图在 FSC 轴 50～100。

（5）调整 Drop Delay：用无菌 PBS、Accudrop Beads 配制 Drop 溶液，选择 Accudrop 实验模板，点击获取上样，每次上样时 Rate 选择 1（范围 1～11），调整 Rate。当上样 events/s 为 1000～3000 时，点击分选模块（Sort Layout），选择 Fine Tune、两路分选（2 Tube），再选择分选的目标细胞——P1 门，点击 Sort，在弹出的对话框中选择 Cancel，点击 Voltage、Optical Filter，之后调节电压，左路的电压约 33V，其他路的电压调到 0。点击 Auto Delay 进行自动调整，得率在 95%以上时得到的细胞纯度比较高，最后会锁定最佳得率时的 Drop Delay。

（6）调整偏转电压：点击 Unload，取下 Drop 溶液，存放至 4℃冰箱。打开仪器盖子，打开舱门，接收管放至接收架上左路，将接收架装到仪器上，依次点击 Voltage、Test Sort、Waste Drawer，肉眼观察鞘液偏转到接收管的位置，适当调整左一路的电压，使鞘液偏转到接收管中心位置，关上舱门和盖子。

（7）用双抗稀释液，高速上样 5 分钟，换成样本管，混匀后最低速上样，调整电压，以阴性对照管为参考，画出 GFP$^+$阳性门。

（8）分选：放置好带收集管的接收装置，上样，点击分选—选择 P3 门的细胞—点击 Sort—点击 OK，进行分选，当收集到足够的目标细胞时停止分选，保存实验数据。将分选的细胞于细胞间进行离心，弃上清后用培养基培养或做其他处理。

2. 多细胞的多种目标细胞分选（多通道分选）　细胞分选后，除得到的目标细胞外，其他细胞都进入了废液桶，因此当群体细胞中有多种目标细胞时可以标记不同的抗体同时分选，以节省时间和样本细胞。需要选择多管分选，如 4 管，在接收架上用多个收集管，FACSAria Ⅲ 最多能同时分选四种目标细胞。下文以分选小鼠长期造血干细胞（LT-HSC）、短期造血干细胞（ST-HSC）和多能祖细胞（MPP）为例进行介绍。

（1）样本准备：准备小鼠正常的骨髓细胞，小鼠解剖—冲骨髓—磁珠富集—标记抗体—重悬上机，均需无菌操作。

（2）仪器准备：分选前的调液流、Drop Delay、调接收管位置和冲双抗操作及顺序与上述一致。但调接收管位置时需要在 Sort Layout 选择 4 管，偏转电压需要选择三路电压，一般选择极左、左一和右一，边观察接收管中液滴的位置边调整电压，使液滴打在接收管中心的位置。

（3）分选：分选目标细胞时，接收管的位置应和 Sort Layout 处选择的细胞相对应，开始分选。

（4）分选结束后，保存实验数据，分选的细胞用于培养或者细胞裂解后测序。

二、单细胞分选技术

外周血细胞、骨髓细胞、感染病毒后的细胞系都具有多种细胞成分，如果要研究的目标细胞稀少，为了排除其他细胞的影响，需要分选出单个细胞，进行培养克隆或者做单细胞组学研究，这时需要借助流式分选仪。

单细胞分选技术的出现极大地促进了医学和生物学进步，借助它能够研究单个细胞的特性，如胚胎干细胞、造血干细胞和肿瘤干细胞，其为研究生长发育和肿瘤发生提供了手段，为理解生物体包括人发育分化的过程和精准治疗疾病提供了理论支持。

（一）单细胞研究在血液学研究中的应用

当研究携带某种基因突变的造血干、祖细胞的增殖和自我更新能力时，需要分选出单个细胞至 96 孔板中培养，观察克隆形成能力，或者与 5×10^5 个带不同标志小鼠的全骨髓保护细胞一起移植到小鼠体内，定期检测不同基因型造血细胞的增殖能力，再通过连续移植检测自我更新能力。

白血病的发生是由于造血干、祖细胞恶性增殖及分化阻滞。经过诱导化疗后大部分白血病干细胞被杀死，但是微残留的白血病干细胞是白血病耐药和复发的关键，因此分选出白血病干细胞并研究其特性，可为临床靶向治疗提供方案。

（二）单细胞分选

下文以 CRISPR-Cas9-sgRNA 敲除 *TP53* 基因后分选单细胞为例进行介绍。敲除 *TP53* 的群体细胞由于 sgRNA 与表达的 Cas9 水平不同，对基因组的影响也不同，可能有的细胞缺失 1 个碱基，有的丢失 5 个碱基，这些突变造成的后果是否相同，需要分选出单个细胞至 96 孔板中培养克隆后进行药物实验确定。

（1）样本的准备：样本、双抗、阴性对照的设置和圈门与多细胞分选操作方法相同，由于是单细胞，需选择 96 孔板接收，理论上每孔分选到一个细胞，为了防止培养时培养基蒸发，在 96 孔板四个边缘的孔每孔加入 150μl 无菌 PBS 或无菌水，中心的 60 个孔每孔加入 150μl 培养基，盖好盖子，准备分选。

（2）仪器准备：打开软件，调整液流，调整得率，调整位置和冲双抗，操作及顺序和多细胞分选相同，但是调整位置比较烦琐，下文将详细描述。

（3）调整 96 孔接收位置：安装分选的装置，并点击调出装置（ACDU），将 96 孔板带盖放到装置上，A1 孔位于左外，在分选模块选择 96 孔-单细胞分选，点击 Go to Home—Test Sort，调整左路电压和点击左右箭头调整 96 孔板位置，使鞘液打到 A1 孔上，点击 Set Home 保存位置，获取样本数据，再选择分选的位置，分选 100 个细胞，使液滴打在对应 96 孔盖的中心位置，微调左右箭头，保存后用于精确分选。

（4）分选：获取样本数据，设置每孔得 1 个细胞，点击 Sort，当孔分好后，会自动停止分选，保存数据。

流式细胞分选技术的出现丰富了科研手段，之前若想获得一个细胞来源的克隆细胞群体，只能采用极限稀释法，但是极限稀释法的误差太大，操作费时，且只是单参数。当需要对标记抗体的细胞进行单细胞分选时，可采用流式单细胞分选技术。流式分选具有高通量、多参数、快捷、少污染等优点，分选后的细胞可以直接用于培养、移植、核酸提取、PCR 扩增和原位杂交等，所以此项技术为研究提供了很多便利。近几年单细胞转录组学、蛋白质组学和代谢组学成为研究的热点，单细胞分选的得率是影响实验结果的一个重要方面，故单细胞分选技术非常重要。

（吴文齐 付伟超 王浩雨 于文颖 梁昊岳 周 圆 高瀛岱）

参 考 文 献

户乃丽，2019. 流式细胞术研究细胞增殖的方法与技术. 医学信息，32（1）：47-49.

闫智慧，程韵枫，2016. 第三代流式细胞分选仪及 96 孔板分选单个细胞的方法及参数优化. 中国临床医学，23（6）：846-850.

司廷，尹协振，2011. 流动聚焦研究进展及其应用. 科学通报，56（8）：537-546.

Adan A, Alizada G, Kiraz Y, et al, 2017. Flow cytometry: basic principles and applications. Crit Rev Biotechnol, 37（2）: 163-176.

Agematsu K, Hokibara S, Nagumo H, et al, 2000. CD27: a memory B-cell marker. Immunol Today, 21（5）: 204-206.

Agematsu K, Nagumo H, Yang FC, et al, 1997. B cell subpopulations separated by CD27 and crucial collaboration of CD27[+] B cells and helper T cells in immunoglobulin production. Eur J Immunol, 27（8）: 2073-2079.

Akashi K, Traver D, Miyamoto T, et al, 2000. A clonogenic common myeloid progenitor that gives rise to all myeloid lineages. Nature, 404（6774）: 193-197.

Alizadeh AA, Eisen MB, Davis RE, et al, 2000. Distinct types of diffuse large B-cell lymphoma identified by gene expression profiling. Nature, 403（6769）: 503-511.

Allman D, Lindsley RC, DeMuth W, et al, 2001. Resolution of three nonproliferative immature splenic B cell subsets reveals multiple selection points during peripheral B cell maturation. J Immunol, 167（12）: 6834-6840.

Allman D, Srivastava B, Lindsley RC, 2004. Alternative routes to maturity: branch points and pathways for generating follicular and marginal zone B cells. Immunol Rev, 197: 147-160.

Almasri NM, Iturraspe JA, Braylan RC, 1998. CD10 expression in follicular lymphoma and large cell lymphoma is different from that of reactive lymph node follicles. Arch Pathol Lab Med, 122（6）: 539-544.

Andrade WN, Johnston MG, Hay JB, 1998. The relationship of blood lymphocytes to the recirculating lymphocyte pool. Blood, 91（5）: 1653-1661.

Appay V, Dunbar PR, Callan M, et al, 2002. Memory CD8[+] T cells vary in differentiation phenotype in different persistent virus infections. Nat Med, 8（4）: 379-385.

Avery DT, Ellyard JI, Mackay F, et al, 2005. Increased expression of CD27 on activated human memory B cells correlates with their commitment to the plasma cell lineage. J Immunol, 174（7）: 4034-4042.

Ayre DC, Pallegar NK, Fairbridge NA, et al, 2016. Analysis of the structure, evolution, and expression of CD24, an important regulator of cell fate. Gene，590（2）：324-337.

Bahler DW，Pindzola JA，Swerdlow SH，2002. Splenic marginal zone lymphomas appear to originate from different B cell types. Am J Pathol，161（1）：81-88.

Barral DC，Brenner MB，2007. CD1 antigen presentation：how it works.Nat Rev Immunol，7（12）：929-941.

Barrena S，Almeida J，Yunta M，et al，2005. Aberrant expression of tetraspanin molecules in B-cell chronic lymphoproliferative disorders and its correlation with normal B-cell maturation. Leukemia，19（8）：1376-1383.

Baseggio L，Traverse-Glehen A，Petinataud F，et al，2010. CD5 expression identifies a subset of splenic marginal zone lymphomas with higher lymphocytosis：a clinicopathogical，cytogenetic and molecular study of 24 cases. Haematologica，95（4）：604-612.

Bashashati A，Johnson NA，Khodabakhshi AH，et al，2012. B cells with high side scatter parameter by flow cytometry correlate with inferior survival in diffuse large B-cell lymphoma. Am J Clin Pathol，137（5）：805-814.

Basso G，Case C，Dell'Orto MC，2007. Diagnosis and genetic subtypes of leukemia combining gene expression and flow cytometry. Blood Cells Mol Dis，39（2）：164-168.

Battye FL，Darling W，Beall J，1985. A fast cell sampler for flow cytometry. Cytometry，6（5）：492-494.

Battye FL，Light A，Tarlinton DM，2000. Single cell sorting and cloning. J Immunol Methods，243（1-2）：25-32.

Baum CM，Weissman IL，Tsukamoto AS，et al，1992. Isolation of a candidate human hematopoietic stem-cell population. Proc Natl Acad Sci U S A，89（7）：2804-2808.

Ben Baruch-Morgenstern N，Shik D，Moshkovits I，et al，2014. Paired immunoglobulin-like receptor A is an intrinsic，self-limiting suppressor of IL-5-induced eosinophil development. Nat Immunol，15（1）：36-44.

Berland R，Wortis HH，2002. Origins and functions of B-1 cells with notes on the role of CD5. Ann Rev Immunol，20：253-300.

Berman JW，Basch RS，1985. Thy-1 antigen expression by murine hematopoietic precursor cells. Exp Hematol，13（11）：1152-1156.

Bernfield M，Götte M，Park PW，et al，1999. Functions of cell surface heparan sulfate proteoglycans. Annu Rev Biochem，68：729-777.

Béziat V，Duffy D，Quoc SN，et al，2011. CD56brightCD16+ NK cells：a functional intermediate stage of NK cell differentiation. J Immunol，186（12）：6753-6761.

Bharadwaj R，Fathollahi B，2014-09-04. High-throughput single-cell imaging，sorting，and isolation：US2014247971.

Bharadwaj R，Fathollahi B，2015-01-13. High-throughput single-cell imaging，sorting，and isolation：US8934700.

Bian S，Hou Y，Zhou X，et al，2018. Single-cell multiomics sequencing and analyses of human colorectal cancer. Science，362（6418）：1060-1063.

Biron CA，Nguyen KB，Pien GC，et al，1999. Natural killer cells in antiviral defense：function and regulation by innate cytokines. Annu Rev Immunol，17：189-220.

Blainey PC，Quake SR，2014. Dissecting genomic diversity，one cell at a time. Nat Methods，11（1）：19-21.

Bodger MP，Mounsey GL，Nelson J，et al，1987. A monoclonal antibody reacting with human basophils. Blood，69（5）：1414-1418.

Bogh LD，Duling TA，1993. Flow cytometry instrumentation in research and clinical laboratories. Clin Lab Sci，6（3）：167-173.

Bonnefoy JY，Lecoanet-Henchoz S，Gauchat JF，et al，1997. Structure and functions of CD23. Int Rev Immunol，16（1-2）：113-128.

Boross P，Leusen JHW，2012. Mechanisms of action of CD20 antibodies. Am J Cancer Res，2（6）：676-690.

Brown M，Wittwer C，2000. Flow cytometry：principles and clinical applications in hematology. Clin Chem，46（8 Pt 2）：1221-1229.

Bryceson YT，Fauriat C，Nunes JM，et al，2010. Functional analysis of human NK cells by flow cytometry. Methods Mol Biol，612：335-352.

Bryder D，Rossi DJ，Weissman IL，2006. Hematopoietic stem cells：the paradigmatic tissue-specific stem cell. Am J Pathol，169（2）：338-346.

Büscher M，2019. Flow cytometry instrumentation-an overview. Curr Protoc Cytom，87（1）：e52.

Cassidy SA，Cheent KS，Khakoo SI，2014. Effects of peptide on NK cell-mediated MHC I recognition. Front Immunol，5：133.

Chan LL，Wilkinson AR，Paradis BD，et al，2012. Rapid image-based cytometry for comparison of fluorescent viability staining methods. J Fluoresc，22（5）：1301-1311.

Chan LL，Zhong XM，Pirani A，et al，2012. A novel method for kinetic measurements of rare cell proliferation using cellometer image-based cytometry. J Immunol Methods，377（1-2）：8-14.

Chan LLY，Laverty DJ，Smith T，et al，2013. Accurate measurement of peripheral blood mononuclear cell concentration using image cytometry to eliminate RBC-induced counting error. J Immunol Methods, 388（1-2）: 25-32.

Chapiro E, Russell L, Lainey E, et al, 2010. Activating mutation in the TSLPR gene in B-cell precursor lymphoblastic leukemia. Leukemia, 24（3）: 642-645.

Chapman GV, 2000. Instrumentation for flow cytometry. J Immunol Methods, 243（1）: 3-12.

Chen CZ, Li M, de Graaf D, et al, 2002. Identification of endoglin as a functional marker that defines long-term repopulating hematopoietic stem cells. Proc Natl Acad Sci USA, 99（24）: 15468-15473.

Chen K, Liu J, Heck S, et al, 2009. Resolving the distinct stages in erythroid differentiation based on dynamic changes in membrane protein expression during erythropoiesis. Proc Natl Acad Sci USA, 106（41）: 17413-17418.

Chen YH, Tallman MS, Goolsby C, et al, 2006. Immunophenotypic variations in hairy cell leukemia. Am J Clin Pathol, 125（2）: 251-259.

Christensen JL, Weissman IL, 2001. Flk-2 is a marker in hematopoietic stem cell differentiation: a simple method to isolate long-term stem cells. Proc Natl Acad Sci U S A, 98（25）: 14541-14546.

Chung JB, Silverman M, Monroe JG, 2003. Transitional B cells: step by step towards immune competence. Trends Immunol, 24（6）: 343-349.

Collins J, 2014-09-04. Microfluidic devices and methods for cell sorting, cell culture and cells based diagnostics and therapeutics: US2014248621.

Conter V, Aricò M, Basso G, et al, 2010. Long-term results of the Italian Association of Pediatric Hematology and Oncogy（AIEOP）Studies 82, 87, 88, 91 and 95 for childhood acute lymphoblastic leukemia. Leukemia, 24（2）: 255-264.

Cook JR, Craig FE, Swerdlow SH, 2003. Bcl-2 expression by multicolor flow cytometric analysis assists in the diagnosis of follicular lymphoma in lymph node and bone marrow. Am J Clin Pathol, 119（1）: 145-151.

Cooper MA, Fehniger TA, Turner SC, et al, 2001. Human natural killer cells: a unique innate immunoregulatory role for the CD56（bright）subset. Blood, 97（10）: 3146-3151.

Cotter MJ, Muruve DA, 2006. Isolation of neutrophils from mouse liver: a novel method to study effector leukocytes during inflammation. J Immunol Methods, 312（1-2）: 68-78.

Craig FE, Foon KA, 2008. Flow cytometric immunophenotyping for hematologic neoplasms. Blood, 111（8）: 3941-3967.

Cribbes S, Kessel S, McMenemy S, et al, 2017. A novel multiparametric drug-scoring method for high-throughput screening of 3D multicellular tumor spheroids using the celigo image cytometer. SLAS Discov, 22（5）: 547-557.

Crowley LC, Scott AP, Marfell BJ, et al, 2016. Measuring cell death by propidium iodide uptake and flow cytometry. Cold Spring Harb Protoc,（7）.

Cuss AK, Avery DT, Cannons JL, et al, 2006. Expansion of functionally immature transitional B cells is associated with human-immunodeficient states characterized by impaired humoral immunity. J Immunol, 176（3）: 1506-1516.

Darzynkiewicz Z, Crissman H, Jacobberger JW, 2004. Cytometry of the cell cycle: cycling through history. Cytometry A, 58（1）: 21-32.

Darzynkiewicz Z, Halicka HD, Zhao H, 2010. Analysis of cellular DNA content by flow and laser scanning cytometry. Adv Exp Med Biol, 676: 137-147.

Davis RW, Jeffrey SS, Mindrinos MN, et al, 2012-02-23. Apparatus for magnetic separation of cells: US2012045828.

Decarlo K, Emley A, Dadzie OE, et al, 2011. Laser capture microdissection: methods and applications. Methods Mol Biol, 755: 1-15.

Delmonte OM, Fleisher TA, 2019. Flow cytometry: Surface markers and beyond. J Allergy Clin Immunol, 143（2）: 528-537.

Demurtas A, Stacchini A, Aliberti S, et al, 2013. Tissue flow cytometry immunophenotyping in the diagnosis and classification of non-Hodgkin's lymphomas: a retrospective evaluation of 1,792 cases. Cytometry B Clin Cytom, 84（2）: 82-95.

Deng GY, Zhang J, Tian F, 2012-12-13. Method and apparatus for single cell isolation and analysis: US2012315639.

Denny MF, Yalavarthi S, Zhao WP, et al, 2010. A distinct subset of proinflammatory neutrophils isolated from patients with systemic lupus erythematosus induces vascular damage and synthesizes type Ⅰ IFNs. J Immunol, 184（6）: 3284-3297.

Ding L, Wendl MC, McMichael JF, et al, 2014. Expanding the computational toolbox for mining cancer genomes. Nat Rev Genet, 15（8）: 556-570.

Elder JT, Reynolds NJ, Cooper KD, et al, 1993. CD1 gene expression in human skin.J Dermatol Sci, 6（3）: 206-213.

Eshoa C，Perkins S，Kampalath B，et al，2001. Decreased CD10 expression in grade Ⅲ and in interfollicular infiltrates of follicular lymphomas. Am J Clin Pathol，115（6）：862-867.

Ethier C，Lacy P，Davoine F，2014. Identification of human eosinophils in whole blood by flow cytometry. Methods Mol Biol，1178：81-92.

Faassen SM，Hitzmann B，2015. Fluorescence spectroscopy and chemometric modeling for bioprocess monitoring. Sensors，15（5）：10271-10291.

Farren TW，Giustiniani J，Liu FT，et al，2011. Differential and tumor-specific expression of CD160 in B-cell malignancies. Blood，118（8）：2174-2183.

Ferlazzo G，Thomas D，Lin SL，et al，2004. The abundant NK cells in human secondary lymphoid tissues require activation to express killer cell Ig-like receptors and become cytolytic. J Immunol，172（3）：1455-1462.

Finski A，Macbeath G，2015-04-02. Methods for multiplex analytical measurements in single cells of solid tissues：AU2013315409.

Flygare J，Rayon Estrada V，Shin C，et al，2011. HIF1alpha synergizes with glucocorticoids to promote BFU-E progenitor self-renewal. Blood，117（12）：3435-3444.

Freer G，Rindi L，2013. Intracellular cytokine detection by fluorescence-activated flow cytometry：basic principles and recent advances. Methods，61（1）：30-38.

Fritsch RD，Shen X，Sims GP，et al，2005. Stepwise differentiation of CD4 memory T cells defined by expression of CCR7 and CD27. J Immunol，175（10）：6489-6497.

Fuentes-Pananá EM，Bannish G，Karnell FG，et al，2006. Analysis of the individual contributions of Ig alpha（CD79a）- and Ig beta（CD79b）-mediated tonic signaling for bone marrow B cell development and peripheral B cell maturation. J Immunol，177（11）：7913-7922.

Galbraith D，2012. Flow cytometry and cell sorting：the next generation. Methods，57（3）：249-250.

Gallagher C，Kelly PS，2017. Selection of high-producing clones using FACS for CHO cell line development. Methods Mol Biol，1603：143-152.

Gao JH，Peterson L，Nelson B，et al，2009. Immunophenotypic variations in mantle cell lymphoma. Am J Clin Pathol，132（5）：699-706.

Givan AL，2001. Principles of flow cytometry：an overview. Methods Cell Biol，63（63）：19-50.

Givan AL，2011. Flow cytometry：an introduction. Methods Mol Biol，699：1-29.

Gorczyca W，Sun ZY，Cronin W，et al，2011. Immunophenotypic pattern of myeloid populations by flow cytometry analysis. Methods Cell Biol，103：221-266.

Graves SW，Nolan JP，Jett JH，et al，2002. Nozzle design parameters and their effects on rapid sample delivery in flow cytometry. Cytometry，47（2）：127-137.

Gross A，Schoendube J，Zimmermann S，et al，2015. Technologies for single-cell isolation. Int J Mol Sci，16（8）：16897-16919.

Gross A，Schöndube J，Niekrawitz S，et al，2013. Single-cell printer：automated，on demand，and label free. J Lab Autom，18（6）：504-518.

Handique K，Gogoi P，Javdani SS，et al，2014-11-27. System and method for capturing and analyzing cells：US2014349867.

Hannan JP，2016. The structure-function relationships of complement receptor type 2（CR2；CD21）. Curr Protein Pept Sci，17（5）：463-487.

Hans CP，Weisenburger DD，Greiner TC，et al，2004. Confirmation of the molecular classification of diffuse large B-cell lymphoma by immunohistochemistry using a tissue microarray. Blood，103（1）：275-282.

Hao S，Chen C，Cheng T，2016. Cell cycle regulation of hematopoietic stem or progenitor cells. Int J Hematol，103（5）：487-497.

Haroon MF，Skennerton CT，Steen JA，et al，2013. In-solution fluorescence *in situ* hybridization and fluorescence-activated cell sorting for single cell and population genome recovery. Methods Enzymol，531：3-19.

Hashemi N，Howell PB Jr，Erickson JS，et al，2010. Dynamic reversibility of hydrodynamic focusing for recycling sheath fluid. Lab Chip，10（15）：1952-1959.

Hashimoto M，Yamashita Y，Mori N，2002. Immunohistochemical detection of CD79a expression in precursor T cell lymphoblastic lymphoma/leukaemias.J Pathol，197（3）：341-347.

Haynes JL, 1988. Principles of flow cytometry. Cytometry Suppl, 3: 7-17.

Hink MA, 2015. Fluorescence correlation spectroscopy. Methods Mol Biol, 1251: 135-150.

Hintzen RQ, de Jong R, Lens SM, et al, 1993. Regulation of CD27 expression on subsets of mature T lymphocytes. J Immunol, 151 (5): 2426-2435.

Hrusák O, Porwit-MacDonald A, 2002. Antigen expression patterns reflecting genotype of acute leukemias. Leukemia, 16 (7): 1233-1258.

Hrusák O, Trka J, Zuna J, et al, 1998. Aberrant expression of KOR-SA3544 antigen in childhood acute lymphoblastic leukemia predicts TEL-AML1 negativity. The Pediatric Hematology Working Group in the Czech Republic. Leukemia, 12 (7): 1064-1070.

Hu JP, Liu J, Xue FM, et al, 2013. Isolation and functional characterization of human erythroblasts at distinct stages: implications for understanding of normal and disordered erythropoiesis *in vivo*. Blood, 121 (16): 3246-3253.

Hu P, Zhang W, Xin H, et al, 2016. Single cell isolation and analysis. Front Cell Dev Biol, 4: 116.

Hu YF, Smyth GK, 2009. ELDA: extreme limiting dilution analysis for comparing depleted and enriched populations in stem cell and other assays. J Immunol Methods, 347 (1-2): 70-78.

Ibrahim SF, van den Engh G, 2007. Flow cytometry and cell sorting. Adv Biochem Eng Biotechnol, 106: 19-39.

Ikuta K, Weissman IL, 1992. Evidence that hematopoietic stem cells express mouse c-kit but do not depend on steel factor for their generation. Proc Natl Acad Sci U S A, 89 (4): 1502-1506.

Ilie M, Hofman V, Long E, et al, 2014. Current challenges for detection of circulating tumor cells and cell-free circulating nucleic acids, and their characterization in non-small cell lung carcinoma patients. What is the best blood substrate for personalized medicine? Ann Transl Med, 2 (11): 107.

Iwasaki H, Mizuno S, Mayfield R, et al, 2005. Identification of eosinophil lineage-committed progenitors in the murine bone marrow. J Exp Med, 201 (12): 1891-1897.

Jain D, Dorwal P, Gajendra S, et al, 2016. CD5 positive hairy cell leukemia: a rare case report with brief review of literature. Cytometry B Clin Cytom, 90 (5): 467-472.

Jaroszeski MJ, Radcliff G, 1999. Fundamentals of flow cytometry. Mol Biotechnol, 11 (1): 37-53.

Jeong OC, 2013-05-23. Apparatus for single cell separation and position fixing: US2013129578, US8475730.

Johnson NA, Boyle M, Bashashati A, et al, 2009. Diffuse large B-cell lymphoma: reduced CD20 expression is associated with an inferior survival. Blood, 113 (16): 3773-3780.

Johnson RC, Ma L, Cherry AM, et al, 2013. B-cell transcription factor expression and immunoglobulin gene rearrangement frequency in acute myeloid leukemia with t (8; 21) (q22; q22). Am J Clin Pathol, 140 (3): 355-362.

Kapoor V, Karpov V, Linton C, et al, 2008. Solid state yellow and orange lasers for flow cytometry. Cytometry A, 73 (6): 570-577.

Kared H, Martelli S, Ng TP, et al, 2016. CD57 in human natural killer cells and T-lymphocytes. Cancer Immunol Immunother, 65 (4): 441-452.

Keane C, Gill D, Vari F, et al, 2013. CD4 (+) tumor infiltrating lymphocytes are prognostic and independent of R-IPI in patients with DLBCL receiving R-CHOP chemo-immunotherapy. Am J Hematol, 88 (4): 273-276.

Kelemen K, Peterson LC, Helenowski I, et al, 2008. CD23+ mantle cell lymphoma: a clinical pathologic entity associated with superior outcome compared with CD23-disease. Am J Clin Pathol, 130 (2): 166-177.

Kelley KA, Mcdowell JL, 1988. Practical considerations for the selection and use of optical filters in flow cytometry. Cytometry, 9 (4): 277-280.

Kepley CL, Craig SS, Schwartz LB, 1995. Identification and partial characterization of a unique marker for human basophils. J Immunol, 154 (12): 6548-6555.

Kiel MJ, Yilmaz OH, Iwashita T, et al, 2005. SLAM family receptors distinguish hematopoietic stem and progenitor cells and reveal endothelial niches for stem cells. Cell, 121 (7): 1109-1121.

Kiel MJ, Yilmaz OH, Morrison SJ, 2008. CD150-cells are transiently reconstituting multipotent progenitors with little or no stem cell activity. Blood, 111 (8): 4413-4414.

King MA, 2000. Detection of dead cells and measurement of cell killing by flow cytometry. J Immunol Methods, 243 (1-2): 155-166.

Kiyokawa N, Iijima K, Tomita O, et al, 2014. Significance of CD66c expression in childhood acute lymphoblastic leukemia. Leuk Res, 38 (1): 42-48.

Kondo M，Weissman IL，Akashi K，1997. Identification of clonogenic common lymphoid progenitors in mouse bone marrow. Cell，91（5）：661-672.

Kost CB，Holden JT，Mann KP，2008. Marginal zone B-cell lymphoma：a retrospective immunophenotypic analysis. Cytometry B Clin Cytom，74（5）：282-286.

Kraus TS，Sillings CN，Saxe DF，et al，2010. The role of CD11c expression in the diagnosis of mantle cell lymphoma. Am J Clin Pathol，134（2）：271-277.

Kurec A，2014. Flow cytometry：principles and practices. Mlo Med Lab Obs，46（5）：28，30-31.

Laane E，Tani E，Björklund E，et al，2005. Flow cytometric immunophenotyping including Bcl-2 detection on fine needle aspirates in the diagnosis of reactive lymphadenopathy and non-Hodgkin's lymphoma. Cytometry B Clin Cytom，64（1）：34-42.

Lai R，Juco J，Lee SF，et al，2000. Flow cytometric detection of CD79a expression in T-cell acute lymphoblastic leukemias. Am J Clin Pathol，113（6）：823-830.

Lanier LL，Le AM，Civin CI，et al，1986. The relationship of CD16（Leu-11）and Leu-19（NKH-1）antigen expression on human peripheral blood NK cells and cytotoxic T lymphocytes. J Immunol，136（12）：4480-4486.

Lanier LL，Phillips JH，Hackett J Jr，et al，1986. Natural killer cells：definition of a cell type rather than a function. J Immunol，137（9）：2735-2739.

Le Bouteiller P，Tabiasco J，Polgar B，et al，2011. CD160：a unique activating NK cell receptor. Immunol Lett，138（2）：93-96.

Leahy DJ，1995. A structural view of CD4 and CD8. FASEB J，9（1）：17-25.

Lecault V，White AK，Singhal A，et al，2012. Microfluidic single cell analysis：from promise to practice. Curr Opin Chem Biol，16（3-4）：381-390.

Levene RB，Lamaziere JM，Broxmeyer HE，et al，1985. Human megakaryocytes. V. Changes in the phenotypic profile of differentiating megakaryocytes. J Exp Med，161（3）：457-474.

Levy E，Ambrus J，Kahl L，et al，1992. T lymphocyte expression of complement receptor 2（CR2/CD21）：a role in adhesive cell-cell interactions and dysregulation in a patient with systemic lupus erythematosus（SLE）. Clin Exp Immunol，90（2）：235-244.

Li CX，Wang GQ，Li WS，et al，2011. New cell separation technique for the isolation and analysis of cells from biological mixtures in forensic caseworks. Croat Med J，52（3）：293-298.

Li J，Hale J，Bhagia P，et al，2014. Isolation and transcriptome analyses of human erythroid progenitors：BFU-E and CFU-E. Blood，124（24）：3636-3645.

Li L，Guo F，Gao Y，et al，2018. Single-cell multi-omics sequencing of human early embryos. Nat Cell Biol，20（7）：847-858.

Li YL，Pan YY，Jiao Y，et al，2014. Peripheral blood lymphocyte/monocyte ratio predicts outcome for patients with diffuse large B cell lymphoma after standard first-line regimens. Ann Hematol，93（4）：617-626.

Li ZM，Huang JJ，Xia Y，et al，2012. Blood lymphocyte-to-monocyte ratio identifies high-risk patients in diffuse large B-cell lymphoma treated with R-CHOP. PLoS One，7（7）：e41658.

Linka Y，Ginzel S，Krüger M，et al，2013. The impact of TEL-AML1（ETV6-RUNX1）expression in precursor B cells and implications for leukaemia using three different genome-wide screening methods. Blood Cancer J，3（10）：e151.

Liu D，2014-12-10. Single-cell isolation screen adapted with pipettor tip. CN104195036.

Liu FT，Giustiniani J，Farren T，et al，2010. CD160 signaling mediates PI3K-dependent survival and growth signals in chronic lymphocytic leukemia. Blood，115（15）：3079-3088.

Liu J，Zhang JH，Ginzburg Y，et al，2013. Quantitative analysis of murine terminal erythroid differentiation in vivo：novel method to study normal and disordered erythropoiesis. Blood，121（8）：e43-e49.

Liu WH，Putnam AL，Xu-Yu Z，et al，2006. CD127 expression inversely correlates with FoxP3 and suppressive function of human CD4+ T reg cells. J Exp Med，203（7）：1701-1711.

Liu Y，Ban Q，GJ，2014-07-16. Automatic single cell analysis method based on microfluidic system：CN103926190.

Llibre A，Klenerman P，Willberg CB，2016. Multifunctional lectin-like transcript-1：a new player in human immune regulation. Immunol Lett，177：62-69.

Maecker HT，McCoy JP，Nussenblatt R，2012. Standardizing immunophenotyping for the Human Immunology Project. Nat Rev Immunol，12（3）：191-200.

Maecker HT，Trotter J，2006. Flow cytometry controls，instrument setup，and the determination of positivity. Cytometry A，69（9）：

1037-1042.

Maguer-Satta V, Besançon R, Bachelard-Cascales E, 2011. Concise review: neutral endopeptidase(CD10): a multifaceted environment actor in stem cells, physiological mechanisms, and cancer. Stem Cells, 29 (3): 389-396.

Mahnke YD, Beddall MH, Roederer M, 2013. OMIP-015: human regulatory and activated T-cells without intracellular staining. Cytometry A, 83 (2): 179-181.

Majeti R, Park CY, Weissman IL, 2007. Identification of a hierarchy of multipotent hematopoietic progenitors in human cord blood. Cell Stem Cell, 1 (6): 635-645.

Mandy FF, Bergeron M, Minkus T, 1995. Principles of flow cytometry. Transfus SCI, 16 (4): 303-314.

Matatall KA, Kadmon CS, King KY, 2018. Detecting hematopoietic stem cell proliferation using BrdU incorporation. Methods Mol Biol, 1686: 91-103.

Mayeur-Rousse C, Guy J, Miguet L, et al, 2016. CD180 expression in B-cell lymphomas: a multicenter GEIL study. Cytometry B Clin Cytom, 90 (5): 462-466.

McEuen AR, Calafat J, Compton SJ, et al, 2001. Mass, charge, and subcellular localization of a unique secretory product identified by the basophil-specific antibody BB1. J Allergy Clin Immunol, 107 (5): 842-848.

McGowan P, Nelles N, Wimmer J, et al, 2012. Differentiating between Burkitt lymphoma and CD10$^+$ diffuse large B-cell lymphoma: the role of commonly used flow cytometry cell markers and the application of a multiparameter scoring system. Am J Clin Pathol, 137 (4): 665-670.

Medd PG, Clark N, Leyden K, et al, 2011. A novel scoring system combining expression of CD23, CD20, and CD38 with platelet count predicts for the presence of the t(11; 14) translocation of mantle cell lymphoma. Cytometry B Clin Cytom, 80(4): 230-237.

Métézeau P, Schmitz A, Frelat G, 1993. Analysis and sorting of chromosomes by flow cytometry: new trends. Biol Cell, 78 (1-2): 31-39.

Miguet L, Béchade G, Fornecker L, et al, 2009. Proteomic analysis of malignant B-cell derived microparticles reveals CD148 as a potentially useful antigenic biomarker for mantle cell lymphoma diagnosis. J Proteome Res, 8 (7): 3346-3354.

Miguet L, Lennon S, Baseggio L, et al, 2013. Cell-surface expression of the TLR homolog CD180 in circulating cells from splenic and nodal marginal zone lymphomas. Leukemia, 27 (8): 1748-1750.

Molica S, Levato D, Dattilo A, et al, 1998. Clinico-prognostic relevance of quantitative immunophenotyping in B-cell chronic lymphocytic leukemia with emphasis on the expression of CD20 antigen and surface immunoglobulins. Eur J Haematol, 60 (1): 47-52.

Montes M, Jaensson EA, Orozco AF, et al, 2006. A general method for bead-enhanced quantitation by flow cytometry. J Immunol Methods, 317 (1-2): 45-55.

Morgan E, Varro R, Sepulveda H, et al, 2004. Cytometric bead array: a multiplexed assay platform with applications in various areas of biology. Clin Immunol, 110 (3): 252-266.

Morice WG, Kurtin PJ, Hodnefield JM, et al, 2008. Predictive value of blood and bone marrow flow cytometry in B-cell lymphoma classification: comparative analysis of flow cytometry and tissue biopsy in 252 patients. Mayo Clin Proc, 83 (7): 776-785.

Möricke A, Zimmermann M, Reiter A, et al, 2010. Long-term results of five consecutive trials in childhood acute lymphoblastic leukemia performed by the ALL-BFM study group from 1981 to 2000. Leukemia, 24 (2): 265-284.

Morita I, Kakuda S, Takeuchi Y, et al, 2009. HNK-1(human natural killer-1)glyco-epitope is essential for normal spine morphogenesis in developing hippocampal neurons. Neuroscience, 164 (4): 1685-1694.

Morono Y, Terada T, Kallmeyer J, et al, 2013. An improved cell separation technique for marine subsurface sediments: applications for high-throughput analysis using flow cytometry and cell sorting. Environ Microbiol, 15 (10): 2841-2849.

Morrison SJ, Wandycz AM, Hemmati HD, et al, 1997. Identification of a lineage of multipotent hematopoietic progenitors. Development, 124 (10): 1929-1939.

Morrison SJ, Weissman IL, 1994. The long-term repopulating subset of hematopoietic stem cells is deterministic and isolatable by phenotype. Immunity, 1 (8): 661-673.

Morrow M, Horton S, Kioussis D, et al, 2004. TEL-AML1 promotes development of specific hematopoietic lineages consistent with preleukemic activity. Blood, 103 (10): 3890-3896.

Mullighan CG, Collins-Underwood JR, Phillips LAA, et al, 2009. Rearrangement of CRLF2 in B-progenitor- and Down syndrome-associated acute lymphoblastic leukemia. Nat Genet, 41（11）: 1243-1246.

Murray L, Chen B, Galy A, et al, 1995. Enrichment of human hematopoietic stem cell activity in the CD34$^+$Thy-1$^+$Lin$^-$subpopulation from mobilized peripheral blood. Blood, 85（2）: 368-378.

Notta F, Doulatov S, Laurenti E, et al, 2011. Isolation of single human hematopoietic stem cells capable of long-term multilineage engraftment. Science, 333（6039）: 218-221.

Nuñez C, Nishimoto N, Gartland GL, et al, 1996. B cells are generated throughout life in humans. J Immunol, 156（2）: 866-872.

Nunez R, 2001. Flow cytometry: principles and instrumentation. Curr Issues Mol Biol, 3（2）: 39-45.

Oguro H, Ding L, Morrison SJ, 2013. SLAM family markers resolve functionally distinct subpopulations of hematopoietic stem cells and multipotent progenitors. Cell Stem Cell, 13（1）: 102-116.

Ohnmacht C, Voehringer D, 2009. Basophil effector function and homeostasis during helminth infection. Blood, 113（12）: 2816-2825.

Osawa M, Hanada K, Hamada H, et al, 1996. Long-term lymphohematopoietic reconstitution by a single CD34-w/negative hematopoietic stem cell. Science, 273（5272）: 242-245.

Park JW, Jung MY, Park SH, 2011-04-13. Array apparatus for separation of single cell: KR20110037345.

Park JW, Jung MY, Park SH, 2013-04-11. Array apparatus for separation of single cell: KP101252829.

Pascual V, Liu YJ, Magalski A, et al, 1994. Analysis of somatic mutation in five B cell subsets of human tonsil. J Exp Med, 180（1）: 329-339.

Passlick B, Flieger D, Ziegler-Heitbrock HW, 1989. Identification and characterization of a novel monocyte subpopulation in human peripheral blood. Blood, 74（7）: 2527-2534.

Paterson J, Ailles LE, 2018. High throughput flow cytometry for cell surface profiling. Methods Mol Biol, 1678: 111-138.

Péault B, Weissman I, Baum C, 1993. Analysis of candidate human blood stem cells in "humanized" immune-deficiency SCID mice. Leukemia, 7 Suppl 2: S98-S101.

Perfetto SP, Chattopadhyay PK, Lamoreaux L, et al, 2006. Amine reactive dyes: an effective tool to discriminate live and dead cells in polychromatic flow cytometry. J Immunol Methods, 313（1-2）: 199-208.

Pillay J, Kamp VM, van Hoffen E, et al, 2012. A subset of neutrophils in human systemic inflammation inhibits T cell responses through Mac-1. J Clin Invest, 122（1）: 327-336.

Poli A, Michel T, Thérésine M, et al, 2009. CD56bright natural killer（NK）cells: an important NK cell subset. Immunology, 126（4）: 458-465.

Porwit A, Fend F, Kremer M, et al, 2016. Issues in diagnosis of small B cell lymphoid neoplasms involving the bone marrow and peripheral blood. Report on the Bone Marrow Workshop of the XVIIth meeting of the European Association for Haematopathology and the Society for Hematopathology. Histopathology, 69（3）: 349-373.

Pozarowski P, Darzynkiewicz Z, 2004. Analysis of cell cycle by flow cytometry. Methods Mol Biol, 281: 301-311.

Pui CH, Carroll WL, Meshinchi S, et al, 2011. Biology, risk stratification, and therapy of pediatric acute leukemias: an update. J Clin Oncol, 29（5）: 551-565.

Pui CH, Pei D, Campana D, et al, 2014. A revised definition for cure of childhood acute lymphoblastic leukemia. Leukemia 28（12）: 2336-2343.

Pui CH, Robison L L, Look AT, et al, 2008. Acute lymphoblastic leukaemia. Lancet 371（9617）: 1030-1043.

Purdy AK, Campbell KS, 2009. Natural killer cells and cancer: regulation by the killer cell Ig-like receptors（KIR）. Cancer Biol Ther, 8（23）: 2211-2220.

Radcliff G, Jaroszeski MJ, 1998. Basics of flow cytometry. Methods Mol Biol, 91: 1-24.

Raja KRM, Kovarova L, Hajek R, 2010. Review of phenotypic markers used in flow cytometric analysis of MGUS and MM, and applicability of flow cytometry in other plasma cell disorders. Br J Haematol, 149（3）: 334-351.

Rambaud J, Guilbert J, Guellec I, et al, 2013. A pilot study comparing two polymethylpentene extracorporeal membrane oxygenators. Perfusion, 28（1）: 14-20.

Rawstron A C, 2006. Immunophenotyping of plasma cells. Curr Protoc Cytom, Chapter 6: Unit 6. 23.

Reinherz EL, Schlossman SF, 1980. The differentiation and function of human T lymphocytes. Cell, 19（4）: 821-827.

Ries J, Schwille P, 2012. Fluorescence correlation spectroscopy. Bioessays, 34（5）: 361-368.

Rieseberg M, Kasper C, Reardon KF, et al, 2001. Flow cytometry in biotechnology. Appl Microbiol Biotechnol, 56（3-4）:

350-360.

Riley JK, Sliwkowski MX, 2000. CD20: a gene in search of a function. Semin Oncol, 27 (6): 17-24.

Rinke C, Lee J, Nath N, et al, 2014. Obtaining genomes from uncultivated environmental microorganisms using FACS-based single-cell genomics. Nat Protoc, 9 (5): 1038-1048.

Romagnani C, Juelke K, Falco M, et al, 2007. CD56 bright CD16- killer Ig- like receptor- NK cells display longer telomeres and acquire features of CD56dim NK cells upon activation. J Immunol, 178 (8): 4947-4955.

Rosenwald A, Wright G, Chan WC, et al, 2002. The use of molecular profiling to predict survival after chemotherapy for diffuse large-B-cell lymphoma. N Engl J Med, 346 (25): 1937-1947.

Royer CA, 1995. Fluorescence spectroscopy. Methods Mol Biol, 40: 65-89.

Russell LJ, Capasso M, Vater I, et al, 2009. Deregulated expression of cytokine receptor gene, CRLF2, is involved in lymphoid transformation in B-cell precursor acute lymphoblastic leukemia. Blood, 114 (13): 2688-2698.

Sales-Pardo I, Avendaño A, Martinez-Muñoz V, et al, 2006. Flow cytometry of the side population: tips & tricks. Cell Oncol, 28 (1-2): 37-53.

Sallusto F, Lenig D, Förster R, et al, 1999. Two subsets of memory T lymphocytes with distinct homing potentials and effector functions. Nature, 401 (6754): 708-712.

Sandes AF, de Lourdes Chauffaille M, Oliveira CR, et al, 2014. CD200 has an important role in the differential diagnosis of mature B-cell neoplasms by multiparameter flow cytometry. Cytometry B Clin Cytom, 86 (2): 98-105.

Sato S, Tuscano JM, Inaoki M, et al, 1998. CD22 negatively and positively regulates signal transduction through the B lymphocyte antigen receptor. Semin Immunol, 10 (4): 287-297.

Sayre PH, Reinherz EL, 1988. Structure and function of the erythrocyte receptor CD2 on human T lymphocytes: a review. Scand J Rheumatol Suppl, 76: 131-144.

Schafer KA, 1998. The cell cycle: a review. Vet Pathol, 35 (6): 461-478.

Seamer LC, Kuckuck F, Sklar LA, 1999. Sheath fluid control to permit stable flow in rapid mix flow cytometry. Cytometry, 35 (1): 75-79.

Seddiki N, Santner-Nanan B, Martinson J, et al, 2006. Expression of interleukin (IL) -2 and IL-7 receptors discriminates between human regulatory and activated T cells. J Exp Med, 203 (7): 1693-1700.

Shao HP, Calvo KR, Grönborg M, et al, 2013. Distinguishing hairy cell leukemia variant from hairy cell leukemia: development and validation of diagnostic criteria. Leuk Res, 37 (4): 401-409.

Shapiro E, Biezuner T, Linnarsson S, 2013. Single-cell sequencing-based technologies will revolutionize whole-organism science. Nat Rev Genet, 14 (9): 618-630.

Shapiro HM, Telford WG, 2018. Lasers for flow cytometry: current and future trends. Curr Protoc Cytom, 83: 1.9.1-1.9.21.

Shields CW 4th, Reyes CD, López GP, 2015. Microfluidic cell sorting: a review of the advances in the separation of cells from debulking to rare cell isolation. Lab Chip, 15 (5): 1230-1249.

Snow C, 2004. Flow cytometer electronics. Cytometry A, 57 (2): 63-69.

Spangrude GJ, Heimfeld S, Weissman IL, 1988. Purification and characterization of mouse hematopoietic stem cells. Science, 241 (4861): 58-62.

Spits H, Blom B, Jaleco AC, et al, 1998. Early stages in the development of human T, natural killer and thymic dendritic cells. Immunol Rev, 165: 75-86.

Staser KW, Eades W, Choi J, et al, 2018. OMIP-042: 21-cor flow cytometry to comprehensively immunophenotype major lymphocyte and myeloid subsets in human peripheral blood. Cytometry A, 93 (2): 186-189.

Stilgenbauer S, Bullinger L, Lichter P, et al, 2002. Genetics of chronic lymphocytic leukemia: genomic aberrations and V (H) gene mutation status in pathogenesis and clinical course. Leukemia, 16 (6): 993-1007.

Stumpf F, Schoendube J, Gross A, et al, 2015. Single-cell PCR of genomic DNA enabled by automated single-cell printing for cell isolation. Biosens Bioelectron, 69: 301-306.

Swerdlow SH, Campo E, Harris NL, 2008. WHO Classification of Tumours of Haematopoietic and Lymphoid Tissues (IARC WHO Classification of Tumours). Lyon: International Agency for Research on Cancer.

Swerdlow SH, Campo E, Pileri SA, et al, 2016. The 2016 revision of the World Health Organization classification of lymphoid neoplasms. Blood，127（20）：2375-2390.

Tabbekh M，Mokrani-Hammani M，Bismuth G，et al，2013. T-cell modulatory properties of CD5 and its role in antitumor immune responses. Oncoimmunogy，2（1）：e22841.

Tabernero MD，Bortoluci AM，Alaejos I，et al，2001. Adult precursor B-ALL with BCRABL gene rearrangements displays a unique immunophenotype based on the pattern of CD10，CD34 CD13 and CD38 expression. Leukemia，15（3）：406-414.

Tang F，Barbacioru C，Wang Y，et al，2009. mRNA-Seq whole-transcriptome analysis of a single cell. Nat Methods，6（5）：377-382.

Tasian SK，Doral MY，Borowitz MJ，et al，2012. Aberrant STAT5 and PI3K/mTOR pathway signaling occurs in human CRLF2-rearranged B-precursor acute lymphoblastic leukemia. Blood，120（4）：833-842.

Tauc HM，Tasdogan A，Pandur P，2014. Isolating intestinal stem cells from adult Drosophila midguts by FACS to study stem cell behavior during aging. J Vis Exp，（94）：52223.

Telford W，Kapoor V，Jackson J，et al，2006. Violet laser diodes in flow cytometry：an update. Cytometry A，69（11）：1153-1160.

Telford WG，2011. Lasers in flow cytometry. Methods Cell Biol，102：375-409.

Telford WG，2018. Overview of lasers for flow cytometry. Methods Mol Biol，1678：447-479.

Terstappen LW，Johnsen S，Segers-Nolten IM，et al，1990. Identification and characterization of plasma cells in normal human bone marrow by high-resolution flow cytometry. Blood，76（9）：1739-1747.

Tjønnfjord GE，Steen R，Veiby OP，et al，1994. Evidence for engraftment of donor-type multipotent CD34+ cells in a patient with selective T-lymphocyte reconstitution after bone marrow transplantation for B-SCID. Blood，84（10）：3584-3589.

Tussey L，Speller S，Gallimore A，et al，2000. Functionally distinct CD8+ memory T cell subsets in persistent EBV infection are differentiated by migratory receptor expression. Eur J Immunol，30（7）：1823-1829.

Vainchenker W，Kieffer N，1988. Human megakaryocytopoiesis：in vitro regulation and characterization of megakaryocytic precursor cells by differentiation markers. Blood Rev，2（2）：102-107.

Vallangeon BD，Tyer C，Williams B，et al，2016. Improved detection of diffuse large B-cell lymphoma by flow cytometric immunophenotyping-effect of tissue disaggregation method. Cytometry B Clin Cytom，90（5）：455-461.

van den Engh G，Stokdijk W，1989. Parallel processing data acquisition system for multilaser flow cytometry and cell sorting. Cytometry，10（3）：282-293.

van Lier RA，Borst J，Vroom TM，et al，1987. Tissue distribution and biochemical and functional properties of Tp55（CD27），a novel T cell differentiation antigen. J Immunol，139（5）：1589-1596.

Van Loo P，Voet T，2014. Single cell analysis of cancer genomes. Curr Opin Genet Dev，24：82-91.

Voehringer D，van Rooijen N，Locksley RM，2007. Eosinophils develop in distinct stages and are recruited to peripheral sites by alternatively activated macrophages. J Leukoc Biol，81（6）：1434-1444.

Waggoner A，2001. Optical filter sets for multiparameter flow cytometry. Curr Protoc Cytom，Chapter 1：Unit 1.5.

Wang KM，Wei GQ，Liu DL，2012. CD19：a biomarker for B cell development，lymphoma diagnosis and therapy. Exp Hematol Oncol，1（1）：36.

Wang M，Liu XX，Chang G，et al，2018. Single-cell MA sequencing analysis reveals sequential cell fate transition during human spermatogenesis. Cell Stem Cell，23（4）：599-614.

Ware RE，Scearce RM，Dietz MA，et al，1989. Characterization of the surface topography and putative tertiary structure of the human CD7 molecule. J Immunol，143（11）：3632-3640.

Wen L，Tang F，2016. Single-cell sequencing in stem cell biology. Genome Biol，17：71.

Williams ME，Swerdlow SH，1994. Cyclin D1 overexpression in non-Hodgkin's lymphoma with chromosome 11 bcl-1 rearrangement. Ann Oncol，5（Suppl 1）：71-73.

Wingender G，Kronenberg M，2015. OMIP-030：characterization of human T cell subsets via surface markers. Cytometry A，87（12）：1067-1069.

Wu CY，Wu XY，Liu XN，et al，2016. Prognostic significance of monocytes and monocytic myeloid-derived suppressor cells in diffuse large B-cell lymphoma treated with R-CHOP. Cell Physiol Biochem，39（2）：521-530.

Wu J，Lanier LL，2003. Natural killer cells and cancer. Adv Cancer Res，90（7）：127-156.

Wu M，Singh AK，2012. Single-cell protein analysis. Curr Opin Biotechnol，23（1）：83-88.

Wucherpfennig KW, 2010. The first structures of T cell receptors bound to peptide-MHC. J Immunol, 185（11）: 6391-6393.

Xiong BH, Ma L, Hu X, et al, 2014. Characterization of side population cells isolated from the colon cancer cell line SW480. Int J Oncol, 45（3）: 1175-1183.

Xu Y, McKenna RW, Kroft SH, 2002. Comparison of multiparameter flow cytometry with cluster analysis and immunohistochemistry for the detection of CD10 in diffuse large B-Cell lymphomas. Mod Pathol, 15（4）: 413-419.

Yamaguchi M, Nakamura N, Suzuki R, et al, 2008. *De novo* CD5+ diffuse large B-cell lymphoma: results of a detailed clinicopathological review in 120 patients. Haematologica, 93（8）: 1195-1202.

Yin H, Price F, Rudnicki MA, 2013. Satellite cells and the muscle stem cell niche. Physiol Rev, 93（1）: 23-67.

Yokoyama WM, Christensen M, Santos GD, et al, 2013. Production of monoclonal antibodies. Curr Protoc Immunol, 102: 2.5.1-2.5.29.

Young AJ, Marston WL, Dessing M, et al, 1997. Distinct recirculating and non-recirculating B-lymphocyte pools in the peripheral blood are defined by coordinated expression of CD21 and L-selectin. Blood, 90（12）: 4865-4875.

Yu M, Stott S, Toner M, et al, 2011. Circulating tumor cells: approaches to isolation and characterization. J Cell Biol, 192（3）: 373-382.

Zhang HH, Chan LLY, Rice W, et al, 2017. Novel high-throughput cell-based hybridoma screening methodology using the Celigo Image Cytometer. J Immunol Methods, 447: 23-30.

Zhang K, Han X, Li Y, et al, 2014. Hand-held and integrated single-cell pipettes. J Am Chem Soc, 136（31）: 10858-10861.

Ziegler-Heitbrock L, Ancuta P, Crowe S, et al, 2010. Nomenclature of monocytes and dendritic cells in blood. Blood, 116（16）: 74-80.

Zimmerman B, Kelly B, McMillan BJ, et al, 2016. Crystal structure of a full-length human tetraspanin reveals a cholesterol-binding pocket. Cell, 167（4）: 1041-1051.

第三章　细胞影像技术

第一节　概　　述

一、光学显微镜在生物医学中的应用历史

　　光学显微镜是利用光学原理把人眼所不能分辨的微小物体放大成像，以供研究者提取微细结构信息的光学仪器。它主要由光学系统（物镜、目镜、聚光器、反光镜、照明光源、滤光器）及机械装置（载物台等）组成，是材料科学、分子生物学、生命科学和环境监测中应用最广泛的成像工具之一。相较于传统显微镜，光学显微镜具有如下主要特点及优势：①不受工作环境限制，可在空气、水和油等介质中工作，而且对于较大范围样本的成像更灵活；②可提供动态及实时成像；③可获取包括形态学及光学特性的丰富信息；④多数光学显微镜不需要烦琐的样本准备步骤。

　　1665年，英国植物学家Robert Hooke（1635～1702）在其著作中首次使用"细胞"（cell）一词描述橡树皮中的微观结构单位，此时的显微镜仅能放大30倍，因此很难进一步观察细胞内部的结构或组织（图3-1A）。荷兰科学家Anton van Leeuwenhoek（1632～1723）在Robert Hooke的基础上，在黄铜板之间安装双凸透镜，此时放大倍数可达280倍，他制作的单镜头显微镜可用于观察多种细胞组织甚至细菌（图3-1B），同时，他首次描述了红细胞形态及肌肉组织的横纹。1674年，Marcello Malpighi（1628～1694）及Nehemiah Grew（1641～1712）使用显微镜对植物细胞进行深入研究并建立了细胞结构的初步概念。

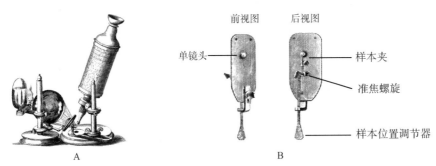

图 3-1　早期显微镜结构

A. Robert Hooke 在其著作《显微图谱》（*Micrographia*）中描述的一台皮草包裹的金制显微镜，光源为蜡烛；B. Anton van Leeuwenhoek 手工制作的单镜头显微镜，带有可移动的样本夹

资料来源：Donaldson IM，2010. Robert Hooke's micrographia of 1665 and 1667. J R Coll Physicians Edinb，40：374-376；Karamanou M，Poulakou-Rebelakou E，Tzetis M，et al，2010. Anton van Leeuwenhoek（1632-1723）：father of micromorphology and discoverer of spermatozoa. Rev Argent Microbiol，42：311-314

在此后的数百年内，光学显微镜迅速发展，使得在微米或亚微米水平对细胞形态及亚细胞结构进行观察成为可能。曾经的光源——蜡烛，已经被高强度弧光灯、发光二极管（light emitting diode，LED）或激光器所替代；图像已不再由肉眼直接观察，而是通过灵敏探测器获取三维图像后呈现在计算机屏幕上；熔融玻璃镜片则由包被专用聚合物的化工玻璃所替代；样本不再需要安装在针上，而是经过化学处理后嵌入光学透明树脂中，置于电子稳定台上观察。上述过程均可用计算机控制。现代光学显微镜分辨率得到极大提高，从微米级提高到纳米级，因此也有人称显微镜已经发展为纳米显微镜，这些都极大地促进了科学研究的进展。

二、光学显微镜在生物医学中的应用进展

随着分辨率的显著提高，光学显微镜的应用也日渐广泛。总体而言，光学显微镜向着更加敏感、特异及高分辨率的方向发展。

21世纪早期，诞生了一批超分辨显微成像仪器。借助超分辨技术，可以对分辨率低于衍射极限（200nm）的分子结构进行观察。超分辨显微镜（super-resolution microscope，SRM）可突破衍射极限（200nm）的限制，实现对近分子（大分子或亚微观）级别图像的收集，常用于检查单细胞或亚细胞细胞器水平结构问题和（或）生理过程。这类技术的主要优点是，既可以提供近似电子显微镜的分辨率，又保持了光学显微镜的优势，如广泛的高特异性分子标签、简单的样本制备过程和活细胞相容性（live-cell compatibility）。这类技术主要包括受激发射损耗显微术（stimulated emission depletion microscopy，STED）、结构光照明显微术（structured illumination microscopy，SIM）、单分子定位显微术（single molecule localization microscopy，SMLM）。超分辨显微镜可用于精准诊断疾病，如赫曼斯基-普德拉克综合征，该病主要表现为泡状细胞器形成障碍，而SIM可更为精确地观测这一变化。

光学显微镜的应用不仅局限于对样本的观察，也可对细胞内的生物化学成分进行定量分析。经过细胞身份标记，其可在明场及荧光显微镜下准确识别细胞的位置，计算细胞相关参数，如平均重叠面积等，以此分析细胞行为学特征。光学显微成像还可用于分析细胞水平天然产物的细胞毒性、作用机制及药代动力学。

与此同时，以光学显微镜为基础的各种成像技术层出不穷。活体显微成像及深部组织成像技术可以实现对更深组织成像的收集和对多种生理病理环境下的组织成像，长期活体成像可在数天至数月内观察同一生物个体中细胞的迁移和增殖，同时避免反复手术；高通量扫描通过增加图像信息量和实验吞吐量改进了基于图像的筛选技术。

总体而言，光学显微镜在生物医学中的广泛应用为医学研究、临床实践提供了巨大的便利，已成为必不可少的科学工具之一。

（顾　荃　陈　婷）

第二节　光学显微镜基础

一、显微镜的基本光学原理

光学显微镜已历经 300 多年的发展，时至今日，显微镜的种类与用途已包罗万象，新型显微镜也层出不穷。有很多研究者论述了光学显微镜的原理、技术和应用，下文简单介绍光学显微镜的基本知识。

（一）折射和折射率

光线在均匀的各向同性介质中，两点之间以直线传播，当通过不同密度的透明介质时即发生折射现象，这是因为光在不同密度介质中的速度不同。当光线由空气射入与之不垂直的透明介质时，在其交界面改变了方向，并和法线（始终垂直于交界面的直线）构成一定角度，称为折射角。入射角与折射角之间的关系，可以用以下三个经典公式描述。

1. 斯内尔定律（Snell law）　此定律由物理学家斯内尔命名，又称为"相对折射定律"。入射光和折射光处于同一个平面，与法线的夹角满足以下公式：

$$n_1\sin\theta_1=n_2\sin\theta_2$$

其中，n_1 是入射光介质的折射率，n_2 是发射光介质的折射率，θ_1 和 θ_2 分别是入射光、折射光与界面法线的夹角，分别称为入射角、折射角（图 3-2）。

2. 绝对折射率公式　设光在某种介质中的速度为 v，由于真空中的光速为 c，这种介质的绝对折射率 n 可以用公式表示为

$$n=c/v$$

其中，v 是光在某种介质中的速度（m/s），c 是真空中的光速（m/s）。由此可知，在可见光范围内，由于光在真空中传播的速度最大，所以其他介质的折射率都大于 1。例如，水的折射率为 1.33，镜油一般在 1.515 左右，玻璃为 $1.5\sim1.9$，金刚石为 2.42。

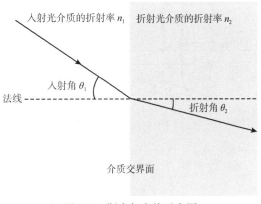

图 3-2　斯内尔定律示意图

3. 由临界角测定折射率公式　当光由光密介质射入光疏介质，入射角大于或等于某一角度 C 时，折射光线消失，发生了全反射现象，角度 C 就被称为临界角。临界角与折射率 n 的关系是

$$n=1/\sin C$$

其中，C 为该介质对某种光的临界角。由此公式可知，折射率大的介质，临界角小，即更容易发生全反射。

（二）显微镜的基本成像原理

透镜是显微成像系统最基本的光学器件。物镜、目镜、聚光镜等组件均由一个或多个透镜组合而成。按照外形的不同，透镜可分为凸透镜和凹透镜。一束光（与主光轴平行）经过凸透镜后汇聚于主光轴上的一点，这个点称为凸透镜的焦点，通过焦点并垂直光轴的平面称为焦平面。光线通过凸透镜后可以形成倒立的实像或正立的虚像，而光线通过凹透镜后可以形成正立的虚像。

显微镜具有将被检物体放大的功能，这是通过透镜实现的。如果使用单个透镜成像，会产生严重的各类像差，进而影响成像的质量，因此在显微镜光学系统搭建中，主要的光学部件是透镜组合。显微镜中运用到的凸透镜比较多，已知凸透镜的 5 种成像规律如下：①当物体位于透镜物方二倍焦距以外时，在像方二倍焦距以内、焦点以外形成缩小的倒立实像；②当物体位于透镜物方二倍焦距上时，在像方二倍焦距上形成同样大小的倒立实像；③当物体位于透镜物方二倍焦距以内、焦点以外时，在像方二倍焦距以外形成放大的倒立实像；④当物体位于透镜物方焦点上时，像方不能成像；⑤当物体位于透镜物方焦点以内时，像方也无像形成，而在透镜物方的同侧比物体远的位置形成放大的正立虚像。

显微镜的成像原理就是利用上述③和⑤的规律使物体放大。根据③的规律，当物体处在物镜前 $f_0 \sim 2f_0$（f_0 为物镜焦距）时，在物镜像方的二倍焦距以外形成倒立的放大的实像。根据⑤的规律，可以在目镜光路设计时，将这个倒立的放大的实像落在目镜的一倍焦距 f_e

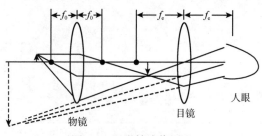

（f_e 为目镜焦距）之内，使物镜所放大的中间像被目镜再一次放大，最终在目镜的物方（中间像的同侧）形成倒立的放大的虚像。所以，被检物体就这样被物镜和目镜两次放大。而且当使用显微镜观察时，在不另加转换棱镜的情况下，目镜下看到的像和被观察物体的方向是相反的（图 3-3）。

图 3-3　显微镜成像原理

（三）像差

由于客观条件限制，即使再精密的光学系统也不能生成理论中理想的像，各种像差的存在会降低成像效果。常见的像差包括以下几种。

1. 色差　色差是透镜成像的一个严重缺陷，发生在多色光为光源的情况下，单色光不产生色差。白光由红、橙、黄、绿、青、蓝、紫组成，由于这些光的波长不同，在通过透镜时的折射率也不同，这样物方一个点，在像方就会形成一个色斑，即产生了色差。光学显微系统需要校正这种色差即消色差。单通道成像时色差不明显，但进行多通道成像时，如果不能很好地进行色差校正，各个通道之间的信号就不能很好地契合，会导致误差。

2. 球差　球差是光轴上点的单色像差，是由透镜的球形表面造成的。理想的透镜口径无限大，厚度无限薄，这样才能符合几何光学的原理。但实际的球面单透镜不同于理想的透镜，不同位置入射的光线偏折角度不同，导致边缘光线和中心光线焦点不同，所以必然不会形成完美的点，而是形成一个光斑，从而降低成像质量。球差校正最常用的方法是利用不同材料的凸凹透镜组合。目前新型显微镜的球差已经完全可以通过特殊设计的物镜进行消除。

3. 彗差　由位于主光轴外的一个轴外物点，发出圆锥形的单色光束，通过透镜发生折射后，在理想平面处不能形成清晰的点，而是形成拖着尾巴的宛如彗星的光斑，称为"彗差"。在显微镜设计中尤其在配有大视场目镜的显微镜的物镜，必须在透镜系统中使用专门设计的光学透镜进行校正。

4. 像散　像散也是一种影响成像清晰度的轴外点单色像差。当视场很大时，边缘的物点离光轴远，光束倾斜大，经透镜后则引起像散。像散使原来的物点在成像后变成两个分离并且相互垂直的短线，在理想像平面综合后，形成一个椭圆形的斑点。像散也是通过复杂的透镜组合消除。

5. 场曲　场曲又称"像场弯曲"。当透镜存在场曲时，整个光束的交点不与理想像点重合，虽然在每个特定点都能得到清晰的像点，但整个像平面是一个曲面。这样在镜检时不能同时看清整个像面，给观察和照相造成困难。因此，研究用显微镜的物镜一般都是平场物镜，这种物镜已经校正了场曲。

6. 畸变　畸变是另一种性质的像差，光束的同心性不受到破坏，因此不影响像的清晰度，但使像与原物体相比，在形状上产生失真，这就是畸变。畸变一般包括枕形畸变和桶形畸变。

二、显微镜的光学参数

显微镜的光学参数包括数值孔径、分辨率、放大率、焦深、视场宽度、覆盖差、工作距离等。这些参数在实际应用中并非都是越高越好，它们之间是相互联系又相互制约的，使用时应根据实验目的和实际情况协调。

（一）数值孔径

数值孔径（numerical aperture，NA）是物镜和聚光镜的主要技术参数，是判断两者性能高低的重要指标。数值孔径的数值，一般标在物镜和聚光镜的外壳上。数值孔径是透镜与被检物体之间介质的折射率（n）和孔径角（2μ）一半的正弦的乘积。用公式表示为 NA=$n\sin\mu$。孔径角 2μ 又称"镜口角"，是物镜光轴上的物体点与物镜前透镜的有效直径所形成的角度。孔径角越大，进入物镜的光通量就越大，它与物镜的有效直径成正比。为了增大 NA 值，由公式可知，可以通过增大介质的折射率 n 值实现，基于这一原理，就产生了水浸物镜和油浸物镜。常用的物镜 NA 最大值一般为 1.4，这个数值在理论上和技术上都接近极限。目前，有公司使用稀有宝石等材料制作高 NA 的物镜，再配合折射率非常高的介质，可使 NA 值高达 1.7。NA 值与其他技术参数密切相关，它几乎决定和影响着其他各项技术参数。它与分辨率成正比，与放大率成正比，与焦深成反比。另外，NA 值增大，视场宽度与工作距离都会相应变小。

（二）分辨率

分辨率作为显微镜系统一个最为重要的技术参数，是由哪些因素决定的呢？由前文所知，只要适当选择透镜的焦距，就可以造出极高放大倍数的光学系统，将任何微小的物体放大到清晰可见的程度，但实际应用中无法达到这个极限。19 世纪末，德国科学家恩斯特·阿贝指出，光学显微镜受限于光的衍射效应，存在分辨率极限（也称阿贝衍射极限），其数值大约是可见光波长的一半。而可见光的波长在 380～700nm，波长最短的为蓝紫光，约 400nm，因此光学显微镜最小分辨率极限约为 200nm。当两个点距离小于 200nm 时，光学显微镜无法分辨。

显微镜使用的是凸透镜，按照经典几何光学理论，凸透镜能将入射光聚焦到焦点上，但由于透镜口径有一定大小，光线透过时会由于波动特性发生衍射，无法将光线聚焦到无限小的焦点上，而只会形成一个具有一定能量分布的光斑。中央是明亮的圆斑，周围有一组较弱的明暗相间的同心环状条纹，把其中以第一暗环为界限的中央亮斑称为艾里斑（Airy disk）。每一个发光的物点，经过有限直径的透镜后，都会在像平面形成一个艾里斑。对于非常接近的两个点，成像后艾里斑会过于接近，以至于无法分辨。若两个等光强的点像的间隔等于艾里斑的半径，即一个艾里斑中心与另一个艾里斑边缘正好重合，则这两个物点刚好能被人眼或光学仪器所分辨，这个判据称为瑞利判据（图 3-4）。

经过一系列复杂的推导，显微镜的分辨率用公式表示为

$$R = 0.61\lambda / NA（obj）$$

或

$$R = 1.22\lambda / [NA（obj）+ NA（cond）]$$

式中，R 为最小分辨距离；λ 为光的波长；NA（obj）为物镜的 NA；NA（cond）为聚光镜的 NA。

由上式可见显微成像系统的分辨率取决于激发光的波长和物镜/聚光镜的 NA 值。NA 值越大，激发光波长越短，则 R 值越小，分辨率越高。由此可知，要提高分辨率，即减小 R 值，可采取以下措施：减小波长 λ 值/使用短波长光源或者增大介质 n 值。

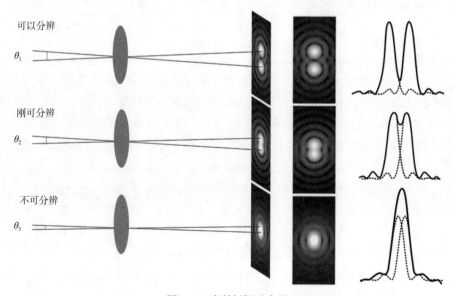

可以分辨　θ_1

刚可分辨　θ_2

不可分辨　θ_3

图 3-4　瑞利判据示意图

（三）放大率

放大率是指被检验物体经显微成像系统层层放大后，人眼或显示器上所显示的最终图像的大小与原被检物体大小的比值，一般是物镜放大倍数和目镜或视频系统放大倍数的乘积。

$$观察倍率（M）= 物镜倍率×目镜倍率$$

例如，10倍物镜搭配10倍目镜显微镜，放大倍数=10×10=100倍。

$$视频倍率（M）= 物镜倍率×视频目镜倍率$$
$$=物镜倍率×（显示器对角线/CCD对角线）×接口倍率$$

例如，10倍物镜配15英寸显示器及1/3英寸的电荷耦合器件（CCD）或互补金属氧化物半导体器件（CMOS）的视频显微镜，总放大倍数=10×（15×25.4/6）=635倍

放大率也是显微镜的重要参数，但需要注意的是并非放大率越高越好，在选择时应首先考虑物镜的数值孔径，否则超越了物镜分辨极限的放大就是虚放大。

（四）焦深

实际生活中，当拍摄花、鸟等照片时，背景比较模糊，突出被拍物。但当拍摄纪念照、风景等照片时，却会把背景拍摄得和被拍对象一样清晰。这两者的区别就是采用了不同焦深。前者为浅焦深，拍摄聚焦到被拍物上，只能拍清晰很小的一个厚度，被拍物前后的景色都被虚化，清晰范围较小；而后者为大焦深，拍摄清晰范围较大（图3-5）。

在使用显微镜时，当聚焦在被检物的某一平面时，在此平面的上下一定厚度范围内被检物均可以观察清楚，这个清楚的厚度范围就称为焦深。焦深大指的是可以清楚地观察到被检物体的比较厚的多层，而焦深小指的则是只能清楚地观测到被检物体的一个薄层。焦深与其他显微镜的参数有以下关系：焦深与总放大倍数成反比，与数值孔径成反比，与分辨率成反比。实际操作中，如果需要用高数值孔径的物镜保证分辨率，同时还需要拍摄厚样本的全层，可以通过焦深扩展软件提升焦深。

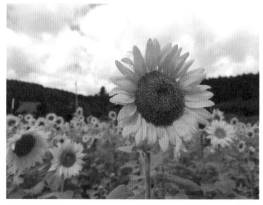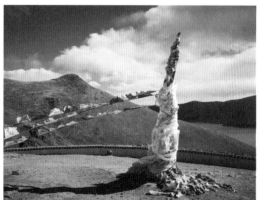

图3-5　不同焦深比较（左侧为浅焦深，右侧为大焦深）

（五）视场宽度

视场就是指显微镜所观察到的范围。视场宽度又称为视场直径，是指在显微镜下看到

的圆形视场内所能容纳被检物体的实际大小范围。视场直径越大意味着可观察范围越大，越便于寻找感兴趣的目标。但视场直径又由于场曲因素而不能过大，一般在 23~27mm 比较合理。视场直径公式：

$$F=FN/[M（O）\times M（T）]$$

式中，F 是视场直径，FN（field number）是视场数；$M（O）$ 是物镜放大率；$M（T）$ 是套筒透镜放大率。

　　由上述公式可得到，物镜放大倍率越小，视场数越大，视场直径就越大。物镜放大倍率越大，视场数越小，视场直径就越小。因此，在低倍镜下可更接近于看到被检物体的全貌，而高倍物镜更适合观察被检物体的很小一部分的精细结构。

（六）覆盖差

盖玻片经常被应用到显微成像观察的实验中，但盖玻片的厚度会存在微小差别，这样光线从不同厚度的盖玻片进入空气发生折射后的光路不可能完全相同，就产生了像差，被称为覆盖差。覆盖差也会在一定程度上影响显微镜的成像质量。国际规定盖玻片的标准厚度为 0.17mm，一般许可范围在 0.16~0.18mm，所以在选择盖玻片时一定要注意覆盖差的存在。一般的物镜已在工艺上考虑了覆盖差，在物镜镜身上标记有 0.17，说明此物镜要使用厚度为 0.17mm 的盖玻片。如果有些低倍物镜镜身上标记有"–"符号，说明此物镜不会受覆盖差影响。有的物镜镜身上标记有"0"，说明使用此物镜观察时不能加盖玻片，常用于金相显微镜和血液涂片检查。

　　例如，图 3-6 中的物镜，镜身上有 0.13~0.21 的标记，

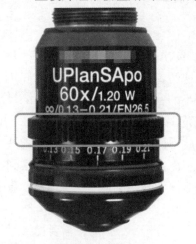

图 3-6　物镜镜体上的覆盖差校正环　表示可以通过覆盖差校正环的调节来适应 0.13~0.21mm 厚度的覆盖玻片，此校正环可通过控制物镜内一组校正透镜的位置实现覆盖差的校正。

（七）工作距离

　　物镜的工作距离指物镜前透镜的表面到被检物体之间的距离，它与焦距是两个概念，通常所说的"调焦"，实际上是使用准焦螺旋调整物镜与被检物体之间的工作距离。一般来说，使用显微镜观察比较厚的样本时，需要选择工作距离较大的物镜，但需要注意的是，长工作距离的物镜孔径角小，NA 值一般较小；反之，NA 值大的物镜工作距离都相对较小，这两个参数是相互制约的。

三、显微镜的基本部件及光学特性

（一）物镜

物镜是显微镜最重要的光学部件，负责被检物体的初级成像，是影响成像质量的最核

心部件，也是衡量一台显微镜质量最为重要的标准之一，同时物镜也影响着显微镜的其他各项光学技术参数。物镜的结构繁复，工艺精密，越高端的物镜，内部装有越复杂的多个固定透镜组件，从而能够对各种像差进行很好的校正。另外，衡量显微镜质量的一个重要标准是物镜的齐焦性能和合轴程度。齐焦性是指在镜检时，当用某一倍率的物镜观察图像清晰后，转换另一倍率的物镜，再观察图像也基本清晰。合轴程度是指在镜检时，当用某一倍率的物镜观察图像清晰后，转换另一倍率的物镜，像的中心一定范围内有极小的偏离。齐焦性能和合轴程度是反映物镜的工艺质量和物镜转换器精度的客观指标，性能优异的显微镜都需要达到严格的标准。

物镜种类很多，常分为以下几种。

1. 消色差物镜 消色差物镜镜身上常标记有"Ach"字样。这类物镜仅能针对两个波长（蓝色和红色，分别约为 486nm 和 656nm）的轴向色差进行校正，另外，还针对绿色（546nm）的球差进行校正。消色差物镜不能很好地校正其他波长光的色差和球差，且场曲很大。消色差物镜的这种有限校正可能会导致在进行显微照相时产生大量伪影。

2. 复消色差物镜 复消色差物镜是目前可制造的校正程度最高的显微镜物镜，其高昂的价格反映了制造所需的复杂设计和精细组装。这种物镜一般采用特种玻璃或萤石等材料制作而成，镜身上标有"Apo"字样。一般来说，复消色差物镜进行三种颜色（红色、绿色和蓝色）的色差校正，几乎消除了色差，并针对两个或三个波长进行球差校正。由于复消色差物镜的校正水平高，通常在给定的放大倍数下，其数值孔径要比消色差物镜或半复消色差物镜高，这样不仅分辨率高，成像质量更优，而且也有更高的有效放大率。因此，复消色差物镜以其优异的成像质量，被广泛应用于高级研究镜检和显微成像。

3. 半复消色差物镜 半复消色差物镜又称氟石物镜，物镜的镜身上标记有"FL"字样，在结构上比消色差物镜复杂，但比复消色差物镜简单。所以其在成像质量上，比消色差物镜优异，成像质量接近复消色差物镜的水平。

4. 平场物镜 平场物镜是在物镜的透镜组系统中增加一块半月形的厚透镜，对场曲进行校正。物镜的镜身上一般标记有"Plan"字样。平场物镜的视场平坦，更适用于显微成像。

5. 特种物镜 特种物镜是在上述物镜的基础上，专门为达到某些特定的观察效果设计制造而成。主要有以下几种。

（1）带校正环物镜：在物镜的镜身上装有覆盖差调节环，当转动调节环时，可调节物镜内透镜组之间的距离，从而达到校正由盖玻片厚度不一致引起的覆盖差的目的。

（2）相差物镜：是相差镜检术的专用物镜，其技术关键点是在物镜的后焦平面处安装有相板。

（3）长工作距离物镜：这种物镜的焦距大于普通物镜，是为了满足液态材料（高温金相）、液晶、组织培养、活体动物的镜检而设计的。

（二）目镜

目镜的作用是把物镜放大的中间像进行二次放大，使所成的虚像被观察者的眼睛接收。目镜内部通常也包括若干个透镜组合，具有较大的视场。值得注意的是，对于物镜不能分辨的结构，目镜再放大，也不能分辨其结构，这是由于显微镜的分辨率是由物镜的NA值所决定的。目镜上常见调节参数包括瞳孔距离和屈光度。

（三）聚光镜

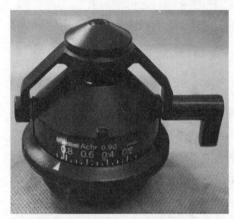

图 3-7　典型的正置显微镜聚光镜

聚光镜又名聚光器，一般安装在正置显微镜中，装在载物台的下方、倒置显微镜载物台的上方。在使用数值孔径 0.40 以上的物镜时，必须安装聚光镜。聚光镜可以弥补进光量的不足，同时可以将光线聚焦于被检物体上，从而达到最佳的照明效果（图3-7）。聚光镜的结构有很多种，常见的有阿贝聚光镜、消色差聚光镜、摇出式聚光镜等。

聚光镜的作用在于将光源发散的光汇聚成与物镜相匹配的光束，形成明亮均匀的视场。聚光镜上装有孔径光阑，孔径光阑位于聚光镜的透镜组之间、聚光镜前焦点平面处，它能调整聚光镜的 NA 值以期与所用物镜的 NA 值相匹配，从而调节分辨率、焦深、对比度和亮度使其处于最佳状态。如孔径光阑开得过大，会产生眩光，孔径光阑开到 100%，景深变小，对比度降低，影响影像清晰度（图 3-8A）。当将孔径光阑开至小于物镜数值孔径时，景深变大，对比度增加，影像更清晰（图 3-8B）。但也不能开得过小，因为过小会导致衍射增加、分辨率降低（图 3-8C）。根据经验，孔径光阑开到物镜数值孔径的 60%～90% 为佳。

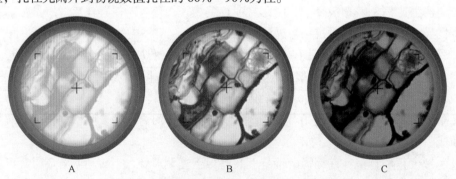

图 3-8　调节孔径光阑产生不同的成像效果
A. 孔径光阑开启 100%；B. 孔径光阑开启 66%；C. 孔径光阑开启 20%

（四）显微镜的照明装置

显微镜的照明方法依照其照明光路的差别可分为透射式照明和反射式照明两大类。前者适用于透明或半透明的样本，绝大多数生物显微镜会采用这种照明法，又分为中心照明和斜射照明两种方式，中心照明是最常用的照明法，其特点是照明光束的中轴与显微镜的光轴在一条直线上，分为临界照明和科勒照明两种。

1. 临界照明　临界照明方法是英国显微学家爱德华·纳尔逊首先利用阿贝提出的光学原理开发的。从 19 世纪下半叶到 20 世纪，显微学家都非常成功地利用了临界照明。如今，临界照明仍然在各个领域有广泛的应用。

临界照明使用子级聚光器将均匀光源的像聚焦在样本平面，从而在整个视场上获得某种程度的均匀照明条件。当考虑使用这种照明方法时，光源的均匀性是最为重要的一个方面。但在实践中，将光源聚焦在样本平面上是不稳定的，通常会产生颗粒状、不均匀或有斑点的背景，影响成像的质量。可以通过安置散焦子级冷凝器解决此问题，安装此类装置可以产生更均匀的背景，而且避免光源的长时间照射而损伤被检物体。由于其局限性，临界照明已逐渐被更高效的显微镜照明方式——科勒照明所取代。

2. 科勒照明　科勒是 19 世纪末蔡司厂的工程师，为了纪念他在光学领域的突出贡献，后人把他发明的二次成像称为科勒照明。科勒照明克服了临界照明的缺点，是研究型显微镜中的理想照明法。其优点：首先，在科勒照明中光源的图像聚焦在聚光镜孔径光阑上，以产生穿过样本或物体平面的平行（非聚焦）光，这样在被检物体的平面处没有灯丝像的形成，不影响观察；其次，聚光镜下方（孔径光阑处）光源的放大图像会产生宽广的照明束，这是获得最佳样本分辨率所必需的，聚光镜孔径光阑的尺寸可用于控制照射样本光锥的数值孔径，并减少不必要的杂散光和眩光；再次，聚光镜又将视场光阑成像在被检物体的平面处，改变视场光阑的大小即可控制照明范围；最后，这种照明的热焦点并不在被检物体的平面处，所以即使长时间照明，被检物体的热损伤也很小。

3. 其他照明　除了中心照明，还有一类照明称为斜射照明，其照明光束的中轴与显微镜的光轴不在一条直线上，而是与光轴形成一定的夹角。相差显微检术和暗视野显微检术属于斜射照明。反射式照明又称为落射式照明，是非透明样本和荧光的一种检测方法。非透明样本范围非常广泛，包括大多数金属、矿石、陶瓷、许多聚合物、半导体（未加工的硅、硅片和集成电路）、矿渣、煤炭、塑料、油漆、纸张、木材、皮革、玻璃夹杂物，以及各种专业材料。由于光无法穿过这些样本，必须将其引导到表面，并最终通过镜面反射或漫反射返回到显微镜物镜。荧光检测的适用范围也十分广泛，特别是生物检测用户，已成为最重要的研究手段之一。

四、常见的显微镜检术

常见的显微镜检术（简称镜检）包括明场、相差、微分干涉、偏光、荧光、暗场镜检，另外还有体视显微镜检等，下文对血液学领域常用的显微镜检术做简要介绍。

（一）明场镜检

明场镜检是生物医学领域最为常用的一种镜检方式，广泛应用于病理、检验，用于观察被染色的切片，所有光学显微镜均具有此项功能。明场镜检的优点是视野亮度高、均匀，应用范围广，操作简单；缺点是透明样本对比度低，样本没有立体感。

（二）相差镜检

相差镜检在生物学中也是一种非常重要的镜检方式。人眼仅对可见光谱的颜色（光频率的变化）或不同的光强度（振幅的变化）敏感，对于透明的生物样本，当光线通过时，频率和振幅的改变非常小，在进行观察时图像缺乏对比度，以至于很难观察到样本细节。泽尼克成功设计了一种方法，利用被检物体的光程差产生高对比度的图像，即利用光的干涉现象，将人眼不可分辨的相位差变为可分辨的振幅差：光线透过样本后发生折射，滞后了 $1/4\lambda$，如果想办法使之再增加或减少 $1/4\lambda$，则光程差变为 $1/2\lambda$，两束光合轴后干涉得到加强，振幅增大或减小，对比度提高。这就是相差显微镜的原理。应用相差镜检，即使是无色透明的物质也可清晰可见，这大大方便了对活细胞的观察，因此相差镜检法广泛应用于倒置显微镜。

（三）微分干涉镜检

微分干涉镜检术起源于 20 世纪 50 年代中期，科学家对沃拉斯顿棱镜进行了改进，它可以将入射的偏振光束分成沿不同方向传播的两组光束，彼此垂直振动。分开的光束进入并穿过样本，在样本中其路径会依据样本的不同厚度和折射率发生改变。当平行光束进入物镜时，它们会在后焦平面上方聚焦，然后进入第二个改良的沃拉斯顿棱镜，该棱镜将两个光束重新整合。由于平行光束已经穿过了样本，其路径对于样本的不同区域具有不同的长度（光程差），这种不同位置上的差异使样本达到了一种好似三维立体的观察效果。

（四）偏光镜检

偏光显微镜是最常用的鉴定物质精细结构光学性质的一种显微镜。凡具有双折射性质（各向异性）的物质，在偏光显微镜下均得以分辨。偏光显微镜的特点是将普通光改变为偏光进行镜检，为了实现此目的，显微镜必须在光路中配备一个位于样本前的偏光镜，以及位于物镜后和观察目镜或检测器之间的检偏器（第二个偏光镜）。双折射性是晶体的基本特性之一，因此偏光显微镜被广泛应用在矿物、化工等领域；在生物学领域中也有一定的应用前景，如近年来在肿瘤领域应用越来越多，期待开发一些偏光成像设备以利于手术中微小肿瘤组织的定位。

（五）荧光镜检

荧光是物质中的电子吸收光的能量由低能状态转变为高能状态，再回到低能状态时释放出的光，是一种非温度辐射光。荧光镜检是用短波长的光激发用荧光素标记的被检物体，使之受激发后产生长波长的荧光，然后利用特殊设备进行观察。荧光镜检已广泛应用于生物、医学等领域，是生物医学科研领域发展最为迅速的新兴技术。在后面的章节会对荧光显微成像技术做详细介绍。

（六）体视显微镜检

体视显微镜检是依赖于体视显微镜（实体显微镜或解剖镜）进行样本观测的实验技术。体视显微镜是一种具有正像立体感的特殊显微镜，可以从不同角度观察样本，具有较大景深。一般情况下，放大倍率通常被认为是判断光学显微镜性能的最重要标准，但有些时候，一些研究更注重的是具有较高对比度和较大景深，并且要求观察样本的立体全貌，也就是必须以较小的放大倍数进行观测甚至操作。在这种情况下，立体显微镜以其大视野、无级调节可变放大率及超大工作距离，更适于脆弱而敏感的生物学样本相关研究。目前，体视镜在生物医学领域应用越来越广泛，而且随着应用要求的不断提高，体视镜也发展出丰富的配套附件，如荧光、照相、冷光源等，以适应不断增加的科学研究需求。

（张　森　林芳珍　杨晚竹）

第三节　荧光显微成像技术

一、宽场荧光显微成像技术

（一）荧光基础知识

1. 荧光　英国科学家乔治·斯托克斯首先观察到矿物萤石在紫外线照射下会发出荧光，因此创造了"荧光"这个词。荧光的定义是原子或分子中的电子吸收光的能量由低能状态转变为高能状态，再回到低能状态时释放出的光子。它是光和物质相互作用的美丽表现，也是构成荧光显微镜的基础。Jablonski 能级图（图 3-9）显示：当荧光分子吸收适当波长的光子时，电子被激发到更高的能量状态，而后发生振动弛豫，在非常短的时间（纳秒级）内回到基态，释放吸收的能量作为荧光光子。在此过程中会损失部分能量，因此发出的荧光光子通常比被吸收的激发光子具有更低的振动频率和更长的波长。当激发辐射停止时，荧光也会立刻消失。

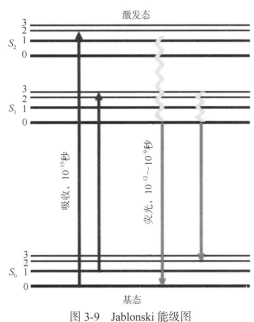

图 3-9　Jablonski 能级图

2. 荧光染料的特性　能够发出荧光的分子被称为荧光分子或荧光染料。每一种荧光分子都有对应的激发光谱和发射光谱。由于电子从激发态回到基态过程中有热量消耗，依据光子能量公式，荧光分子发出波长较长的荧光发射光谱。激发和发射荧光分子之间的波长或能量之差称为斯托克斯位移（Stokes shift）。

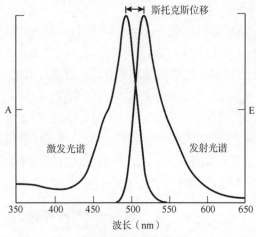

图 3-10 结合荧光素的免疫球蛋白（IgG）的吸收
光谱和荧光发射光谱

荧光素在 492nm 处有一个吸收/激发峰，荧光在 520nm 有一个
发射峰，表现为黄绿色荧光

资料来源：Murphy DB，2001. Fundamentals of light microscopy
and electronic imaging. New Jersey：John Wiley & Sons, Inc.

如图 3-10 所示，斯托克斯位移表现为激发光谱和发射光谱最大值之间的纳米差异。在荧光显微镜的应用中，荧光染料的斯托克斯位移越大，越容易使用干涉滤光片将激发光谱和荧光波长分离。

染料选择的另一个重要标准是摩尔吸光系数，该系数描述了荧光染料吸收光子的能力，其大小与荧光染料、溶剂的性质及光的波长有关。通常所说的摩尔吸光系数指在最大吸收波长时的值。荧光发射的量子效率（quantum efficiency, QE）表示发射荧光的光子数与吸收激发光光子数之比。QE 是一个最基本而重要的参数，代表了荧光染料将吸收光能转化为荧光的能力。QE 的大小与物质的化学结构紧密相关，而任何可改变化学结构的因素都会导致 QE 的改变。例如，碱性 pH 环境中的可溶性荧光素 QE 能够达到 0.9，而在中性 pH 下与蛋白质结合的荧光素 QE 通常在 0.3～0.6。

此外，抗猝灭和抗光漂白也是荧光素选择的重要指标。猝灭会降低荧光染料的量子产率而不改变其荧光发射光谱。光漂白是指染料由于光子诱导的化学损伤和共价修饰荧光永久丧失。通常在活细胞成像时可通过减小激发光强或降低环境中的氧浓度来降低光漂白的速率。

3. 荧光染料的分类 随着荧光显微镜的普及，出现了多种多样的荧光染料，早期对动物组织或病原体的研究发现，自体荧光要么非常微弱，要么具有非特异性。随后发展起来的直标抗体和间标抗体大大提高了荧光的特异性及强度。按照化学性质的不同，染料大致被分为五类：①自发荧光分子，如胶原蛋白、还原型烟酰胺腺嘌呤二核苷酸（NADH）；②有机染料，如 Alexa 系列染料、Cy 染料；③荧光蛋白，如 BFP、GFP、RFP；④无机离子，如镧系稀土元素铕（Eu）、镱（Yb）等；⑤发光半导体纳米颗粒、量子点。其中荧光蛋白的发现及快速改进对活细胞成像技术起到了革命性的推进作用。时至今日，大量的荧光蛋白基因改造突变体被开发，它们的荧光颜色几乎涵盖了整个可见光色谱（表 3-1）。

表 3-1 不同种类荧光蛋白的发光特性

分类	名称	E_x（nm）	E_m（nm）	吸光系数[L/（mol·cm）]	量子产率	相对亮度（EGFP%）	聚合形式
深蓝荧光蛋白	Sirius	355	424	15 000	0.24	11	单体
蓝色荧光蛋白	EBFP	380	440	29 000	0.3	27	单体
	EBFP2	383	448	32 000	0.56	53	单体
	Azurite	384	450	26 200	0.55	43	单体
	mTagBFP	399	456	52 000	0.63	98	单体

续表

分类	名称	E_x（nm）	E_m（nm）	吸光系数[L/（mol·cm）]	量子产率	相对亮度（EGFP%）	聚合形式
青色荧光蛋白	ECFP	439	476	32 500	0.4	39	单体
	Cerulean	433	475	43 000	0.62	79	单体
	CyPet	435	477	35 000	0.51	53	单体
	mTFPl	462	492	64 000	0.85	162	单体
	Midoriishi-Cyan	472	495	27 500	0.9	73	单体
绿色荧光蛋白	UKG	483	499	60 000	0.72	129	单体
	EGFP	488	507	56 000	0.6	100	单体
	Emerald	487	509	57 500	0.68	115	单体
	Superfolder GFP	485	510	83.3	0.65	160	单体
	Azami Green	492	505	55 000	0.74	121	单体
	mWasabl	493	509	70 000	0.8	167	单体
	T-Sapphire	399	511	44 000	0.6	79	单体
黄色荧光蛋白	EYFP	514	527	83 400	0.61	151	单体
	Topaz	514	527	94 500	0.6	169	单体
	Venus	515	528	92 200	0.57	156	单体
	Citrine	516	529	77 000	0.76	174	单体
	Ypet	517	530	104 000	0.77	238	单体
	PhiYFP	525	537	130 000	0.4	155	二聚体
橙色荧光蛋白	Kusabira Orange	548	559	516 000	0.6	92	单体
	Kusabira Orange2	551	565	638 000	0.62	118	单体
	mOrange2	549	565	58 000	0.6	104	单体
	tdTomato-Tandem Dimer	554	581	138 000	0.69	283	二聚体
	TagRFP	555	584	100 000	0.48	142	单体
	TagRFP-T	555	584	81 000	0.41	99	单体
红色荧光蛋白	mRuby	558	605	112 000	0.35	117	单体
	mApple	568	592	75 000	0.49	109	单体
	mStrawberry	574	596	90 000	0.29	78	单体
	mRFPl	584	607	50 000	0.25	37	单体
	mCherry	587	610	72 000	0.22	47	单体
	tdKeima-Tandem Dimer	440	620	28 800	0.24	21	二聚体
	mKate2	588	633	62 500	0.4	74	单体
	mPlum	590	649	41 000	0.1	12	单体

（二）宽场荧光显微镜基本构造

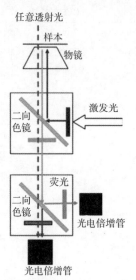

图 3-11　宽场荧光显微镜基本结构

资料来源：Sanderson MJ，Smith I，Parker I，et al，2014. Fluorescence microscopy. Cold Spring Harb Protoc，（10）：1042-1065

荧光显微镜是一种广泛应用于生物医学领域的光学显微镜。其以点光源经过滤色系统（光栅或滤镜等）发出的一定波长的光作为激发光，激发光通过聚光器光路和显微镜物镜光路照射到样本平面，并激发样本内荧光物质发出不同波长的荧光，再通过物镜和目镜的放大对样本荧光进行观察。这使得荧光显微镜敏感性较高，进而实现对生物样本的定性、定位和定量观察。

就其光路来说，荧光显微镜可以分为透射式荧光显微镜和落射式荧光显微镜。透射式荧光显微镜的激发光通过聚光镜穿透样本激发荧光，但透射式的问题在于荧光强度会随着物镜倍数的增大而逐渐减弱。1929 年，Philipp Ellinger 和 August Hirt 等发明了落射式荧光显微镜（epi-fluorescence microscope），其激发光是从物镜向下落射到生物样本表面，物镜收集样本反射光进而成像。宽场荧光显微镜由落射式荧光显微镜发展而来，以普通光学显微镜为基础，并附加一些光学组件如激发光源、激发滤片、二向色镜等（图 3-11）。

1. 激发光源　常见的激发光源有汞灯、氙灯、汞氙复合电弧灯和 LED 光源。汞灯无法提供从紫外到红外的整个光谱强度，激发能量峰值主要集中在紫外、紫、蓝、绿光范围，搭配特定的荧光染料可获得较好的信噪比。但汞灯光谱不平坦的特性限制了其在定量观察方面的应用，而主要用于形态学等定性观察。氙灯光谱特性相对平坦，较适用于动态测量等定量观察，如用于检测样本 Ca^{2+}、Mn^{2+} 等离子浓度变化。汞氙复合电弧灯则结合了汞灯和氙灯的优点，可用于定性和定量观察。LED 是新近发展起来的半导体冷光源，具有效率高、寿命长（最高寿命可达 10 万小时）、覆盖整个可见光谱及环保等优点，其作为激发和照明光源越来越多地应用在生命科学领域。

2. 激发滤片　激发光源可发出可见光全光谱的光，但每种荧光素都有对应的产生最强荧光的激发峰值，所以需要配置激发滤片（一般有紫外、紫、蓝和绿光激发滤片）。激发滤片仅使一定波长范围的激发光透过并照射到生物样本上，同时吸收其他波长的激发光，这有助于提高荧光分子的激发效率。

3. 二向色镜　荧光物质被激发光激发后，在极短时间（纳秒级）内发射出比激发光波长更长的可见荧光。由于荧光具有单一性，且强度一般比激发光弱，因此为了观察到发射荧光，需要在物镜后方配置二向色镜。二向色镜是由 Ploem 等于 1967 年发明。二向色镜与光轴成 45°布置，可将激发光反射到物镜，并聚焦于样本上。样本被激发后产生的一定波长的荧光经二向色镜滤过后被目镜和成像系统收集。二向色镜的滤光作用有两个方面：①吸收和阻挡激发光进入目镜，防止其干扰荧光；②选择并让需要的荧光透过，表现出单一的荧光色彩，使视野照明均匀、成像清晰。二向色镜与不同的激发滤片组合，即可满足观察不同荧光标记的需要。

4. 检测系统　由于使用宽场照明方式，宽场荧光显微镜的检测系统常选用二元面阵的平面探测元件。探测元件须具备良好的灵敏度，即弱光探测能力，且保证较好的光子收集效率。目前常用的电荷耦合器件（charge coupled device，CCD）主要包括增强电荷耦合器件（intensified charge coupled device，ICCD）、电子倍增电荷耦合元件（electron-multiplying charge coupled device，EMCCD）和互补金属氧化物半导体传感器（complementary metal oxide semiconductor sensor，CMOS 传感器）。其中 ICCD 是由像增强器和可见光 CCD 耦合而成，其原理是，像增强器获得光学信号二维分布或图像后经中继光学元件与可见光 CCD 耦合，CCD 把光敏元件上的光信息转换成与光强成比例的电荷量并输出电信号。ICCD 的优势在于其几何畸变极小，对光的响应高度线性，且能够获得良好时间分辨的光信号。而 EMCCD 是一种新型的灵敏度更高的探测器，信号在 CCD 内部先进行放大，再转换为电信号输出，有效提高了图像的信噪比。EMCCD 具有读出噪声小、灵敏度高的特点，可以捕获极其微弱的荧光信号，是单分子研究的金标准相机。然而随着信号强度、背景强度的增加，EMCCD 成像性能受到额外噪声的影响，信噪比下降，被快速发展的 CMOS 传感器超越。高性能科研级 CMOS 传感器量子效率能够达到 70% 以上，速度相对于 EMCCD 也有大幅提高。其中背照式 CMOS 传感器通过增大有效感光区域量子效率能够达到 95%，结合读出噪声低、高速、大幅面的优势，其广泛应用于宽场荧光、共聚焦乃至超分辨率成像设备中。

（三）宽场荧光显微成像的优缺点

宽场荧光显微镜以面为成像区域，与共聚焦点扫描或线扫描成像方式相比，成像速度更快，光毒性、光漂白更低。

在激发光照射下，荧光物质所激发出的荧光强度会随着时间的推移逐渐减弱甚至消失，即荧光漂白现象。荧光显微镜在对生物样本成像时，成像质量主要依赖荧光信号的强度，提高激发光强度可增强荧光信号强度。但当激发光强度过大时，光吸收趋于饱和，会不可逆地破坏荧光基团，使其无法继续发光，减小荧光图像的对比度。有研究表明，荧光漂白可显著影响细胞功能，造成生物学实验误差，降低实验可重复性。宽场荧光显微镜成像时间较短，可限制细胞过度暴露于有害的激发光下，这有助于对活体生物样本的长时间观察成像。另外，宽场荧光显微镜物镜收集的全孔径发射光可以使记录的信号最大化，使所需的曝光时间最小化，以尽可能减少激发光对细胞功能的影响。

虽然宽场荧光显微镜具有成像视场大、时间短等优点，但由于宽场照明使整个样本都受光，焦平面和焦平面以外荧光分子所发出的荧光都会被物镜所收集，加之散射及杂质荧光等背景光的影响，荧光信号的探测受到极大干扰，造成焦平面区域成像模糊，图像横向、轴向分辨率降低。尤其在观察较厚的样本时，照射区域整个 z 轴同时被激发，则检测器收集的荧光不仅包含焦平面的荧光，焦平面上方或下方的散射荧光也被物镜所接收，从而导致图像清晰度和分辨率明显降低。因此，宽场荧光成像适用于高度点状的活细胞样本及较薄的组织切片（≤5μm），而难以实现厚样本三维结构清晰成像。激发光路径上加入周期栅格结构并辅以计算机处理可以减轻散射光对成像的影响。利用反卷积、高斯拟合算法处理成像结果也可有效提高宽场成像空间分辨率，但易引入人为误差。

（四）宽场荧光显微成像的应用

宽场荧光显微技术对于活细胞长时间观察实验具有得天独厚的优势，搭配活细胞培养装置和稳焦系统可实现长达数天的连续监测，如使用宽场荧光显微镜连续观察标记了命运决定子 Numb 的造血干细胞分裂后子代细胞 Numb 的表达情况，以预测细胞的分裂模式，进而预测细胞的命运，如图 3-12 所示。

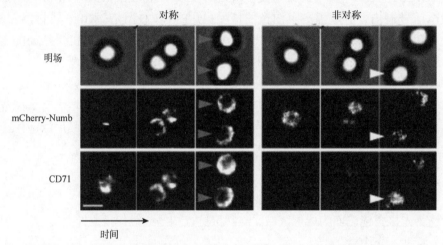

图 3-12　mCherry-Numb 对称遗传的子代造血干细胞 CD71 表达均上调（灰色箭头所示），而不对称遗传的子代造血干细胞中 mCherry-Numb 表达较少的细胞 CD71 表达上调（白色箭头所示）（比例尺：10μm）
资料来源：Loeffler D, Wehling A, Schneiter F, et al, 2019. Asymmetric lysosome inheritance predicts activation of haematopoietic stem cells. Nature，573（7774）：426-429

造血干、祖细胞具有数量少、体外活性差、黏附性低的特点，在荧光显微镜搭载微流控系统可以实现对少量造血干、祖细胞的长时间连续观察，如有文献运用构建的微流控系统不仅可以在荧光显微镜连续拍摄（长达 4 天）下维持良好的细胞活性，还可以通过灌流相应活细胞染料或荧光抗体实时监测细胞增殖和分化状况，进而可对细胞的活性、分裂次数、分化标志物阳性比例、克隆形成能力等参数进行分析。

此外，趋化运动是免疫细胞在机体中发挥固有免疫功能的重要前提之一，结合宽场荧光显微技术可实现实时监测不同炎症因子对细胞迁移过程的影响及迁移过程中生理信号的测定，如预孵育荧光标记的钙离子指示剂 Fluo-3/AM，观察中性粒细胞在甲酰甲硫氨酰-亮氨酰-苯丙氨酸（N-formyl-methionyl-leucyl-phenylalanine，fMLP）作用下胞质内游离钙离子（$[Ca^{2+}]_i$）浓度的瞬态变化，进而探讨细胞极性与$[Ca^{2+}]_i$的关系（图 3-13）。

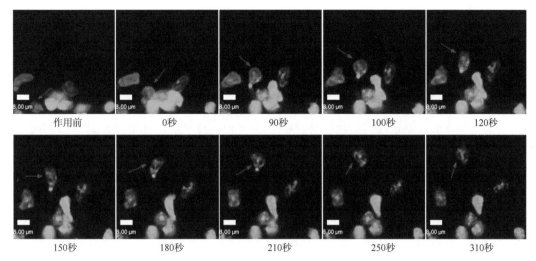

图 3-13　fMLP（1μmol/L）作用前后单个中性粒细胞（箭头所示）的荧光成像动态变化

资料来源：陈婷，梁昊岳，耿广峰，等，2016. 基于 TAXIScan 细胞动态可视化系统分析中性粒细胞迁移以及瞬时钙离子流的变化. 中国细胞生物学学报，38（4）：413-420

二、共聚焦显微成像技术

根据阿贝准则，光学显微镜的分辨率定义为显微镜可以分辨出的两个同等亮度点光源之间的最小距离，光学显微镜分辨率的极限是由光的衍射极限所决定的。传统光学显微镜由于受到焦平面外杂散光的干扰，无法进一步提升图像的分辨率，其横向极限分辨率理论上接近 200nm（对于紫外光激发）。

激光扫描共聚焦显微镜（laser scanning confocal microscopy，LSCM）是一种精密的光学仪器，以高端光学显微镜为核心，同时配置有激光光源、精密扫描装置、共轭聚焦装置和多种检测系统，融合了光学、电气控制、精密机械、光电探测及图像处理等多种关键技术。它除了具有高分辨率、高灵敏度、高放大率等特点外，还可以观察动态和静态生物样本的深层内部细微结构；不仅可以得到清晰锐利的显微 CT 图像（光学切片），还可通过三维重建测量分析细胞形态学参数和荧光强度等重要指标，故 LSCM 在组织胚胎学、病理学、病理生理学、免疫学、微生物学、细胞生物学、分子生物学、基因组学、神经病学、肿瘤学等生物医学领域得到了越来越广泛的应用。

（一）共聚焦显微镜发展历程

Minsky 于 1956 年首次在其专利中提出了共聚焦显微技术的概念，但受限于当时激发光源光强度，图像质量不佳，Minsky 的专利并未引起足够的重视。1967 年，Egger 等首次应用尼普科夫转盘扫描技术，获得了光学断层扫描成像，证实了共聚焦显微技术的光学层切能力。1977 年，Sheppard 和 Wilson 等在前人研究的基础上，探讨了部分相干光和高斯光束的共聚焦显微成像理论。1978 年，Brankenhoff 等设计并研制了一种有较高数值孔径的透镜，并将这种高数值孔径的透镜应用于激光共聚焦显微镜。随着计算机、激光和图像处理技术的发展，1987 年 White 等利用免疫荧光标记法成功显示胚胎大分子物质，充分证明共聚焦显微技术具有排除非焦平面光线干扰、获取三维数据的能力，标志着 LSCM 技术的成熟。此后该技术得到研究人员的高度重视，经过近几十年的发展，在理论和实践方面均取得了重大的突破。

值得一提的是，近十年转盘共聚焦显微镜（spinning disk confocal microscopy，SDCM）技术发展突飞猛进。基于针孔原理，SDCM 增加了包含数千个针孔的旋转磁盘，由于类似 19 世纪初用于早期电视传输的旋转针孔磁盘，因此被称为尼普科夫转盘（Nipkow 转盘）。尼普科夫转盘的增加大大提高了成像速度，但由于没有足够的激发光通过针孔盘传输到样本以获得足够明亮的共聚焦信号，早期的 SDCM 技术不能被用于荧光显微镜中。直到 2000 年初 Yokogawa 公司推出双转盘设计才克服了这个问题。与传统共聚焦相比，SDCM 在荧光活细胞成像方面具有显著优势，结合科研级高分辨率低噪声相机可以捕获活细胞快速动态生物学过程。

（二）光学原理

现代 LSCM 的设计与 Minsky 的初始设计非常相似：激发光源（如激光）经过一个透镜聚焦于观测样本，激发样本上的荧光分子；荧光分子被激发后向空间各个方向辐射出荧光，其中一部分荧光经过另一个透镜收集，通过光路中的滤波针孔（pinhole，PH）后被探测器光电倍增管（photomultiplier tube，PMT）或面阵检测器接收，经过信号处理后输出至计算机成像（图 3-14）。两个透镜的焦点共轭，即共同落在样本上，故而得名共聚焦。

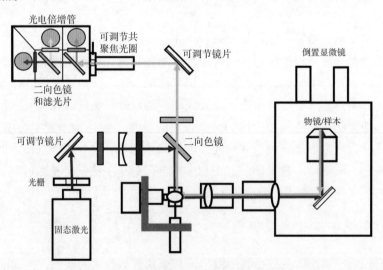

图 3-14　共聚焦显微镜基本结构

资料来源：Sanderson MJ，Smith I，Parker I，et al，2014. Fluorescence microscopy. Cold Spring Harb Protoc，2014（10）：1042-1065

在该成像技术中，光路中的 PH 直径大多在 $10^{-5} \sim 10^{-4}$ m 量级。该精密针孔进行空间滤波：只有物镜焦平面上的光才能汇聚后通过针孔被探测器接收；而非焦平面上的光在针孔上产生的是弥散光斑，其直径大于针孔直径，从而绝大多数光波被针孔过滤，仅有极少量的光通过针孔，影响微小，而且离焦平面越远，所产生的弥散斑就越大，滤波效果就越好。这能够有效抑制衍射光和杂散光对成像质量的干扰，从而显著提高系统的信噪比和分辨率。此外，相比宽场荧光成像，共聚焦将照明光限制在较小区域，缩小了照明范围，同时非焦平面处的光强远弱于焦平面处，而针孔又滤去了焦平面外的杂散光，所以共聚焦显微镜的景深近似为零，提高了轴向对比度，使得沿 z 轴方向进行的无损光学层析（也称作光学 CT）成为可能，从而实现了对较厚样本的三维成像，这大大扩展了其应用范围。

（三）扫描模式

目前主要有三种类型的共聚焦显微镜，主要区别在于共聚焦点对样本扫描模式的不同，包括单点扫描、线扫描、转盘针孔阵列扫描。

1. 单点扫描模式　单点扫描模式是对样本上物镜焦点处的局部激发和探测，要完成对整个样本的成像需要通过移动焦点和样本的相对位置，使焦点扫描整个样本区域。扫描装置（如扫描振镜、压电位移平台）提供三个维度的相对位移，通过计算机自动控制并与探测器同步，探测器逐点记录扫描区域的荧光信号。逐点扫描模式可获得非常好的空间分辨率，但也限制了图像的时间分辨率，一张有用的图像通常包含 $10^5 \sim 10^6$ 个像素点，为了将噪声降至最低，需收集尽可能多的光子，会适当延长每个像素的停留时间或提高激发光强度，进而影响整张图的成像速度或加重光漂白和光毒性现象。

2. 线扫描模式　线扫描模式是利用带有单条狭窄细缝的狭缝扫描设备替代物镜后方的针孔。照明被改造为单条狭缝状，在样本上以直线方式聚焦。成像时狭缝可覆盖视野中某一方向上直线的所有点，只需沿垂直方向扫描即可，因此扫描时间较单点扫描大大缩短。

3. 转盘针孔阵列扫描模式　SDCM 光学构造的核心是上下两个转盘。上层转盘由微透镜阵列（至少包含 20 000 个微透镜）构成，用于提高激光的汇聚效率，下层转盘由与上层转盘微透镜一一对应的针孔构成，这些针孔以阿基米德螺旋方式排列。激发光经过微透镜阵列聚焦后通过转盘针孔，以多个聚焦光束同时扫描样本，样本发射光沿激发光路径返回，经二向色镜反射后被面阵检测器探测转化为数字信号，如图 3-15 所示。同一时间上千个光束经过针孔照射到样本上，转盘每转 30° 就会成一幅像。这种多点同步扫描的方式大大提高了扫描效率。

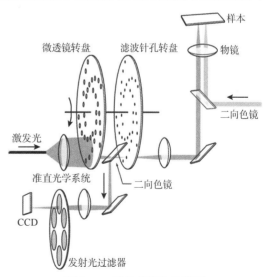

图 3-15　转盘共聚焦光路图

资料来源：Stehbens S，Pemble H，Murrow L，et al，2012. Imaging intracellular protein dynamics by spinning disk confocal microscopy. Methods Enzymol，504：293-313

（四）激光扫描共聚焦显微镜的优缺点

如上所述，LSCM 最基本的优点在于其通过空间过滤技术消除了焦平面以外的信号干扰，使对比度和分辨率明显提高。尤其在观察较厚样本时，更能显示出其优越性。其次，LSCM 的光学切片、三维重建功能十分灵活，可以直观地观察细胞骨架、染色体、细胞器和细胞膜的三维结构，有助于揭示亚细胞结构的空间关系。此外，LSCM 可以同时获取和显示多荧光标记结果，能一次性观察不同信息、进行不同结构组分的定位及定量分析，并且能获得荧光和白光叠加的图片，从而为荧光信号的定位和定量提供直观图像。

通常，对点扫描共聚焦而言，单个像素的扫描停留时间为 1~2 微秒，形成一幅典型的 1024 像素×1024 像素图像的时间接近 2 秒。而由于针孔会滤掉大部分离焦光，共聚焦只有使用单色性更好、功率更高的激光作为激发光源，才能获得更好的图像信噪比。这就加重了荧光光漂白现象，增加了细胞光毒性的风险。因此，点/线扫描共聚焦显微镜不利于活体组织或活细胞的荧光成像观察研究。

转盘式共聚焦显微镜由于采用多点同步扫描的方式，大大提高了成像速度，目前最新的商品化 SDCM 成像速度可达 400 帧/秒。同时 SDCM 采用的面阵相机相比 PMT 具有更高的光电转换效率，从而降低了对激发光强度的要求，显著减小了激发光对样本的光损害。因此，SDCM 对快速活细胞成像十分友好。但 SDCM 并非无懈可击，由于其阵列式针孔大小不可调，相应的空间分辨率受限。因此，对于厚样本图像采集，点扫描共聚焦图像分辨率要明显优于 SDCM。

（五）共聚焦显微镜的应用

LSCM 应用广泛，作为荧光显微成像的顶级实验平台，实验数据信噪比高，分析处理软件功能丰富。前已述及，LSCM 拥有卓越的光学切片和三维重建能力，并且可用于多标记荧光定位定量分析。此外，使用合适的荧光染料标记样本后，LSCM 还可以连续拍摄记录亚细胞水平上 Ca^{2+} 浓度、pH、膜电位等生理信号及细胞形态的变化，并通过计算软件进行定量分析，现举例如下。

1. 细胞内生理信号测定　Minagawa 等利用 Mag-fluo-4 染料标记内质网 Ca^{2+}，共聚焦显微镜观测、记录实验组和对照组荧光分布、强度以反映内质网 Ca^{2+} 分布、浓度变化（图 3-16）。类似地，用来标记 H^+ 的荧光染料 SNARF-1 被激发后发出的荧光被共聚焦显微镜接收成像，通过与标准曲线比对，经过算法处理后荧光强度转换为 pH，据此可分析细胞内 pH 分布特点及变化趋势。

2. 多标记荧光定位定量分析　共聚焦显微镜有多个荧光通道，可接收不同波长荧光染料发出的荧光，进而同时标记多个靶标，有利于蛋白质分布、表达强度及细胞定位、细胞计数等定量、定性分析。例如，Schneider 等以胎球蛋白 A（fetuin A）和 CD31 分别标记小鼠骨组织和骨髓血管，利用共聚焦显微镜观察小鼠骨髓中 Gli1$^+$ 细胞与骨内膜和血管间距，进而发现 Gli1$^+$ 细胞定位于小鼠骨髓内的骨内膜龛和血管龛（图 3-17）。Ye 等则在小鼠骨髓组织切片上同时标记 CD150、CD48、CD127、c-kit 和 Sca-1，经共聚焦显微镜成像后利用图像分析软件定量分析 *Pcid2* 基因敲除对小鼠造血祖细胞数量的影响（图 3-18）。

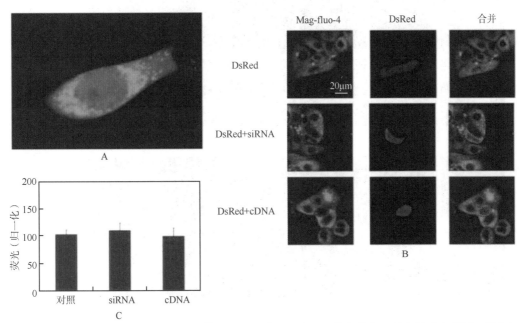

图 3-16　Mag-fluo-4 染料标记内质网 Ca^{2+}（A），实验组和对照组荧光分布、强度提示内质网 Ca^{2+} 分布、浓度变化（B）（比例尺：20μm）

资料来源：Minagawa N, Kruglov EA, Dranoff JA, et al, 2005. The anti-apoptotic protein Mcl-1 inhibits mitochondrial Ca^{2+} signals. J Biol Chem，280（39）：33637-33644

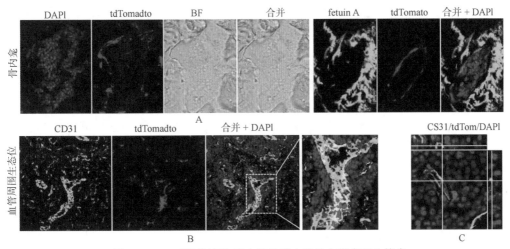

图 3-17　Gli1[+] 细胞定位于小鼠骨髓内的骨内膜龛和血管龛

资料来源：Schneider RK，Mullally A，Dugourd A，et al, 2017. Gli1[+] mesenchymal stromal cells are a key driver of bone marrow fibrosis and an important cellular therapeutic target. Cell Stem Cell，20（6）：785-800

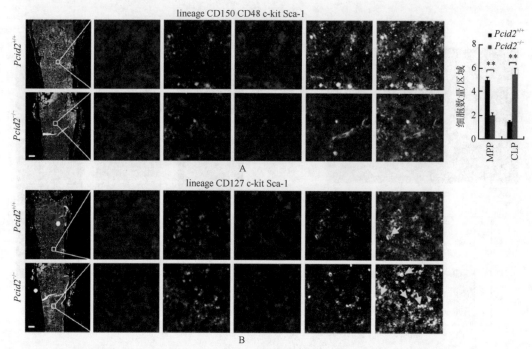

图3-18   小鼠骨髓组织切片上同时标记CD150、CD48、CD127、c-kit和Sca-1，计数分析 *Pcid2* 基因敲除对小鼠造血祖细胞数量的影响（B中比例尺：500μm）

**P＜0.01

资料来源：Ye B，Liu B，Yang L，et al，2017. Suppression of SRCAP chromatin remodelling complex and restriction of lymphoid lineage commitment by Pcid2. Nat Commun，8（1）：1518

3. 共聚焦显微镜的应用进展   随着近年来技术的突破，大量新技术的应用使激光共聚焦显微镜平台具备了更强大的功能和更丰富的生物学应用潜力。例如，通过在激光整合器后部引入声光调制滤光片系统，LSCM不仅可同时控制各个波段激光的照射强度或同一波段激光在任意时间的照射强度，还可对图像上特定的区域进行扫描成像。利用LSCM这一特性，研究人员开发和设计了荧光漂白恢复（fluorescence recovery after photobleaching，FRAP）、荧光共振能量转移（fluorescence resonance energy transfer，FRET）、荧光漂白丢失（fluorescence lose in photobleaching，FLIP）、荧光寿命成像（fluorescence lifetime imaging，FLIM）和光转化等特殊的实验研究。例如，利用FRAP技术，LSCM可以很容易地用于活细胞生物动力学研究。所谓的FRAP即用强激光束漂白感兴趣区域（region of interest，ROI）。ROI恢复的速度可以提供许多关于荧光分子生物学意义的信息，如扩散系数、分子的区域化、结合与未结合的组分等，常用于不同药物处理或可能影响分子结合特性的基因突变的检测。虽然LSCM属于光学显微镜，其分辨极限在200nm左右，但FRET技术使其可以用来检测分子间相互作用。FRET指的是相距非常近的两个荧光分子间产生的一种能量转移现象。当供体荧光分子的发射光谱与受体荧光分子的吸收光谱重叠，并且两个分子的距离在10nm以内时，就会发生一种非放射性的能量转移，即FRET现象。LSCM通过测量荧光供体分子与受体分子间的相互作用即可以反映供体分子与受体分子之间的距离，进而推断分子间是否存在直接相互作用。

（六）共聚焦显微镜的发展趋势

LSCM 的大体发展趋势：①通过优化激光光束、探测器性能、荧光染料的荧光量子效率等提高成像质量。②扫描速度与成像质量之间的矛盾是亟待解决的重要问题。③提高光学显微镜的图像分辨率，如进一步提高物镜的激发光频段通透性，使足够多的激发光到达样本平面；尽可能提高物镜的数值孔径以提高收集效率；开发新的成像模式。④进一步扩大激发光波长覆盖范围。

三、双光子显微成像技术

（一）双光子概述及发展历程

双光子荧光显微镜（two-photon fluore-scence microscopy，TPM）是基于荧光团的非线性激发的三维成像技术，由 Winfried Denk 等在 1990 年发明。经典的双光子显微镜通常由以下部分组成：激发光源、高通量荧光扫描系统和高灵敏度检测系统（图3-19）。

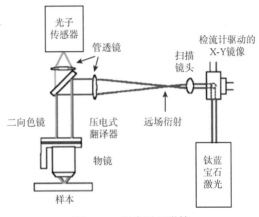

图 3-19　双光子显微镜

经典双光子显微镜结构示意图，红色为激发光路径，蓝色为发射光路径

资料来源: So PT, Dong CY, Masters BR, et al, 2000. Two-photon excitation fluorescence microscopy. Annu Rev Biomed Eng，2：399-429

1. 激发光源　由于双光子吸收是一个二阶过程，其在 $10^{-50}\mathrm{cm}^4$ 数量级有微小重叠面，需要传递足够的高光子通量到样本以完成这一过程，故常用超短脉冲激光激发。飞秒（fs）、皮秒（ps）和连续波（cw）激光源已用于 TPM。目前最常用的激光光源为钛蓝宝石飞秒激光系统（Ti-Sapphire），该光源的衍射范围可以达到 700~1000nm。其他常用的飞秒光源包括 Cr-LiSAF 及脉冲压缩 Nd-YLF 激光；常用的皮秒激光包括锁模 Nd-YAG 激光（约 100 皮秒）、皮秒钛蓝激光及脉冲染料激光（约 1 皮秒）。相对于飞秒激光，连续波激光需要增强 200 倍左右的平均激光强度才可达到相同的激发效率。常用的连续光光源包括 ArKr 激光及 Nd-YAG 激光。使用连续光的最大优势在于可降低系统成本。

2. 高通量荧光扫描系统　在经典的双光子显微镜中，常通过光栅扫描振镜驱动扫描仪的 X-Y 反射镜实现图像的生成与收集。经过适量光束功率调控及脉冲宽度补偿后，激发光经由改良的发射光光路到达显微镜。扫描透镜的摆放位置需满足 X-Y 扫描仪在其视点上，而光阑平面在其焦点上的要求。扫描透镜和管透镜共同形成光束扩展器，这一体系扩展了物镜的后孔径。二向色镜是短通滤光片，可最大限度地提高红外反射和光谱蓝绿色区域的透射，其将激发光反射到物镜。通常来说，使用高数值孔径的物镜可以使激发效率最大化。

X-Y 振镜驱动的扫描仪可提供横向焦点定位。物镜定位器可轴向平移焦点并实现 3D 光栅扫描。

3. 高灵敏度检测系统 成像物镜收集荧光发射光，并沿着发射路径通过二向色镜透射。由于双光子显微镜使用了较高的激发光强度，因此需要一个附加的屏障滤波器进一步衰减散射的激发光。检测器系统用于检测荧光信号。已经用于双光子显微镜系统中的光电探测器包括 PMT、雪崩光电二极管（avalanche photodiode，APD）和 CCD 相机。其中 PMT 最为常用，因为其坚固耐用且成本低廉，具有较大的有效面积和相对较高的灵敏度。

（二）双光子的优势

与共聚焦显微镜不同，双光子显微镜不需要针孔和去扫描光学元件即可实现对样本的轴向深度识别。其具有以下四个主要优势：①TPM 显著降低图片质量损失，并可进行活体成像；②TPM 可对亚微米级以下的浑浊标本进行成像，成像深度可达数百微米；③TPM 可通过去除激发光所致的荧光信号污染，实现高质量成像；④TPM 可在亚飞升（subfemtoliter）体积的细胞及组织内引起光化学反应。

（三）双光子的应用

1. 双光子在分子水平的主要应用 尽管目前大多数的分子水平成像仍使用共聚焦显微镜，但由于双光子成像在提升信背比（signal-to-background ratio，SBR）中的出色表现，其在分子水平的应用也日趋广泛。双光子在分子水平的应用主要包括溶液中的单分子检测、双光子激发的单分子成像及荧光相关光谱术等。

（1）溶液中的单分子检测：1995 年，Mertz 等首次应用双光子技术检测溶液中的单个分子，其在水中检测到罗丹明 B（rhodamine B，RB）的荧光猝发（图 3-20）。在此之后，多项研究也报道了上述技术在自由溶剂、流动细胞及低温固体中的应用。

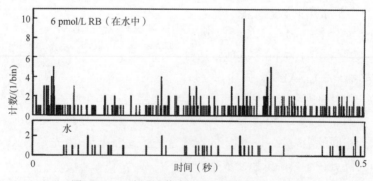

图 3-20　双光子成像在分子及细胞水平的应用

A. 6 pmol/L RB 溶液的荧光猝发图谱。理论平均猝发高度 1.0，对应样本的荧光率为 $8×10^5$/秒。猝发速率约为 100/秒。B. 相同背景下的空白对照（水）

资料来源：Mertz J，Xu C，Webb WW，1995. Single-molecule detection by two-photon-excited fluorescence. Opt Lett，20（24）：2532

（2）双光子激发的单分子成像：Sanchez 及其同事首先展示了固定在玻璃表面的单个 RB 分子的双光子成像（远场），SBR 为 30；与此同时，其通过使用冷却的 CCD 和光谱仪获得了单个分子的发射光谱。单个荧光峰的离散光漂白及偏振发射，可作为检测单分子的有力证据。Bopp 等也应用 RB 证明了双光子激发荧光在确定分子取向及确认样本激光脉冲参数中的作用。

（3）荧光相关光谱术（fluorescence correlation spectroscopy）：由 Magde 和 Thompson 等于 1989 年首次提出，被证明是研究多种实验系统的有力方法，主要应用于分子扩散、化学反应、分子相互作用、浓度、流体力学流量和光物理参数（如三重态寿命）的测量。尽管双光子激发的荧光相关光谱术和传统光学显微技术都可用于细胞水平的多种参数测量，但双光子激发的荧光相关光谱术存在如下主要优势：①双光子激发的荧光相关光谱术可在传统光学部分不可实现激发的位置进行测量，如细胞壁高度分散的植物细胞。②与传统光学共聚焦相比，可减少观察体积之外分子的光漂白。③提供出色的轴向分辨率，并且能够将荧光相关光谱信号限制在给定的细胞区域。④具有更高的 SBR（具体数值取决于探针和细胞类型）。然而，双光子激发的荧光相关光谱术也存在显著缺点，在产生较高荧光强度的照明条件下，双光子激发功率基本接近生物学损伤阈值。

2. 双光子在细胞水平的主要应用　在亚细胞水平上同时监测细胞生化活性和结构对于探究多种生物过程至关重要，对于功能成像的需求也推动了微创成像技术的应用，如双光子显微技术。双光子激发光可在亚飞升体积内引发光化学反应，这为三维成像及光漂白实验提供了新的研究手段。双光子在细胞水平的应用主要包括远紫外荧光团的多光子成像、双光子多色成像及信号分子的三维局部解析等。

（1）远紫外荧光团的多光子成像：多光子成像的重要应用之一，是对细胞内血清素的分布进行成像。血清素是重要的神经递质之一，但其远紫外激发的特征使得相关光学研究格外困难，因为传统显微镜无法对这一区域进行成像。1997 年，Maiti 及其同事首次将双光子激发光技术用于远紫外荧光团的研究，并报道了细胞内血清素颗粒的成像结果。另一项同样重要的发现是，Shear 等研究证实血清素可能通过六光子过程被进一步激发，该过程通过吸收四个光子将分子转化为可被双光子激发的副产物，检测副产物的蓝绿荧光即可对血清素的分布进行成像。以上述两个实验为代表的基本原理说明，多光子激发可用于评估新的远紫外发色团，多光子化学过程可基于内源性细胞分子产生新的荧光团。

（2）双光子多色成像：已有多项研究报道了 TPM 用于同时激发不同颜色的荧光团进行多标签成像的可能性。Xu 等对大鼠嗜碱性粒细胞进行成像。若同时标记溶血磷脂酰胆碱（紫外线细胞膜探针）、DAPI（蓝光荧光的核探针）、Bodipy-鞘磷脂（绿色荧光的高尔基体标记）和罗丹明 123（红色荧光的线粒体探针），则可对上述结构同时成像。该项研究证实了双光子成像在对数个细胞器同时成像中的潜力，同时可对各种细胞器的相互作用进行实时三维监测。

（3）信号分子的三维局部解析：TPM 的重要特性之一是能够启动局部化学反应，如信号分子的释放。Denk 等的研究开启了这一领域的大门，其团队绘制了烟碱乙酰胆碱受体在肌肉细胞系（BC3H1）中的分布图。随后，类似技术还被用于在海马锥体神经元上绘制谷氨酸受体的图谱。

除了受体定位，局部解析技术对于研究细胞内信号转导通路也有重要意义。尤其是在专用于局部解析的新技术进一步发展后，其被广泛应用于一系列的研究中。

3. 双光子在组织水平的主要应用　比较研究表明，TPM 是对较厚而高度散射的样本成像的一种优越方法。

（1）组织生理学研究：双光子组织成像技术已经被用于研究多种组织类型的生理学特征，如兔眼的角膜结构、视网膜中的光诱导钙信号、人和小鼠的皮肤和皮下结构等。双光子成像在组织水平的另一重要应用是研究神经血管偶联和脑血管疾病机制，其主要优势在于：①分辨率较高，可实现单条皮质血管及其周围细胞的可视化；②穿透度较深，通过硬脑膜切除术在波长 800nm 激发光下穿透深度为 500μm，并且在更长波长激发光下成像更深；③可减少光损伤和光漂白；④可选择的高速扫描可几乎同时测量血流速度、管腔直径和局部细胞活动，可在数月内对同一样本进行纵向成像；⑤可对清醒小鼠皮质深处的血管动力学进行成像。双光子在血液系统的研究中也有广泛应用。可用于观察：①造血发育过程。②生理或病理状态下骨髓内部造血或非造血成分的改变。例如，借助双光子技术观察血小板生成过程中巨噬细胞的迁移；追踪 Notch1 诱导的小鼠急性 T 细胞白血病模型中的白血病细胞分布；动态观察 HSC 在骨髓中驻留的特征及与基质细胞的相互作用。此外，还可动态观察皮肤移植物抗宿主病中 T 细胞与树突状细胞的相互作用；观察急性髓细胞性白血病中血管通透性的改变；刚地弓形虫感染后单核细胞向血脑屏障和特定脑区域的动态迁移。

（2）临床诊断与治疗：光学活检是临床诊断的新策略。传统的组织学活检过程是有创的，且在此过程中生物学信息保存较差。基于双光子激发技术的临床活检，可无创获取患者组织三维影像。双光子内镜的发展将是实现无创光学活检的关键一步。作为对传统病理学的补充，双光子内镜快速无创地获取组织结构图像的能力可在诸如手术切缘确定等领域得到应用。TPM 对皮肤结构成像深度可达 150μm，并可以清晰识别表皮和真皮结构层。因此，TPM 在皮肤病中具有广泛应用，如利什曼原虫病的皮肤损伤等。

4. 双光子发展前景　在 TPM 发明后的几十年内，其在许多不同领域中应用广泛，从单分子研究到组织水平的成像中均有突出表现。尽管如此，科学研究的迅猛发展也对双光子成像技术提出了更高的要求。鉴于研究体内生物系统的重要性，可以预测 TPM 在学术研究中的应用将继续扩大。随着双光子技术的成熟，也有望确定其具有高影响力的临床和工业应用。

四、超分辨显微成像技术

1665 年列文虎克第一次使用显微镜观察细胞，由此开启了显微镜对人类生命科学探索的大门。光学显微镜的优势：①样本制备简单；②具有极高的信噪比；③光学切片能进行高对比度的体积成像；④可以实现无损观察。这些功能使光学显微镜与其他生物成像方法（如电子显微镜）区分开来。

为了提高分辨率，技术上可以实现对被检物体的无限放大，但是常规光学显微镜的空间分辨率通常受限于阿贝衍射极限。该定律在 1837 年由德国科学家阿贝提出，他是第一个将显微镜的分辨率与光的波长和数值孔径联系起来的学者，认为普通荧光显微镜的极限分辨率约为横向（x 和 y 方向）200nm、轴向（z 方向）500nm，这受光的衍射特性所限制，这一特性妨碍了人们对精细结构的分析。显微镜能否帮助人们分析精细结构取决于其分辨率，而分辨率取决于诸多因素，且仅在最佳条件下才能达到理论极限。这要求折射率均匀、信号强度高且背景信号小。然而，在复杂的生物样本中，光学像差和离焦模糊会影响信噪比并降低实际达到的分辨率。

对细胞基本生物学的研究大多是在数十至几百纳米大小范围内的大分子复合物水平，即超出了常规光学显微镜观察的范围，因此要求荧光显微镜的分辨率超出光的衍射极限。为了获得生物标本的高分辨率图像，近二十多年来，打破分辨率衍射极限的荧光成像技术正在以爆炸性的速度取得不断进展。科学家发现，阿贝衍射极限理论仅在远场条件下有效，而不适用于近场条件。但即便这样，由于近场光学显微镜无法看清细胞内部结构，在生物领域对极限理论的突破依然是基于远场条件的。

随着光源、探测器、新型荧光探针及新成像理论的发展，能够绕过衍射极限的超分辨显微镜（super-resolution microscopy，SRM，也称为荧光纳米显微镜）进入了大众视野。随后，超分辨率成像在 2000 年进行了初步的实验演示，但直到最近超分辨率成像才广泛用于解决细胞生物学问题，将成像分辨率扩展到了纳米级，通常为 2～50nm，甚至低至 1nm，这意味着光学分辨率达到大分子甚至分子水平。同时，SRM 技术仍保留了样本易存性、成像灵活性和目标特异性等光学显微镜所具备的优势。除了可以提取有关空间分布的位置信息，SRM 通常也可以提取有关亚细胞结构蛋白质或其他大分子的定量信息。SRM 还可以揭示三维结构细节，并为建模复杂的生物相互作用提供直接的实验证据。

荧光是物质吸收光后发出的一类冷光，荧光基团在特定波长下吸收光子，然后发射荧光光子，基于此可以进行荧光成像。最常用的超分辨率成像技术包括结构光照明显微术（SIM）、受激发射损耗显微术（STED）和单分子定位显微术（SMLM），以及近年来一些新兴的技术，可以使图像分辨率突破传统衍射极限。下文将逐一对这些技术进行介绍。

（一）SIM

19 世纪 90 年代后期由 Gustafsson 等首先报道了 SIM 干涉技术。SIM 是根据两个高空间频率的图案重叠可以形成低频率莫尔条纹的原理，通过解析低频率莫尔条纹实现的（图 3-21A）。具体地说，SIM 显微镜用一系列高空间频率的正弦条纹图案照亮样本。这种图案通常由穿过可移动光栅并通过物镜投射到样本上的激光产生。当照射到精细结构的荧光样本时，发射分布中会出现较粗糙的干涉图样（莫尔条纹），这些粗糙的条纹可通过显微镜转移到像平面上。通过在不同方向上应用这些类似条形码并使用计算机算法处理采集的所有图像，可以生成底层结构的高分辨率图像。这些算法使用数据估计实验参数，如光栅常数、相位和方向，将频率空间中的多个重叠分量解混，最后将莫尔条纹信息移回原点高频位置合成图像。用这种方法，横向分辨率比经典衍射极限提高了两倍，实用分辨率为 100～150nm。

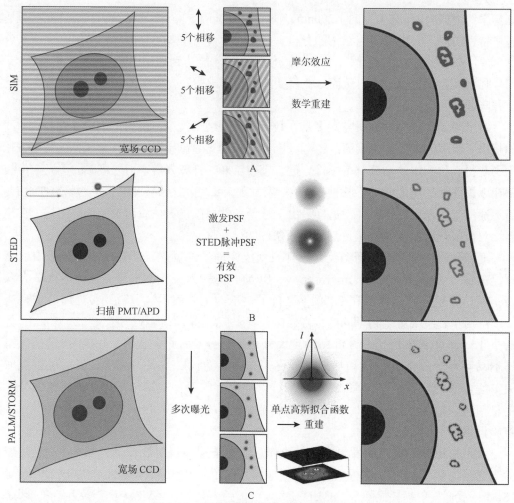

图 3-21 超分辨率显微成像技术的原理

资料来源：Schermelleh L，Heintzmann R，Leonhardt H，2010. A guide to super-resolution fluorescence microscopy. J Cell Biol，190（2）：165-175

SIM 通过光学器件提高了分辨率，与以前为常规荧光显微镜开发的所有荧光基团和标记方案都能兼容，样本制备简单，不需要特殊的光物理性质，只要它们具有足够的光稳定性以适应额外的曝光周期即可。其次，它基于宽视场显微镜技术，只需要很少的帧即可重建 SIM 图像。因此，与其他高分辨率方法相比，SIM 速度更快。这些特征使其非常适合单个活细胞中的超分辨率成像和生物学研究。研究已经证明了 SIM 在亚细胞动态结构（如微管）中进行长期活细胞成像的能力。此外，三维 SIM（3D-SIM）已经实现，可通过使用三光束干涉沿 z 轴生成激发光调制实现轴向分辨率的额外两倍增长，并相应处理图像的 z 堆栈。因此，与传统显微镜相比，使用 3D-SIM 可以将体积缩小至大约 1/8，可以观察到以前只能通过电子显微镜（electron microscope，EM）检测到的特征。例如，使用 3D-SIM 对单个哺乳动物细胞中的核周边（包括染色质、核层和核孔复合体）进行多色成像。2005 年，Gustafsson 开发出饱和结构照明显微镜，这是 SIM 的一种变体，它通过使用正弦曲线的饱和激发光线将分辨率提高到普通显微镜的 5 倍。2018 年北京大学和华中科技大学的研究团队研发出海森结构光显微镜（Hessian SIM），其具备极高分辨率和极低光毒性的优势，解析了 COS-7 活细胞中的线粒体嵴结构并连续监测了 800 多帧的动力学特性，从而了解线粒体裂变和融合过程中嵴结构的动态变化（图 3-22）。同年，中国科学院生物物理研究所与美国霍华德休斯医学研究所的研究员介绍了一种观测细胞内动态过程的新技术——掠入射-结构光照明超高分辨率显微成像技术，该技术具备快速（266 帧/秒）和高分辨率（97nm）的优势，揭示了细胞器之间的"搭便车"互动及重塑细胞器的多种方式。

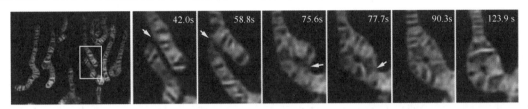

图 3-22　Hessian SIM 观察活细胞中两个线粒体的融合始于不同线粒体中嵴状结构的接触

资料来源: Huang X, Fan J, Liu H, et al, 2018. Fast, long-term, super-resolution imaging with Hessian structured illumination microscopy. Nat Biotechnol, 36（5）: 451-459

（二）STED

STED 显微镜，可以被有趣地比喻成荧光成像的黑板擦，使用受激发射过程通过 STED 激光束对荧光响应进行负调制。这种开拓性的方法在 1994 年由 Hell 和 Wichmann 首次提出，并于 1999 年以 106nm 的空间分辨率进行了实验证明，随后推广到可逆饱和光学线性荧光转换显微技术。其原理简单巧妙，通过缩小激光光斑实现超分辨率成像。具体地说，荧光团被常规的激光束激发，然后被第二个波长更长的耗尽型激光器激发或光开关转换，相位板中便会产生一个"甜甜圈"状的强度分布，留下的焦点尺寸小于衍射极限，焦点中心的分子发出荧光而成像（图 3-21B）。STED 激光器可以消除激发焦点周围分子的激发，有效缩小点扩散函数（point spread function，PSF），使模糊最小化，并最终实现超出衍射极限的分辨率提高，稍稍偏离 PSF 中心的荧光团将被耗尽光束照亮，因此被激发回基态。可以通过改变耗尽激光器的强度调整焦点中心的大小，从而调整分辨率。

随着 STED 显微镜技术的发展，新型荧光探针的开发也引起了化学家和生物化学家的极大关注。相应地，已经为 STED 显微镜提供了包括有机染料、荧光蛋白和纳米材料在内的大量荧光探针。有机染料是一种小分子荧光探针，目前主流的有机染料分子已进行结构优化，其具备抗光漂白、高亮度、生物相容性和荧光稳定性的特点，因此有优越的成像效果。目前市售的染料有 Atto 系列、Abberior 系列，除了单用染料外，多种组合的染料能够用于双色 STED 生物成像，能够对细胞器和生物分子间相互作用进行观察研究。此外，具有点亮荧光性质的染料和大斯托克斯位移的染料因能够有效消除背景信号干扰也被用于 STED 成像。荧光蛋白也可以作为一种 STED 成像的标记方案，理论上所有荧光蛋白都可以用于 STED 成像，但目前研究表明，能用于 STED 成像的荧光蛋白只有 GFP 和 YFP，而稳定性和亮度较差的 RFP 无法用于 STED 成像。这导致了荧光蛋白难以与有机染料和荧光纳米颗粒相比，更难以满足 STED 成像的要求。近年来，作为 STED 成像领域的"新生"，新型荧光纳米颗粒能够进行长达数小时的成像，其抗光漂白和高亮度优势更为明显。但是荧光纳米探针也不是完美的"新生"，它难以标记活细胞，而且由于双光子效应，信噪比并不令人满意。

（三）SMLM

克服衍射限制的另一种技术是 SMLM。最著名的是 2006 年 Betzig 等开发的光敏定位显微术（photo-activated localization microscopy，PALM）和在 2006 年由庄小威团队开发的随机光学重建显微术（stochastic optical reconstruction microscopy，STORM）。2008 年，STORM 技术被 *Nature Methods* 杂志评为 2008 年度技术。两者几乎在同一时间被开发。SMLM 方法依赖荧光基团在荧光"ON"和"OFF"状态之间的随机光开关，根据时间区分荧光基团，只有随机激活的荧光基团子集可以稀疏到足以在任何给定时间点被光学分辨。在每个成像周期中，稀疏的荧光基团被激活并进行光学拆分，从而可以在算法分析后准确确定其位置（图 3-21C）。最终，通过记录和融合来自数千个帧的位置信息重建超分辨率图像。通过在发射光路中使用非对称透镜或可变形镜使点扩散函数变形，可以获得高 3D 分辨率。PALM 和 STORM 技术的定位精度取决于从每次激活事件中收集到足够的光子，因此取决于所用荧光基团的可靠性。

尽管 PALM 和 STORM 以相同的原理工作，但两者利用不同的可开关荧光基团。在 PALM 中通常使用的荧光基团是遗传编码的荧光蛋白或有机荧光团，在永久性光漂白之前，它们仅经历了数个敏化—激发—定位漂白循环，能够记录足够数量的分子。而在 STORM 中，荧光探针通常是可逆的具有光开关的有机荧光团，利用高强度激光使荧光基团随机快速转换明暗态，经过基态—激发态—稳暗态—基态的循环，重复记录荧光点，最后经过精妙的计算并拟合成图像。此外，该领域还采用了包括荧光 PALM（FPALM）和直接 STORM（dSTORM）在内的单分子定位技术。

STED、SIM 及 PALM 和 STORM 都是无衍射限制的，因此理论上没有分辨率限制，然而，实际上许多因素会影响可达到的分辨率，包括激发和检测方法、荧光探针的光物理性质和大小及这些探针的标记和采样密度。

（四）超分辨率技术家族的年轻成员

对超分辨率显微技术的探索并不止于此，除了以上的几种 SRM 外，随后的几年也增加了不少超分辨率技术家族的年轻成员。

2009 年，Dertinger 及其同事开发了与上述技术完全不同的超分辨率光学波动成像（super-resolution optical fluctuation imaging，SOFI）技术。SOFI 具有以高帧频执行超分辨率成像的潜力。此方法的分辨率取决于对序列图像中记录的单个荧光分子的时间波动进行高阶统计分析，可以在三个维度上增强分辨率。SOFI 的优势包括技术简单、使用现成的设备改造容易、数据采集简单快速及背景抑制显著和时空分辨率高。SOFI 的主要限制是图像的亮度缩放，阶数越高，亮度的初始差异越大。2015 年，研究者结合 SOFI 显微镜和荧光相关光谱显微镜，开发了一种荧光相关光谱超分辨率光学波动成像（fcsSOFI）

技术，该技术可揭示多孔材料如水凝胶、聚合物和细胞溶质等生物样本的纳米尺寸和扩散动力学。

麻省理工学院的研究者在 2015 年开发了另一种形式的 SRM，即扩展显微术（expansion microscopy，ExM）。它通过样本的物理扩展有效提高了图像分辨率。在 ExM 中，将样本嵌入凝胶中，并将标记探针连接到凝胶上，再将样本消化，仅留下与凝胶相连的标记探针，然后进行凝胶扩增以增加探针分离度，从而可以使用衍射极限显微镜拍摄超分辨率图像。ExM 在培养的细胞和脑组织中均具有约 70nm 的横向分辨率。ExM 作为一种用于成像纳米结构的费用低且有效的方法，除了传统显微镜外，不需要任何特殊设备，可以在细胞和组织中使用标准的染料和抗体，因此几乎可以在任何生物实验室和常规临床中使用。

除了上述直接光学克服衍射极限的方法外，2017 年 Balzarotti 等开发了一种新的超分辨率成像方法，称为 MINFLUX。它结合了 STED 和 SMLM 这两种方法的优势，利用单个分子的随机切换实现对附近分子的单独检测，以及图案化的照明，如甜甜圈形光束，通过检测局部发射极小值实现单个分子约 1nm 的超高精度定位。在应用上，MINFLUX 凭借其独特的功能，以前所未有的时空分辨率跟踪了细菌细胞中的核糖体，实现了 <50nm 的定位精度和约 100μs 的时间分辨率。

（五）超分辨率技术优化

SRM 是一个多维挑战，与任何技术进步一样，新用户需要为适应、优化实验设计和样本制备所需的大量工作做好准备。由此，Schermelleh 等为生物学家们运用 SRM 提出了 14 条建议：①明确实验需求；②运用特异性标记降低可能产生的假阳性；③提高对比度；④减少背景；⑤清洁样本和物镜；⑥通过选择浸没介质或设置校正环校正球差；⑦将光学传递函数与成像条件匹配；⑧如需三维成像，则需设定 z 轴拍摄相关参数；⑨避免漂移；⑩用常规成像测试样本排除技术问题；⑪平衡对比度与光漂白；⑫根据实验需求确定收集光子条件；⑬确认数据中的有效分辨率，而非依赖理想条件下可实现的最佳值；⑭图像处理的改进并不等同于信息内容的改进。

（六）超分辨率技术实验运用

在目前已有的运用实例方面，超分辨率技术在揭示涉及巨噬细胞、T 细胞、B 细胞和 NK 细胞活化的复杂信号途径中具有很大的潜力。

首先，SRM 在胞吞作用和吞噬作用方面取得了突破性进展。通过使用 SRM，以 50nm 空间分辨率观察到人血单核细胞衍生的树突状细胞超微结构，应用 SIM 观察小鼠巨噬细胞对白念珠菌感染的反应。SMLM 是最早应用于淋巴细胞信号转导的超分辨率技术，引起了人们的极大关注。利用 SMLM 观察到 T 细胞受体（TCR）和衔接蛋白 Lat 在完整 T 细胞中的分布、TCR 活化后表面 Lat 团簇的重塑等。使用两种颜色的 PALM，显示 Lat 和 TCR 纳米簇在静止和活化细胞的关系。在过去，与免疫细胞微绒毛有关的蛋白质分布研究在很大程度上依赖 EM 方法，但是 EM 存在制备过程中的样本失真，以及由于相对较大的金颗粒及其粘在一起的倾向而产生伪影等问题。基于荧光的 SMLM 能够克服这个问题，研究发现 TCR 高度定位在外周血人 T 细胞和分化的效应 T 细胞中的微绒毛上，而在胞体上几乎没有发现，为 TCR 在完整细胞中微绒毛上的选择性定位提供了令人信服的证据。常规显微镜技术无法确定在 NK 细胞突触处如何整合正信号和负信号及其导致的应答等细节，但是用 SMLM 具有在靶细胞识别过程中揭示激活受体和抑制受体、激酶和接头分子的组织及周边结构的潜力。

在病毒学领域，普通荧光显微镜无法用于研究病毒结构、病毒与细胞相互作用、分子的分布及动力学。因此，几十年来，亚病毒结构的可视化仅通过基于 EM 的方法实现，这已成为病毒成像的金标准。而 SRM 为逆转录病毒复制周期提供了许多开创性的见解。迄今为止，这些研究几乎都集中在 1 型人类免疫缺陷病毒（HIV-1）上，可以说，SRM 填补了 HIV-1 生物学知识的空白，为 HIV-1 复制周期的细节提供了许多新的认识。SRM 观察到病毒结构中的 Gag 分布，多色 SRM 为解密病毒与细胞蛋白之间的时空关系提供了可能性。3D-PALM 观察到了与传统显微镜所展现的不同的 HIV-1 释放方式。多种 SRM 还用于研究成熟过程中病毒内部结构的分布和动态，可为细胞间传播和病毒库的 SRFM 研究提供有关分子分布和动力学的支撑，从而有助于对 HIV-1 复制和扩散的分析。dSTORM 通过观察病毒颗粒在附着前后的分布区别，证实了病毒内部结构在进入过程中发生的重排。病毒进入后的事件是病毒复制周期中鲜为人知的阶段，但是 dSTORM/PALM 为 HIV-1 衣壳进入细胞质后提供了可视化的研究手段。

（七）超分辨率技术临床运用

超分辨率技术的价值已在研究中得到充分证明，为了更好地服务于临床诊断，研究者正在进一步探索 SRM 的应用潜力。

多种血小板疾病与血小板颗粒缺乏相关，在许多情况下，为了正确诊断这些疾病，需要使用透射电子显微镜（transmission electron microscope，TEM）阐明血小板中的结构缺陷，但是样本制备往往比较麻烦，要求当天成像，虽可以进行功能测定如流式检测，但无法鉴定血小板疾病的结构缺陷，因此仍需要成像分析。血小板的直径为 2～5μm，致密颗粒为 150nm，α 颗粒仅为 200～400nm，利用 SIM 能在满足空间分辨率要求的情况下快速成像（图 3-23）。SIM 图像能获得更好的对比度和更多的细节。SIM 用于血小板研究的另一个优点是，样本可以在制备后的几天或几周内固定并成像，因此并非每个医院或诊所都需要拥有仪器。SIM 的其他优势包括可以并行多个标记的成像，而且易于自动进行荧光图像的分析。

除血小板疾病的临床应用外，SIM 还可用于肾脏组织的活检（冰冻切片法）。用免疫荧光标记物 Podocin 染色后，观察该蛋白是否定位于足细胞足突周围，从而指导诊断。与 EM 相比，SIM 可视化效果更好。在未来，超分辨荧光显微技术有可能取代 EM，成为临床诊断的金标准。

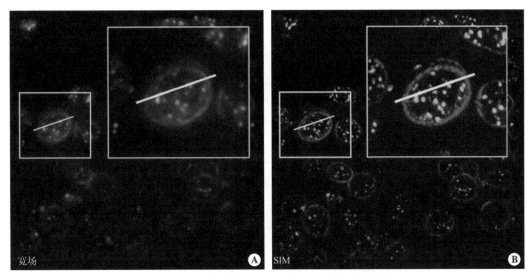

图 3-23 血小板的衍射极限内图像和超分辨率图像的比较

资料来源：Knight AE，Gomez K，Cutler DF，2017. Super-resolution microscopy in the diagnosis of platelet granule disorders. Expert Rev Hematol，10（5）：375-381

（八）展望

对于衍射极限，曾经以为荧光显微镜的分辨率限制是无法解决的难题，但在过去的 20 年中，在科学家的努力下，超分辨率荧光显微镜打破了这一看似难以穿透的障碍，与传统的荧光显微镜相比，分辨率提高了一个数量级，并解决了生物结构内部的复杂机制，为生命科学提供了大量的全新见解，包括细胞器的纳米级结构，细胞成分的组织和异质性、生化反应、亚细胞水平的细胞间变化。单分子和细胞的动态命运与发育过程中的整体行为之间存在差距，这一差距如今有望通过超分辨率荧光显微镜直接提供整个生物体内的分子结构和功能信息的图像弥补。目前，使用 SRM 在生物系统中获得的空间分辨率通常在 10～70nm，仍然比大多数生物分子大，要实现真正的分子尺度分辨率（约 1nm），即允许直接在细胞内部探测分子相互作用和构象，目前来看仍然是一项艰巨的任务。最重要的是，虽然每种技术都存在优势和一定的局限性，但是超分辨率成像技术正在不断发展，组合现有技术可以弥补单个技术的缺点。新的可能性伴随着机遇和挑战，随着自适应光学器件和荧光标记的改进，SRM 有望更广泛地用于人类疾病的诊断和治疗。

五、前沿显微成像技术

自显微镜发明以来，显微成像技术一直被科学研究者用于观察生物样本的精细结构，尤其近几十年来科技发展迅猛，更细致、更精确的研究需求对检测设备及检测技术提出了更大的挑战。为适应这些新的要求，科研产业人员不断创新，开发了多种新型成像技术，以下将介绍其中的两种：光片显微镜和高内涵成像技术。

（一）光片显微镜

传统的荧光成像技术通过目镜接受激发光聚焦所形成的荧光信号以达到成像要求，不仅能够观察细胞内的精细结构，还可以通过选择性地标记细胞内蛋白质、mRNA 和基因组等探索细胞内信号转导情况。但是由于瑞利/阿贝衍射极限的限制及无法避免光漂白和光毒性的缺陷，传统的荧光成像技术无法满足长时间、快速记录生物样本超微结构的需求。因此，光片荧光显微镜成像技术应运而生。

1. 光片显微镜定义及特征　作为一种新型的荧光显微镜，光片显微镜与传统显微镜不同之处在于，其采用侧向照明的方式，投射出一层与样本成像面平行的光束，对样本直接进行"面"的成像。照明和检测目镜垂直放置，样本置于交点处，激光从样本侧面激发焦平面荧光信息。此时，从顶部看，光片在视场中央，并且与检测物镜的焦平面完全重叠（图 3-24）。

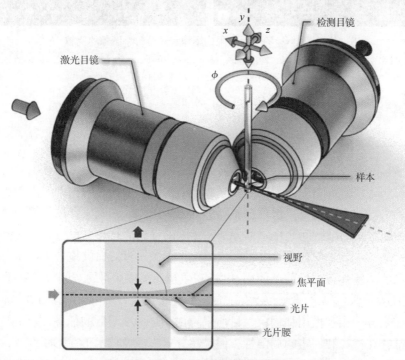

图 3-24　光片显微成像技术原理

资料来源：Weber M，Mickoleit M，Huisken J，2014. Light sheet microscopy. Methods Cell Biol，123：193-215

光片显微镜采用的这种侧向照明形成光片的方式，一方面能够在短时间内获取大面积的样本成像信息，大大提高成像速度，使得大规模的三维高速成像成为可能；另一方面，光片显微镜只激发焦平面处样本，而非焦平面的样本则不会被激发，也大大减少了光毒性和光漂白，使长时间连续监测样本信息成为可能。

2. 光片显微镜应用　光片显微镜以其独特的优势，为发育生物学、结构生物学、肿瘤、干细胞等研究提供了更好的成像方法。在追踪模式生物胚胎发育方面，2010 年 Keller 等通过光片显微镜首次观察到斑马鱼早期（24 小时内）胚胎发育过程中每个细胞的动态变化过程，并建立了图像数据库。另外，在脑连接组学中，光片显微镜可以克服成像时长和成像速度的障碍，实现哺乳动物大脑神经连接的精密成像。

在血液研究方面，2017 年 Heinze 课题组利用光片显微镜对小鼠胫骨和胸骨中巨核细胞及血管进行三维成像，揭示了巨核细胞在骨髓中均匀分布的情况。2019 年，Lodoen 课题组也利用光片显微镜观察到在刚地弓形虫感染的小鼠体内，单核细胞能够被动态募集到血脑屏障和特定脑区。

（二）高内涵成像技术

形态学的研究除了用于对样本定性，也用于对样本进行定量分析。传统的成像技术通常是手动寻找样本和采集图像，在给样本定量时，需要一张一张地拍摄大量照片进行统计分析，以获得客观的统计结果。这种单张成像及人工批量分析的方式大大降低了实验效率，且增加了人工误差，因此急需一种具备自动化采集图像和分析数据的成像技术。

1. 高内涵筛选的定义与特征 高内涵筛选是一种以群体细胞为检测对象，自动化实现显微成像及多参数定量分析的新型成像技术。其特征是自动化高通量快速成像，并可对实验样本进行定性与定量分析，其获取图像并整合分析的流程如图 3-25 所示。

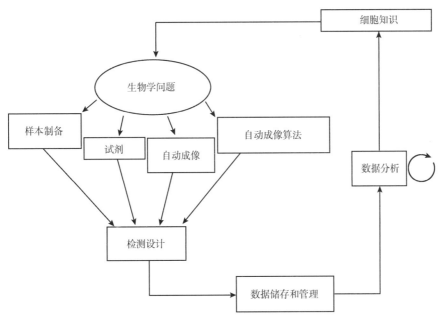

图 3-25　高内涵筛选工作流程

资料来源：Abraham VC，Taylor DL，Haskins JR，2004. High content screening applied to large-scale cell biology. Trends Biotechnol，22（1）：15-22

2. 高内涵筛选的应用 高内涵筛选集成了自动化细胞样本制备、荧光标记、图像采集、图像处理、图像分析、信息管理和知识挖掘等技术，广泛应用于药物筛选平台的建立，通过形态学的检测与分析确定基因、蛋白质和其他生物分子在正常和异常细胞功能中的作用。

例如，在神经生物学研究中，高内涵筛选可以通过检测神经突的增长来筛选干预治疗的小分子，且被应用于阿尔茨海默病、帕金森病等神经退行性疾病的研究中。另外，高内涵筛选也可通过对细胞增殖、转移的检测，筛选与肿瘤发生、发展相关的基因，从而为肿瘤治疗提供新的靶点。另外，在血液学研究中，Surrallés 课题组利用高通量筛选系统进行大规模研究，鉴定了对范科尼贫血有治疗潜力的药物。

（蔡亚楠　顾　荃　林芳珍　王梦鸽　陈　婷　杨晓竹）

第四节　显微图像处理技术

一、概　　述

自从列文虎克在 17 世纪 70 年代发明第一台显微镜观察软木切片发现细胞以来，显微镜作为人类对微观世界探索的有力工具，使人们摆脱视觉极限的束缚，带领人类从宏观世界进入微观领域。目前，显微镜已经被广泛应用于生物医学领域。如何科学、客观地分析成像结果是显微图像分析的核心问题。显微图像分析包括图像处理、图像识别、图像测量及统计学分析等几个过程，其中目标识别是关键。人工分析方法不仅费时费力，而且主观性强，易人为引入偏倚。近年来，随着计算机科学技术的不断发展，数字化处理技术为数字图像的量化分析和成像目标的检测提供了一种有效手段。

图像分割是显微图像处理的关键环节，也是后续图像测量的基础。在显微图像处理中，图像分割的主要目的是将感兴趣的目标与图像背景进行分离，准确的图像分割结果是对感兴趣的目标进行科学分析的基础。近年来，图像分割算法层出不穷，如阈值分割法、分水岭法、神经网络法、马尔可夫模型法、边缘检测法、图论分割法、支持向量机法及活动轮廓模型等。但现有的大部分图像分割算法仅适用于特定图像，因此至今尚不存在通用的图像分割理论以指导不同种类显微图像的分割。

在图像识别阶段选取有效的特征参数并对其进行准确描述是非常重要的。它不仅会对图像识别的准确度造成影响，而且对后续分类算法的准确性和可行性也起着决定性作用。图像特征包括自然特征和人工特征，前者主要指人眼能够直接观察到的特征，包括图像的形状、灰度值、颜色及纹理特征等，而后者主要指由图像处理和分析所得的特征，包括频谱、倾角和偏心率等。常用的识别特征包括几何形状特征（如面积、周长、拐角、孔、连通、欧拉数和灰度值等）、纹理特征（如对比度、相似性、粗细度和方向性等）及颜色特征。目前，虽然有很多提取图像特征的算法，但这些算法各有优劣，目前尚没有一种能够兼顾算法效率、通用性和精确度的特征提取算法。

二、生物学常用显微图像处理分析软件

生物学显微图像处理分析软件多种多样，常见的有 ImageJ、Imaris、Image Pro Plus 和 Volocity 等。

（一）ImageJ

ImageJ 是由美国国立卫生研究院开发、基于 Java 语言的开源图像处理软件。由于 Java

语言是跨平台的，可以使用多个操作系统进行算法设计，如 Microsoft Windows、Mac OS 和 Linux，因此 ImageJ 可运行于多种系统平台。同时，ImageJ 官方网站上提供了相应的源程序和帮助文档下载，研究者可以通过下载 ImageJ 的源代码分析 ImageJ 内部的工作机制和原理。更重要的是 ImageJ 基于插件架构体系的设计允许用户通过编写插件扩展其功能。

ImageJ 支持 TIFF、PNG、GIF、JPEG 和 BMP 等多种图片格式。除了基本的图像分割、拼接、缩放、旋转、扭曲、平滑处理、背景校正和格式转换外，ImageJ 还能进行图像区域选择、细胞计数、面积计算、角度测量、荧光强度和共定位分析、免疫组织化学分析、三维图像创建和傅里叶变换。ImageJ 不仅有多种免费插件满足多种图像分析需求，而且支持用户自定义插件和宏，这极大地拓展了其应用范围。

（二）Imaris

Imaris 是 Bitplane 公司出品的一款专业影像分析软件，是生物医学领域专业的三维显微图像管理、渲染、分析软件，具有快速、精准、灵活性高的特点，可以支持不低于 1TB 的超大数据。Imaris 在大数据渲染分析方面具有显著优势，一直是科研和成像工作人员图像分析首选的工具。从图像的前处理到展示，从智能检测复杂物体到追踪神经元、血管或其他丝状结构，以及跟踪包括细胞分裂在内的复杂时间序列的数据及大批量数据的自动处理等方面，Imaris 都可提供较为完备的解决方案。

Imaris 软件包含多个分析渲染模块，如 3D Visualization、Object Quantification、Colocalization、Tracking、Multi-Image Viewer、Volumetric Estimation、Cell Lecture、Filament Tracing+XT 等。利用这些模块可以很好地解决血液学研究领域中骨髓血管重塑、正常和异常（如白血病模型、骨髓增生异常综合征模型等）骨髓微环境重建分析等。此外，还可通过多种编程语言如 MATLAB 和 Python 对软件的图像算法进行调用和编辑，可以作为对此类特殊结构识别重建算法的补充。

（三）Image Pro Plus

Image Pro Plus 是一款专业的商业图像处理软件，适用于图像处理、增强和分析，具有丰富的图像处理功能，而且用户能够自行编写宏程序对特定的应用进行分析。Image Pro Plus 能够从 CCD 摄像机和扫描仪等设备上便捷地获取图像，而且可以在连续采集系列动态图像模式下对图像进行采集，能够存储为相应的影音文件并进行重播。在生物医学领域，该软件主要用于细胞计数、荧光成像分析、免疫组织化学分析及神经追踪等。

在目标区域选取方面，Image Pro Plus 具有独特的自动寻迹功能，较 ImageJ 便捷。在图像特征识别方面，Image Pro Plus 可选择的特征参数有 50 多个，涵盖了形状特征、颜色特征及位置特征等。虽然 ImageJ 可选择的特征参数仅十几个，但是能够通过添加有关的插件对特征参数进行扩展。与 ImageJ 类似，Image Pro Plus 也可导入第三方插件以扩展其功能或导入宏，但插件需从购买方获取，这限制了 Image Pro Plus 插件功能的应用。而 ImageJ

的插件则是开放、免费的，其插件种类及功能比 Image Pro Plus 更开放、更强大。总体来说，Image Pro Plus 操作界面对用户简单、友好，是显微图像分析的重要软件。

（四）Volocity

Volocity 是 Perkin EImer 公司出品的专业荧光显微图像采集分析处理软件。该软件不仅用于显微成像系统的硬件控制，而且可以交互式地为用户展示三维立体图像，还可用于细胞计数、荧光强度和共定位分析及反卷积处理等。Volocity 用户界面简单、直观，可批量分析和导出数据，用户可快捷方便地掌握各种工具的应用并快速获得分析结果。

三、细胞显微图像分析应用实例

（一）反卷积处理

共聚焦成像可准确测量三维空间特征、得到较高空间分辨率及降低非焦平面杂光干扰，但是由于其成像系统受到衍射极限的限制，同时存在光学相差，会造成图像的形变和失真。因此，在实际实验中对模糊图像进行一定的处理可以提高图像质量和分辨率。反卷积处理就是其中最为重要和常用的图像后处理方法，可以帮助获取图像中更为精确的信息。共聚焦显微图像的反卷积算法包括约束最小二乘反卷积去噪算法、Lucy-Richardson 反卷积去噪算法、盲反卷积算法及迭代反卷积算法等。

以反卷积去噪算法为例，处理过程如下：使用尺寸为 4×4 的卷积核对输入尺寸为 2×2 的图片进行步长为 3 的反卷积，如图 3-26 所示。

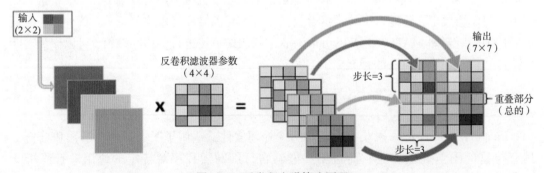

图 3-26   反卷积去噪算法原理

资料来源：扰扰.2021-6-1.图像卷积与反卷积. https://www.cnblogs.com/raorao1994/p/9485814.html

（1）对输入图片中的所有像素点均进行 full 卷积，根据计算能够知道每个像素点卷积后大小为 4（1+4−1=4），即尺寸为 4×4 的特征图，因为输入图像有 4 个像素点，故 full 卷积后会得到 4 个 4×4 尺寸的特征图。

（2）将（1）中得到的 4 个 4×4 尺寸的特征图以步长为 3 进行叠加。步长为 3 进行叠加是指将前后两个特征图中的像素点每隔 3 个像素点相加，重叠的部分进行相加，即输出的图像的第 1 行第 4 列像素点是由第一个特征图的第 1 行第 4 列像素点与第二个特征图的第 1 行第 1 列像素点相加得到的。

综上所述，卷积后图像的尺寸是由卷积核大小与滑动步长决定的。in 是图像的输入尺寸，k 是卷积核的尺寸，s 是滑动步长，out 是图像的输出大小，得到 out＝(in−1)×s+k，上图过程就是(2−1)×3+4=7。

（二）细胞计数

在生物学样本的功能性研究和临床病理学研究中，细胞计数是最基本的分析项目。目前，在血液学领域中使用流式细胞仪进行细胞计数的方法应用最为广泛。但是流式细胞仪不能提供细胞完整的空间位置信息，并且对于少量细胞计数等都具有一定的局限性。使用图像处理计数对细胞进行计数的方法也被越来越多地应用于血液学领域。这种方法利用显微成像系统获取生物样本的图像，然后使用图像处理技术实现细胞计数。在通过宽场、共聚焦、双光子等设备成像后，可以通过 ImageJ 进行细胞计数。本部分重点介绍通过 ImageJ 辅助细胞计数的步骤。

以 DAPI 标记样本为例，利用 ImageJ 软件，进行细胞计数分析如下。

（1）打开 ImageJ 软件，打开要分析的图片（图 3-27A）（File-Open）。

（2）将图像转为 8bit，如图 3-27B 所示（Image→Type→8bit）。

（3）设定分析影像的阈值（Image→Adjust→Threshold，或快捷键 Ctrl+Shift+T）。

（4）调整阈值，去除背景，点击 Apply，结果如图 3-27C 所示。

（5）将粘连在一起的细胞分离开，如图 3-27D 所示（Process→Binary→Watershed）。

（6）选择 Analyze particle（Analyze→Analyze particle），即可得到细胞数，如图 3-27E 所示，本次实验中可以看到有 18 个细胞被计数。

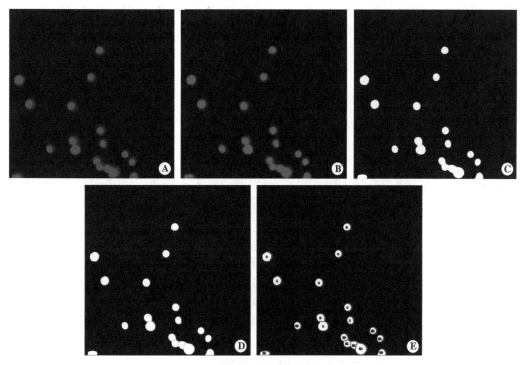

图 3-27　细胞计数

（三）细胞增殖

细胞增殖对于造血细胞命运调控起到关键作用，影像学使得检测细胞增殖可视化，因此在造血领域应用较为广泛，目前已有的检测方法包括 DNA 含量、代谢活性及一些增殖相关的蛋白（如 Ki67）检测法。这里重点介绍 Edu 法。Edu 是一种胸腺嘧啶核苷类似物，在细胞增殖时可以插入正在复制的 DNA 分子中，基于其与染料的共轭反应显色可检测细胞增殖。

1. 样本制备步骤

（1）将细胞悬液 1500 转/分离心，弃上清。

（2）培养基加入 Edu，使得终浓度为 10μmol/L，吹打混匀。

（3）培养 2 小时，缓慢分裂细胞可适当增加培养时间。

（4）3.7% PFA 室温固定 15 分钟。

（5）用 PBS 洗，离心，弃上清。

（6）0.1% Triton X-100 破膜，室温放置 15 分钟。

（7）加入 Click-iT reaction cocktail 或者相应染料，室温放置 30 分钟。

（8）用共聚焦显微镜检测细胞增殖。

2. 通过 ImageJ 分析细胞增殖的步骤

（1）打开软件，打开要分析的图片（图 3-28A）（File→Open，或者将图片直接拖动到菜单栏）。

（2）将图像转为 8bit，如图 3-28B 所示（Image→Type→8bit）。

（3）设定分析影像的阈值（Image→Adjust→Threshold，或快捷键 Ctrl+Shift+T）。

（4）调整阈值，去除背景，点击 Apply，结果如图 3-28C 所示。

（5）选择 Analyze particle（Analyze→Analyze particle），即可得到细胞数及每个细胞的 ROI，结果如图 3-28D 所示，共 14 个细胞被计数。

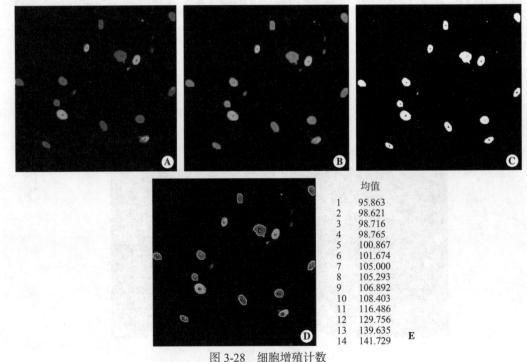

	均值
1	95.863
2	98.621
3	98.716
4	98.765
5	100.867
6	101.674
7	105.000
8	105.293
9	106.892
10	108.403
11	116.486
12	129.756
13	139.635
14	141.729

图 3-28 细胞增殖计数

（6）将（5）中的 ROI 对应回原图，计算每个细胞的平均荧光强度（Analyze→Set Measurements→Mean gray value，Limit to threshold），在结果中点击 Results-sort 对荧光强度进行排序，结果如图 3-28E 所示，荧光强的即为增殖细胞，其中 Edu 阳性对象有 4 个。本例的 Edu 阳性比例为 4/14=28.6%。当然，要分析至少 500 个细胞才有统计学意义。

（四）细胞凋亡

细胞凋亡是细胞死亡的一种正常生理过程，具有明显的形态学和生理生化特征。形态学方面检测的主要方式：使用台盼蓝或 DAPI 进行染色观察，但无法精准进行凋亡分析。目前常用 Annexin V 和 PI 双染法进行血液细胞的凋亡检测。

1. 凋亡检测样本制备步骤（以 Thermofisher 凋亡检测试剂盒为例）

（1）制备 1×结合缓冲液，按照 5×结合缓冲液：H_2O=1：4 稀释。

（2）待测单细胞细胞悬液，1500 转/分、4℃离心 5 分钟。

（3）加入 200μl 结合缓冲液（细胞量为 $2×10^5$/ml～$5×10^5$/ml）将细胞重悬，加入 5μl Annexin V 及 1μl 100μg/ml 的 PI，室温避光标记 15 分钟。

（4）加入 1×结合缓冲液 400μl，重悬，1500 转/分、4℃离心 5 分钟，弃上清。

（5）将得到的细胞进行成像。

2. 通过 ImageJ 进行凋亡分析的步骤

（1）打开软件，打开要分析的图片（图 3-29A）（File→Open，或者将图片直接拖动到菜单栏）。

（2）使用手动计数工具 Multi-point Tool 对图中细胞进行计数，如图 3-29B 所示，共 16 个（不包含边缘细胞）。

（3）去除图像背景得到染色部分，首先复制图像（Image→Duplicate），然后获取图像背景（Process→Filters→Gaussian blur→Sigma 设为 50），将原图减去背景可获得染色部分（Process→Image Calculator→Subtract），如图 3-29C 所示。

（4）将染色部分通道分离出来（Image→Color→Make Composite，Image→Color→Split Channels），如图 3-29D 和图 3-29E 所示。

（5）设定分析影像的阈值，得到染色部分（Image→Adjust→Threshold，或快捷键 Ctrl+Shift+T），然后分别选择 Analyze particle（Analyze→Analyze particle），即可得到染色细胞数及每个染色细胞的 ROI，如图 3-29F 和图 3-29G 所示。

（6）将（5）中的 ROI 对应回原图，如图 3-29H 和图 3-29I 所示，计数得到 PI、Annexin V 双阳标记细胞数为 3，其中 PI、Annexin V 双阳比例为 3/16=18.75%（晚期凋亡），Annexin V 单阳比例为 2/16=12.5%（早期凋亡）。当然，要分析至少 500 个细胞才有统计学意义。

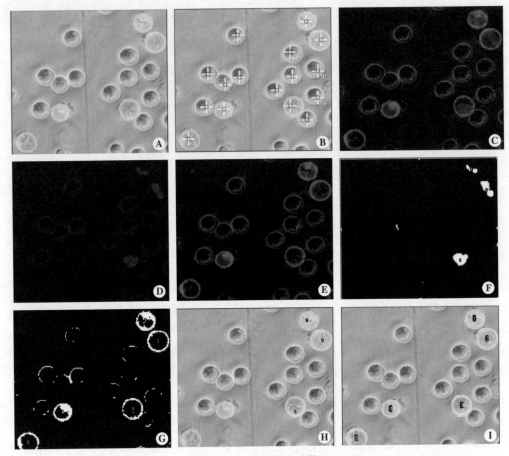

图 3-29　细胞凋亡计数

（五）蛋白质定量

在日常研究中，常需要对蛋白质表达情况进行定量以便统计分析，除了经典的蛋白质印迹法对蛋白质定量外，也可以采用免疫荧光法。免疫荧光蛋白质定量主要是利用图像处理软件统计待测蛋白的平均荧光强度，再进行定量分析。平均荧光强度是指某区域荧光强度总和与该区域面积的比值，公式为平均荧光强度=该区域荧光强度总和/该区域面积。本部分重点介绍通过 ImageJ 辅助蛋白质定量的步骤。

（1）利用 ImageJ 打开待分析图片，将图片转为 8bit 格式（Image→Type→8bit）。

（2）调整阈值上限，排除标尺对平均荧光强度的干扰（Image→Adjust→Threshold→点击 Auto 选项进行阈值初步调节，逐渐向左拖拽第二个进度条至标尺变成白色）。

（3）设定测量参数（Analyze→Set Measurements→勾选 Mean gray value 和 Limit to threshold→点击 OK）。

（4）检测（Analyze→Measure，记录 Mean 数值）。

注意：在分析多张图片时，为了减少人为误差，图像采集时需采用统一的标准，同时阈值调节的标准也需要统一。

（六）蛋白质共定位

蛋白质共定位是通过荧光显微镜观察蛋白质相互作用的实验分析技术。该技术使用免疫荧光标记两个（或更多）目标蛋白分子，利用荧光显微镜或共聚焦显微镜，通过其空间上的重叠判断不同目标之间的距离。蛋白质共定位使得蛋白质相互作用检测可视化，且在高时空分辨率状态下真实还原了体内蛋白质相互作用的本质，为研究蛋白质相互作用提供了新的思路。

1. 蛋白质共定位实验样本制备流程

（1）用 4%多聚甲醛（PFA）固定细胞，室温放置 15 分钟。

（2）用 0.5% Triton X-100 破膜，室温放置 15 分钟。

（3）用 BSA 封闭细胞。

（4）用荧光染料对目标蛋白进行染色。

（5）加入 DAPI，对细胞核进行染色。

（6）用共聚焦显微镜观察蛋白定位。

2. 使用 ImageJ 辅助分析蛋白质共定位的步骤

（1）打开软件，打开要分析的图片（图 3-30A）（File→Open，或者将图片直接拖动到菜单栏）。

（2）分离通道，保留有目标蛋白的两个通道，如图 3-30B 和图 3-30C 所示（Image→Color→Split Channels）。

（3）分别给通道添加伪色，如图 3-30D 和图 3-30E 所示（Image→Color→Channels Tool）。

（4）打开 Coloc 2 插件（Analyze→Colocalization→Coloc 2）即可得到皮尔逊相关系数（Pearson correlation coefficient）。

（5）可选择 2D intensity histogram，即可得到散点图（scatter plot），如图 3-30F 所示。

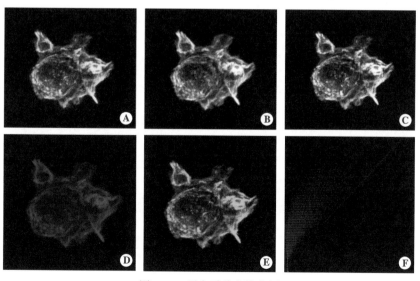

图 3-30 蛋白质共定位分析

3. 参数解释

皮尔逊相关系数：绝对值越接近 1，表明二者相关度越高。

M1：通道 1 的光强度与通道 2 有多少比例呈正相关。

M2：通道 2 的光强度与通道 1 有多少比例呈正相关。

重叠系数 K_1/K_2：在 Voxel Ratio Ch1/Ch2 接近 1 时，K_1/K_2 才有分析意义，常用共定位系数表明两个通道的关系。

皮尔逊相关系数是在不考虑阈值的情况下得到的相关系数，一般小于 0.5 即表明线性相关性很小，基本不用再考虑线性关系的统计学分析。

（蔡亚楠 张 森 王梦鸽 何宝林 陈 婷 杨晚竹）

参 考 文 献

魏通达，2014. 共聚焦激光扫描光学显微成像关键技术研究. 北京：中国科学院大学.

杨洁，田翠萍，钟桂生，等，2017. 随机光学重构显微成像技术及其应用. 光学学报，37（3）：51-63.

张少华，胡茂琼，曹福元，等，2006. 基于不同光学平台的荧光显微实验技术. 中国病理生理杂志，22（10）：2074，2075.

张一琢，2014. 共焦显微图像反卷积降噪与轮廓提取算法研究. 哈尔滨：哈尔滨工业大学.

赵欣欣，2012. 生物组织显微图像中的细胞计数方法. 武汉：华中科技大学.

Abraham VC，Taylor DL，Haskins JR，2004. High content screening applied to large-scale cell biology. Trends Biotechnol, 22（1）: 15-22.

Amos WB，White JG，1995. Direct view confocal imaging systems using a slit aperture//Pawley JB. Hand Book of Biological Confocal Microscopy. Boston：Springer：403-415.

Auksorius E，Boruah BR，Dunsby C，et al，2008. Stimulated emission depletion microscopy with a supercontinuum source and fluorescence lifetime imaging. Opt Lett, 33（2）: 113-115.

Balzarotti F，Eilers Y，Gwosch KC，et al，2017. Nanometer resolution imaging and tracking of fluorescent molecules with minimal photon fluxes. Science, 355（6325）: 606-612.

Baranov MV，Olea RA，van den Bogaart G，2019. Chasing uptake：super-resolution microscopy in endocytosis and phagocytosis. Trends Cell Biol, 29（9）: 727-739.

Belleri M，Coltrini D，Righi M，et al，2019. β-galactosylceramidase deficiency causes bone marrow vascular defects in an animal model of krabbe disease. Int J Mol Sci, 21（1）: 251.

Boutros M，Heigwer F，Laufer C，2015. Microscopy-based high-content screening. Cell, 163（6）: 1314-1325.

Brakenhoff GJ，2011. Imaging modes in confocal scanning light microscopy（CSLM）. J Microsc, 117（2）: 233-242.

Brown EB，Webb WW，1998. Two-photon activation of caged calcium with submicron, submillisecond resolution. Methods Enzymol, 291: 356-380.

Buehler C，Kim KH，Dong CY，et al，1999. Innovations in two-photon deep tissue microscopy. IEEE Eng Med Biol Mag, 18（5）: 23-30.

Bullen A，2008. Microscopic imaging techniques for drug discovery. Nat Rev Drug Discov, 7（1）: 54-67.

Carneiro MB，Hohman LS，Egen JG，et al，2017. Use of two-photon microscopy to study Leishmania major infection of the skin. Methods, 127: 45-52.

Centonze VE，White JG，1998. Multiphoton excitation provides optical sections from deeper within scattering specimens than confocal imaging. Biophys J, 75（4）: 2015-2024.

Charoenkwan P，Hwang E，Cutler RW，et al，2013. HCS-Neurons：identifying phenotypic changes in multi-neuron images upon drug treatments of high-content screening. BMC Bioinformatics, 14（Suppl 16）: S12.

Chen F，Tillberg PW，Boyden ES，2015. Optical imaging. Expansion microscopy. Science, 347（6221）: 543-548.

Chen LW，Zhou Y，Zhou R，et al，2020. Microsphere-toward future of optical microscopes. iScience, 23（6）: 101211.

Chojnacki J, Eggeling C, 2018. Super-resolution fluorescence microscopy studies of human immunodeficiency virus. Retrovirology, 15 (1): 41.

Cui XQ, Lee LM, Xin H, et al, 2008. Lensless high-resolution on-chip optofluidic microscopes for *Caenorhabditis elegans* and cell imaging. Proc Natl Acad Sci U S A, 105 (31): 10670-10675.

Cui YN, Zhang X, Yu M, et al, 2019. Techniques for detecting protein-protein interactions in living cells: principles, limitations, and recent progress. Sci China Life Sci, 62 (5): 619-632.

Culley S, Tosheva KL, Matos Pereira P, et al, 2018. SRRF: universal live-cell super-resolution microscopy. Int J Biochem Cell Biol, 101: 74-79.

Dainty JC, 2010. Theory and practice of scanning optical microscopy. Int J Opt, 32 (12): 1451, 1452.

Day RN, Schaufele F, 2008. Fluorescent protein tools for studying protein dynamics in living cells: a review. J Biomed Opt, 13 (3): 031202.

Denk W, 1994. Two-photon scanning photochemical microscopy: mapping ligand-gated ion channel distributions. Proc Natl Acad Sci U S A, 91 (14): 6629-6633.

Denk W, Detwiler PB, 1999. Optical recording of light-evoked calcium signals in the functionally intact retina. Proc Natl Acad Sci U S A, 96 (12): 7035-7040.

Dertinger T, Colyer R, Iyer G, et al, 2009. Fast, background-free, 3D super-resolution optical fluctuation imaging (SOFI). Proc Natl Acad Sci U S A, 106 (52): 22287-22292.

Dettinger P, Frank T, Etzrodt M, et al, 2018. Automated microfluidic system for dynamic stimulation and tracking of single cells. Anal Chem, 90 (18): 10695-10700.

Egger MD, Petrăn M, 1967. New reflected-light microscope for viewing unstained brain and ganglion cells. Science, 157 (3786): 305-307.

Ellinger P, Hirt A, 1929. Mikroskopische beobachtungen an lebenden Organen mit demonstrationen (intravitalmikroskopie). Naunyn-Schmiedebergs Archiv für experimentelle Pathologie und Pharmakologie, 147 (1): 63.

Gertsch J, Feyen F, Bützberger A, et al, 2009. Making epothilones fluoresce: design, synthesis, and biological characterization of a fluorescent N12-aza-epothilone (azathilone). Chembiochem, 10 (15): 2513-2521.

Giepmans BN, Adams SR, Ellisman MH, et al, 2006. The fluorescent toolbox for assessing protein location and function. Science, 312 (5771): 217-224.

Gong W, Si K, Sheppard CJ R, 2009. Optimization of axial resolution in a confocal microscope with D-shaped apertures. Appl Opt, 48 (20): 3998-4002.

Goodwin PC, 2007. Evaluating optical aberrations using fluorescent microspheres: methods, analysis, and corrective actions. Methods Cell Biol, 81: 397-413.

Gordon A, Colman-Lerner A, Chin TE, et al, 2007. Single-cell quantification of molecules and rates using open-source microscope-based cytometry. Nat Methods, 4 (2): 175-181.

Gustafsson MG, 2000. Surpassing the lateral resolution limit by a factor of two using structured illumination microscopy. J Microsc, 198 (Pt 2): 82-87.

Hänninen PE, Soini JT, Soini E, 1999. Photon-burst analysis in two-photon fluorescence excitation flow cytometry. Cytometry, 36 (3): 183-188.

Hell SW, Booth M, Wilms S, et al, 1998. Two-photon near and far-field fluorescence microscopy with continuous-wave excitation. Opt Lett, 23 (15): 1238-1240.

Huisken J, Stainier DY, 2009. Selective plane illumination microscopy techniques in developmental biology. Development, 136(12): 1963-1975.

Hunter JJ, Cookson CJ, Kisilak ML, et al, 2007. Characterizing image quality in a scanning laser ophthalmoscope with differing pinholes and induced scattered light. J Opt Soc Am A Opt Image Sci Vis, 24 (5): 1284-1295.

Icha J, Weber M, Waters JC, et al, 2017. Phototoxicity in live fluorescence microscopy, and how to avoid it. Bioessays, 39 (8): 1700003-1700015.

Jung YM, Riven I, Feigelson SW, et al, 2016. Three-dimensional localization of T-cell receptors in relation to microvilli using a combination of superresolution microscopies. Proc Natl Acad Sci U S A, 113 (40): E5916-E5924.

Karamanou M, Poulakou-Rebelakou E, Tzetis M, et al, 2010. Anton van Leeuwenhoek (1632-1723): father of micromorphology and discoverer of spermatozoa. Rev Argent Microbiol, 42 (4): 311-314.

Keller HE, 2006. Objective Lenses for Confocal Microscopy. New York: Springer: 145-161.

Keller PJ, Schmidt AD, Santella A, et al, 2010. Fast, high-contrast imaging of animal development with scanned light sheet-based structured-illumination microscopy. Nat Methods, 7 (8): 637-642.

Kim SH, Choi DS, Kim DS, 2008. Single-molecule detection of fluorescence resonance energy transfer using confocal microscopy. J Opt Soc Korea, 12 (2): 107-111.

Klar TA, Hell SW, 1999. Subdiffraction resolution in far-field fluorescence microscopy. Opt Lett, 24 (14): 954-956.

Klaus A, Robin C, 2017. Embryonic hematopoiesis under microscopic observation. Dev Biol, 428 (2): 318-327.

Knight AE, Gomez K, Cutler DF, 2017. Super-resolution microscopy in the diagnosis of platelet granule disorders. Expert Rev Hematol, 10 (5): 375-381.

Laissue PP, Alghamdi RA, Tomancak P, et al, 2017. Assessing phototoxicity in live fluorescence imaging. Nat Methods, 14 (7): 657-661.

Lecault V, Vaninsberghe M, Sekulovic S, et al, 2011. High-throughput analysis of single hematopoietic stem cell proliferation in microfluidic cell culture arrays. Nature methods, 8 (7): 581-586.

Lemasters JJ, Chacon E, Ohata H, et al, 1995. Measurement of electrical potential, pH, and free calcium ion concentration in mitochondria of living cells by laser scanning confocal microscopy. Methods Enzymol, 260 (6): 428-444.

Li C, Wu X, Zhang W, et al, 2016. High-Content functional screening of AEG-1 and AKR1C2 for the promotion of metastasis in liver cancer. J Biomol Screen, 21 (1): 101-107.

Li X, Lao YZ, Zhang H, et al, 2015. The natural compound guttiferone f sensitizes prostate cancer to starvation induced apoptosis via calcium and JNK elevation. BMC Cancer, 15 (1): 254.

Loeffler D, Wehling A, Schneiter F, et al, 2019. Asymmetric lysosome inheritance predicts activation of haematopoietic stem cells. Nature, 573 (7774): 426-429.

Ma SH, Shi YX, Pang YK, et al, 2014. Notch1-induced T cell leukemia can be potentiated by microenvironmental cues in the spleen. J Hematol Oncol, 7 (1): 71.

Maiti S, Shear JB, Williams RM, et al, 1997. Measuring serotonin distribution in live cells with three-photon excitation. Science, 275 (5299): 530-532.

Mantulin WW, Masters BR, So PTC, 2009. Handbook of biomedical nonlinear optical microscopy. J Biomed Opt, 14 (1): 19901.

Masters B, So P, 2001. Confocal microscopy and multi-photon excitation microscopy of human skin *in vivo*. Opt Express, 8 (1): 2-10.

Matatall KA, Kadmon CS, King KY, 2018. Detecting hematopoietic stem cell proliferation using brdu incorporation. Methods Mol Biol, 1686: 91-103.

Mazza D, Cella F, Vicidomini G, et al, 2007. Role of three-dimensional bleach distribution in confocal and two-photon fluorescence recovery after photobleaching experiments. Appl Opt, 46 (30): 7401-7411.

Mertz J, Xu C, Webb WW, 1995. Single-molecule detection by two-photon-excited fluorescence. Opt Lett, 20 (24): 2532.

Minagawa N, Kruglov EA, Dranoff JA, et al, 2005. The anti-apoptotic protein Mcl-1 inhibits mitochondrial Ca^{2+} signals. J Biol Chem, 280 (39): 33637-33644.

Minsky M, 1988. Memoir on inventing the confocal scanning microscope. Scanning, 10 (4): 128-138.

Montanuy H, Camps-Fajol C, Carreras-Puigvert J, et al, 2020. High content drug screening for fanconi anemia therapeutics. Orphanet J Rare Dis, 15 (1): 170.

Morin-Zorman S, Wysocki C, Zhu JQ, et al, 2019. *In vivo* dynamics of T cells and their interactions with dendritic cells in mouse cutaneous graft-versus-host disease. Blood Adv, 3 (14): 2082-2092.

Müller B, Heilemann M, 2013. Shedding new light on viruses: super-resolution microscopy for studying human immunodeficiency virus. Trends Microbiol, 21 (10): 522-533.

Murphy DB, 2001. Fundamentals of Light Microscopy and Electronic Imaging. Hoboken: A John Wiley & Sons, INC.

Neil MA, Juskaitis R, Wilson T, 1997. Method of obtaining optical sectioning by using structured light in a conventional microscope. Opt Lett, 22 (24): 1905-1907.

Palmer AG 3rd，Thompson NL，1989. Fluorescence correlation spectroscopy for detecting submicroscopic clusters of fluorescent molecules in membranes. Chem Phys Lipids，50（3-4）：253-270.

Passaro D，Di Tullio A，Abarrategi A，et al，2017. Increased vascular permeability in the bone marrow microenvironment contributes to disease progression and drug response in acute myeloid leukemia. Cancer Cell，32（3）：324-341.

Patterson G，Davidson M，Manley S，et al，2010. Superresolution imaging using single-molecule localization. Annu Rev Phys Chem，61：345-367.

Pawley JB，Masters B. 1995. Handbook of Biological Confocal Microscopy. New York：Springer-Verlag.

Ploem JS，1967. The use of a vertical illuminator with interchangeable dichroic mirrors for fluorescence microscopy with incidental light. Z Wiss Mikrosk，68（3）：129-142.

Prunier C，Chen N，Ritsma L，et al，2017. Procedures and applications of long-term intravital microscopy. Methods，128：52-64.

Ramshesh VK，Lemasters JJ，2018. Imaging of mitochondrial ph using SNARF-1. Methods Mol Biol，1782：351-356.

Roels J，Vernaillen F，Kremer A，et al，2020. An interactive ImageJ plugin for semi-automated image denoising in electron microscopy. Nat Commun，11（1）：771.

Rossy J，Pageon SV，Davis DM，et al，2013. Super-resolution microscopy of the immunological synapse. Curr Opin Immunol，25（3）：307-312.

Sage D，Donati L，Soulez F，et al，2017. DeconvolutionLab2：an open-source software for deconvolution microscopy. Methods，115：28-41.

Sanderson MJ，Smith I，Parker I，et al，2014. Fluorescence microscopy. Cold Spring Harb Protoc，2014（10）：pdb.top071795.

Schermelleh L，Ferrand A，Huser T，et al，2019. Super-resolution microscopy demystified. Nat Cell Biol，21（1）：72-84.

Schneider CA，Figueroa Velez DX，Azevedo R，et al，2019. Imaging the dynamic recruitment of monocytes to the blood-brain barrier and specific brain regions during toxoplasma gondii infection. Proc Natl Acad Sci U S A，116（49）：24796-24807.

Schneider RK，Mullally A，Dugourd A，et al，2017. Gli1[+]mesenchymal stromal cells are a key driver of bone marrow fibrosis and an important cellular therapeutic target. Cell Stem Cell，20（6）：785-800.

Shaner NC，Patterson GH，Davidson MW，2007. Advances in fluorescent protein technology. J Cell Sci，120（Pt 24）：4247-4260.

Shear JB，Xu C，Webb WW，1997. Multiphoton-excited visible emission by serotonin solutions. Photochem Photobiol，65（6）：931-936.

Sheppard CJ，Gong W，Si K，2008. The divided aperture technique for microscopy through scattering media. Opt express，16（21）：17031-17038.

Sheppard CJR，Mao XQ，1987. Confocal microscopes with slit apertures. J Mod Optic，35（7）：1169-1185.

Sheppard CJR，Wilson T，1978. Image formation in scanning microscopes with partially coherent source and detector. Int J Opt，25（4）：315-325.

Sheppard CJR，Wilson T，1978. The theory of scanning microscopes with Gaussian pupil functions. J Microsc，114（2）：179-197.

Shih AY，Driscoll JD，Drew PJ，et al，2012. Two-photon microscopy as a tool to study blood flow and neurovascular coupling in the rodent brain. J Cereb Blood Flow Metab，32（7）：1277-1309.

Sinclair MB，Haaland DM，Timlin JA，et al，2006. Hyperspectral confocal microscope. Appl Opt，45（24）：6283-6291.

So PT，Dong CY，Masters BR，et al，2000. Two-photon excitation fluorescence microscopy. Annu Rev Biomed Eng，2：399-429.

Stegner D，vanEeuwijk JMM，Angay O，et al，2017. Thrombopoiesis is spatially regulated by the bone marrow vasculature. Nat Commun，8（1）：127.

Stryer L，Haugland RP，1967. Energy transfer：a spectroscopic ruler. Proc Natl Acad Sci U S A，58（2）：719-726.

Tomer R，Lovett-Barron M，Kauvar I，et al，2015. SPED light sheet microscopy：fast mapping of biological system structure and function. Cell，163（7）：1796-1806.

Upadhaya S，Krichevsky O，Akhmetzyanova I，et al，2020. Intravital imaging reveals motility of adult hematopoietic stem cells in the bone marrow niche. Cell Stem Cell，27（2）：336-345.

Wang Y L，1989. Fluorescence Microscopy of Living Cells in Culture. Wurzburg：Academic Press.

White JG，Amos WB，Fordham M，1987. An evaluation of confocal versus conventional imaging of biological structures by fluorescence light microscopy. J Cell Biol，105（1）：41-48.

Xi P，Rajwa B，Jones JT，et al，2007. The design and construction of a cost-efficient confocal laser scanning microscope. Am J Phys，75（3）：203-207.

Xu C，Shear JB，Webb WW，1997. Hyper-Rayleigh and hyper-Raman scattering background of liquid water in two-photon excited fluorescence detection. Anal Chem，69（7）：1285-1287.

Xu C，Zipfel W，Shear JB，et al，1996. Multiphoton fluorescence excitation：new spectral windows for biological nonlinear microscopy. Proc Natl Acad Sci U S A，93（20）：10763-10768.

Yan TY，Zeng Q，Wang L，et al，2019. Harnessing the power of optical microscopic and macroscopic imaging for natural products as cancer therapeutics. Front Pharmacol，10：1438.

Yang WZ，Yu WY，Chen T，et al，2019. A single-cell immunofluorescence method for the division patterns research of mouse bone marrow-derived hematopoietic stem cells. Stem Cells Dev，28（14）：954-960.

Ye BQ，Liu BY，Yang LL，et al，2017. Suppression of SRCAP chromatin remodelling complex and restriction of lymphoid lineage commitment by Pcid2. Nat Commun，8（1）：1518.

Yelamarty RV，Miller BA，Scaduto RC Jr，et al，1990. Three-dimensional intracellular calcium gradients in single human burst-forming units-erythroid-derived erythroblasts induced by erythropoietin. J Clin Invest，85（6）：1799-1809.

Zernike F，1942. Phase contrast，a new method for the microscopic observation of transparent objects part Ⅱ. Physica，9（10）：974-980.

Zhang GL，Liu F，Zhang B，et al，2013. Imaging of pharmacokinetic rates of indocyanine green in mouse liver with a hybrid fluorescence molecular tomography/X-ray computed tomography system. J Biomed Opt，18（4）：040505.

Zhang YH，Hu B，Dai YK，et al，2013. A new multichannel spectral imaging laser scanning confocal microscope. Comput Math Method M，2013：890203.

Zhang YQ，Gross H，2019. Systematic design of microscope objectives. Part Ⅰ：system review and analysis. Adv Opt Technol，8（5）：313-347.

Zhou PP，Wang ZL，Yuan XJ，et al，2013. Mixed lineage leukemia 5（MLL5）protein regulates cell cycle progression and E2F1-responsive gene expression via association with host cell factor-1（HCF-1）. J Biol Chem，288（24）：17532-17543.

第四章 基因表达相关分子生物学技术

第一节 实时荧光定量 PCR 技术

PCR 技术自 1983 年发明至今短短的 40 年时间内已经发展到了第三代,实时荧光定量 PCR(real time quantitative polymerase chain reaction, real-time qPCR)技术作为第二代定量 PCR 技术实现了核酸从定性到定量的飞跃。实时荧光定量 PCR 技术最早起源于 1992 年, Roche 公司的 Higuchi 提出在 PCR 扩增的同时通过监测荧光信号来检测特定 DNA 序列的扩增产物。随后,当时的 Genentech 公司和 Perkin Elmer 公司在 Holland 等的工作基础上对该方法进行改进,大幅提高了核酸定量的特异性和灵敏度。作为一种一步整合扩增和定量的核酸检测技术,实时荧光定量 PCR 技术是指在 PCR 反应体系中加入荧光报告基团,根据荧光信号的累积情况实时监测整个 PCR 进程,最后利用标准曲线对未知模板进行定量分析的方法。随着精密实时荧光 PCR 仪的开发和技术的更新,实时荧光定量 PCR 技术检测的灵敏度和准确性得到了飞跃性的提高。

相比于第一代 PCR 技术,实时荧光定量 PCR 技术不仅实现了对核酸的定量,还具有灵敏度高、特异性强、检测范围宽、自动化程度高、可同时实现多重反应等诸多优势。随着生物科学的发展,该技术已广泛应用于生命科学研究的各个领域。在基础研究中,实时荧光定量 PCR 结合逆转录(即实时逆转录 PCR, real-time RT-PCR, qRT-PCR)已成为实验室分析 mRNA 及 miRNA 等基因表达水平的常规方法。此外,实时荧光定量 PCR 技术也可以对特定 DNA 序列的丰度进行定量,检测单核苷酸多态性(single nucleotide polymorphism, SNP)及基因突变等。在临床检测中,以实时荧光定量 PCR 为基础的常规分子诊断技术同样发挥着重要作用,如融合基因的检测、外周血中病毒核酸拷贝数检测等。

一、实时荧光定量 PCR 技术原理

实时荧光定量 PCR 仪硬件主要由 PCR 热循环模块、光路系统和荧光检测系统三部分组成(图 4-1)。仪器在工作时,热循环模块进行 PCR 扩增反应,由光源和滤光片组成的光路系统对 PCR 反应体系中的荧光染料进行激发,染料吸收激发光后发出的发射光被检测器捕捉采集,随后荧光信号通过光电转换装置和系统软件进行数据处理和分析,即可完成样本核酸的定量检测。通常,得到的最终定量结果是由以 PCR 循环数为横坐标、以反应过程中实时荧光强度为纵坐标绘制而成的扩增曲线呈现的,为便于理解实时荧光定量

PCR 技术原理，首先需了解荧光定量 PCR 的动力学过程和扩增曲线中的 3 个重要参数：基线、荧光阈值和循环阈值（cycle threshold，Ct 值）。

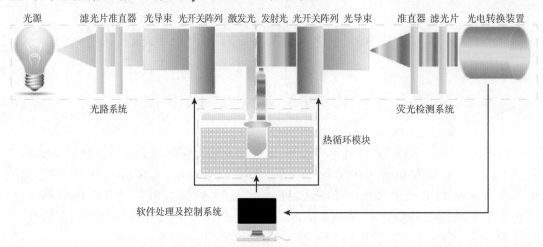

光源　　　滤光片准直器　光导束　光开关阵列　激发光　发射光　光开关阵列　光导束　　准直器　滤光片　光电转换装置

光路系统　　　　　　　　　　　　　　　　　　　　　　　　荧光检测系统

热循环模块

软件处理及控制系统

图 4-1　实时荧光定量 PCR 仪基本工作原理

依据扩增曲线趋势，定量 PCR 扩增分为 4 个阶段：基线期、指数增长期、线性增长期和平台期。在最初的几个循环内，虽然模板在进行扩增，但是产物较少，荧光信号增长不明显，被淹没在背景信号中，称为基线期。随着 PCR 反应的进行，扩增产物的荧光信号超过背景信号，此时 PCR 反应各组分（引物、dNTP、Mg^{2+}、酶）均过量，反应所需环境适中，聚合酶活性较高，PCR 产物扩增最接近 2^n 的指数扩增，称为指数增长期。指数增长期后，由于反应体系中 dNTP 等原料消耗及合成酶的活性下降等原因，PCR 产物的增长不再遵循 2^n 扩增模式，而是以某个速度呈线性增长，这个阶段称为线性增长期。在线性增长期后，由于原料大量消耗等原因，PCR 产物扩增速度减缓或停滞，扩增曲线表现为缓慢上升或者不上升，称为平台期。图 4-2 分别以对数形式和线性形式展示了 PCR 扩增的 4 个阶段。PCR 达到平台期时检测结果重现性极差，终点定量并不准确，此处不作讨论。而指数增长期的重现性极好且这一阶段荧光信号强度和扩增产物的量呈正相关，因此实时荧光定量 PCR 技术是对起始模板进行定量，指数增长期的定量结果可以准确反映初始模板浓度。

在 PCR 的最初数个循环中（一般为前 15 个循环），荧光信号变化不大，体现在线性扩增曲线中是一条直线，这条直线即称为基线。通常将 PCR 的前 3~15 个循环的荧光值作为基线的本底信号，荧光阈值一般默认为基线信号标准偏差的 10 倍，位于指数增长期，可以在对数扩增曲线上适当进行手动调整。循环阈值是指每一个 PCR 循环中，扩增产物产生的荧光信号强度达到设定阈值时进行的循环数，即通过阈值所作与 x 轴平行线（阈值线）和扩增曲线的交点所对应的 x 轴数值。整个 PCR 扩增过程中，基线高低决定了阈值大小，阈值的设定最终确定 Ct 值。Ct 值是进行模板定量的重要中间数据，随后便可依据 PCR 指数增长期的数学原理对初始模板进行定量分析。

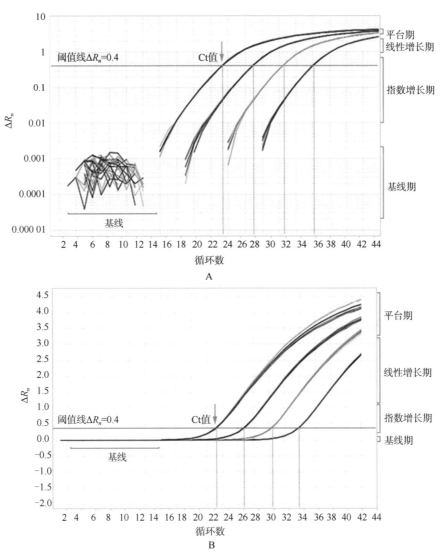

图 4-2　实时荧光定量 PCR 扩增曲线基本概念

A. 对数扩增曲线；B. 线性扩增曲线

（一）数学原理

实时荧光定量 PCR 技术的定量分析有 2 种方法：最大二阶导数法和样点拟合法。其中最大二阶导数法是基于理想 PCR 扩增结果确定 Ct 值，样点拟合法则是依据阈值线与扩增曲线的交点确定 Ct 值。

理想 PCR 扩增的理论方程为

$$N = N_0 \times 2^n \tag{4.1}$$

实际 PCR 扩增的理论方程为

$$N = N_0 \times (1+E)^n \qquad 0 \leqslant E \leqslant 1 \tag{4.2}$$

式中，N 为第 n 次循环后的产物量；N_0 为起始模板量；n 为 PCR 扩增的循环次数；E 为扩增效率。

PCR 扩增效率 E 取决于实验条件、样本质量及反应混合体系的性能。当 $E=1$ 时，

$N=N_0\times2^n$，每个循环的扩增倍数为 2 倍，即理想型 PCR 扩增。通常，E 在 90%～110%均可接受。由于实验操作中多种因素的影响，理想的 PCR 扩增在实际操作中不易实现，因此这里主要讨论样点拟合法中 Ct 值与起始模板在 PCR 指数增长期的线性关系。

当 PCR 扩增产物达到荧光阈值时，

$$N_{Ct} = N_0\times(1+E)^{Ct} \tag{4.3}$$

式中，N_{Ct} 为荧光扩增信号达到阈值时扩增产物的量，当阈值设定后，N_{Ct} 为一常数。对式（4.3）取对数：

$$\lg N_{Ct} = \lg N_0 + Ct\,\lg(1+E) \tag{4.4}$$

进一步得到

$$Ct = -\lg N_0/\lg(1+E) + \lg N_{Ct}/\lg(1+E) \tag{4.5}$$

即

$$Ct = -k\lg N_0 + b \tag{4.6}$$

其中，k、b 为与扩增效率 E 有关的常数。$E<100\%$ 通常是由于 PCR 反应体系不够优化或引物设计不当，$E>100\%$ 可能是存在一些污染、非特异性扩增或者引物二聚体。由线性方程（4.6）可见，起始模板量越高，Ct 值越小。通常，起始模板浓度稀释 10 倍可增加约 3.33 个 Ct 值。$k=\dfrac{1}{\lg(1+E)}$，因此 $E=10^{\frac{1}{k}}-1$，当扩增效率为 100% 时，$k=3.33$，在绝对定量部分继续对这一线性关系进行讨论。

（二）化学原理

实时荧光定量 PCR 与传统 PCR 的主要区别在于，能够通过实时检测 PCR 扩增过程中每个时间点上的荧光信号实现对 PCR 产物的定量。其荧光化学理念最早由 Higuchi 等于 1992 年提出，在 PCR 反应体系中加入对紫外线敏感的高灵敏荧光染色剂溴化乙锭（EB）对 PCR 产物进行染色，利用动态 PCR 和封闭式检测对目的 DNA 进行定量分析。该方法成功实现了对 PCR 反应过程的实时监测和起始模板定量，但其最大的缺陷在于溴化乙锭参与 PCR 反应的全过程且能嵌入所有 DNA 双链中，不具有特异性。其次，溴化乙锭具有高致癌风险及荧光信号采集手段缺乏足够的灵敏度也限制了其广泛应用。随着荧光化学和探针杂交技术的发展，实时荧光定量 PCR 技术很快得到了改进并迅速成为生命科学领域必不可少的研究手段。

现已有多种可产生荧光信号的化学方法被用于检测实时荧光 PCR 产物，根据其荧光化学原理主要分为两类：DNA 结合染料法和基于寡核苷酸探针法（表 4-1）。

表 4-1　实时荧光定量 PCR 化学原理概述

	DNA 结合染料法	基于寡核苷酸探针法	
		探针法	引物-探针法
基本原理	应用一种带有荧光、非特异的 DNA 结合染料检测 PCR 过程中积累的扩增产物	应用一个或多个荧光基团标记的寡核苷酸探针检测 PCR 扩增产物；依赖荧光共振能量转移（FRET）检测特异性扩增产物	采用由荧光基团标记的引物进行扩增，使荧光基团直接掺入 PCR 扩增产物中；依赖 FRET

续表

	DNA 结合染料法	基于寡核苷酸探针法	
		探针法	引物-探针法
特异性	检测所有双链 DNA 扩增产物，包括非特异反应产物，如引物二聚体	仅检测特异性扩增产物	检测特异性扩增产物及非特异反应产物，如引物二聚体
举例	SYBR® Green I、SYTO、LC Green、EvaGreen	TaqMan 探针、分子信标、蝎形探针和杂交探针	Amplifluor 和 LUX 荧光引物
优点	可对任何双链 DNA 进行定量，减少实验设计及运转成本；适于大量基因分析；简单易用	探针与目标片段的特异性杂交才会产生荧光信号，减少了背景荧光信号和假阳性；探针可标记不同波长的荧光基团，适用于多重 PCR 反应	
缺点	染料可检测到非特异性 PCR 产物，易产生假阳性；需要 PCR 后处理过程	不同的靶序列需要合成不同的探针，原料成本较高	
应用	DNA 及 RNA 定量；基因表达验证；等位基因鉴别；SNP 分型；病原体和病毒检测；多重 PCR		

1. DNA 结合染料法　DNA 结合染料以一种非序列特异性结合方式结合到双链 DNA（dsDNA）上，在 PCR 反应体系中游离存在时几乎不产生荧光，当与 DNA 双链结合后可被激发产生强荧光。由于染料与 DNA 的不饱和结合，每个 DNA 产物上可以结合许多染料分子，因此可以产生很强的荧光信号。最早的溴化乙锭染色监测 PCR 扩增进程原理是可行的，但它具有高致癌风险，并且也能与单链核酸结合产生一定水平的荧光信号，随后溴化乙锭便被一种更为安全且双链 DNA 结合特异性更强的荧光染料 SYBR® Green I 替代。

SYBR® Green I 是一种结合于双链 DNA 双螺旋小沟区域的非对称性花青素类非饱和性阳离子染料，化学名为 2-[N-（3-二甲基胺丙基）-N-丙胺基]-4-[2, 3-二氢-3-甲基-（苯并-1, 3-噻唑-2-基）-亚甲基]-1-苯基-喹啉鎓盐，其最大吸收和发射波长分别为 497nm 和 520nm，随着 PCR 过程中退火—延伸反应的进行，SYBR® Green I 与形成的双链 DNA 结合后荧光强度可增强约 1000 倍，PCR 仪会在每个循环延伸结束时采集一次荧光信号，其信号强度与 DNA 分子数目成正比（图 4-3）。

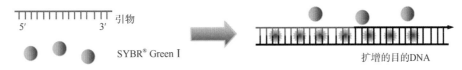

图 4-3　DNA 结合染料法荧光检测基本原理

SYBR® Green I 以其高灵敏度和可靠性、成本低且操作简便等优势，成为目前最常用的实时荧光定量 PCR 检测试剂。其不足之处在于储存稳定性差，高浓度的 SYBR® Green I 对 PCR 扩增有抑制作用。此外，由于 SYBR® Green I 是一种非饱和染料，在 DNA 解链过程中，染料会从已解链的 DNA 单链上脱落并结合到邻近尚未解链的 DNA 双链中，继续产生荧光，这种现象被称作"染料重排"，这会导致在小范围温度变化时，熔解曲线无法精确反映双链 DNA 的解链情况。当进行要求较高的高分辨率熔解曲线分析时，必须使用饱和染料，如 LC Green PLUS、EvaGreen、SYTO（-9、-13 及-82）。值得一提的是，EvaGreen

作为第三代 DNA 结合染料的突出代表，具有良好的稳定性、更强的荧光信号和低 PCR 扩增抑制性，越来越受欢迎，较高浓度的 EvaGreen 消除了 SYBR® Green I 在 DNA 解链过程中出现的"染料重排"缺陷，可用于不受检测通道限制的多重 PCR（multiplex PCR）分析。其他可用于实时荧光定量 PCR 的 DNA 结合染料还包括非对称花青素小沟结合物家族 BEBO、BETO、BETIBO、BOXTO、BOXTO-PRO 和 BOXO-MEE。

DNA 结合染料法与传统 PCR 一样，其灵敏度很大程度上依赖于引物的特异性。如果 PCR 反应体系中有非特异性扩增产物或引物二聚体生成，DNA 结合染料也会与之结合并产生荧光噪声信号，导致结果出现假阳性。为避免此类问题，可以在 PCR 反应结束后根据熔解曲线对 PCR 扩增的特异性进行质控。在 PCR 扩增反应结束后使样本继续升温直至 PCR 产物双链全部打开，此时荧光染料无法与 DNA 双链结合，荧光信号陡然下降，熔解曲线是将温度与荧光强度的变化求导所得的曲线（$-dT/dF$）。解链温度（melting temperature，T_m）是 PCR 引物的一个重要参数，是双链 DNA 分子解链 50%时的温度，与 DNA 分子中 G+C 含量有关，G+C 比例越高，T_m 值越高。不同 PCR 产物片段的 T_m 值不同，若 PCR 产物中有非特异性扩增产物，则其 T_m 值不止一个，在熔解曲线上表现为：除目的扩增产物熔解曲线峰外，出现一个甚至多个杂峰。DNA 解链温度和荧光强度的降低依赖于扩增产物的大小和序列，因此可以依据 T_m 值进一步确认是否正确扩增出了目的序列。长度较短的引物二聚体和非特异产物通常在较低温度变性，从而可以与目的序列区分开。

目前有多款商业软件程序可以辅助提供引物设计方案，如 Primer premier、Oligo，Beacon Designer 等，其中 Beacon Designer 可设计 TaqMan 探针和分子信标（见下文）。此外，一些网站也可以免费设计 PCR 引物，如 NCBI 网站（https://www.ncbi.nlm.nih.gov/）、PrimerBank 网站（https://pga.mgh.harvard.edu/primerbank/）及 Primer3Plus 网站（http://www.primer3plus.com/）等。对于单一 PCR 产物，通过设计合适的特异性引物可以有效减少非特异性扩增。

2. 基于寡核苷酸探针法　基于寡核苷酸探针法是依据荧光共振能量转移（fluorescence resonance energy transfer，FRET）原理实现的。FRET 理论最早由 Förster 于 1948 年提出，若某个荧光基团的发射光谱与另一荧光基团的吸收光谱重叠，当两个基团足够近时（7～10nm），能量可以从短波长（高能量）的荧光供体基团传递到长波长（低能量）的荧光受体基团，同时荧光受体基团的能量发生衰减，这一过程称为 FRET。根据最终能量散失形式不同，FRET 机制可分为两种：①能量被荧光猝灭基团吸收后以热能形式散失，不产生荧光，称为 FRET 猝灭；②能量被荧光受体基团吸收后产生荧光，称为狭义的 FRET。因此，根据 FRET 原理，用合适的荧光供体基团和荧光受体基团标记核酸探针或引物，再依据核酸杂交和水解导致二者结合或分开的原理，建立了各种实时荧光定量 PCR 方法。

目前有多种荧光报告基团和荧光猝灭基团可用于基于寡核苷酸探针法（表 4-2）。根据 FRET 原理，选择荧光基团的原则是要保证荧光报告基团与荧光猝灭基团有光谱重叠。

表 4-2 实时荧光定量 PCR 中常用荧光报告基团和荧光猝灭基团

	中文名称	英文名称	最大吸收波长（nm）	最大发射波长（nm）
荧光报告基团				
6-FAM	6-羧基荧光素	6-carboxyfluorescein	495	517
HEX	六氯 6-荧光素	hexachloro-6-carboxyfluorescein	537	553
TET	四氯 6-荧光素	tetrachloro-6-carboxyfluorescein	521	538
Cy3	花青素 3	Cy3	550	570
Cy5	花青素 5	Cy5	650	667
JOE	2, 7-二甲基-4, 5-二氯-6-氯荧光素	JOE	520	548
ROX	—	carboxy-X-rhodamine	581	607
TAMRA	6-羧基-四甲基罗丹明	6-carboxy-tetramethyl rhodamine	550	576
Texas Red	得克萨斯红	Texas Red	589	610
荧光猝灭基团				
BHQ-1	黑洞猝灭剂 1	black hole quencher-1	535	无
BHQ-2	黑洞猝灭剂 2	black hole quencher-2	579	无
BHQ-3	黑洞猝灭剂 3	black hole quencher-3	672	无
DABCYL	4-[4-（二甲基氨基）苯偶氮]苯甲酸	4-（4-dimethy-laminophenylazo）benzoic acid	453	无
Eclipse	—	Eclipse	522	无
TAMRA	6-羧基-四甲基罗丹明	6-carboxy-tetramethyl rhodamine	550	576

　　基于寡核苷酸探针法通常使用一个或多个能与扩增产物内部序列杂交的由荧光基团标记的寡核苷酸探针，利用 FRET 原理进行荧光检测，荧光信号强度与目的基因扩增产物量成正比且不受引物二聚体等非特异扩增产物的影响。该法适用于任何目的的实时荧光 PCR 检测，包括核酸定量、基因表达分析、微阵列数据验证、SNP 基因分型和临床诊断等。此外，通过合理使用不同的荧光染料可实现在同一 PCR 体系中同时扩增多个 DNA 片段，即多重 PCR 分析，常用于病原微生物的检测及某些遗传病或癌基因的分型鉴定。

　　探针可特异性与目的序列结合，因此 PCR 过程可减少引物二聚体等非特异产物的干扰，引物的特异性和探针序列的特异性双重保证了 PCR 扩增的特异性。合成费用高昂是基于寡核苷酸探针法应用最大的缺点，每个目的基因都需要分别合成相应的特异性探针，因此对于普通基因表达分析及大量基因分析，该法不是一种经济的选择。

　　根据荧光基团所连接寡核苷酸的类型不同，基于寡核苷酸探针法可以分为 3 类：探针法、引物-探针法和核酸类似物探针法。

　　（1）探针法：通过设计一段与目的基因序列特异性结合的探针序列以提高 PCR 扩增的特异性，将荧光基团连接在探针上用于 PCR 扩增过程中的荧光信号检测。根据其荧光发光原理不同探针可分为水解探针和杂交探针两类。水解探针最常用的是 TaqMan 探针，杂交探针主要包含发夹式探针和双杂交探针。

　　1）水解探针：作用依赖于 PCR 扩增过程中 Taq DNA 聚合酶的 5′→3′外切酶活性，其代表为 TaqMan 探针。TaqMan 探针技术起源于 1991 年，随后 Heid 等将其应用于实时荧光定量 PCR 技术。TaqMan 探针是一种水解型寡核苷酸杂交探针，由一段长 18～24bp 的探针序列、5′端荧光报告基团（reporter，R）和 3′端荧光猝灭基团（quencher，Q）三部分组成，其中探针序列与引物所扩增的目的基因的一段 DNA 序列互补。结构完整的 TaqMan 探针其荧光报告基团与猝灭基团在空间上十分相近，此时报告基团产生的荧光被猝灭基团猝灭，检测不到荧光或猝灭不彻底时可能会检测到微弱荧光。在 PCR 扩增前和退火过程中，TaqMan 探针均处于完整状态，不产生荧光信号。随着 PCR 延伸过程中 DNA 子链的合成，Taq 酶遇到与模板链结合的探针，其 5′→3′外切酶活性会将探针水解，此时报告基团与猝灭基团分离，FRET 被破坏，即产生荧光信号。每形成一条 DNA 新链就会水解一条探针，相应地产生一个单位荧光信号，其信号强度与目的基因的分子总数成正比（图 4-4A）。TaqMan 探针常用的荧光基团-荧光猝灭基团组合见表 4-3。此外，通过多色荧光标记可以利用 TaqMan 探针实现多重 PCR，如选用 FAM 标记目的基因 1，VIC 标记目的基因 2，NED 标记对照基因。

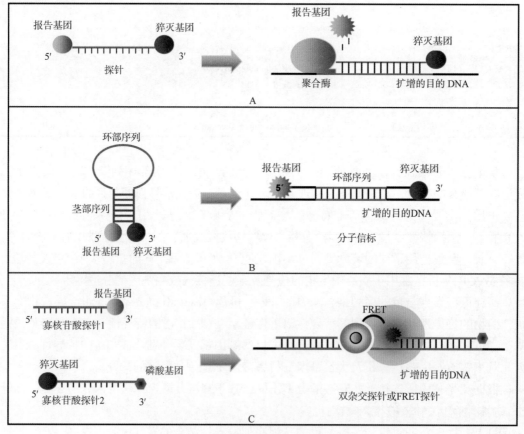

图 4-4   探针法荧光检测基本原理

A. TaqMan 探针；B. 分子信标；C. FRET 探针

表 4-3 探针法常用荧光基团-荧光猝灭基团组合

5′端荧光报告基团	3′端荧光猝灭基团		
	TaqMan 探针	分子信标	蝎形荧光探针
6-FAM	TAMRA 或 BHQ-1	DABCYL	DABCYL 或 BHQ-1
HEX	TAMRA、BHQ-1 或 BHQ-2	DABCYL	DABCYL、BHQ-1 或 BHQ-2
TEX	TAMRA 或 BHQ-1	DABCYL	DABCYL 或 BHQ-1
JOE	BHQ-1	BHQ-1	BHQ-1
Cy3	BHQ-2	DABCYL	DABCYL 或 BHQ-2
Cy5	BHQ-2	DABCYL	DABCYL 或 BHQ-2
ROX	BHQ-2	DABCYL	DABCYL 或 BHQ-2
TAMRA	BHQ-2	DABCYL	DABCYL 或 BHQ-2
Texas Red	BHQ-2	DABCYL	DABCYL 或 BHQ-2

水解探针依据其 3′端标记的荧光猝灭基团分为两种：普通 TaqMan 探针和 TaqMan MGB（minor groove binding-TaqMan）探针。TaqMan MGB 探针的猝灭基团采用非荧光猝灭基团，本身不产生荧光，可以大大降低本底信号强度，提高荧光信号的信噪比。探针上所连接的 MGB（minor groove binder）化学修饰基团本质上是一种小分子三肽，如二氢环吡咯并吲哚三肽（DIP），该基团能与 DNA 双链的小沟以非共价键结合，从而增强退火时探针与靶序列的亲和力，MGB 可将探针的 T_m 值提高 10℃左右，因此在获得同样 T_m 值的情况下，MGB 探针可以比普通 TaqMan 探针设计得更短，既降低了合成成本，也有助于提高探针的特异性，非常适合 SNP 分型检测。

此外，还有一些基于水解探针原理改良的实时荧光定量 PCR 检测手段，如蛇形实验可以将蛇形引物与 TaqMan 探针结合使用以检测富含二级结构的 DNA 片段。

2）杂交探针：基本原理是通过杂交探针在退火或延伸阶段产生的荧光信号监测 PCR 进程，荧光信号强度与 PCR 扩增产物的量成正比。这类探针区别于水解探针的优势在于，可对扩增产物进行熔解曲线分析。

A. 发夹式探针：又称为分子信标，是最常用的杂交探针，最早在 1996 年由 Tyagi 等提出。分子信标是一种非水解型呈发夹结构的单链双标记寡核苷酸探针，由四部分组成：其环形部分的碱基可与目的基因核苷酸序列互补，一般为 18～30bp；茎部由互相配对的碱基组成，不能与目的基因核苷酸序列结合，一般为 5～7bp；5′端连有荧光报告基团；3′端连有荧光猝灭基团。分子信标发夹结构完整的情况下两个荧光基团空间距离较近，可以实现 FRET，无荧光信号产生。在 PCR 退火阶段，分子信标的环状部位与目的基因核苷酸序列互补结合后会破坏发夹结构，变成线性的分子信标上两端的荧光报告基团与猝灭基团产生了足够的空间距离，荧光信号被释放出来，荧光信号的强度与 PCR 反应体系中目的基因的量成正比，从而实现对目的基因的定量检测（图 4-4B）。分子信标中常用的荧光基团-荧光猝灭基团组合见表 4-3，由于分子信标发夹结构使荧光报告基团与荧光猝灭基团极为贴近，DABCYL 虽然是一种相对较弱的荧光猝灭基团，却十分适用于分子信标。分子信标是杂交探针中设计最为巧妙的一种，其茎环结构设计使得探针与靶序列的结合更具特异性，特别适用于区分单碱基突变的 DNA 序列。为保证 PCR 退火阶段分子信标能打开茎环结构，与靶序列进行稳定结合，在设计分子信标时要进行热动力学比对，要求环-靶结合比分子信标发夹结构更稳定。

目前对经典分子信标进行修饰和改性后，又出现了许多新型分子信标，如 DNA 或 PNA 无茎分子信标、双发夹分子信标及 TaqMan 型分子信标等，由于适用范围较小，目前实际应用中依然以经典分子信标为主。

B. 双杂交探针：又称为 FRET 探针，由 Roche 公司与 LightCycler 系统一起推出，所以也称为 LightCycler™ 探针。它由一对能与目的基因 DNA 序列相邻部位（通常间隔 1～5bp）结合的寡核苷酸探针组成，其中一个探针的 3′端带有荧光供体基团，如荧光素；另一个探针的 5′端带有可被供体基团产生的荧光激发的荧光受体基团，如 LC-Red640、LC-Red705，并且在其 3′端连有一个磷酸基团进行封闭以防止退火后的 DNA 延伸。在 PCR 退火阶段，两探针以首尾相接的方式结合到目的基因 DNA 序列上，此时 2 个基团空间距离很近，供体基团被激发后产生的荧光能量被受体基团吸收，受体基团发出荧光，其荧光强度与 PCR 体系中扩增产物的量成正比。当 2 条探针处于游离状态时，空间距离远的受体基团不产生荧光信号（图 4-4C）。只有当 2 条探针均与目的基因特异性结合时，受体基团产生的荧光信号方可被检测到，因此增加了 PCR 检测的特异性。基于 FRET 探针靠近发光，游离状态受体基团不发光的原理，探针可以在 PCR 体系中反复利用，PCR 仪所检测到的荧光信号是实时信号，而非累积荧光信号，这一点与 TaqMan 探针不同。也正因如此，该法可用于做熔解曲线分析及 SNP 检测和 PCR 产物鉴别。该法不足之处在于要设计 2 条探针，同时在一条探针的末端要进行封闭设计，导致合成成本也较高；2 条探针结合到模板链上也会对 PCR 扩增效率产生一定影响。

C. 新型杂交探针：英国 LGC 公司于 2001 年开发的新型单链线性寡核苷酸探针称为 HyBeacon 探针，其中央区域带有一个荧光基团，在其 3′端连有封闭基团（如磷酸化基团或辛二醇）阻止 PCR 扩增。HyBeacon 探针与 DNA 序列结合后，其荧光强度远高于在 PCR 体系中以游离形式存在时的荧光强度。通过检测 PCR 退火阶段的荧光强度可反映扩增产物量。当 PCR 反应温度升高到 HyBeacon 探针的 T_m 值以上后，探针与目的基因杂交形成的 DNA 双链解开，使荧光强度骤减，因此该法可进行熔解曲线分析。此外，通过选用合适的荧光基团也能进行多重 PCR 分析。

ResonSense® 探针将 DNA 结合染料 SYBR® Gold 与 5′端带有荧光受体基团（如 Cy5.5），3′端连接封闭基团的单核苷酸探针共同应用于 PCR 体系中，其中 SYBR® Gold 作为荧光供体基团，在 PCR 退火阶段 SYBR® Gold 插入探针与靶序列结合的 DNA 螺旋小沟中，近距离激发探针上的荧光受体基团产生荧光信号，荧光信号强度与扩增产物的量成正比。

置换探针是我国拥有自主知识产权的一项技术，又称为阴阳探针。它是一种由 2 条互补的不同长度的寡核苷酸链组成的双链探针，其中长链 5′端连有荧光报告基团，3′端连有磷酸基团进行封闭；短链 3′端连有荧光猝灭基团。当探针 2 条链结合在一起时，由于 FRET 猝灭原理，不产生荧光信号。在 PCR 退火阶段，靶序列与长链结合的亲和力更高，短链会置换靶序列，此时探针双链解开，无法实现 FRET 便产生可检测的荧光信号。

（2）引物-探针法：将引物序列和探针序列合成在同一段寡核苷酸链上，依据其结构不同，可以在 PCR 退火或延伸阶段检测产生的荧光信号。由于结合使用引物和探针可能会导致非特异产物及引物二聚体的生成，应用此类探针时应进行熔解曲线分析。与 DNA 结合染料法不同的是，引物-探针法通过连接不同的探针和荧光基团可以进行多重 PCR。根据引物-探针中探针的结构不同，可将其分为 3 类：发夹式引物-探针、环式引物-探针及 Angler®引物-探针。

1）发夹式引物-探针：将分子信标的概念引入引物设计，主要由一个连有荧光基团的发夹结构探针和目的基因的一段引物序列组成。发夹式引物-探针主要包括蝎形引物-探针、Amplifluor®引物-探针及 LUX™引物-探针。

蝎形引物-探针是一种双功能分子，其发夹结构的荧光探针共价连接在 PCR 引物上，荧光探针与分子信标类似，5′端标有荧光报告基团，3′端标有荧光猝灭基团，为防止探针退火后与目的序列一同进行延伸，3′端通过一个封闭基团（如六乙二醇、HEG）与引物 5′端相连。在游离状态下，发夹结构完整，荧光报告基团和荧光猝灭基团相距较近，使得荧光被猝灭。在 PCR 退火阶段，引物与模板序列结合并延伸，探针的环状部分可与新合成的目的基因序列的互补序列杂交（探针可有效卷曲回原形，类似蝎子，因此称为蝎形引物-探针），此时荧光探针上的两荧光基团相距较远，FRET 被破坏而产生荧光信号（图 4-5A）。蝎形荧光探针常用的荧光基团-猝灭基团组合见表 4-3。由于 PCR 产物含有发夹结构，在退火时会形成分子内杂交，这种方式可以有效避免引物二聚体及非特异 PCR 产物的生成，同时灵敏度高、反应快，已经用于 k-ras 及 BRAC2 基因的突变分析。在进行 SNP 检测及等位基因分析时，为提高检测的精确度，可在蝎形引物-探针中引入核酸类似物（如 LNA，见下述）以增加探针的热稳定性和杂交特异性。人们在蝎形引物-探针的基础上进行改良设计的复式蝎形引物-探针将荧光报告基团和荧光猝灭基团分别标记在两条互补的寡核苷酸序列上，这样可以使报告基团与猝灭基团分离得更完全，从而改善荧光信号强度。

Amplifluor®引物-探针最早由 Oncor 公司开发，当时称为日出引物，后由 Intergen 公司以 Amplifluor®为名商品化推出。与蝎形引物-探针一样，其由含发夹结构的荧光探针和引物序列连接组成，只是 3′端不连接封闭基团，机制与蝎形引物-探针类似（图 4-5B）。

LUX™ 引物-探针全称为 Light-Upon-eXtension 引物-探针，是一段仅在 3′端连有单一荧光基团的 DNA 引物序列，通常长 20~30bp。该技术基于某些荧光染料能被 DNA 序列中邻近的鸟苷酸残基或 DNA 二级结构自然猝灭的原理设计而成，因此不需要额外增加猝灭基团。在 PCR 扩增阶段，该引物可掺入双链 PCR 产物中，此时探针的发夹结构被打开，荧光基团不能被猝灭而产生可检测的荧光信号（图 4-5C）。

2）环式引物-探针：作为一种单分子引物探针，也是分子信标的变型，最早由 Kandimalla 等提出。该引物-探针由 2 段寡核苷酸序列通过各自的 5′端连接而成，其中一段是能与目的基因序列互补的引物探针序列，另一部分是一小段能与该引物探针序列 3′端的 6~8 个核苷酸互补结合的寡核苷酸序列，从而保持其在游离状态下呈环形。这一小段寡核苷酸序列经过特殊修饰，不会与目的基因序列结合。此外，在其游离的 3′端连接一个荧光报告基团，相当于对其进行封闭，防止其在 PCR 过程中扩增。荧光猝灭基团连接在引物探针序列的胸腺嘧啶上，在该引物-探针保持环形结构时，荧光报告基团与荧光猝灭基团因空间邻近发生 FRET 猝灭，不产生荧光。在 DNA 延伸阶段，该引物-探针环状结构打开，引物序列与目的序列结合，荧光报告基团因与荧光猝灭基团分开而产生荧光信号（图 4-5D）。此外，引物探针序列与经修饰的短寡核苷酸序列也可以通过 3′-3′ 端相连。

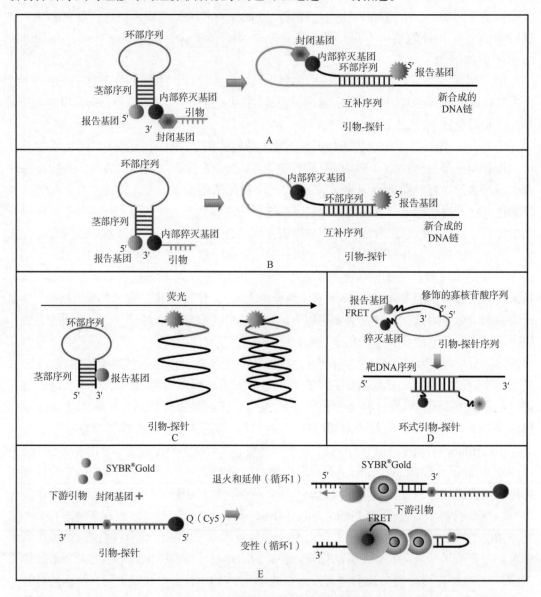

图 4-5　引物-探针法荧光检测基本原理

A. 蝎形引物-探针；B. Amplifluor® 引物-探针；C. LUX™ 引物-探针；D. 环式引物-探针；E. Angler® 引物-探针

3）Angler® 引物-探针：与 ResonSense® 探针类似，在 PCR 体系中也同时使用荧光探针和 DNA 结合染料。该引物探针序列由一段与目的基因序列完全一致的 DNA 序列和下游引物通过一个 HEG 封闭基团相连而组成，在 5′ 端连有荧光受体基团（如 Cy5.5）。在 PCR 退火阶段，该引物探针序列与目的基因序列结合，随后在 DNA 聚合酶的作用下沿着 3′ 端下游引物进行 DNA 扩增形成互补链，当继续进行 DNA 变性时，新形成的互补链与母链解离而和引物-探针序列中与模板序列一致的 DNA 序列结合形成双链 DNA，此时 DNA 结合染料 SYBR® Gold 作为荧光供体基团插入该双链 DNA 螺旋的小沟中，近距离激发探针上的荧光受体基团产生荧光信号（图 4-5E）。这种方法也无法避免非特异性 PCR 产物的影响，需要通过熔解曲线分析进行排除。

（3）核酸类似物探针法：核酸类似物是一种结构上类似天然 RNA 或 DNA 的人工合成的核酸衍生物。核酸主要由磷酸、戊糖（包括核糖和脱氧核糖）和碱基构成，而核酸类似物则用一些其他物质替代了其中的部分结构。核酸类似物不仅能与天然核酸一样参与基因的转录和复制，还具有稳定性更好、与互补核酸亲和力更强的优势。目前用于实时荧光定量 PCR 中的一些核酸类似物包括肽核酸(peptide nucleic acid，PNA)、锁核酸(locked nucleic acid，LNA)、拉链核酸（zip nucleic acid，ZNA）及一些非天然碱基（如异鸟嘌呤和 5-甲基异胞嘧啶）。这些核酸类似物分子的使用可以增加寡核苷酸链的 T_m 值，提高其稳定性及与靶基因结合的特异性，非常适用于 SNP 基因分型、等位基因突变分析等对 PCR 检测特异性要求较高的情况。由于 miRNA 很短（18～24bp），选择具有高特异性和高亲和力的探针对于降低错配率至关重要，核酸类似物探针在 miRNA 检测中具有无与伦比的优势。

PNA 是电中性的非手性 DNA 类似物，其磷酸戊糖骨架被 N-（2-氨乙基）甘氨酸代替，用噻唑橙等荧光分子标记后与双链 DNA 或 RNA 结合可用于实时荧光定量 PCR。LNA 是一种双环状的核苷酸衍生物，其 2′位的氧原子与核糖 4′位的碳原子通过缩水作用形成亚甲基的桥键，从而限制了呋喃核糖环的活动性，使其构象刚性地锁定为理想的沃森-克里克双螺旋结构。通常在寡核苷酸链（如 TaqMan 探针或引物-探针）中掺入 LNA 分子可以有效提高其热稳定性和序列结合特异性。ZNA 是一种经阳离子基团（如精胺）修饰的新型寡核苷酸，这些阳离子基团可放置在探针的 3′端、5′端或中间位置，通过减少核酸之间的静电排斥增加了与靶基因结合的稳定性。此外，利用异鸟嘌呤和异胞嘧啶高特异性结合的特点进行引物修饰研发的 Plexor™引物也能有效提高 PCR 的特异性。

二、实时荧光定量 PCR 技术应用

前面提到，Ct 值是实时荧光定量 PCR 进行模板定量的重要依据，起始模板的定量可采用以下 2 种方式计算。值得注意的是，不同的定量方法会影响实验设计，研究人员应依据研究目的选择合适的方法。

（一）绝对定量

绝对定量法也称标准曲线法，是利用已知浓度的标准品绘制标准曲线来定量未知样本的起始模板量，常用于样本中病毒核酸拷贝数、染色体或细胞中基因拷贝数的定量。绝对定量法必须满足 3 个条件：①有来源可靠、浓度已知（通过其他独立方法检测确定）的模板（标准品）；②每次试验时标准品要与待测样本一同平行扩增，目的基因序列与标准品有同等的扩增效率；③待测样本和标准品的 Ct 值落在标准曲线的 Ct 值范围内。

绝对定量的理论依据为 Ct 值与起始模板的对数在 PCR 指数增长期呈线性关系，即 $Ct=-k\lg N_0+b$。通过将标准品（浓度已知）进行梯度稀释后作标准曲线，得到线性回归方程，

再根据待测样本的 Ct 值即可推算出其绝对含量。一般将标准品 10 倍稀释成 5 个浓度梯度，作为起始模板进行实时荧光定量 PCR 扩增，以标准品初始拷贝数的对数为横坐标、Ct 值为纵坐标绘制标准曲线。

标准曲线是否理想可以通过 4 个指标进行评价以保证定量的准确性：间距、相关系数（R^2）、扩增效率（E）、斜率。研究表明，模板浓度连续稀释 5 个数量级倍数比连续稀释 1 个数量级倍数所作标准曲线的偏差小，因此推荐标准品至少做 5 个连续 10 倍稀释的浓度梯度点，各点横坐标间距相等且适中。标准曲线绘制完成后首先要求相关系数 $R^2 > 0.99$，它是评估 Ct 值与 $\lg N_0$ 之间相关程度的统计学术语，$R^2 > 0.99$ 说明二者相关的可信度良好，可以依据 Ct 值计算起始模板浓度。前面实时荧光定量 PCR 技术的数学原理部分提到，扩增效率 $E = 10^{\frac{1}{k}} - 1$，此处也可以用 $E = 10^{-\frac{1}{斜率}} - 1$ 将标准曲线中的斜率与 PCR 扩增效率相关联。扩增效率 E 要求在 90%～110%，则标准曲线的斜率应在 –3.583～–3.100。

第三代 PCR 技术——数字 PCR（digital PCR，dPCR）是一种全新的核酸检测和定量方法，它通过直接计数目标分子即可确定低至单拷贝的待测靶分子的绝对数目，不需要任何内参或标准品，可谓真正意义上的"绝对定量"。数字 PCR 是一种基于单分子模板的 PCR 扩增，其计数原理是通过将原始 PCR 体系进行有限分割，对所有小的反应体系进行扩增后再进行终点荧光检测，利用泊松分布原理计算初始样本的精确拷贝数。现阶段数字 PCR 已进入自动化时代，根据 PCR 体系的分配方式不同可将其分为 2 种形式：基于油包水液滴的微滴式数字 PCR（droplet digital PCR，ddPCR）和基于芯片的芯片式数字 PCR（chip dPCR）。目前 ddPCR 在单细胞基因表达分析、SNP 检测、拷贝数变异（CNV）分析、肿瘤标志物检测等多个领域已有广泛应用。

（二）相对定量

相对定量常用于基因表达量差异的分析。在基因表达研究中存在诸多难以保证均一化的变量，如起始细胞量、核酸提取效率、样本初始浓度、PCR 扩增效率等，此时需要引入一个内参基因进行校正，通常为 18S rRNA、28S rRNA、β-actin、GAPDH、tubulin 等在细胞内表达量或在基因组中拷贝数恒定的管家基因。相对定量常用方法有 2 种：双标准曲线法和 $2^{-\Delta\Delta Ct}$ 法。双标准曲线法是绘制 2 条标准曲线分别对待测样本、对照样本的目的基因及管家基因进行定量，然后依据计算公式求得相对值。

$$校正值 = \frac{目的基因定量结果}{管家基因定量结果}$$

$$相对值 = \frac{待测样本校正值}{对照样本校正值定量结果}$$

双标准曲线法定量的优点在于实验条件优化简单，可以在目的基因与内参基因扩增效率不同的情况下进行定量分析，操作严谨，最大限度地避免了实验误差，适用于对结果要求较高的情况；其缺点在于操作较烦琐，每轮 PCR 定量分析时对每个基因都必须作标准曲线，不适于多样本多基因的高通量分析。

相对定量的另一种方法是 $2^{-\Delta\Delta Ct}$ 法，又称为比较 Ct 值法或 Livak 法，由实时荧光定量

PCR 的数学原理推导而来。本方法有 2 个前提：①目的基因与管家基因的扩增效率接近100%（90%～110%）；②目的基因与管家基因的扩增效率差异<5%。此法常用于分析某基因在 mRNA 水平上的相对表达水平。其计算公式为

$$\Delta Ct_{(待测样本)} = Ct_{(待测样本目的基因)} - Ct_{(待测样本管家基因)}$$

$$\Delta Ct_{(对照样本)} = Ct_{(对照样本目的基因)} - Ct_{(对照样本管家基因)}$$

$$\Delta\Delta Ct_{(对照样本)} = \Delta Ct_{(待测样本)} - \Delta Ct_{(对照样本)}$$

最后，应用 $2^{-\Delta\Delta Ct}$ 方程式可计算归一化后的表达率：

$$F = 2^{-[（待测样本目的基因 Ct 值-待测样本管家基因 Ct 值）-（对照样本目的基因 Ct 值-对照样本管家基因 Ct 值）]}$$

式中 2 表示扩增效率 $E=100\%$ 时的情况，若目的基因与管家基因扩增效率相同但不是100%，可以使用修正公式，用真实效率 $(1+E)$ 代替上式的 2（如当目的基因与对照基因的扩增效率均为 95% 时，可使用公式 $F=1.95^{-\Delta\Delta Ct}$）。

三、实时荧光定量 PCR 技术在血液学研究中的应用实例

实时荧光定量 PCR 技术已经广泛应用于基础研究和临床检测的各个领域，包括基因表达水平分析、肿瘤诊断及病原体检测等。在血液学领域，该技术在多个方面发挥着不可估量的作用，下面将通过 2 个实例分别从基础研究和临床检测角度对该技术进行讨论。

（一）实时荧光定量 PCR 技术在基础研究中的应用

以伊马替尼为代表的酪氨酸激酶抑制剂（tyrosine kinase inhibitor，TKI）是治疗慢性髓系白血病（chronic myeloid leukemia，CML）的一线用药，但白血病微小残留病灶（minimal residual disease，MRD）的存在常常导致患者停药后复发。这些 MRD 细胞在白血病中称为白血病起始细胞，其耐药存活机制有待进一步研究。Kesarwani 等在研究中发现，c-Fos 和 Dusp1 的表达水平决定了 TKI 抗肿瘤疗效的阈值，抑制 c-Fos 和 Dusp1 可以有效治疗 MRD。为验证这一假说，研究者首先利用实时荧光定量 PCR 技术分别检测了 *c-Fos* 和 *Dusp1* 基因在 BaF3 细胞及人外周血单个核细胞中的表达水平，通过相对定量比较发现，*BCR-ABL* 融合基因和伊马替尼均可诱导 BaF3 细胞中 *c-Fos* 和 *Dusp1* 基因高表达，含有 *BCR-ABL* 融合基因的原发性 CML 患者外周血单个核细胞中的 *c-Fos* 和 *Dusp1* 基因比正常人外周血 CD34[+]细胞表达水平高 2～10 倍，这一证据表明 c-Fos 和 Dusp1 的表达与伊马替尼耐药具有一定的相关性，为后续研究提供了证据支持。

通常基础研究中更加关注基因在组间的表达水平变化，利用相对定量法可以快速对多个基因进行比较，从而为研究者提供初步的研究思路。当然，随着第二代测序技术的开展，实时荧光定量 PCR 也常用来对测序筛选到的差异表达基因进行验证。在表观遗传修饰研究中，基于实时荧光定量 PCR 技术的 DNA 甲基化分析为判断目的基因序列的甲基化状态提供了方便可行的检测手段。

（二）实时荧光定量 PCR 技术在临床研究中的应用

实时荧光定量 PCR 技术已经广泛应用于临床检测的各个领域，包括临床快速诊断、治疗效果检测与评估、传染病与遗传病的筛查和监控等。

MRD 检测是急性淋巴细胞白血病的有力预后指标，临床中被用于患者疾病分层和指导白血病治疗，因此 MRD 检测手段要求十分精确并具有重现性。为此，欧洲 MRD 联盟利用 qRT-PCR 技术对 e1a2 *BCR-ABL1* 融合基因进行定量，建立了费城染色体阳性急性淋巴细胞白血病（Ph⁺ALL）中 MRD 评估的标准化指南，该方法具有高灵敏度、方便快速、成本低的优势。该方法基于 TaqMan 探针技术对 e1a2 *BCR-ABL1* 转录本进行拷贝数绝对定量，以 BCR-ABL1/ABL1 或 BCR-ABL1/GUS 值作为诊断依据，为 Ph⁺ALL 的治疗进展和预后评估提供了明确可靠的标准。

恶性血液肿瘤中常伴有特异性的易位相关融合基因，如 *AML1/ETO*、*MLL/AF9*、*PML/RARα* 等，一些遗传性疾病如 β-地中海贫血及镰状细胞贫血与基因的缺失和突变有关，利用实时荧光定量 PCR 技术可在患者初诊时进行相关染色体畸变的筛查，以辅助明确临床诊断。大多数血液病患者在治疗过程中需要输血，为预防输血相关的感染，保证血液安全，国内血站已将核酸检测用于无偿献血者血液标本的常规筛查，包括乙型肝炎病毒（HBV DNA）、丙型肝炎病毒（HCV RNA）及人类免疫缺陷病毒（HIV RNA）检测。目前实时荧光定量 PCR 技术联合全自动核酸处理平台可实现高效快速血液筛查，提高用血安全水平。

综上所述，实时荧光定量 PCR 技术作为一种科学准确的基因定量研究手段，自问世以来便迅速在多个领域得到广泛应用，随着新型荧光化学理念的提出，该技术在灵敏度和特异性方面不断得到提高，大大扩展了其应用范围。随着现代自动化技术的发展，实时荧光定量 PCR 技术更加便捷、易于操作，并且可实现高通量自动化检测，已经成为生物医学研究必不可少的手段。实时荧光定量 PCR 技术在血液学研究领域具有明显的优势和独特的应用价值，在实践中越来越受到青睐。

（李亚芳　任怡然）

第二节　单细胞测序技术

一、概　　述

随着第二、三代测序技术的发展，单细胞测序技术逐渐应用于各个领域，如肿瘤、发育生物学、神经科学、微生物学等。这些测序项目所运用的常规测序方法依赖于数百万个细胞的大样本混合量，因而测序结果只能反映出多细胞的平均值，或者占数量优势的细胞数据。然而，由于细胞存在异质性，同类型细胞的遗传信息也可能存在显著的差异，均值无法反映这些差异；而且，由于扩增偏向性，低丰度的信息会在整体表征中丢失；另外，由于细胞数目有限，干细胞或微生物的遗传信息很难达到传统高通量测序样本量的要求。

为了获得这些信息，单细胞测序技术应运而生。单细胞测序是在单个细胞水平上对基因组、转录组或者表观遗传组进行扩增并测序，以检测单核苷酸变异（single nucleotide variant，SNV）、基因拷贝数变异（copy number variation，CNV）、基因组结构变异、基因表达水平、融合基因、选择性剪切及表观基因组 DNA 甲基化状态等。下面主要从单细胞获取、单细胞基因组测序、单细胞转录组测序、数据分析及应用实例几个方面进行阐述。

二、单细胞获取

单细胞分离：单细胞体积微小，对外界环境敏感，极易被破坏，分离时细胞内外组分容易因环境变化而发生巨大改变，尤其是 RNA，每次操作可能会相差几个数量级。所以单细胞分离方法对后续实验结果非常重要。目前，常用的单细胞分离方法有连续稀释法、激光捕获显微切割法、显微操作法、拉曼镊子技术、荧光激活细胞分选术、微流控技术和免疫磁珠分离法。各方法利弊总结如下。

（一）连续稀释法

连续稀释法是将大量多细胞放入适量的细胞悬液中，然后不断进行倍比稀释，直到极少量细胞或甚至是单个细胞为止。连续稀释法操作简便，且不依赖特殊设备，故而成本低。但人工操作不易精确地得到单个细胞，并且不能靶向分离所需细胞类型，所以这种方法很少用于分离复杂组织样本的单细胞。

（二）激光捕获显微切割法

激光捕获显微切割法利用激光直接从冰冻或石蜡包埋的组织切片中选择性地分离单个靶细胞，并且不会破坏靶细胞周围组织形态，广泛应用于临床癌症研究中。其最显著的优点在于，通过控制激光束直径的大小，可以迅速获取大量目标细胞。其次，能够保持捕获细胞和剩余细胞的形态结构，尤其是细胞在组织中的空间位置信息，这对于研究癌细胞的浸润路径有着至关重要的作用。但是，在切割过程中，细胞核容易被破坏，导致部分染色体信息丢失；并且该技术依赖于组织染色，对于那些缺乏结构特点的复杂组织，则难以准确分离出目标细胞。另外，由于激光精确度有限，在切割过程中，相邻的细胞组织会不可避免地掺入。

（三）显微操作法

显微操作法是凭借显微操作仪，可视化地对单个细胞进行分离。相较于连续稀释法，显微操作法灵活度高，能够更为有效地捕获与释放单细胞。该方法操作简单，成本低廉，但因耗时较长，不适用于操作大量的细胞，因为长时间的显微操作不仅会降低细胞活性，还会对细胞造成机械性损伤。该方法适用于分离少量细胞样本的单细胞，如可用于从早期胚胎、血液制品或培养的微生物中提取单细胞。

（四）拉曼镊子技术

拉曼镊子技术是将显微拉曼光谱与激光光镊结合的光学技术。前者可通过细胞轮廓区分细胞，从而无须对细胞染色；后者利用激光获取单细胞。该方法特异性高，能获得细胞组成及结构等信息，但应用有限，多限于形态差异较大的细胞群，且会造成一定程度的光诱导性细胞损伤。

（五）荧光激活细胞分选术

荧光激活细胞分选术是目前应用最多的单细胞分离方法。该方法利用细胞光散射的特性及用荧光提前标记细胞表面特异性分子抗原，然后用流式细胞仪根据前散射角和侧向散射角大小、荧光颜色分选出单细胞，具有高通量、全自动和高精度的优势，不仅可以分离体积较大的细胞，如癌细胞，还可以分离细菌、病毒等体积微小的颗粒，是目前经济、有效的方法。但该方法也有缺点，在上机前必须将样本制备为细胞悬液，这使得捕获低丰度细胞的得率降低；而且该方法十分依赖仪器状态，如单细胞得率会随着仪器状态波动。另外，细胞的高速流动及高压电场内偏转也可能造成细胞机械性损伤。

（六）微流控技术

微流控技术指使用微管道（尺寸为数十到数百微米）操纵微小流体的技术，享有"芯片上的实验室"的美誉。微流控装置通道直径为 $10\sim100\mu m$，单细胞直径为 $8\sim50\mu m$，通道尺寸与细胞相匹配，并且通道直径可以灵活调节并进行多种功能性修饰，如捕获分子、抗体、电极等。该技术试剂消耗量小，多在纳升至微升级，适于分析单细胞中较低含量的组分；另外，该技术自动化程度高，分析速度快，操作空间封闭，可以有效降低污染。当前，微流控技术已商业化，可对单细胞的全基因组和转录组进行测序。

（七）免疫磁珠分离法

免疫磁珠分离法是一种纯化灵敏度高、特异性强的免疫学检测方法。该方法将磁珠作为抗体载体，与带相应抗原的细胞或微生物特异性结合，形成抗原-抗体-磁珠免疫复合物。该复合物可在磁铁磁力的作用下定向移动，从而使复合物同其他物质分离，最终达到分离、浓缩、纯化微生物或特异性抗原物质的目的。利用磁力架可快速地靶向分离磁珠及复合物，且对被分离物无损伤；加上其成本低廉，是目前最有推广价值的技术之一。除了对单细胞的分离、纯化，该方法与多重置换扩增技术（multiple displacement amplification，MDA）结合后，可实现单细胞测序样本制备一体化。

三、单细胞基因组测序

（一）基因组 DNA 获取

获取单细胞后，需要溶解细胞以获得 DNA。目前溶解细胞的方法可归为 3 类：物理法（如超声、反复冻融、剪切、研磨、高压和热破坏法）、化学法（如十二烷基硫酸钠、Triton X-100 和极端 pH）和酶降解法（如蛋白酶 K 和溶菌酶）。溶解细胞时需考虑多种因素，如细胞类型、下游目的基因组 DNA（genome DNA，gDNA）纯化的难易程度等。物理、化学法操作简便、应用广。超声破碎法利用一定频率的超声波使细胞在急剧的震荡中破裂，可以裂解大量单细胞，操作简单、重复性好。反复冻融法适用于组织细胞，对微生物作用差。通过突然冷冻细胞，使细胞内形成冰晶及细胞内外液体浓度的快速改变使得细胞破裂。研磨、剪切等方法破坏大，不适用于单细胞溶解。化学方法中表面活性剂（十二烷基硫酸钠、Triton X-100）有较多的应用，可以溶解细胞膜上的蛋白质及脂质，从而形成空洞、溶解细胞，对 DNA 损伤较小。极端 pH 法快速简便，但后续需中和操作。酶裂解法最为温和，细胞内含物不易受到破坏，但容易造成产物抑制。传统多细胞 DNA 提取后需进一步纯化再用于扩增。但由于单细胞 gDNA 在纯化中丢失，现多已省略纯化步骤。各种细胞溶解方法各有千秋，在实际应用中应结合实验目的，充分考虑利弊，除了尽可能多地获取 gDNA 量，还需要考虑是否与后续 gDNA 扩增相兼容。

（二）全基因组扩增

高通量测序最低上样量约 200 ng DNA，而一个细胞中的 DNA 或 RNA 仅仅为皮克级水平如此少量远远达不到现有测序仪的最低上样要求。因此，全基因组扩增（WGA）是单细胞 DNA 测序中不可或缺的一步。目前有多种方法可用于 WGA。

（三）PCR 扩增

早期的全基因组扩增都是通过 PCR 实现的，如长片段 PCR（long and accurate PCR，LA-PCR）和散在重复序列 PCR（interspersed repetitive sequence PCR，IRS-PCR），前者通过将具有很强延伸能力但缺乏 3′→5′外切酶活性的 Taq DNA 酶和有少量 3′→5′外切酶活性从而具有校正能力的 DNA 酶混合在一起，成功实现了长片段 DNA 的高保真扩增；后者根据基因组中已确定的短的重复序列（多低于 500bp）设计特异性引物。引物延伸预扩增 PCR（primer extension pre-amplification PCR，PEP-PCR）是一种较早出现的 WGA 技术，利用一条 15 个碱基的随机引物与模板退火结合，然后引发聚合反应。简并寡核苷酸引物 PCR（degenerate oligonucleotide-primed PCR，DOP-PCR）是较常用的 WGA 扩增方法，其采用简并引物（引物中间部分含有 6 个随机碱基），在最初几个循环，利用低初始退火温度（约 25℃）保证引物与模板结合，确保从给定基因组内的多个均匀分散的位点进行聚合反应。然后进行较高退火温度（约 55℃）的常规 PCR。DOP-PCR 非常适合未知序列的研究，其快速、高效，独立于一般 DNA 扩增技术，但存在严重的偏向性，可造成覆盖度不均、覆盖率低，且高错误率常导致 SNV。

这些传统的 PCR 扩增效率受多方面因素影响，因而存在很大的偏差。其中影响较大的是聚合酶及引物浓度，其他如模板长度、GC 含量、DNA 二级结构等都会影响扩增效率，导致覆盖度不均，出现大量副产物及严重的扩增偏好性。

（四）多重置换扩增

多重置换扩增（multiple displacement amplification，MDA）是当前应用最广泛的全基因组扩增方法。在 30℃恒温条件下，由 6 个随机碱基构成的具有核酸外切酶抗性的随机引物与模板随机退火，紧接着在枯草芽孢杆菌噬菌体 phi29 的 DNA 聚合酶作用下发生链置换反应，置换后的单链 DNA 又可作为模板指导新一轮合成，即与引物发生随机结合、退火、延伸，最终实现指数型扩增。同 PCR 技术相比，MDA 的覆盖度均匀性有了明显的提高，MDA 对染色体 8 个基因位点的扩增偏差明显缩小，而 DOP-PCR 的扩增偏差可达 4～6 倍。另外，噬菌体 phi29 的 DNA 聚合酶具有很强的持续合成能力，可扩增出 >10kb 的产物。但 MDA 依旧存在偏倚和误差。在 MDA 初期，引物与模板随机结合，模板不同区域的结合能力不同，进而引起扩增偏倚。通过减小反应体积提高模板浓度，减少指数型扩增，可以降低偏倚性。另外，嵌合序列容易产生于 MDA，该缺陷同样存在于基于 PCR 扩增的方法中。嵌合序列的产生会导致基因组重排，从而影响基因组重建的准确，而且污染 DNA 使得 MDA 易产生非特异性扩增。污染 DNA 可通过紫外照射法去除。目前，人类 DNA 通过 MDA 扩增后常用于遗传分析，包括寻找 SNP、绘制染色体、DNA 印迹、亚克隆和 DNA 测序等。

（五）多重退火和基于环状循环扩增技术

2012 年，Zong 等开发了一种新的 gDNA 扩增方法，即多重退火和基于环状循环扩增技术（multiple annealing and looping-based amplification cycles，MALBAC）。该方法巧妙地将 MDA 与常规 PCR 结合起来。MALBAC 的引物由两部分组成：一部分是由 8 个碱基组成的随机引物，可与 DNA 模板均匀杂交；另一部分是由 27 个碱基组成的一段共同序列，这一共同序列通过将自身掺入到新合成链中成环。环状序列不能被扩张复制，因而不会产生类似 MDA 的指数型扩增，从而极大地减小了扩增偏倚。最后，用常规 PCR 扩增环化的扩增子，产生 DNA。同 MDA 相比，MALBAC 的扩增偏倚明显减小，使得单细胞中 93% 的基因组能够被测到；灵敏度更高，0.5pg 的基因组 DNA 即可进行扩增；并且 MALBAC 对 SNP 的检出率可达 70%，而 MDA 检出率仅为 10%。但同时也存在假阳性偏高的结果，可能是因为 Bst 和 Taq 聚合酶的保真性不高，以至于扩增过程中准确率低，所以 MALBAC 需要结合多个细胞基因组才能获得更为准确的结果。MALBAC 目前主要应用于样本稀少、常规方法无法进行基因扩增的研究中，如肿瘤循环细胞，以及样本高度异质的实体瘤中。其原理如图 4-6 所示，包括淬火、扩增、解链、成环/链内杂交步骤，涉及聚合酶、基因组 DNA、半扩增产物、完整扩增产物。

（六）通过转座子插入的线性扩增

目前 WGA 方法受到拷贝数变异（CNV）检测精度低和扩增保真度低的限制。2017 年，Xie 等提出了一种改进的单细胞 WGA 方法，即通过转座子插入的线性扩增（linear amplification via transposon insertion，LIANTI）。该方法结合了 T7 启动子体外转录和 Tn5 转座酶，通过转座子插入（LIANTI）进行线性放大，使微小 CNV 检测具有极高分辨率。

LIANTI 中，单细胞 DNA 被特异性结合了 T7 启动子和 Tn5 转座酶的 LIANTI 转座子随机
片段化，再被 T7 启动子标记的 DNA 序列通过转录线性扩增为数千个拷贝的 RNA。然后，
RNA 进行逆转录并经 RNA 酶消化后，合成第二条 cDNA 链。原理如图 4-7 所示。LIANTI
没有使用非特异性扩增和指数扩增，减小了扩增偏差。

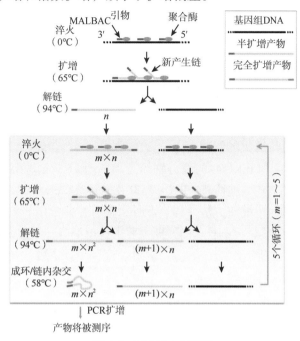

图 4-6　MALBAC 原理

资料来源：Zong C，Lu S，Chapman AR，et al，2012. Genome-wide detection of single-nucleotide and copy-number variations of a single human cell. Science，338（6114）：1622-1626

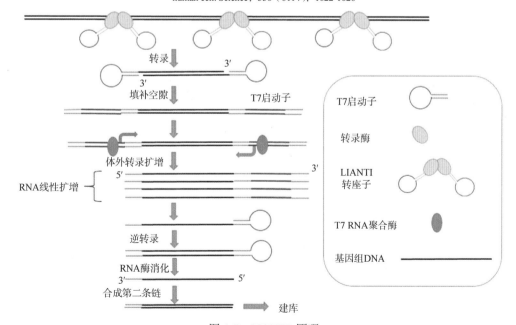

图 4-7　LIANTI 原理

资料来源：徐晓丽，吴凌娟，鄂仁祥，2019. 单细胞全基因组扩增技术与应用. 生物化学与生物物理进展，46（4）：342-352

四、单细胞转录组测序

（一）单细胞转录组概述

广义上，转录组指在某一特定生理条件下所有转录产物编码 RNA（rRNA、tRNA、mRNA）和非编码 RNA 的总和；狭义上，转录组专指所有 mRNA 的总和。与基因组不同，转录组受到空间和时间的限制，同一细胞在不同环境和生长阶段下 RNA 的表达有所不同。由于不同细胞的转录组本身差异较大，如果在放大转录组时仍线性扩增，低丰度基因在此过程就很可能丢失，从而导致结果的偏差。因此，如何改善扩增转录组的方法、尽量防止低丰度基因丢失也是亟待解决的问题。

在单细胞中总 RNA 和 mRNA 的量分别约为 10pg 和 0.1pg。单细胞 RNA-seq 技术主要包括以下几个关键环节：细胞捕获、RNA 提取及逆转录、cDNA 扩增及文库建立，其中单细胞捕获同单细胞基因组捕获方法一样，此外，还有一些常用的 DNA 相关步骤，如产物的纯化、片段化处理、质量控制检验等。现主要讲述单细胞转录组测序技术发展及原理，其技术发展路径如图 4-8 所示。

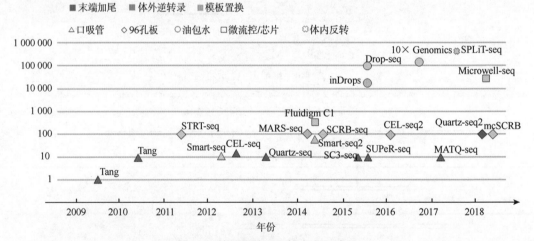

图 4-8　单细胞转录组技术发展路径

资料来源：倪健，胡苗苗，危莹，等，2019. 单细胞转录组技术及其在人类细胞图谱构建中的应用. 生物化学与生物物理进展，46（8）：751-759

（二）单细胞转录组测序技术发展及原理

1. 末端加尾法　单细胞转录组测序最早可追溯至 2006 年，Kurimoto 等通过寡聚脱氧胸苷酸[Oligo（dT）]引物逆转录单个细胞中 mRNA 获得单链 cDNA，再使用末端加腺嘌呤（A）的策略获得双链 cDNA。2009 年，Tang 等沿用 oligo（dT）引物进行全长 mRNA 逆转录，利用 Applied Biosystem 测序平台 SOLiD system，这标志着单细胞全转录组扩增方法的成熟；紧接着，通过优化 Tang 的技术，2013 年推出的 Quartz-seq 方法大幅度减少副产物，将由 oligo（dT）、T7 启动子和靶点 PCR 序列组成的引物加入裂解的细胞中，得到第一链 cDNA。引物被外切酶Ⅰ酶切后，在第一链 cDNA 的 3′端加入一条 poly（A）尾，同时加入一条含有 PCR 靶点的 poly（dT）引物。在第二链生成后，加入一个阻断引物，以保证短片段和副产物得到最低水平的扩增。2015 年，采用富集 3′端建库方法的 SC3-seq（single-cell mRNA 3-prime end sequencing）技术提高了 cDNA 的逆转录效率，但由于测序成本的降低及 UMI（特异性分子标签）的绝对定量优势，该方法未能继续推广。同年推出的使用半随机引物的 SUPeR-seq 方法由于烦琐的操作步骤及低通量也未能推广。到 2018 年，Quartz-seq2 同时使用细胞标签（barcode）和 UMI。以 barcode 标记每个细胞，能提高建库细胞通量并降低成本，UMI 的使用可对 RNA 的转录本数进行绝对定量分析。该方法同时优化了末端加 A 的条件，提高了 cDNA 的产量。barcode 和 UMI 结合的方法也几乎被后来的所有单细胞高通量转录组测序方法所采用。

2. 体外逆转录线性扩增法　传统的转录组主要通过 PCR 扩增 cDNA。在 UMI 尚未应用以前，PCR 导致的非线性扩增给 RNA 的定量分析带来了巨大的挑战，而体外逆转录法则在一定程度上减小了这种扩增偏差。2012 年推出 CEL-seq，在这种方法中，每个细胞在其单独的试管中通过一个一端连在微珠的引物[引物由 oligo（dT）和细胞标签组成]进行逆转录。在第二链合成后，汇集所有反应管的 cDNA 于一管中进行 PCR 扩增。但其由于强烈的 3′端偏向性及至少需要 400pg 的 RNA 而未能大力推广。2014 年，MARS-seq 在裂解的单细胞中加入含 poly（T）、UMI 及 T7 启动子组成的引物，得到被 UMI 标记的第一链 cDNA 并用外切酶Ⅰ去除剩余的逆转录引物，再将各个单细胞 cDNA 汇集在一起并转化为双链 cDNA，然后将 DNA 转录成 RNA，并用 DNA 酶处理以去除混合物，最后引入文库条形码构建 cDNA 文库。该方法通量高，一次可以处理 100~1000 个单细胞，并且在标记每条 cDNA 后，后续建库均在一个反应室中，大大削减了费用。Drop-seq 和 inDrops 于 2015 年由哈佛医学院推出。这种单细胞测序方法使用微流控装置分隔含有单个细胞、裂解缓冲液和覆盖有条形码引物的微珠的液滴。每个引物包含一个 30 bp 的 oligo（dT）序列，用于结合 mRNA 的 poly（A）尾；一个 8 bp 的 UMI 来唯一地识别每条 mRNA 链；识别每个细胞的 12 bp 的 barcode 及所有珠子都有相同的通用序列。在分隔之后，小滴中的细胞被裂解，释放的 mRNA 与微珠的 oligo（dT）杂交。接下来，所有的液滴被聚集、打破，释放其中的珠子。磁珠分离后，mRNA 通过模板转换进行逆转录。这就产生了第一个 cDNA链，扩增 cDNA 后使用 Nextera XT 文库准备试剂盒，添加测序接头。但目前因测序深度受限，样本量大的同时检测基因数量仍较少。类似的方法还有 Cyto-seq，同样是利用微孔阵列技术，以条码微珠辅助反应，操作简便，适合小型实验使用。2016 年，CEL-seq2 优化了前一代的逆转录引物，将细胞标签替换为 UMI，并在逆转录引物中加入了 5′接头；在后续步骤中加入随机引物，将 cDNA 转录为 RNA 的同时引入 3′接头，提高了建库效率。总体而言，虽然体外逆转录扩增法一定程度上可以降低 cDNA 的扩增偏差，但是该方法步骤烦琐，使得 RNA 长时间暴露，增加了其降解的风险；但是，随着 UMI 的使用，PCR 扩增中转录本难以精准定量的问题已经得到解决。

3. 模板置换法　模板置换法是当前应用最广泛的单细胞转录组文库构建方法。2011年，STRT-seq 即使用 oligo（dT）逆转录 mRNA 获得第一链 cDNA，同时在其末端形成 3~6 个胞嘧啶（C），然后利用模板转换引物（template-switching oligonucleotide，TSO）末端的 RNA 鸟嘌呤（G）与第一链 cDNA 的 C 结合，将模板置换成第一链 cDNA，从而合成双链 cDNA。该方法在 TSO 中加入 barcode 以提高通量，但由于 PCR 非线性扩增，偏向性（bias）明显，且只能获取 5′端 mRNA。2012 年，Smart-seq 问世。除了 TSO，逆转录初始 5′端引物序列设计为三部分：多聚 T 碱基序列、barcode 及 5′端锚定序列。多聚 T 碱基捕捉 mRNA 3′端多聚 A 碱基；barcode 的设计借鉴了 CEL-seq 法，为每个细胞的 cDNA 在 3′端添加唯一的分子标识，便于测序结果的回溯；5′端锚定序列则与 TSO 内的 3′端锚定序列前后呼应，以完成 cDNA 的全长扩增。2014 年，对 Smart-seq 进行了改进，并推出 Smart-seq2，通过在反应体系中加入甲基供体（甜菜碱）以提高酶的热稳定性和逆转录效率，同时加入 DNA 不稳定剂 Mg^{2+} 并另外运行热循环（50℃ 2 分钟；42℃ 2 分钟）解开 RNA 二级结构。此外，核酸修饰了 TSO 末端，提高了双链的热稳定性，促进了模板转换，增加了杂交的特异性。在建库步骤，通过使用 Tn5 转座酶，使得 DNA 打断和接头添加一步完成。目前，高基因覆盖率、高灵敏度的 Smart-seq2 已经被视为单细胞转录组测序的金标准。2020 年，Smart-seq3 在 Smart-seq2 基础上得到改进：①使用 Maxima H-逆转录酶。②使用 NaCl（而不是常用的 KCl）进行逆转录。③在逆转录过程中使用 5%聚乙二醇（PEG）作为拥挤试剂，如 mcSCRB-seq。④在 TSO 中使用唯一的 11bp 标签和 UMI，以便将 5′序列与内部序列区分开。相较于 Smart-seq2，Smart-seq3 极大地提高了敏感性，通常每个细胞多检测数千个转录本。以上提及的重要方法原理如图 4-9 所示，主要包括细胞分离、逆转录、cDNA 第二链合成、cDNA 扩增、文库构建及设计方法。

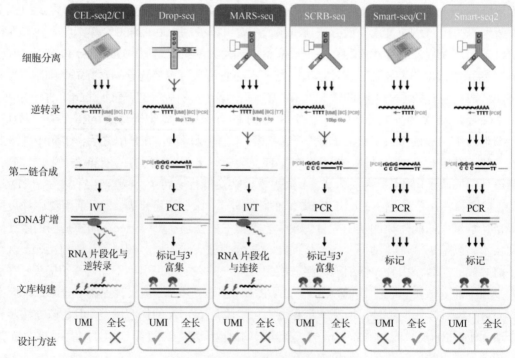

图 4-9　单细胞转录组测序技术原理

IVT，体外转录

资料来源：Ziegenhain C，Vieth B，Parekh S，et al，2017. Comparative analysis of single-cell RNA sequencing methods. Mol Cell, 65（4）：631-643.e634

五、单细胞测序数据分析

单细胞测序数据分析主要包括去除接头序列及标签后，去除低质量碱基，再经序列比对后进行后续分析。近年来，第二代测序技术的大力发展使单细胞测序逐步普及，各种单细胞数据集也迅速增加。用于分析这些数据集的解析软件和存储这些数据的数据库也日趋丰富，但如何有效地检索并利用这些资料困扰着许多研究人员。下文将对一些常用的数据库进行详细介绍。

（一）常用单细胞数据库

1. DSMNC 不同于胚系突变，许多非遗传的体细胞突变发生在每个细胞分裂的 DNA 复制期，其超低频率隐藏在异质细胞的遗传背景中。为了提高人们对正常体细胞的突变特征的理解，以及随着单细胞基因组学的发展，建立了 DSMNC 数据库。DSMNC 是人类和小鼠正常组织单细胞的体细胞突变数据库（http://dsmnc.big.ac.cn/），提供了最全面的各种正常组织单细胞体细胞 SNV 目录，涵盖了血液、脑、结肠及其他组织。在当前版本中，数据库收集了 600 多个正常细胞（579 个人类细胞和 39 个小鼠细胞）中约 80 万个 SNV，使分析和标记不同类型的异质正常细胞的体细胞突变成为可能。数据库支持查询 reads 深度、单细胞 DNA 文库构建和测序方法等信息。为了进一步比较突变情况，其 dbSNP137 中单核苷酸多态性（SNP）和 COSMIC 数据库中癌症相关的突变也收录在数据库中。

2. scRNASeqDB scRNASeqDB 是研究单细胞转录组的数据库，几乎包含了当前所有人类单细胞转录组数据集，包括约 200 个细胞系和 13 440 个样本。在线网络界面允许对不同细胞类型兴趣基因的表达谱进行排序。它还提供了查询和可视化数据的工具，包括基因本体和细胞类型或组间差异表达基因的路径注释、通路富集分析等。

3. SCPortalen 单细胞数据来源于不同的实验方法及不同的分析策略，为了让这些数据具有可比性，研究者开发了以单细胞为中心的数据库"SCPortalen"（http://single-cell.clst.riken.jp/）。当前版本的数据库覆盖了从 INSDC 网站公开获得的小鼠和人类单细胞转录组数据集，包括 119 种小鼠细胞和 78 种人类细胞。原始数据首先经手动整理并用专业的术语注释单细胞，检查序列的质量后对原始数据进行重分析，包括基本处理、高级分析和注释。除了转录组数据外，SCPortalen 还包括单细胞的数据和序列，可以按照细胞和数据集进行搜索，然后下载主成分分析（PCA）、t 分布随机领域嵌入（t-distributed stochastic neighbor embedding，t-SNE）图和结果，以及搜索某个基因表达的 FPKM 值。

4. HeteroMeth DNA 甲基化是一种重要的表观遗传标记，在基因表达和细胞分化中起着至关重要的作用。虽然多细胞的平均 DNA 甲基化水平已经被广泛报道，但细胞与细胞间的 DNA 甲基化异质性尚缺乏研究。研究人员通过单细胞水平上的亚硫酸氢盐测序，建立了细胞间 DNA 甲基化异质性的金标准，并进一步建立了 HeteroMeth 数据库，用于搜索、浏览、可视化和下载 141 份人类、小鼠、拟南芥和水稻样本的 DNA 甲基化数据（其中人类 12 份、小鼠 26 份、拟南芥 94 份和水稻 9 份）。HeteroMeth 可以通过 http：

//qianlab.genetics.ac.cn/ HeteroMeth 公开获取。

5. 3DIV　三维（3D）染色质结构是理解基因调控机制的一种方式。高通量染色质构象捕获（high throughput chromatin conformation capture，Hi-C）可大范围检测染色质间的相互作用，使研究三维染色质结构成为可能。3DIV 数据库第一个收集了所有可获得的人类染色质构象捕获测序数据（http：//kobic.kr/3div）。它提供了从 80 种不同人类细胞或组织类型中获得的 660 亿条统一处理的原始 Hi-C 读对。与其他数据库相比，3DIV 提供了染色质交互频率，并使其可视化，极大地促进了人们对染色质交互的理解。

（二）常用分析软件

1. AneuFinder　AneuFinder（http：//www.bioconductor.org/packages/devel/bioc/html/AneuFinder.html）是单细胞全基因组测序数据和 Strand-seq 数据分析 R 包，利用 Hidden Markov 模型，AneuFinder 实现了单细胞全基因组测序和 Strand-seq 数据的拷贝数检测、断点检测、核型和异质性分析功能，并具有常用的绘图功能，可导出 BED 格式以加载到基因组浏览器，还具有核型异质性和质量度量的评估措施。

2. Seurat　Seurat 是一个质量控制、分析和探索单细胞 RNA 测序数据的工具 R 包，目标是让用户识别和解释单细胞转录组的异质性来源，并整合不同类型的单细胞数据。它可进行单细胞 RNA 测序数据的质量控制、分析和探索，从而识别和解释异质性的来源，并整合不同类型的单细胞数据。该包能提供 t-SNE 降维分析、聚类分析、mark 基因识别等多种功能。

3. DeepCpG　DeepCpG 是应用于单细胞甲基化数据的分析软件（https：//github.com/cangermueller/ deepcpg/），借助深度神经网络的计算方法，将标有序列线索的 DNA 模块与双向门控递归网络相结合，从而追踪基因组中 CpG 位点的甲基化是否存在。所得到的"联合模块"将学习 DNA 和 CpG 的相互作用，从而预测单细胞的甲基化状态。该软件通过评估缺失的甲基化来分析全基因组，不受限于不完整的 CpG 覆盖。与之前的甲基化预测方法相比，DeepCpG 能更准确地预测甲基化状态。这种方法同时也揭示了已知和 *de novo* 模体，它们与细胞之间的甲基化变化存在关联。另外，该软件通过解释模型参数探讨序列组成对甲基化变异的影响。

4. scRNA-tools　随着单细胞 RNA 测序（scRNA-seq）数据集的逐渐累积，用于分析这些数据的工具数量也在急剧增加。为了更方便、快捷地了解如何处理这些数据，以及需要哪些工具软件，scRNA-tools（http：//www.scrna-tools.org）通过评估每个 scRNA-seq 分析软件的基本信息和功能，高效地分类管理这些单细胞分析软件。

六、单细胞测序技术在血液学研究中的应用实例

目前，血液肿瘤的诊断主要是对多细胞的检测，基于混合细胞群体的检测无法评估细胞间的异质性及克隆演变。尤其是克隆的异质性意味着诊断中存在克隆亚群受治疗和微环境改变的影响而获得了不同的遗传或生物学表型特征，这些都可能作为改变治疗决策的靶

点。单细胞基因组和转录组学的测序结果可以很好地阐明肿瘤内的异质性和肿瘤干细胞亚群对分子靶向癌症治疗的选择性耐药。下面将举例阐明。

（1）急性髓系白血病（AML）是一种异质性疾病，存在于复杂的微环境中，不同细胞如何影响疾病的进展也错综复杂。Van 等研究人员结合单细胞 RNA 测序和基因分型分析了来自 40 例骨髓穿刺样本的 38 410 个细胞，包括 16 例 AML 患者和 5 例健康捐赠者，发现细胞类型与突变密切相关，大量祖细胞样细胞表现出 *FLT3-ITD* 基因损伤。原始 AML 细胞表现出异常的转录。体外分化的单核细胞样 AML 细胞表达不同的免疫调节基因，并可抑制 T 细胞活性。笔者团队的研究结果揭示了原始 AML 细胞异常的调控程序，如干性和髓系启动基因共表达，揭示了 AML 发展的结构层次和肿瘤遗传学之间的对应关系，如大量祖细胞样细胞表现出 *FLT3-ITD* 基因损伤，并识别了具有免疫抑制特性的分化 AML 细胞。这些数据和发现可以指导治疗策略，针对关键的和特定的恶性肿瘤成分。

（2）经典的造血模型认为少数多能造血干细胞（hematopoietic stem cell，HSC）通过产生不同阶段的祖细胞子代来维持所有的血细胞。在每一个阶段，谱系分化潜能受到限制，同时丧失自我更新的能力。最近，Betsabeh 和 Velten 等通过单细胞测序及单细胞培养等方法提出一种新的巨核细胞和红细胞分化模型，即造血系统是一个连续分化的过程，HSC 中存在大量异质、具有谱系定向分化的细胞，如多能但具有巨核细胞/血小板偏倚的造血干细胞。这类 HSC 可直接分化为巨核细胞和红细胞。这一研究结果无疑将促进研究者对正常造血系统的理解，并为巨核细胞、红系细胞相关疾病的治疗提供新的思路。

（罗冰清　任怡然）

第三节　人诱导多能干细胞技术及其应用

一、多能干细胞

（一）多能干细胞概述

在过去的 10～20 年，干细胞领域在基础研究、转化和临床研究上都有飞速发展。

自 1961 年，多伦多大学研究团队从小鼠骨髓中分离出一类能够分化为多种细胞类型的干细胞，到 1996 年，利用体细胞核移植（SCNT）技术实现多莉羊的体细胞克隆，再到 1998 年，James Thomson 建立了第一株人胚胎干细胞，从此开创了人多能干细胞研究的新纪元。这种人胚胎来源的多能干细胞称为人胚胎干细胞（hESC），这些细胞是从人胚胎内细胞团分离、表达（如 OCT4 等）多能蛋白，经体外培养后建立成 hESC 细胞系。hESC 在体外培养能够维持自我更新能力，保持干细胞特征，在一定条件下，具备三胚层组织和细胞的多向分化能力，这项技术为干细胞和再生医学的研究提供了良好的研究模型。

在 2006 年之前，哺乳动物终末分化的体细胞一贯被认为不具有逆分化为干细胞的能力。但是，在 2006 年，日本学者 Shinya Yamanaka 在小鼠胚胎成纤维细胞（MEF）中过表达多个干细胞相关的转录因子，成功将 MEF 重编程为诱导多能干细胞（iPSC）。这类 iPSC 具有和小鼠 ESC 相似的形态学特征，具有自我更新和多向分化能力，是一种新型的体细胞经重编程得到的多能干细胞。在随后的几年中，在包括人在内的多个哺乳动物中，研究者也成功将体细胞重编程为 iPSC。同时，人的诸多体细胞被证明能够重编程为 iPSC。iPSC 技术在这几年中有了突飞猛进的发展，Shinya Yamanaka 在 2012 年获得了诺贝尔生理学或医学奖。

（二）人诱导多能干细胞的建立

2007 年，科学家首次实现了人 iPSC 的建立。虽然当时科学家已经掌握了 iPSC 技术，并使其简单化和提高可重复性，但是其效率依然比较低（小于 1%）。究其原因，一些学者认为可能是体细胞中少量的干祖细胞经过重编程成为 iPSC。后来的研究表明，一些终末分化的淋巴细胞也能够重编程为 iPSC。因此，即便不是所有的，也包括大部分类型体细胞，能够重编程为 iPSC，只是其效率不同而已。

起初，iPSC 的建立是以逆转录病毒或慢病毒介导的方法开展的，但是这些方法可能产生外源基因载体的插入，导致基因组突变，从而影响 iPSC 在转化领域和临床研究及基因治疗领域的应用。为了能够建立符合临床细胞治疗级别的 iPSC，科学家需要开发非整合载体建立 iPSC 的技术。

2008～2011 年的一系列研究表明，包括质粒载体、仙台病毒、腺病毒、化学合成 RNA 和蛋白质转导的方法能够建立 iPSC。同时，也有学者尝试利用小分子诱导重编程过程。在这些研究中，质粒载体和仙台病毒是应用最为广泛的。例如，在日本的 iPSC 研究和应用中心，游离型载体介导的重编程因其简单且易重复的特征，被广泛用于 iPSC 的建立和研究。

（三）血液细胞重编程的优越性

科学家在 2007 年就建立了人成纤维细胞的重编程技术，为个体化细胞治疗、建立疾病模型和药物筛选奠定了基础。

在最初及随后的大部分重编程研究中，人们把成纤维细胞广泛用于重编程的细胞来源，但这一方法存在很多问题。人成纤维细胞主要从皮肤采样获取，但这一过程会对人造成一定损伤，不能普遍适用。另外，皮肤细胞相比体内的细胞更容易遭受环境影响而发生基因突变，因此存在安全隐患。而使用人外周血细胞则能规避这些不足。作为医疗诊断最常用的样本，获得外周血资源比成纤维细胞更便捷，可以从供体采集新鲜的外周血样本，也可以选择储备血液作为样本。通过密度梯度离心可以高效分离外周血中的单个核细胞（MNC）。在 MNC 中有很高比例的 T 细胞，目前已经报道很多种方法可以将 T 细胞重编程为 iPSC。但是，成熟的 T 细胞有 T 细胞受体基因重排，这可能限制其在临床免疫方面的应用，因此非淋巴细胞重编程的 iPSC 具有更高的临床应用价值。MNC 中的造血祖细胞相比终末分化的淋巴细胞具有更完整的基因组，在经过红系培养基体外培养扩增后，能够高效进行重编程。因此，从外周血样本获得的具有完整基因组的 iPSC 有重要的临床应用前景。

（四）游离型载体介导的重编程技术

利用游离型载体技术建立的非外源基因整合的 iPSC 在临床细胞治疗领域有着广泛的应用前景。最常用的游离型载体（episomal vector）包括 2 个来源于 Epstein-Barr（EB）病毒的重要元件：EB 病毒核抗原（EB nuclear antigen 1，EBNA1）和病毒复制起点（origin of viral replication，oriP）。目前应用游离型载体可以实现多种人类体细胞重编程建立 iPSC。由于 EBNA1/oriP 介导质粒载体能够在哺乳动物细胞中维持一段时间，因此一次转染就能够使得游离型载体诱导并完成重编程的全过程。并且，细胞在转变为 iPSC 后，细胞内的游离型载体会逐渐减少以至于完全丢失，并不会整合到细胞基因组中。

早年的研究表明游离型载体虽然能够成功建立 iPSC，但是效率非常低。一些因子的使用，如 SV40LT 或 p53 shRNA，可以提高一定的效率，但对于血液细胞的重编程，仍然效率低下。

血液细胞作为重编程 iPSC 的理想材料，亟待建立高效率的血液细胞重编程技术。利用造血细胞中的强启动子 SFFV 和抗细胞凋亡因子 BCL XL，能够使血液细胞重编程效率提高 10～100 倍。后续的研究表明，对载体组合进行改造，利用 2 个载体分别表达 MYC 和 KLF4，利用 1 个载体同时表达 OCT4 和 SOX2，能够更高效地实现血液细胞重编程。和仙台病毒介导的外周血细胞重编程比较，改造后的游离型载体效率大体一致，但是因为游离型载体有着更灵活的载体改进空间及更低的生产成本，所以利用游离型载体建立 iPSC 的技术可能更容易在小型实验室推广。

二、非整合型诱导多能干细胞的应用

（一）非整合型 iPSC 应用概述

目前 iPSC 技术已经应用于疾病模型的建立和毒理学研究。病毒载体的整合及残留重编程因子的持续表达可能会对细胞分化造成影响，从而可能会给疾病模型研究和表型解读造成一定的干扰。因此，高效率地从血液细胞建立非整合型 iPSC 意义重大。

在再生医学领域，iPSC 需要定向分化为有临床价值的功能细胞。血液细胞来源的 iPSC 已经可以成功分化为间充质干细胞（MSC）、造血细胞和心肌细胞。外周血来源的 iPSC 携带有母代细胞的表观遗传记忆，使得这些细胞更容易分化为造血细胞。

造血干细胞（HSC）是较难从 iPSC 分化得到的细胞类型之一，尤其是获得功能性造血干细胞更是困难，目前的研究取得了一定的进展。在小鼠研究中，在胚胎干细胞或 iPSC 中外源过表达同源盒基因 B4（HOXB4）能够获得具有造血重建能力的造血干细胞。但是，不依赖外源过表达因子实现 iPSC 向有功能的可重建造血的长周期造血干祖细胞转化依然是非常困难的。要实现人 iPSC 向 HSC 的转化，发现并鉴定得知人 iPSC 向 HSC 转化的转录因子至关重要。目前 RUNX1（runt 相关转录因子 1）是公认的人 iPSC 向造血干细胞分化十分重要的转录因子之一，RUNX1 能够促进 iPSC 分化为功能性 HSC，这些 HSC 在免疫缺陷鼠中具有造血重建能力。

（二）iPSC 技术临床应用的安全性概述

iPSC 的建立和后期分化技术的飞速发展不仅可为个体化治疗提供大量患者需要的特定体细胞，而且为细胞再生提供了可能。利用非整合技术建立 iPSC 消除了人们对整合载体破坏基因组的担忧，但是表观遗传记忆、高突变率、免疫反应性和致瘤性等仍然是需要关注的安全问题。

对整体基因组的分析表明刚刚建立的 iPSC 具有表观遗传记忆及异常的表观遗传重编程特点，所以在临床治疗应用中，对于从 iPSC 分化获得的功能细胞，需要对这方面给予关注并进行质控。长期传代培养的 iPSC 则丢失了从体细胞携带的表观遗传记忆。早期的研究表明重编程的过程会增加 10 倍基因突变率，但是后续的研究发现这些突变往往是为了修复细胞中已经存在的罕见突变。这些携带突变的 iPSC 主要来源于两个方面：一是当重编程效率比较低时，携带有罕见突变且该突变能提高重编程效率的细胞会被优选并富集，从而重编程为 iPSC；二是当用来重编程的体细胞在体外培养时间过长时，有可能积累罕见的突变，这些突变往往难以被目前的测序技术检测到。为了避免以上两种途径产生的携带突变基因的 iPSC，可以采用一些较高效率的重编程技术，或者利用重编程效率较高的体细胞开展重编程实验来建立 iPSC。例如，人脐带血来源的造血干祖细胞（CD34$^+$）在体外经过 2 天的培养后，就能够以很高的效率（2%~20%）实现重编程而建立 iPSC，外显子组测序结果表明平均每个 iPSC 克隆有 1.3 个编码区基因突变。

理论上说，患者特异的 iPSC 及其分化得到的细胞因为具有和患者完全相同的基因组，进行自体移植时将会出现免疫耐受。但是，实际结果往往比理论要复杂得多。一项研究表明移植同基因的 iPSC 仍然能出现免疫反应。后来也有研究表明 iPSC 经分化后得到的细胞进行同基因移植具有免疫耐受性。

iPSC 具有多向分化能力，在免疫缺陷小鼠模型中能够形成具有三胚层的畸胎瘤，这是鉴定 iPSC 具有完整分化能力的标准之一。但是未分化的 iPSC 形成畸胎瘤的潜力也成为 iPSC 在临床中走向应用的一大障碍。科学家也开展了一些研究以解决这个难题，利用抗体结合干细胞表面标志物 SSEA5（阶段特异性胚胎抗原 5）和 2 个多能性特异的细胞表面蛋白，完全抑制分化不完全的胚胎干细胞形成畸胎瘤，也可以利用一些特异性的靶向抑制人多能干细胞抗凋亡因子的化合物以清除未分化的残留的多能干细胞。这些选择性清除 iPSC 的方法有可能在将来的 iPSC 治疗领域降低 iPSC 成瘤的风险。

总体来讲，虽然有一些研究报道并质疑基于 iPSC 技术的临床治疗的安全性，但是越来越多的研究提供了多种不同的途径来降低这些潜在风险，为 iPSC 潜在的临床应用奠定了基础。

（三）iPSC 和基因编辑

利用 CRISPR-Cas9 基因编辑系统，能够进行特定基因的敲除或者敲入，这项技术在 iPSC 中依然展现出强大的功能。Cas9 是一种来源于微生物调节免疫系统 CRISPR 的 RNA 介导的核酸内切酶。在该系统中，Cas9 蛋白和一段单链导向 RNA（sgRNA）形成复合物，由 sgRNA 和目的基因片段通过碱基互补配对将 Cas9 蛋白精确定位到目的基因片段上，然后 Cas9 蛋白在目的基因上发挥酶切作用，使双链 DNA 断裂。通常情况下，为修复断裂 DNA，细胞主要使用两种修复机制：一是非同源末端连接（NHEJ），这时被修复的基因片段有可能产生碱基的插入或者缺失，导致移码突变和基因敲除，因此只需要导入 Cas9 和 sgRNA 就可以敲除一个甚至多个基因；另一个修复机制是利用同源模板进行同源重组修复（HDR），产生精确的 DNA 修复。双链 DNA 断裂后，如果人为引入一个包含同源片段的 DNA，就相当于利用该修复机制人为引入特定基因编辑的片段，从而实现精确的基因插入。在过去，iPSC 高效率基因编辑技术还是一个挑战，但是通过对基因编辑系统优化，可实现 iPSC 高效编辑。这一系列的技术革新使得 iPSC 的基因编辑更加高效、便捷，为在 iPSC 上实现基因操作和下游产业的研发及应用奠定了良好的技术基础。

（四）iPSC 结合 CAR-T 细胞技术展望

嵌合抗原受体（chimeric antigen receptor，CAR）可以人为导入 T 细胞，建立可杀伤肿瘤的嵌合抗原受体 T 细胞（CAR-T cell）。临床试验表明，CAR-T 细胞对多种恶性肿瘤有治疗效果，尤其是在治疗 B 细胞淋巴瘤方面取得了前所未有的抗肿瘤效果。CAR 通过胞外的靶向抗原识别结构域和胞内的 T 细胞激活结构域重塑 T 细胞特异性，使 T 细胞识别并溶解表达靶向抗原的细胞。目前应用最为成功的 CAR-T 细胞技术是靶向 B 细胞表面抗原 CD19 的 CAR，几乎可以全部清除化疗无效或者复发的 B 细胞肿瘤，90%的患者在接受治疗后能获得痊愈。

目前，临床应用上比较成熟的是病毒载体建立的自体 CAR-T 细胞。但是，基于病毒载体的自体 CAR-T 细胞技术依然需要进一步的技术创新，才能更广泛地应用于临床治疗。首先，用逆转录病毒或者慢病毒介导的 CAR 在 T 细胞中的随机插入可能会导致克隆扩增、基因突变、癌基因激活，细胞中载体拷贝差异大导致表达水平异质性高，以及转录沉默导致表达水平降低等。其次，自体 CAR-T 细胞治疗还面临着生产工艺复杂和花费巨大等问题。由于存在个体差异，细胞产品异质性和缺乏参考质控等因素，导致每一次自体移植治疗在安全性和疗效上都存在不确定性。另外，部分患者难以采集到足量的高活性 T 细胞用于治疗。对于自体 T 细胞活性较高的患者，也需要等待数周以生产和质控细胞治疗产品。在此过程中，部分患者可能会错过最佳治疗窗口。

为了解决自体 CAR-T 细胞移植的缺陷，科学家试图从健康人 T 细胞建立异基因 CAR-T 细胞。但是，异体来源的 CAR-T 细胞通常人白细胞抗原（human leukocyte antigen，HLA）不匹配，造成移植物抗宿主病（graft versus host disease，GVHD）和免疫排斥。HLA 不匹配也是造成免疫排斥的主要原因。HLA 主要分为 HLA-Ⅰ、HLA-Ⅱ和 HLA-Ⅲ，起到识别"自我"和"非我"的功能。HLA-Ⅰ和 HLA-Ⅱ是配型首要考虑的因素。HLA-Ⅰ类分子包括 HLA-A、HLA-B、HLA-C 等，在所有有核细胞中表达，将抗原提呈给 $CD8^+$ 细胞毒性 T 细胞。HLA-Ⅱ包括 HLA-DP、HLA-DQ、HLA-DR 等，是与内源性抗原处理和提呈相关的基因，仅表达在抗原提呈细胞中，如巨噬细胞和树突状细胞等，从而激活 $CD4^+$ 辅助性 T 细胞。但是在干扰素（IFN）刺激下，HLA-Ⅱ分子能够在其他细胞类型中诱导表达。因此，为了避免 T 细胞对异体细胞的识别和杀伤，有必要敲除 HLA-Ⅰ和 HLA-Ⅱ分子。

如果要同时敲除 HLA-A、HLA-B、HLA-C 等 HLA-Ⅰ分子，难度很大，效率较低。另外，基因敲除可能产生大片段删除，多个基因同时敲除可能造成染色体重排和易位，给临床应用带来安全隐患。已经发现，同时敲除 HLA-A 和 HLA-B 分子，保留 HLA-C 的细胞具有一定的免疫兼容性，并且细胞具有抗原提呈功能。去除 HLA-Ⅰ功能的简单方法是敲除 β₂ 微球蛋白基因 *B2M*，因为 B2M 亚基与 HLA-Ⅰ形成二聚体，对于转运 HLA-Ⅰ分子到细胞表面至关重要。敲除 *B2M* 能够避免 HLA-Ⅰ二聚体的形成，从而有效控制细胞毒性 T 细胞介导的免疫反应。因此，利用基因编辑工具进行 *B2M* 基因敲除，可实现免疫兼容。但是，缺失 HLA-Ⅰ的细胞会被自然杀伤（NK）细胞识别和清除，诱导 NK 细胞引起的免疫应答。因此，单纯敲除 *B2M* 基因，细胞无法长期存于体内。一个有效的解决方案是，通过基因编辑技术构建 *B2M* 的融合基因，使 B2M 蛋白和一个非多态性的 HLA 分子融合，这样细胞就具有抑制 NK 细胞活性的作用。

为了更好地实现免疫兼容，需要对 HLA-Ⅱ分子进行基因敲除。HLA-Ⅱ类分子种类较多，直接敲除所有的 HLA-Ⅱ难度很大。HLA-Ⅱ类分子的表达受到转录因子的调控，如 *CIITA* 等一旦突变，就会导致 HLA-Ⅱ表达缺失，因此敲除 *CIITA* 就可以完全抑制 HLA-Ⅱ的表达。在小鼠模型的研究中已经证实，敲除 *Ciita* 能获得 HLA-Ⅱ缺陷小鼠。HLA-Ⅱ缺陷不会影响除 T 细胞免疫缺陷以外其他细胞的表型和功能，提示 *CIITA* 敲除的通用型细胞可用于临床治疗。

iPSC 的定向分化技术虽然能为 CAR-T 细胞的大量生产提供一个途径，但是依然无法解决 HLA 配型的问题。为了降低 CAR-T 细胞治疗的费用和简化自体移植所需的烦琐的细胞改造过程，建立能够满足绝大多数人配型的通用型 CAR-T 细胞成为目前研究的热点。相比在 T 细胞中改造以获得通用型 CAR-T 细胞，建立通用型 iPSC 再进行 T 细胞分化更具有优势，因为 iPSC 可无限扩增、分化得到足够数目的 T 细胞。因此，研究目标是首先利用基因编辑技术建立通用型 iPSC，然后再进行 T 细胞定向分化。

（五）建立通用型 iPSC-CAR-T 的挑战和新策略

通常情况下，通过在 iPSC 中进行多基因的编辑可以建立通用型 iPSC。但是 iPSC 基因编辑效率低，为此，过去几年一些研究团队致力于开发提高 iPSC 基因编辑效率的新技术。

为了实现通过基因编辑和重编程获得通用型 iPSC 的目标，需要通过多项技术改良和优化提高原代 T 细胞中的基因编辑效率，尤其是同时编辑多个基因的效率，包括同时敲除 *CIITA* 基因并在 *B2M* 基因位点敲入 *HLA-E*，筛选双拷贝表达 B2M-HLA-E 融合蛋白的细胞株，这样 B2M 将不能和其他 HLA-Ⅰ分子结合，从而建立通用型 iPSC。

为了降低 GVHD 反应，有必要对内源性 TCR 元件进行改造，利用内源性的 *TRAC*（TCRα C 基因）转录机器启动 CAR，在 CAR-T 细胞中稳定表达，使通用型 iPSC 分化为特异性 CAR-T 细胞，缺失 TCRα 后细胞不能形成 TCRαβ 功能复合物，有效降低了 GVHD 反应。利用同样的技术，未来将可以方便地插入任何 CAR 载体。如有必要，还可以在 *TRBC*（TCRβ C 基因）位点插入另一个 CAR 或增强治疗效果的基因，以减少单个 CAR 治疗后的复发现象。

对于基因编辑后细胞出现的"脱靶"（off-target）现象，随机插入缺失突变，大片段缺失等可能影响 iPSC 后期临床应用安全性的因素，需要优化技术流程，提高精准基因编辑效率，建立较为完善的通用型 iPSC 质控体系，为通用型 iPSC 及通用型 CAR-T 细胞的临床应用奠定基础。

这些通用型 CAR-T 细胞比传统 CAR-T 细胞具有显著的优点：①内源性的 *TRAC* 基因启动并调控 CAR 使其长期稳定表达，因此具有更强的肿瘤杀伤能力；②无病毒载体随机整合造成的基因突变等不安全因素；③一株经过严格质量检测的 iPSC 细胞系可分化为大量的通用型 CAR-T 细胞，可治疗所有的相关患者。

（温 伟）

参 考 文 献

孔德明，古珑，沈含熙，等，2003. TaqMan-分子灯标：一种新型的荧光基因检测探针. 化学学报，61（5）：755-759，643.

倪健，胡苗苗，危莹，等，2019. 单细胞转录组技术及其在人类细胞图谱构建中的应用. 生物化学与生物物理进展，46（8）：751-759.

徐晓丽，吴凌娟，鄢仁祥，2019. 单细胞全基因组扩增技术与应用. 生物化学与生物物理进展，46（4）：342-352.

Abou-El-Enein M，Bauer G，Medcalf N，et al，2016. Putting a price tag on novel autologous cellular therapies. Cytotherapy，18（8）：1056-1061.

Abugessaisa I，Noguchi S，Böttcher M，et al，2018. SCPortalen：human and mouse single-cell centric database. Nucleic Acids Res，46（D1）：D781-D787.

Abyzov A，Mariani J，Palejev D，et al，2012. Somatic copy number mosaicism in human skin revealed by induced pluripotent stem cells. Nature，492（7429）：438-442.

Afzali B，Lechler RI，Hernandez-Fuentes MP，2007. Allorecognition and the alloresponse：clinical implications. Tissue Antigens，69（6）：545-556.

Alders M，Bliek J，Vd Lip K，et al，2009. Determination of KCNQ1OT1 and H19 methylation levels in BWS and SRS patients using methylation-sensitive high-resolution melting analysis. Eur J Hum Genet，17（4）：467-473.

Alvandi E，Koohdani F，2014. Zip nucleic acid：a new reliable method to increase the melting temperature of real-time PCR probes. J Diabetes Metab Disord，13（1）：26.

Angermueller C，Lee HJ，Reik W，et al，2017. DeepCpG：accurate prediction of single-cell DNA methylation states using deep learning. Genome Biol，18（1）：67.

Araki R，Uda M，Hoki Y，et al，2013. Negligible immunogenicity of terminally differentiated cells derived from induced pluripotent or embryonic stem cells. Nature，494（7435）：100-104.

Arya M，Shergill IS，Williamson M，et al，2005. Basic principles of real-time quantitative PCR. Expert Rev Mol Diagn，5（2）：209-219.

Benes V，Castoldi M，2010. Expression profiling of microRNA using real-time quantitative PCR，how to use it and what is available. Methods，50（4）：244-249.

Brentjens RJ，Latouche JB，Santos E，et al，2003. Eradication of systemic B-cell tumors by genetically targeted human T lymphocytes co-stimulated by CD80 and interleukin-15. Nat Med，9（3）：279-286.

Butler A，Hoffman P，Smibert P，et al，2018. Integrating single-cell transcriptomic data across different conditions，technologies，and species. Nat Biotechnol，36（5）：411-420.

Cao Y，Zhu JJ，Jia PL，et al，2017. scRNASeqDB：a database for RNA-seq based gene expression profiles in human single cells. Genes（Basel），8（12）：368.

Chang CH，Guerder S，Hong SC，et al，1996. Mice lacking the MHC class Ⅱ transactivator（CIITA）show tissue-specific impairment of MHC class Ⅱ expression. Immunity，4（2）：167-178.

Chen CY，Xing D，Tan LZ，et al，2017. Single-cell whole-genome analyses by linear amplification via transposon insertion（LIANTI）. Science，356（6334）：189-194.

Cherry AB, Daley GQ, 2013. Reprogrammed cells for disease modeling and regenerative medicine. Annu Rev Med, 64: 277-290.

Chin CS, Sorenson J, Harris JB, et al, 2011. The origin of the Haitian cholera outbreak strain. N Engl J Med, 364（1）: 33-42.

Chou BK, Gu HH, Gao YX, et al, 2015. A facile method to establish human induced pluripotent stem cells from adult blood cells under feeder-free and xeno-free culture conditions: a clinically compliant approach. Stem Cells Transl Med, 4（4）: 320-332.

Chou BK, Mali P, Huang XS, et al. 2011. Efficient human iPS cell derivation by a non-integrating plasmid from blood cells with unique epigenetic and gene expression signatures. Cell Res, 21（3）: 518-529.

Costa JM, Ernault P, Olivi M, et al, 2004. Chimeric LNA/DNA probes as a detection system for real-time PCR. Clin Biochem, 37（10）: 930-932.

Dean FB, Hosono S, Fang L, et al, 2002. Comprehensive human genome amplification using multiple displacement amplification. Proc Natl Acad Sci U S A, 99（8）: 5261-5266.

DeSandro A, Nagarajan UM, Boss JM, 1999. The bare lymphocyte syndrome: molecular clues to the transcriptional regulation of major histocompatibility complex class II genes. Am J Hum Genet, 65（2）: 279-286.

Deuse T, Hu XM, Gravina A, et al, 2019. Hypoimmunogenic derivatives of induced pluripotent stem cells evade immune rejection in fully immunocompetent allogeneic recipients. Nat Biotechnol, 37（3）: 252-258.

Dorigo O, Gil JS, Gallaher SD, et al, 2004. Development of a novel helper-dependent adenovirus-Epstein-Barr virus hybrid system for the stable transformation of mammalian cells. J Virol, 78（12）: 6556-6566.

Dowey SN, Huang XS, Chou BK, et al, 2012. Generation of integration-free human induced pluripotent stem cells from postnatal blood mononuclear cells by plasmid vector expression. Nat Protoc, 7（11）: 2013-2021.

Eberwine J, Sul JY, Bartfai T, et al, 2014. The promise of single-cell sequencing. Nat Methods, 11（1）: 25-27.

Ellis J, 2005. Silencing and variegation of gammaretrovirus and lentivirus vectors. Hum Gene Ther, 16（11）: 1241-1246.

Fan HC, Fu GK, Fodor SPA, 2015. Expression profiling. Combinatorial labeling of single cells for gene expression cytometry. Science, 347（6222）: 1258367.

Fan XY, Zhang XN, Wu XL, et al, 2015. Single-cell RNA-seq transcriptome analysis of linear and circular RNAs in mouse preimplantation embryos. Genome Biol, 16（1）: 148.

Fong CY, Gauthaman K, Bongso A, 2010. Teratomas from pluripotent stem cells: a clinical hurdle. J Cell Biochem, 111（4）: 769-781.

French DJ, Archard CL, Brown T, et al, 2001. HyBeacon probes: a new tool for DNA sequence detection and allele discrimination. Mol Cell Probes, 15（6）: 363-374.

Gasparello J, Papi C, Zurlo M, et al, 2019. Demonstrating specificity of bioactive peptide nucleic acids（PNAs）targeting microRNAs for practical laboratory classes of applied biochemistry and pharmacology. PLoS One, 14（9）: e0221923.

Gole J, Gore A, Richards A, et al, 2013. Massively parallel polymerase cloning and genome sequencing of single cells using nanoliter microwells. Nat Biotechnol, 31（12）: 1126-1132.

Gore A, Li Z, Fung HL, et al, 2011. Somatic coding mutations in human induced pluripotent stem cells. Nature, 471（7336）: 63-67.

Gornalusse GG, Hirata RK, Funk SE, et al, 2017. HLA-E-expressing pluripotent stem cells escape allogeneic responses and lysis by NK cells. Nat Biotechnol, 35（8）: 765-772.

Goryshin IY, Reznikoff WS, 1998. Tn5 in vitro transposition. J Biol Chem, 273（13）: 7367-7374.

Gudnason H, Dufva M, Bang DD, et al, 2007. Comparison of multiple DNA dyes for real-time PCR: effects of dye concentration and sequence composition on DNA amplification and melting temperature. Nucleic Acids Res, 35（19）: e127.

Guha P, Morgan JW, Mostoslavsky G, et al, 2013. Lack of immune response to differentiated cells derived from syngeneic induced pluripotent stem cells. Cell Stem Cell, 12（4）: 407-412.

Hagemann-Jensen M, Ziegenhain C, Chen P, et al, 2020. Single-cell RNA counting at allele and isoform resolution using Smart-seq3. Nat Biotechnol, 38（6）: 708-714.

Hashimshony T, Senderovich N, Avital G, et al, 2016. CEL-Seq2: sensitive highly-multiplexed single-cell RNA-Seq. Genome Biol, 17: 77.

Hashimshony T, Wagner F, Sher N, et al, 2012. CEL-Seq: single-cell RNA-Seq by multiplexed linear amplification. Cell Rep, 2（3）: 666-673.

Heid CA, Stevens JK, Livak KJ, et al, 1996. Real time quantitative PCR. Genome Res, 6（10）: 986-994.

Higuchi R, Dollinger G, Walsh PS, et al, 1992. Simultaneous amplification and detection of specific DNA sequences. Biotechnology

（NY），10（4）：413-417.

Holland PM，Abramson RD，Watson R，et al，1991. Detection of specific polymerase chain reaction product by utilizing the 5′→3′ exonuclease activity of *Thermus aquaticus* DNA polymerase. Proc Natl Acad Sci U S A，88（16）：7276-7280.

Hosono S，Faruqi AF，Dean FB，et al，2003. Unbiased whole-genome amplification directly from clinical samples. Genome Res，13（5）：954-964.

Hu K，Yu JY，Suknuntha K，et al. 2011. Efficient generation of transgene-free induced pluripotent stem cells from normal and neoplastic bone marrow and cord blood mononuclear cells. Blood，117（14）：e109-e119.

Huan Q，Zhang YL，Wu SH，et al，2018. HeteroMeth：a database of cell-to-cell heterogeneity in DNA methylation. Genomics Proteomics Bioinformatics，16（4）：234-243.

Hussein SM，Batada NN，Vuoristo S，et al，2011. Copy number variation and selection during reprogramming to pluripotency. Nature，471（7336）：58-62.

Ichise H，Nagano S，Maeda T，et al，2017. NK cell alloreactivity against KIR-ligand-mismatched HLA-haploidentical tissue derived from HLA haplotype-homozygous iPSCs. Stem Cell Reports，9（3）：853-867.

Islam S，Kjällquist U，Moliner A，et al，2011. Characterization of the single-cell transcriptional landscape by highly multiplex RNA-seq. Genome Res，21（7）：1160-1167.

Jaitin DA，Kenigsberg E，Keren-Shaul H，et al，2014. Massively parallel single-cell RNA-seq for marker-free decomposition of tissues into cell types. Science，343（6172）：776-779.

Jensen MC，Riddell SR，2015. Designing chimeric antigen receptors to effectively and safely target tumors. Curr Opin Immunol，33：9-15.

Jozefczuk J，Adjaye J，2011. Quantitative real-time PCR-based analysis of gene expression. Methods Enzymol，500：99-109.

Kanagal-Shamanna R，2016. Digital PCR：principles and applications. Methods Mol Biol，1392：43-50.

Kandimalla ER，Agrawal S，2000.'Cyclicons' as hybridization-based fluorescent primer-probes：synthesis，properties and application in real-time PCR. Bioorg Med Chem，8（8）：1911-1916.

Kebriaei P，Singh H，Huls MH，et al，2016. Phase Ⅰ trials using Sleeping Beauty to generate CD19-specific CAR T cells. J Clin Invest，126（9）：3363-3376.

Kesarwani M，Kincaid Z，Gomaa A，et al，2017. Targeting c-FOS and DUSP1 abrogates intrinsic resistance to tyrosine-kinase inhibitor therapy in BCR-ABL-induced leukemia. Nat Med，23（4）：472-482.

Kim K，Doi A，Wen B，et al，2010. Epigenetic memory in induced pluripotent stem cells. Nature，467（7313）：285-290.

Kingsbury DT，Falkow S，1985. Rapid Detection and Identification of Infectious Agents. New York：Academic Press，INC.

Köhler O，Jarikote DV，Seitz O，2005. Forced intercalation probes（FIT Probes）：thiazole orange as a fluorescent base in peptide nucleic acids for homogeneous single-nucleotide-polymorphism detection. Chembiochem，6（1）：69-77.

Komor AC，Badran AH，Liu DR，2017. CRISPR-based technologies for the manipulation of eukaryotic genomes. Cell，169（3）：559.

Kooreman NG，Wu JC，2010. Tumorigenicity of pluripotent stem cells：biological insights from molecular imaging. J R Soc Interface，7 Suppl 6（Suppl 6）：S753-S763.

Kosicki M，Tomberg K，Bradley A，2018. Repair of double-strand breaks induced by CRISPR-Cas9 leads to large deletions and complex rearrangements. Nat Biotechnol，36（8）：765-771.

Kurimoto K，Yabuta Y，Ohinata Y，et al，2006. An improved single-cell cDNA amplification method for efficient high-density oligonucleotide microarray analysis. Nucleic Acids Res，34（5）：e42.

Kutyavin IV，2010. New approach to real-time nucleic acids detection：folding polymerase chain reaction amplicons into a secondary structure to improve cleavage of Forster resonance energy transfer probes in 5′-nuclease assays. Nucleic Acids Res，38（5）：e29.

Kutyavin IV，Afonina IA，Mills A，et al，2000. 3′-minor groove binder-DNA probes increase sequence specificity at PCR extension temperatures. Nucleic Acids Res，28（2）：655-661.

Kyba M，Perlingeiro RCR，Daley GQ，2002. HoxB4 confers definitive lymphoid-myeloid engraftment potential on embryonic stem cell and yolk sac hematopoietic progenitors. Cell，109（1）：29-37.

Lander ES，2016. The heroes of CRISPR. Cell，164（1-2）：18-28.

Le RR，Kou ZH，Jiang YH，et al，2014. Enhanced telomere rejuvenation in pluripotent cells reprogrammed via nuclear transfer relative to induced pluripotent stem cells. Cell Stem Cell，14（1）：27-39.

Lee MA，Siddle AL，Page RH，2002. ResonSense：simple linear fluorescent probes for quantitative homogeneous rapid polymerase chain reaction. Anal Chim Acta，457（1）：61-70.

Lee MO，Moon SH，Jeong HC，et al，2013. Inhibition of pluripotent stem cell-derived teratoma formation by small molecules. Proc Natl Acad Sci U S A，110（35）：E3281-E3290.

Li QG，Luan GY，Guo QP，et al，2002. A new class of homogeneous nucleic acid probes based on specific displacement hybridization. Nucleic Acids Res，30（2）：E5.

Li XL，Li GH，Fu J，et al，2018. Highly efficient genome editing via CRISPR-Cas9 in human pluripotent stem cells is achieved by transient BCL-XL overexpression. Nucleic Acids Res，46（19）：10195-10215.

Lister R，Pelizzola M，Kida YS，et al，2011. Hotspots of aberrant epigenomic reprogramming in human induced pluripotent stem cells. Nature，471（7336）：68-73.

Liu G，David BT，Trawczynski M，et al，2020. Advances in pluripotent stem cells：history，mechanisms，technologies，and applications. Stem Cell Rev Rep，16（1）：3-32.

Livak KJ，Schmittgen TD，2001. Analysis of relative gene expression data using real-time quantitative PCR and the 2（-Delta Delta C（T））Method. Methods，25（4）：402-408.

Loh YH，Agarwal S，Park IH，et al，2009. Generation of induced pluripotent stem cells from human blood. Blood，113（22）：5476-5479.

Loh YH，Hartung O，Li H，et al，2010. Reprogramming of T cells from human peripheral blood. Cell Stem Cell，7（1）：15-19.

Lorentzen CL，Straten PT，2015. CD19-chimeric antigen receptor T cells for treatment of chronic lymphocytic leukaemia and acute lymphoblastic leukaemia. Scand J Immunol，82（4）：307-319.

Lovett M，2013. The applications of single-cell genomics. Hum Mol Genet，22（R1）：R22-R26.

Lowry WE，Richter L，Yachechko R，et al，2008. Generation of human induced pluripotent stem cells from dermal fibroblasts. Proc Natl Acad Sci U S A，105（8）：2883-2888.

Lu PF，Chen JJ，He LXZ，et al，2013. Generating hypoimmunogenic human embryonic stem cells by the disruption of beta 2-microglobulin. Stem Cell Rev Rep，9（6）：806-813.

Lu SJ，Zong CH，Fan W，et al，2012. Probing meiotic recombination and aneuploidy of single sperm cells by whole-genome sequencing. Science，338（6114）：1627-1630.

Mackay J，Landt O，2007. Real-time PCR fluorescent chemistries. Methods Mol Biol，353：237-261.

MacLeod DT，Antony J，Martin AJ，et al. 2017. Integration of a CD19 CAR into the TCR alpha chain locus streamlines production of allogeneic gene-edited CAR T cells. Mol Ther，25（4）：949-961.

Macosko EZ，Basu A，Satija R，et al，2015. Highly parallel genome-wide expression profiling of individual cells using nanoliter droplets. Cell，161（5）：1202-1214.

Mandal PK，Ferreira LM，Collins R，et al，2014. Efficient ablation of genes in human hematopoietic stem and effector cells using CRISPR/Cas9. Cell Stem Cell，15（5）：643-652.

Marcy Y，Ishoey T，Lasken RS，et al，2007. Nanoliter reactors improve multiple displacement amplification of genomes from single cells. PLoS Genet，3（9）：1702-1708.

Marión RM，Blasco MA，2010. Telomere rejuvenation during nuclear reprogramming. Curr Opin Genet Dev，20（2）：190-196.

Marty R，Kaabinejadian S，Rossell D，et al，2017. MHC-Ⅰ genotype restricts the oncogenic mutational landscape. Cell，171（6）：1272-1283.e15.

Matsuda K，2017. PCR-based detection methods for single-nucleotide polymorphism or mutation：real-time PCR and its substantial contribution toward technological refinement. Adv Clin Chem，80：45-72.

Maude SL，Frey N，Shaw PA，et al，2014. Chimeric antigen receptor T cells for sustained remissions in leukemia. N Engl J Med，371（16）：1507-1517.

McGranahan N，Rosenthal R，Hiley CT，et al，2017. Allele-specific HLA loss and immune escape in lung cancer evolution. Cell，171（6）：1259-1271.e11.

Merling RK，Sweeney CL，Choi U，et al，2013. Transgene-free iPSCs generated from small volume peripheral blood nonmobilized CD34+ cells. Blood，121（14）：e98-e107.

Miao XX，Li X，Wang LF，et al，2019. DSMNC：a database of somatic mutations in normal cells. Nucleic Acids Res，47（D1）：D971-D975.

Monis PT，Giglio S，Saint CP，2005. Comparison of SYTO9 and SYBR GreenⅠfor real-time polymerase chain reaction and investigation of the effect of dye concentration on amplification and DNA melting curve analysis. Anal Biochem，340（1）：24-34.

Morin JA，Cao FJ，Lázaro JM，et al，2012. Active DNA unwinding dynamics during processive DNA replication. Proc Natl Acad Sci U S A，109（21）：8115-8120.

Morrison LE，2010. Basic principles of fluorescence and energy transfer applied to real-time PCR. Mol Biotechnol，44（2）：168-176.

Morrison LE，Halder TC，Stols LM，1989. Solution-phase detection of polynucleotides using interacting fluorescent labels and competitive hybridization. Anal Biochem，183（2）：231-244.

Navarro E，Serrano-Heras G，Castaño MJ，et al，2015. Real-time PCR detection chemistry. Clin Chim Acta，439：231-250.

Nazarenko I，Lowe B，Darfler M，et al，2002. Multiplex quantitative PCR using self-quenched primers labeled with a single fluorophore. Nucleic Acids Res，30（9）：e37.

Nazarenko IA，Bhatnagar SK，Hohman RJ，1997. A closed tube format for amplification and detection of DNA based on energy transfer. Nucleic Acids Res，25（12）：2516-2521.

Nicklas JA，Noreault-Conti T，Buel E，2012. Development of a real-time method to detect DNA degradation in forensic samples. J Forensic Sci，57（2）：466-471.

Nishimura T，Kaneko S，Kawana-Tachikawa A，et al，2013. Generation of rejuvenated antigen-specific T cells by reprogramming to pluripotency and redifferentiation. Cell Stem Cell，12（1）：114-126.

Nishino K，Toyoda M，Yamazaki-Inoue M，et al，2011. DNA methylation dynamics in human induced pluripotent stem cells over time. PLoS Genet，7（5）：e1002085.

Nolan T，Hands RE，Bustin SA，2006. Quantification of mRNA using real-time RT-PCR. Nat Protoc，1（3）：1559-1582.

Okita K，Matsumura Y，Sato Y，et al，2011. A more efficient method to generate integration-free human iPS cells. Nat Methods，8（5）：409-412.

Okita K，Yamakawa T，Matsumura Y，et al，2013. An efficient nonviral method to generate integration-free human-induced pluripotent stem cells from cord blood and peripheral blood cells. Stem Cells，31（3）：458-466.

Ortiz E，Estrada G，Lizardi PM，1998. PNA molecular beacons for rapid detection of PCR amplicons. Mol Cell Probes，12（4）：219-226.

Park IH，Zhao R，West JA，et al，2008. Reprogramming of human somatic cells to pluripotency with defined factors. Nature，451（7175）：141-146.

Peirson SN，Butler JN，2007. Quantitative polymerase chain reaction. Methods Mol Biol，362：349-362.

Pfeifer H，Cazzaniga G，Van Der Velden VHJ，et al，2019. Standardisation and consensus guidelines for minimal residual disease assessment in Philadelphia-positive acute lymphoblastic leukemia（Ph[+]ALL）by real-time quantitative reverse transcriptase PCR of e1a2 BCR-ABL1. Leukemia，33（8）：1910-1922.

Picelli S，Faridani OR，Björklund AK，et al，2014. Full-length RNA-seq from single cells using Smart-seq2. Nat Protoc，9（1）：171-181.

Porter DL，Hwang WT，Frey NV，et al，2015. Chimeric antigen receptor T cells persist and induce sustained remissions in relapsed refractory chronic lymphocytic leukemia. Sci Transl Med，7（303）：303ra139.

Qasim W，Thrasher AJ，2014. Progress and prospects for engineered T cell therapies. Br J Haematol，166（6）：818-829.

Ramsköld D，Luo S，Wang YC，et al，2012. Full-length mRNA-Seq from single-cell levels of RNA and individual circulating tumor cells. Nat Biotechnol，30（8）：777-782.

Ran D，Shia WJ，Lo MC，et al，2013. RUNX1a enhances hematopoietic lineage commitment from human embryonic stem cells and inducible pluripotent stem cells. Blood，121（15）：2882-2890.

Riesenberg S，Maricic T，2018. Targeting repair pathways with small molecules increases precise genome editing in pluripotent stem cells. Nat Commun，9（1）：2164.

Riolobos L，Hirata RK，Turtle CJ，et al，2013. HLA engineering of human pluripotent stem cells. Mol Ther，21（6）：1232-1241.

Rodríguez A，Rodríguez M，Córdoba JJ，et al，2015. Design of primers and probes for quantitative real-time PCR methods. Methods Mol Biol，1275：31-56.

Rodriguez-Lazaro D，Hernández M，Scortti M，et al，2004. Quantitative detection of *Listeria monocytogenes* and *Listeria innocua* by real-time PCR：assessment of hly，iap，and lin02483 targets and AmpliFluor technology. Appl Environ Microbiol，70（3）：1366-1377.

Sadelain M，2015. CAR therapy：the CD19 paradigm. J Clin Invest，125（9）：3392-3400.

Sadelain M，Brentjens R，Rivière I，2013. The basic principles of chimeric antigen receptor design. Cancer Discov，3（4）：388-398.

Sasagawa Y，Danno H，Takada H，et al，2018. Quartz-Seq2：a high-throughput single-cell RNA-sequencing method that effectively uses limited sequence reads. Genome Biol，19（1）：29.

Sasagawa Y，Nikaido I，Hayashi T，et al，2013. Quartz-Seq：a highly reproducible and sensitive single-cell RNA sequencing method，reveals non-genetic gene-expression heterogeneity. Genome Biol，14（4）：R31.

Singh C，Roy-Chowdhuri S，2016. Quantitative real-time PCR：recent advances. Methods Mol Biol，1392：161-176.

Sommer CA，Sommer AG，Longmire TA，et al，2010. Excision of reprogramming transgenes improves the differentiation potential of iPS cells generated with a single excisable vector. Stem Cells，28（1）：64-74.

Stuart T，Butler A，Hoffman P，et al，2019. Comprehensive integration of single-cell data. Cell，177（7）：1888-1902.e21.

Su RJ，Baylink DJ，Neises A，et al，2013. Efficient generation of integration-free ips cells from human adult peripheral blood using BCL-XL together with Yamanaka factors. PLoS One，8（5）：e64496.

Su RJ，Yang YD，Neises A，et al，2013. Few single nucleotide variations in exomes of human cord blood induced pluripotent stem cells. PLoS One，8（4）：e59908.

Takahashi K，Tanabe K，Ohnuki M，et al，2007. Induction of pluripotent stem cells from adult human fibroblasts by defined factors. Cell，131（5）：861-872.

Takahashi K，Yamanaka S，2006. Induction of pluripotent stem cells from mouse embryonic and adult fibroblast cultures by defined factors. Cell，126（4）：663-676.

Tang C，Lee AS，Volkmer JP，et al，2011. An antibody against SSEA-5 glycan on human pluripotent stem cells enables removal of teratoma-forming cells. Nat Biotechnol，29（9）：829-834.

Tang F，Barbacioru C，Wang Y，et al，2009. mRNA-Seq whole-transcriptome analysis of a single cell. Nat Methods，6（5）：377-382.

Taylor MJ，Hughes MS，Skuce RA，et al，2001. Detection of *Mycobacterium bovis* in bovine clinical specimens using real-time fluorescence and fluorescence resonance energy transfer probe rapid-cycle PCR. J Clin Microbiol，39（4）：1272-1278.

Telenius H，Carter NP，Bebb CE，et al，1992. Degenerate oligonucleotide-primed PCR：general amplification of target DNA by a single degenerate primer. Genomics，13（3）：718-725.

Till JE，Mcculloch EA，1961. A direct measurement of the radiation sensitivity of normal mouse bone marrow cells. Radiat Res，14：213-222.

Tusi BK，Wolock SL，Weinreb C，et al，2018. Population snapshots predict early haematopoietic and erythroid hierarchies. Nature，555（7694）：54-60.

Tyagi S，Kramer FR，1996. Molecular beacons：probes that fluoresce upon hybridization. Nat Biotechnol，14（3）：303-308.

van Galen P，Hovestadt V，Wadsworth Ii MH，et al，2019. Single-cell RNA-seq reveals AML hierarchies relevant to disease progression and immunity. Cell，176（6）：1265-1281.e24.

Velten L，Haas SF，Raffel S，et al，2017. Human haematopoietic stem cell lineage commitment is a continuous process. Nat Cell Biol，19（4）：271-281.

Vogelstein B，Kinzler KW，1999. Digital PCR. Proc Natl Acad Sci U S A，96（16）：9236-9241.

von Kalle C，Deichmann A，Schmidt M，2014. Vector integration and tumorigenesis. Hum Gene Ther，25（6）：475-481.

Wakamatsu M，Okuno Y，Murakami N，et al，2021. Detection of subclonal SETBP1 and JAK3 mutations in juvenile myelomonocytic leukemia using droplet digital PCR. Leukemia，35（1）：254-263.

Wang WJ，Chen KS，Xu CJ，2006. DNA quantification using EvaGreen and a real-time PCR instrument. Anal Biochem，356（2）：303-305.

Wang XY，Rivière I，2016. Clinical manufacturing of CAR T cells：foundation of a promising therapy. Mol Ther Oncolytics，3：16015.

Wang Y，Navin NE，2015. Advances and applications of single-cell sequencing technologies. Mol Cell，58（4）：598-609.

Wen W，Cheng XX，Fu YW，et al，2018. High-level precise knockin of iPSCs by simultaneous reprogramming and genome editing of human peripheral blood mononuclear cells. Stem Cell Reports，10（6）：1821-1834.

Wen W，Zhang JP，Chen WQ，et al，2017. Generation of integration-free induced pluripotent stem cells from human peripheral blood mononuclear cells using episomal vectors. J Vis Exp，（119）：55091.

Wen W，Zhang JP，Xu J，et al，2016. Enhanced generation of integration-free iPSCs from human adult peripheral blood mononuclear cells with an optimal combination of episomal vectors. Stem Cell Reports，6（6）：873-884.

Whitcombe D，Theaker J，Guy SP，et al，1999. Detection of PCR products using self-probing amplicons and fluorescence. Nat Biotechnol，17（8）：804-807.

Wiedenheft B，Sternberg SH，Doudna JA，2012. RNA-guided genetic silencing systems in bacteria and archaea. Nature，482（7385）：331-338.

Wilkening S，Bader A，2004. Quantitative real-time polymerase chain reaction：methodical analysis and mathematical model. J Biomol Tech，15（2）：107-111.

Williams RC，Opelz G，Weil EJ，et al，2017. The risk of transplant failure with hla mismatch in first adult kidney allografts 2：living donors，summary，guide. Transplant Direct，3（5）：e152.

Wittwer CT，Herrmann MG，Moss AA，et al，1997. Continuous fluorescence monitoring of rapid cycle DNA amplification. Biotechniques，22（1）：130-1，134-8.

Wittwer CT，Reed GH，Gundry CN，et al，2003. High-resolution genotyping by amplicon melting analysis using LCGreen. Clin Chem，49（6 Pt 1）：853-860.

Wong ML，Medrano JF，2005. Real-time PCR for mRNA quantitation. Biotechniques，39（1）：75-85.

Woyke T，Sczyrba A，Lee J，et al，2011. Decontamination of MDA reagents for single cell whole genome amplification. PLoS One，6（10）：e26161.

Wright AV，Nuñez JK，Doudna JA，2016. Biology and applications of CRISPR systems：harnessing nature's toolbox for genome engineering. Cell，164（1-2）：29-44.

Xu H，Zhang RB，Li F，et al，2016. Double-hairpin molecular-beacon-based amplification detection for gene diagnosis linked to cancer. Anal Bioanal Chem，408（22）：6181-6188.

Xu HG，Wang B，Ono M，et al，2019. Targeted disruption of HLA genes via CRISPR-Cas9 generates iPSCs with enhanced immune compatibility. Cell Stem Cell，24（4）：566-578.e7.

Yamanaka S，2012. Induced pluripotent stem cells：past，present，and future. Cell Stem Cell，10（6）：678-684.

Yang D，Jang I，Choi J，et al，2018. 3DIV：A 3D-genome interaction viewer and database. Nucleic Acids Res，46（D1）：D52-D57.

Yu J，Hu KJ，Smuga-Otto K，et al，2009. Human induced pluripotent stem cells free of vector and transgene sequences. Science，324（5928）：797-801.

Yu J，Vodyanik MA，Smuga-Otto K，et al，2007. Induced pluripotent stem cell lines derived from human somatic cells. Science，318（5858）：1917-1920.

Zappia L，Phipson B，Oshlack A，2018. Exploring the single-cell RNA-seq analysis landscape with the scRNA-tools database. PLoS Comput Biol，14（6）：e1006245.

Zhang JP，Li XL，Li GH，et al，2017. Efficient precise knockin with a double cut HDR donor after CRISPR/Cas9-mediated double-stranded DNA cleavage. Genome Biol，18（1）：35.

Zhang JP，Li XL，Neises A，et al，2016. Different effects of sgRNA length on CRISPR-mediated gene knockout efficiency. Sci Rep，6：28566.

Zhang L，Cui X，Schmitt K，et al，1992. Whole genome amplification from a single cell：implications for genetic analysis. Proc Natl Acad Sci U S A，89（13）：5847-5851.

Zhang XB，2013. Cellular reprogramming of human peripheral blood cells. Genomics Proteomics Bioinformatics，11（5）：264-274.

Zhang Y，Gao S，Xia J，et al，2018. Hematopoietic hierarchy - an updated roadmap. Trends Cell Biol，28（12）：976-986.

Zhao TB，Zhang ZN，Rong Z，et al，2011. Immunogenicity of induced pluripotent stem cells. Nature，474（7350）：212-215.

Ziegenhain C，Vieth B，Parekh S，et al，2017. Comparative analysis of single-cell RNA sequencing methods. Mol Cell，65（4）：631-643.e4.

Zilionis R，Nainys J，Veres A，et al，2017. Single-cell barcoding and sequencing using droplet microfluidics. Nat Protoc，12（1）：44-73.

Zong C，Lu S，Chapman AR，et al，2012. Genome-wide detection of single-nucleotide and copy-number variations of a single human cell. Science，338（6114）：1622-1626.

第五章　生物信息学技术

生物信息学是 20 世纪 80 年代末随着人类基因组计划的启动而兴起的一门交叉学科。它涉及生物学、数学、计算机科学和工程学，又依赖计算机科学、工程学和应用数学，同时也依赖生物实验和衍生数据的大量存储。

生物信息学技术基于生物信息学，更加注重技术应用，是在生物化学、分子生物学及计算机应用、高等数学等相关知识的基础上发展而来，是更深入理解分子生物学和从事前沿生物类研究的必备基础。

生物信息技术的发展依赖大量的测序数据，而测序数据的大量产生又依赖测序技术的高速发展。从 1975 年由 Sanger 等开创的链终止法测序技术标志着人类第一代 DNA 测序技术（又称 Sanger 测序）的诞生，到 1977 年人类历史上第一个噬菌体基因组序列的完成，人类获得了窥探生命遗传差异本质的能力，并以此为开端步入了基因组学时代。

首先是第一代测序技术，其测序读长可达 1000 bp，准确性高达 99.999%，但同时存在很多不足，如测序成本比较高、测序通量低等，这些缺点限制了测序数据的大规模应用。因此，对第二代测序技术的探索拉开了序幕。

以边合成边测序为核心的第二代测序技术，包括 Roche 454 测序平台、Illumina 公司的 Solexa Genome Analyzer、Hiseq、Miseq 等系列平台和 ABI 公司的 SOLiD 测序平台。在 Sanger 测序方法的基础上，通过技术创新克服了第一代测序通量低的缺陷，一次能够对几十万到几百万条 DNA 分子进行测序，使得对一个物种的深度测序变得方便易行，而且很大程度上降低了测序成本。

这些测序平台产生了大量的测序数据，既包括个体水平的数据，也包括单细胞水平的数据；从组学划分，这些数据又主要分为基因组水平的数据和转录组水平的数据。

产生的测序数据一般以 Fastq 格式进行存储，这是目前最普遍、公认的测序数据存储格式。Fastq 格式是一种文本格式，用来存储测序序列及对应碱基的质量信息，最早由桑格研究所研究开发，现已发展成主要的存储测序数据格式。在 Fastq 格式文件中，每条序列记录包括四行：

```
@ST-E00317: 213: H35JKALXX: 7: 1101: 6441: 1186 1: N: 0: NAGATC
NAGGCCTGGGAGCAGAACCAAGGCAGCCCTGAGCAGGGCTGCTGTACAAGCTGCTTCTCCCCGCTTCTCAGCTA
+
#AAFFFAJJJAJJFJJJJJJJFJJ7FJJJJJJJFJJJJAAAA7FFFJJJAJFJJFJJAFJJJJFFA<JJFJJFJJ
```

第一行为序列名称，必须以 "@" 开头，后面记录的是该条序列的属性信息，这些信息用 ":" 分开，在该例子中，"ST-E00317" 代表测序平台名称，"213" 代表运行的 Run 编号，"H35JKALXX" 代表 Flowcell 的编号，"7：1101" 代表第 7 个 lane 中的第 1101 个 tile，"6441：1186" 代表序列在 tile 中的坐标，"1" 代表读取编号（双末端测序一共有 2

次读取），"N"代表没有被仪器过滤掉，"0"为 control number，代表对照序列的鉴定情况，"NAGATC"代表文库的 Index 序列。

第二行为序列信息，核酸序列为[ATCGN]+，蛋白质序列为氨基酸字符。

第三行必须以"+"开头，后面的内容一般与第一行"@"后的内容相同，但可以省略。

第四行表示对应每个碱基的测序质量（以 ASCII 表示），长度与第二行的 read 序列相同。

以 Fastq 存储的不同平台不同测序类型的数据，从生物信息技术方向来看，根据研究目的的差异有不同的分析方法。本章分别对基因组测序、转录组测序及单细胞转录组测序所涉及的主要研究内容及常见分析方法进行阐述。

第一节　基因组测序数据分析方法

随着测序技术的不断发展，测序成本不断降低，测序耗时也大幅度减少，这为在分子水平深入对人类疾病的研究提供了坚实的基础。在对人类产生重大影响的疾病中，肿瘤可以说是致死率极高的一种疾病。而且，肿瘤的发生、发展一般都是基因突变的结果，因此肿瘤也被称作"分子病"。对人类基因组进行测序，在分子水平研究肿瘤的发生、发展机制也成为近些年来最为流行的手段之一。

人类基因组测序在基因组层面主要包括全基因组测序、全外显子组测序和目标区域测序等。

全基因组测序是利用高通量测序平台对人类不同个体或群体进行全基因组水平的测序，并在此基础上进行生物信息分析，这种测序策略可以在 DNA 水平全面挖掘遗传变异，为筛选肿瘤的致病突变或基因，以及肿瘤的临床研究、治疗和预后提供重要信息。但是，全基因组测序的成本比较高，因此使用这种策略进行测序时，考虑到经济成本，往往测序深度较低，有时并不能满足分析的需求。

全外显子组测序是指利用序列捕获技术将人类全基因组外显子区域 DNA 捕获富集后进行的高通量测序。人类基因组全外显子，即人类基因的所有蛋白编码区序列，占人类基因组的 1.5%～2%，而且大多数疾病的发生由蛋白质编码基因发生的突变导致，因此在进行疾病机制的研究及诊断中，往往进行全外显子测序就可以满足要求，而且在经费一定的情况下，与全基因组测序相比，进行高深度的测序可以挖掘低频突变。

而目标区域测序是针对某些感兴趣的基因或区域进行捕获，然后进行高通量测序的一种技术手段。通常用于分析特定基因组区域中的 DNA 变异，在临床研究中使用比较广泛。由于使用这种测序手段捕获的目标区域小、成本低，测序深度一般比较高，从而能够发现很多低频突变。

使用不同的测序策略对肿瘤进行分子水平研究，虽然在规模上差异较大，但是后续的分析流程基本一致，主要包括对测序数据的比对，不同类型变异的检测、过滤和注释，以及对不同类型变异的特征分析，具体分析流程见图 5-1。

对变异的检测，比较经典的是 GATK 突变检测流程。GATK 全称是 Genome Analysis

ToolKit，是基因组分析工具箱，是一款使用高通量测序数据分析变异信息的软件，也是目前变异检测分析的主流软件之一。该软件的设计初衷主要是用于对人类全基因组、全外显子组数据分析，但随着软件的不断发展，也可以进行其他物种的突变分析，而且支持拷贝数变异及结构变异的检测。GATK 官方网站提供了完整的变异检测流程，即 GATK Best Practices。

在本部分中，对测序数据的比对、单核苷酸变异及小片段的插入和缺失检测，主要参考 GATK 中的分析流程。

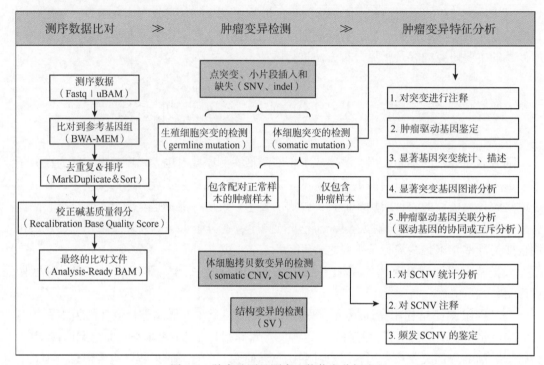

图 5-1 肿瘤基因组测序生物信息分析流程

一、测序数据比对

数据比对是生物信息分析的基础，单核苷酸变异、小片段插入和缺失、拷贝数及结构变异的检测都是基于数据比对进行的。针对基因组水平的测序数据比对软件较多，主要包括 Blast、Soap、Bowtie2 及 BWA 等。其中，BWA 是由 Li 开发的一款比对软件，共包括 3 种算法：BWA-backtrack、BWA-SW 和 BWA-MEM。其中 BWA-backtrack 适合长度<100bp 的序列比对，另外 2 种适合≥70bp 的序列比对。BWA-MEM 是最新开发的算法，比对速度更快，而且精确度更高，因此 BWA-MEM 是目前使用较广泛的比对方法。

BWA-MEM 的基本使用主要分为 2 个步骤：①给参考基因组构建索引；②将测序数据比对到参考基因组上。具体的执行代码参考 BWA 官网。

在 GATK 数据分析中，数据的比对包含在数据预处理过程中。整个预处理过程包括 3 步：①比对测序数据到参考基因组上，生成比对文件，该文件以 SAM 或 BAM 格式进行存储；②标记或去除比对中的重复序列；③校正碱基质量得分。经过这 3 步数据处理后，得到能够进行后续分析的 BAM 文件，该 BAM 文件将用于后续的突变检测。

（一）比对测序数据到参考基因组

GATK 的预处理流程中，有 2 种输入文件格式：Fastq 格式或 uBAM 格式。GATK 最新的数据预处理流程，官方推荐使用 uBAM 作为输入文件。uBAM 是 unmapped BAM format 的简称，类似于 BAM 文件，但是里面的 read 是未经比对的序列。与 Fastq 一样，也是存储测序序列的一种格式，但与 Fastq 格式文件相比，uBAM 文件作为存储序列的格式有以下优势：①单个文件存储数据更易分析，而在双端测序中，如果使用 Fastq 格式进行存储，则需要 2 个文件。②uBAM 文件存储信息更丰富，与 Fastq 相比，uBAM 文件不仅包含 Fastq 中已有的信息，如样本名、测序平台信息及测序读长，还包含测序类型信息、样本的采集信息、分组信息等，这些与实验相关的信息统称为"metadata（元数据）"。

在进行比对时，需要注意的问题是 read group 的添加。GATK 分析流程要求输入的 BAM 文件必须包含 read group，否则在分析时就会发生错误。在 SAM 或 BAM 文件中，read group 以"@RG"开头，由多个标签组成，主要包括 ID、PU、SM、PL、LB 等。在测序数据中，每一个 read group 都有唯一的 ID，一般由 FLOWCELL、LANE NAME 和 NUMBER 组成。PU（platform unit）指测序平台单位，由三部分组成，包括 FLOWCELL_BARCODE、LANE 和 SAMPLE_BARCODE。在 GATK 分析中，PU 并不是必需的，但是如果存在，那么其优先级高于 ID；SM（sample name）表示测序样本名；PL（platform）表示使用的测序平台，如 ILLUMINA、SOLID 等；LB（library）表示文库信息。

（二）标记重复序列

在构建文库进行 PCR 扩增时，同一个 DNA 片段会产生多个相同的拷贝，当进行测序时就会造成同一条序列被同时测到多次，从而导致重复序列的产生，这类重复也称 PCR 重复（PCR duplicates）；另外，测序仪对某些簇（cluster）进行测序时，由于光学原因，捕获的荧光亮点可能会被当成两个荧光亮点来处理，从而生成两条完全相同的序列，这是第二类重复，也称为光学重复（optical duplicates）。

重复序列的产生不仅会增加数据存储，从而造成运算速度减慢，也会影响后续突变检测的准确性。因此，在实际分析中，需要对比对文件进行重复序列处理。

在 GATK 分析流程中，如果 DNA 序列比对到基因组的起始位置相同，则认为这些序列是重复序列，就会去除这些序列或加入一个标签进行标记；如果对重复序列进行了标记，在进行突变检测时就会忽略这些序列。

这一步中主要使用 Picard 工具中 MarkDuplicates 进行重复序列标记，在进行标记重复序列前，需要首先对比对文件进行排序，具体的执行代码参考 GATK 官网。

（三）校正碱基质量得分

所谓碱基质量得分，是指由测序仪产生的对每个碱基识别的可信度，如测序仪识别碱基 A，给出的质量得分为 Q20，也就是说正确识别该碱基的概率为 99%。变异检测算法高度依赖于每个碱基的质量得分，因为该值会给出检测碱基正确性的概率，如果碱基质量得分较低，那么就不能像得分高的碱基一样确定该碱基的类型。

但是，在测序过程中，测序仪赋予每个碱基的质量得分往往会受到各种非随机系统错误的影响，这些错误部分是测序过程中各种物理、化学因素导致的，也有一些是测序仪本身的缺陷造成的。这些错误会导致给定的得分偏高或偏低，从而对碱基的识别造成影响。而校正碱基质量得分是对每个由测序仪给定的碱基质量得分重新进行校正，这样就能得到更准确的碱基质量得分，从而提高碱基识别的准确性。

在 GATK 进行碱基质量得分校正时，包括 2 个关键部分：①基于输入数据和已知的突变信息计算出原始碱基质量中错误的分布模型；②利用这个模型对 BAM 文件中的碱基质量值进行校正，生成新的碱基质量值，最后得到可进行后续分析的 BAM 文件。

该步的执行代码参考 GATK 官网。

二、单核苷酸变异及插入和缺失分析

（一）概述

突变主要包括生殖细胞突变（germline mutation）和体细胞突变（somatic mutation）。生殖细胞突变又称胚系突变，是发生于生殖细胞中并可遗传给后代，存在于个体内的所有细胞中；而体细胞突变是在细胞分裂过程中产生的，常由外界环境因素导致，如紫外线照射或其他化学物质的接触等。与生殖细胞不同，体细胞突变发生在体细胞中，不具有遗传性，很多疾病是由体细胞突变导致的。

两者的区别见图 5-2，左图展示了个体的生殖细胞突变，该突变发生于生殖细胞中，并且可遗传；右图展现的是体细胞突变，该突变发生于机体的特定部位，不可遗传。

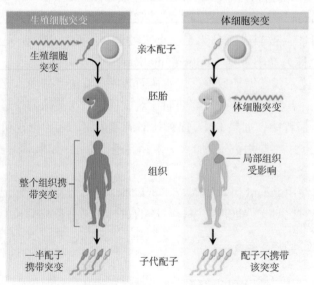

图 5-2　生殖细胞和体细胞突变的比较

资料来源：https://ib.bioninja.com.au/standard-level/topic-3-genetics/33-meiosis/somatic-vs-germline-mutatio.html

在长度较短的突变中，主要包括点突变和小片段的插入、缺失突变。

在点突变中，包括单核苷酸多态性（SNP）和单核苷酸变异（SNV）。SNP 是一种生殖细胞变异，可遗传，主要是指个体间基因组水平上由单个核苷酸的变异引起的 DNA 序列多态性，是构成人类变异中最常见的一种。在人类基因组中，大约每 1000 个碱基对中就存在一个 SNP，其总数可达 300 万个甚至更多。这些差异导致了人与人之间基因组水平上的差异，其中有些 SNP 可能与疾病有关，但大多数与疾病无关。而 SNV 是一种体细胞突变，是指在肿瘤研究中，相对于正常组织，肿瘤组织中特异发生的单核苷酸变异，不具有遗传性。

小片段的插入、缺失突变，是指基因组某个位置上所发生的小片段序列的插入或者缺失，长度通常在 50bp 以下。类似于单碱基的变异，其可发生于生殖细胞中，也可发生于体细胞中。

（二）单核苷酸变异及插入、缺失检测

很多遗传性疾病，包括单基因遗传病、多基因遗传病及一些具有遗传易感性的癌症，往往与生殖细胞突变有关。而大多数癌症与体细胞突变相关，因此可以通过检测机体发生的突变，针对性地对疾病所发生的机制、治疗及预后进行研究。

随着测序技术的发展、测序数据的累积，同时也产生了大量的突变检测软件。单核苷酸变异及插入、缺失的检测软件主要包括 Samtools、Soap2、Varscan2 及 GATK 等。下文将以 GATK 流程分别介绍生殖细胞突变和体细胞突变的检测过程。

1. 生殖细胞突变的检测　在 GATK 生殖细胞突变检测流程中，主要以多个样本构成的群体作为研究对象进行分析。通过输入处理好的 BAM 文件进行突变检测，最后得到一个整合多样本突变的数据集，存储格式为 VCF（variant call format）。

整个生殖细胞突变检测分析流程见图 5-3，首先使用 HaplotypeCaller 对每个样本进行突变检测得到一个 GVCF（genomic VCF）格式文件，然后合并所有样本的 GVCF，再对合并的 GVCF 进行基因分型、过滤得到最后的 VCF 文件，下文将详细对该流程中关键步骤进行说明。

首先比较 GVCF 与 VCF 文件的异同。它们的主要区别在于 GVCF 包含输入区域的所有位点信息，包括突变位点及非突变位点，而 VCF 文件仅包含突变位点。使用 GVCF 文件的优势是在后续对多个样本的突变位点进行合并时，就能准确判断样本中非突变位点是与参考一致还是测序没有序列覆盖。另外，在 HaplotypeCaller 中，通过对参数"-ERC"设置不同的值（GVCF 或 BP_RESOLUTION），会产生 2 种类型的 GVCF。如果使用"-ERC GVCF"，那么在 GVCF 中会将所有位置连续的非突变位点进行合并，以块的形式记录；如果使用"-ERC BP_RESOLUTION"，那么在 GVCF 中的非突变位点将单独记录，见图 5-4。

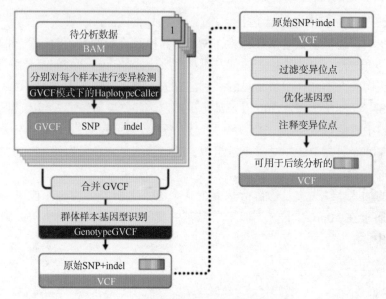

图 5-3　GATK 生殖细胞突变检测分析流程

资料来源：GATK 官网

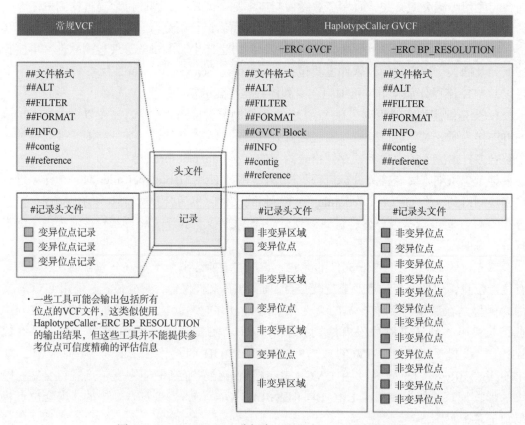

图 5-4　HaplotypeCaller 分析中 GVCF 与 VCF 文件的比较

ALT，样本基因组碱基型；FILTER，过滤；FORMAT，格式；INFO，变异的详细信息；contig，使用的 contig 信息；reference，使用的参考基因组信息

资料来源：GATK 官网

（1）对每个样本进行突变检测：使用 HaplotypeCaller 对每个样本进行突变检测并生成 GVCF 文件，与旧版本的 UnifiedGenotyper 相比，HaplotypeCaller 通过对一个区域重新进行局部组装的方式检测 SNP 及 indel。也就是说，当检测到某个区域显示包含突变的信号时，它会摒弃现有的比对信息，然后对该区域的 reads 进行重新组装及变体识别，这使得 HaplotypeCaller 可以检测到一些 UnifiedGenotyper 难以检测的突变，而且检测的准确性也更高。

（2）合并 GVCF 文件并进行分型：首先使用 GenomicsDBImport 对所有样本的 GVCF 进行合并，这样做的目的主要是使接下来的基因分型更稳定和迅速，但并不等同于基因分型。在旧版本中是使用 CombineGVCFs 进行 GVCF 的合并，但是 GenomicsDBImport 的合并性能更优。然后使用 GenotypeGVCFs 对合并的 GVCF 进行基因分型，这步将会得到所有样本的突变及基因分型信息。

（3）对突变进行过滤：这步使用的工具包括 VariantRecalibrator 和 ApplyVQSR，目的是通过使用校正变体质量得分（VQSR）对突变进行过滤。在 GATK 突变检测过程中，通过设置宽松的参数取得最大的检测敏感性，有利于最大限度地检测突变位点，但这也意味着检测突变的假阳性率较高，因此需要对突变进行过滤以去掉引入的假阳性突变。

这个过程包括 2 步：①基于训练突变集（如 dbSNP、1000 Genomes Project 中的已知突变集）进行建模，然后使用这个模型对分析的每一个突变赋予质量得分，即突变的质量得分；②使用每个突变的质量得分对原始突变数据集进行过滤，从而得到过滤后的数据。在进行过滤时，可以通过参数设置来平衡突变检测的敏感性和特异性。

该过程的具体执行代码参考 GATK 官网。

2. 体细胞突变的检测 体细胞突变对肿瘤的产生、发展至关重要。这些突变由于各种机制在机体正常细胞中产生，并逐渐使其宿主细胞具有高于正常细胞的增殖水平，最终形成肿瘤克隆。因此，体细胞突变的鉴定是分子水平研究肿瘤的重要手段，有助于肿瘤的诊断、治疗或预后。

目前，体细胞突变检测的标准方法是通过对配对正常组织和肿瘤组织的比较进行分析，这种方法能够比较准确地鉴定患者的体细胞突变。但是在很多情况下并不能获得配对组织，这就需使用健康对照数据库中的数据进行过滤筛选，尽可能获得新发生并且可能致病的突变。需要注意的是，这种过滤方法并不是绝对的，很可能导致很多多态性突变被错误判定为体细胞突变。下文将分别对两种情况下的体细胞突变检测流程进行说明。

（1）有配对组织的肿瘤体细胞突变检测：在这步中，使用 GATK 中的 Mutect2 进行肿瘤体细胞的鉴定，输入文件主要包括之前处理好的 BAM 文件（对于每个肿瘤样本，应包括配对组织和待分析肿瘤组织的 BAM 文件）、目标区域文件、正常组织样本构建的数据库（即 panel of normal，PON）及已知的注释库。分析的具体流程见图 5-5。其主要步骤：①PON 的构建；②体细胞突变的检测；③体细胞突变的过滤。在完成这些处理后，可得到可信度高的体细胞突变。

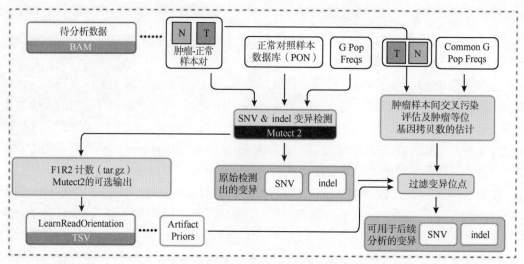

图 5-5　GATK 体细胞突变检测分析流程

资料来源：GATK 官网

下文将对检测步骤进行详细说明。

1）PON 的构建：在体细胞突变检测中作为一种数据源对检测的突变进行过滤。PON 由正常样本构建，即来自没有体细胞突变的正常组织。主要有 2 个作用：一是过滤生殖细胞突变；二是捕获反复出现的技术偏差，从而提高突变检测的准确性。因此，这就要求构建 PON 的正常组织样本需要与分析的肿瘤组织样本使用相同的处理方法，包括文库构建方法、测序技术等；另外，应尽可能地使用年轻健康人的样本，以减少正常样本中属于未诊断的肿瘤样本的概率。

针对构建 PON 使用的健康人样本，在 GATK 中没有给出确定的样本数，建议在实际分析中使用不少于 40 例的正常样本。同时，GATK 也指出如果正常样本数低于 40 例，那么在突变检测中使用较少样本量构建的 PON 也要好于没有 PON 的结果。

在 GATK 中，构建 PON 包括 3 个步骤：①使用 Mutect2（以仅肿瘤模式运行）对每个正常样本进行突变检测；②使用工具 GenomicsDBImport 对来自①的结果创建 GenomicsDB；③使用工具 CreateSomaticPanelOfNormals 合并所有正常样本的突变集。具体执行代码参考 GATK 官网。

2）体细胞突变的检测：在 GATK 中，使用 Mutect2 工具的配对模式检测配对肿瘤样本的体细胞突变。类似生殖细胞检测工具 HaplotypeCaller，Mutect2 也是在活性区域内通过局部从头组装的方式对 SNV 和 indel 进行检测。简单来说，就是当 Mutect2 检测到某个区域（即活性区域）显示体细胞突变信号时，会摒弃现有的比对信息，然后对该区域的 reads 进行重新组装以产生可能的单倍型。类似于 HaplotypeCaller，Mutect2 通过 Pair-HMM 算法将每条 read 比对到每个单倍型上获得一个似然矩阵，最后通过应用 Bayesian somatic likelihoods 模型获得体细胞突变与测序错误的对数概率（log odds）。具体执行代码参考 GATK 官网。

3）体细胞突变的过滤：为了获得可信度更高的突变数据集，需要对上一步 Mutect2

得到突变集进行过滤。在 GATK 流程中，主要包括：①交叉样本污染的评估；②测序偏好校正；③体细胞突变过滤。

在 GATK 流程中，使用 GetPileupSummaries 和 CalculateContamination 进行交叉样本污染评估，该步骤中使用的输入文件是 BAM 文件及注释库中的突变数据集。其对是否有配对样本没有强制要求，是一种快速、简单而且准确的计算样本污染的方法。

而测序偏好校正是使用 LearnReadOrientationModel 工具完成的，其输入文件是使用 Mutect2 的参数为"--f1r2-tar-gz"的输出文件，这步在具体分析中属于可选步骤，但是对于 FFPE（formalin-fixed and paraffin-embedded）肿瘤样本来说，这步非常重要。因此，如果需要运行这步，就需要在运行 Mutect2 进行变体检测时设置"--f1r2-tar-gz"参数。

最后，使用 FilterMutectCalls 工具对检测的体细胞突变进行过滤。该工具包含一系列的过滤条件，每个过滤条件对候选突变都有一个值（即错误率），这些过滤条件主要分为 3 个类别：技术偏差（technical artifacts）、非体细胞突变（non-somatic）和测序错误（sequencing error）。

具体执行代码参考 GATK 官网。

（2）仅肿瘤样本体细胞突变的检测：对于没有配对组织的肿瘤样本，也可以使用 GATK 中的 Mutect2 工具进行检测，基本流程与配对肿瘤样本体细胞突变检测流程一致，包括体细胞突变的检测及过滤。唯一的差别是，对于没有配对组织的肿瘤样本，在使用 Mutect2 进行体细胞突变检测时，仅用肿瘤模式。

具体执行代码参考 GATK 官网。

（三）肿瘤中的体细胞突变分析

在分子水平进行癌症的研究分析中，TCGA（the cancer genome atlas）是目前为止最为全面的癌症基因数据库，包括超过 20 000 个原发癌及配对的正常样本，共涉及 33 种不同的癌症，包括基因突变数据、基因表达数据、miRNA 表达数据、拷贝数变异数据、DNA 甲基化数据等。它是由美国国家癌症研究所（National Cancer Institute）和美国人类基因组研究所（National Human Genome Research Institute）共同监督的一个项目，旨在应用高通量的基因组分析技术，帮助研究者对癌症有深入的认识，从而提高对癌症的预防、诊断和治疗能力。

在 TCGA 中，通常使用 VCF 格式文件记录单个样本的体细胞突变数据，而 MAF（mutation annotation format）文件则用于整合所有样本的体细胞突变及对应的注释信息。因此，对于特定肿瘤类型来说，一般一个 MAF 文件就能满足后续的所有分析。

类似于 VCF 文件，MAF 文件也是一种文本格式文件，文件以"#"开头的为注释行，其余为正文部分，正文部分的第一行为固定的表头。对于一个完整的 MAF 文件，共有 100 多列，每列之间以"tab"键分割。

一般在实际处理中，MAF 文件可能没有这么多列的信息，常用列的信息说明见表 5-1（详细内容可参考官网文档）。

表 5-1　MAF 文件部分列名解释

列名	说明
Hugo_Symbol	基因的 HUGO 命名
Entrez_Gene_Id	基因的 Entrez ID（整数）。如果没有对应的 ID，则用 0 表示
NCBI_Build	比对时的参考基因组
Chromosome	染色体
Start_Position	突变起始位置
End_Position	突变终止位置
Variant_Classification	变异位点分类，分类的依据为变异等位基因对翻译的影响
Variant_Type	变异位点的类型
Reference_Allele	这个位点参考基因组正链上的等位基因。发生等位基因删除时包括删除序列，发生等位基因插入时用 "-" 表示插入碱基
Tumor_Seq_Allele1	肿瘤样本的等位基因 1。"-" 对于删除代表突变，对于插入代表野生型等位基因，新插入序列不包括侧翼序列
Tumor_Seq_Allele2	肿瘤样本的等位基因 2
Tumor_Sample_Barcode	肿瘤样本的编号
Matched_Norm_Sample_Barcode	配对正常样本的编号

体细胞突变是导致肿瘤发生、发展的主要原因。在进行肿瘤研究中，基本分析主要涉及体细胞注释、统计，肿瘤驱动基因鉴定，基因突变图谱分析，协同与互斥突变分析等，除了这些分析外，根据实际分析需求，还可进行各种个性化的分析，如突变特征分析、突变链非对称性分析、肿瘤克隆演化及异质性分析等。这里主要对突变在肿瘤中的基本分析进行说明。

1. 体细胞突变注释　目前对于突变进行注释的软件主要包括 4 个：Annovar、SnpEff、VEP（variant effect predictor）和 Oncotator（cancer variant annotation tool）。不同的注释软件有各自的特点，其中前三款软件可以注释任何基因组的变异，包括生殖细胞突变和体细胞突变。Oncotator 是一款专门针对肿瘤突变的注释工具，针对肿瘤特异性的注释更为详细，而且 Oncotator 的注释结果可以直接以 MAF 格式输出，不需要进一步对输出结果进行 MAF 格式转化，更便于后续分析。下文主要以 Oncotator 软件为例说明突变的注释情况。

Oncotator 使用 14 种不同的数据库对 VCF 格式的文件进行突变注释，输出的注释结果可以是 MAF 或 VCF 格式文件。Oncotator 的注释主要包括 4 个方面的内容：①基因组的注释；②蛋白质水平的注释；③癌相关突变注释；④非癌突变注释。

在基因组注释中，Oncotator 使用 GENCODE 数据库将突变注释到对应基因及转录本上，并根据突变在该基因上的位置及对该基因的影响进行分类，如将突变分为 "Splice_Site" 或 "Nonsense_Mutation" 等；除此之外，还包括对突变周围的参考序列、GC 含量的注释及 DNA 修复基因进行注释。

蛋白质水平的注释主要使用 UniProt 和 dbNSFP 数据库进行，主要内容包括突变在蛋白质特定位点的注释及突变对蛋白质功能的影响。

癌相关突变的注释中，使用的数据库包括 COSMIC、Cancer Gene Census、CCLE（Cancer Cell Line Encyclopedia）、Familial Cancer Database 及 ClinVar，注释的主要内容包括突变在数据库中是否存在、在数据库中特定癌症的突变频率及突变对应的癌基因注释等。

非癌相关的突变注释使用的数据库主要包括 dbSNP、1000 Genomes Project 和 Exome Sequencing Project（ESP），注释的内容主要是该突变是否存在于已知的非癌数据库中及在数据库中的突变频率等。

2. 肿瘤驱动基因鉴定　根据突变对癌症的发生、发展的影响程度，提出了肿瘤驱动突变（driver mutation）及对应的乘客突变（passenger mutation）。与乘客突变不同，驱动突变与肿瘤细胞的生成有直接的关系，是肿瘤发生、发展的关键因素，鉴定肿瘤相关的驱动突变，对认识肿瘤发生的机制及肿瘤的预后和治疗有重要意义。

（1）肿瘤驱动基因鉴定方法概述：驱动突变所在的基因称为肿瘤驱动基因。使用全基因组、全外显子组及靶向测序数据，可以鉴定肿瘤的体细胞突变，在此基础上，进一步开发出了多款软件用于识别驱动突变。图 5-6 中总结了各种使用体细胞突变鉴定驱动突变的软件和算法。

从图 5-6 中可以看出，驱动突变鉴定软件及计算方法大概分为以下 5 类。

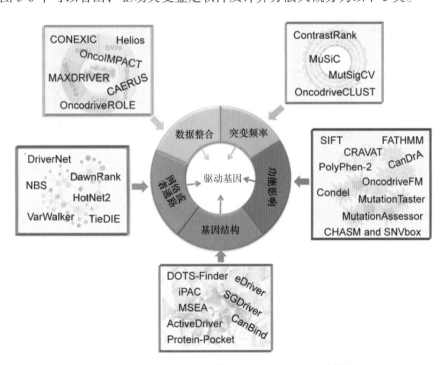

图 5-6　鉴定驱动突变及显著突变基因的工具和计算方法

资料来源：Cheng F，Zhao J，Zhao Z，2015. Advances in computational approaches for prioritizing driver mutations and significantly mutated genes in cancer genomes. Briefings in Bioinformatics，17（4）：642-656

1）基于突变频率的方法，主要软件包括 MuSiC、MutSigCV、OncodriveCLUST 等。

2）基于突变对基因功能影响的方法，主要软件包括 SIFT、PolyPhen-2、Mutation-Assessor 等。

3）基于突变对蛋白质三维结构影响的方法，主要软件包括 iPAC、ActiveDriver、CanBind、eDriver 等。

4）基于基因参与的通路和蛋白质相互作用网络信息来识别驱动突变的方法，主要软件包括 PARADIGM、DriverNet、TieDIE 等。

5）基于多组学数据的方法，主要软件包括 CONEXIC、CAERUC、MAXDRIVER、Helios 等。

（2）使用 MutSigCV 鉴定肿瘤驱动基因：在鉴定驱动突变基因中，不同的软件和计算方法都有其优势和局限性。因此，在实际分析中可以考虑使用多种软件的结果进行综合分析，以取得更可靠的驱动基因。下文以 MutSigCV 软件为例来阐述驱动基因的鉴定。

MutSigCV 通过使用全基因组或全外显子组测序产生的突变数据鉴定显著突变的基因，这些突变的类型包括单核苷酸变异及小片段插入、缺失。该软件基于突变频率鉴定肿瘤驱动突变，主要原理见图 5-7。

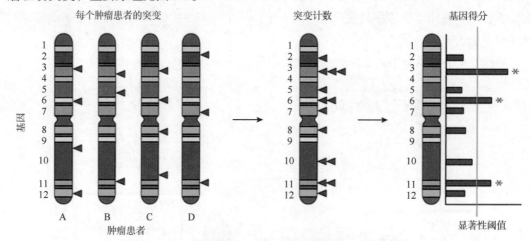

图 5-7　MutSigCV 鉴定驱动突变的原理

资料来源：https：//software. broadinstitute. org/cancer/cga/mutsig

在图 5-7 中，左边代表来自不同肿瘤患者（A、B、C 和 D）的一条染色体。在染色体上，不同条带代表不同基因（如共 12 个基因），红色三角形代表基因上发生的体细胞突变；该图中间显示的是将所有肿瘤患者的突变聚集在一起，对相同突变进行累加；最后对每个基因累加的突变进行计算，并转化为一个得分，通过计算选择合适的阈值控制假阳性，如果基因的得分超过该阈值，那么这个基因就标记为显著突变基因。

（3）MutSigCV 的使用方法

1）输入文件：该软件的主要输入文件为 MAF 文件，并要求 MAF 文件中包含 4 列内容，即 Hugo Symbol、Tumor Sample Barcode、Variant_Classification 和 categ。categ 是表示突变的范畴，编码碱基内容和突变类型，共有 7 类：CpG transitions、CpG transversions、C：G transitions、C：G transversions、A：T transitions、A：T transversions 和 null+indel mutations，每个突变仅对应其中一个范畴，如果突变为 indel，那么该突变属于最后一个范畴。该列可以通过从标准 MAF 文件的 Variant_Classification、Reference_Allele 及 Tumor_Seq_Allele2 列获得，如果在 MAF 文件中没有该列，那么在运行 MutSigCV 时，需要提供一个突变类

型文件，该文件名为"mutation_type_dictionary_ file.txt"。

该软件必需的另外几个文件包括 Coverage 和 Covariate 文件，这些文件可以直接从 MutSigCV 官网下载使用。

2）输出结果文件：在输出的几个文件中，＜output.filename.base＞.sig_genes.txt 是该软件最终的结果文件。该文件由"tab"键分割，每行表示一个显著突变的基因，根据显著性降序排列。名为"p"和"q"的列分别表示筛选显著突变基因的 p 值和 q 值，在实际分析中，可以根据需要选择合适的 p 值或 q 值对显著突变基因进行筛选。

具体执行代码参考 MutSigCV 官网。

3. 显著基因突变特征总结 在鉴定显著基因突变后，可以使用 maftools 工具对鉴定的显著突变基因（突变以 MAF 文件存储）进行总结，如图 5-8 所示。

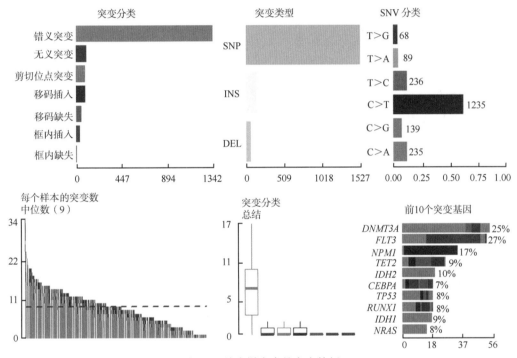

图 5-8 肿瘤样本中的突变特征

SNP，单核苷酸多态性；INS，插入；DEL，缺失

图 5-8 从各个方面总结并展现了突变在肿瘤样本中的情况。在图上方，从左到右依次为不同突变分类、不同突变类型在样本中的数目及不同突变类型的 SNV 所占比例，需要区分的是不同突变分类是根据突变对基因的影响，而不同突变类型是根据与参考基因组相比突变的特点，主要包括单核苷酸变异、插入和缺失；在图下方，依次总结了每个样本的突变情况、不同突变分类在样本中的分布情况及肿瘤样本中高频突变基因的情况。

4. 显著突变基因图谱分析 在肿瘤样本的显著突变基因分析中，最常见的就是构建突变图谱（又称为瀑布图）。该图谱不仅能够显示按频率排序的显著突变基因及每个基因的突变类型，而且能直观地显示不同基因在样本中的协同或互斥关系。图 5-9 为急性髓系白血病的突变图谱，该数据从 cBioPortal 上下载，使用 maftools 工具进行分析绘制。

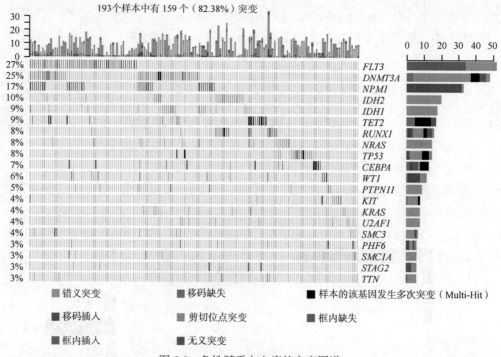

图 5-9　急性髓系白血病的突变图谱

在图 5-9 中，横坐标表示研究的样本（未显示），纵坐标表示突变的基因（按频率降序排列）。主体部分表示每个基因在样本中的突变情况，不同颜色表示不同的突变类型；主体部分左边的百分数代表每个基因在样本中的突变频率；右边的柱状图表示基因在样本中的突变数；最上面的柱状图表示每个样本中的突变总数。

5. 显著突变基因的关联分析　显著突变基因的关联分析，即研究不同基因在样本中共发生或互斥的情况。根据基因间的这种相互关系，不仅可以推测肿瘤的发生是由某个基因发生突变导致还是共发生基因同时突变导致的，也可以根据这种关系进行肿瘤分型。在肿瘤中，已存在的基因突变会影响其他基因的突变，那么在进行分析时确定这些基因潜在的相互作用，也有助于更好地了解正常细胞转化为癌细胞的过程和机制。

在关联分析中，比较常见的是成对基因的共发生或互斥分析。对于给定的一对基因，可以根据它们在样本中的突变情况构建一个二联表：

$$T = \begin{bmatrix} x_{00} & x_{01} \\ x_{10} & x_{11} \end{bmatrix}$$

式中，x_{00} 表示每个基因都没有突变的样本数，x_{11} 表示两个基因都有突变的样本数，x_{10}、x_{01} 表示其中只有一个基因有突变的样本数。

随后通过这个二联表计算成对基因共发生或互斥的比值比（odds ratio），并使用费舍尔精确检验（Fisher's exact test）进行显著性统计。

可以使用多种方式对成对基因的关联分析进行展示，如在图 5-9 中可以直观显示基因在样本中的突变情况。也可以使用 maftools 工具对 MAF 格式存储的突变数据进行关联分析，如在图 5-10 中，使用了 maftools 工具对急性髓系白血病的突变数据（同图 5-9）进行分析并直观显示。在图 5-10 中，展示了成对基因间的关系，方括号中的数字代表对应基因的突变样本数，不同颜色代表基因对之间是在样本中共发生（绿色）还是互斥（黄色），星号或点表示基因对之间关系的显著性。

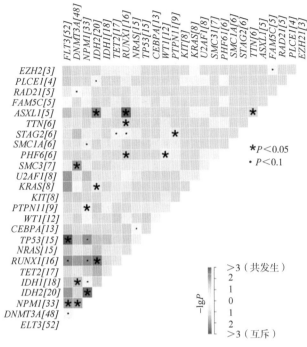

图 5-10　急性髓系白血病中显著突变基因的关联性

具体执行代码可参考 maftools 官网。

三、拷贝数变异分析

（一）概述

拷贝数变异（copy number variation，CNV），是基因组结构变异的一种，通常被定义为 DNA 片段长度大于 1kb 的扩增或删除。

与 SNP 相比，CNV 也是导致生物遗传多样性的一个原因，但是它的重要性发现较晚。2006 年，Redon 等发现人类 1447 个 CNV，这些 CNV 区域最少占人类基因组的 12%，覆盖基因组的区域远大于 SNP，这也表明了 CNV 在人类基因组遗传多样性中的重要性。

在肿瘤拷贝数研究中，主要考虑的是体细胞拷贝数变异（somatic copy number variant，SCNV），也就是去除正常对照中的拷贝数变异（germline copy number variant）。与其他类型的体细胞突变相比，SCNV 在癌症中影响基因组比例很大，并且起重要作用，如致癌基因的扩增或者抑癌基因的缺失可导致癌症的发生。但在癌症 CNV 分析中，一个重要挑战就是区分驱动 SCNV（drive SCNV）和乘客 SCNV（passenger SCNV），驱动 SCNV 是真正推动癌症发生、发展的原因，而乘客 SCNV 是在癌症发展过程中随机产生的，对癌症的发展并没有起推动作用。

有多种方法可以检测 CNV，最常见的是基于微阵列的检测方法，如微阵列比较基因组杂交（array-comparative genomic hybridization，aCGH）和全基因组 SNP 芯片（genome-wide single nucleotide polymorphism arrays）。随着第二代测序技术的高速发展，产生了很多从全基因组测序获得拷贝数的方法。但是在临床数据分析中，通常进行全外显子组测序或目标区域测序，与全基因组相比，其更偏向于对目标区域的高深度测序来增加突变检测的敏感性，这类数据 CNV 的分析工具包括 ExomeCNV、exomeCopy、VarScan 2、ExomeDepth 及 CNVkit 等。

（二）拷贝数变异的检测

下文将使用 CNVkit 软件以全外显子数据为例介绍基于测序方法的拷贝数检测。

CNVkit 主要用来检测通过二代杂交捕获测序技术获得的 CNV，包括全外显子和靶向测序数据，但是 CNVkit 也可以用来检测全基因组和靶向扩增子测序数据。整个分析流程如图 5-11 所示。

从图 5-11 可以看到，CNVkit 是以 BAM 文件及 BED 格式文件作为起始输入文件的，其中 BED 格式文件包括目标捕获区域（target region）及捕获区域以外的区域（antitarget region）。整个流程主要包括以下几步：①根据提供的 BAM 及 BED 文件计算肿瘤样本每个区域的覆盖深度；②计算对照样本的覆盖深度（这里的对照样本使用所有正常样本构建的覆盖深度）；③使用对照样本的覆盖深度对肿瘤样本覆盖深度进行均一化及偏差校正；④划分片段（segment），计算拷贝数。

在分析流程中，使用 BWA-MEM 进行 BAM 文件的准备，具体过程见数据比对部分。需要注意的是，在比对完成后，如果数据是通过靶向扩增子测序方法获得的，则不需要去重复。具体执行代码可参考 CNVkit 官网。

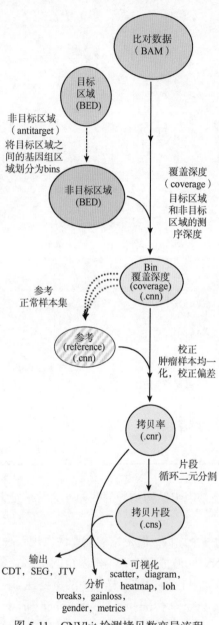

图 5-11　CNVkit 检测拷贝数变异流程
资料来源：CNVkit 官网

（三）显著拷贝数变异的鉴定

在显著 SCNV 的检测中，常见的方法是通过研究大量的肿瘤样本进行鉴定，其基本理论是含有驱动事件的区域在肿瘤样本中发生的频率更高。鉴于此，使用 GISTIC2 软件鉴定显著 SCNV。

1. GISTIC2 的输入文件　GISTIC2 的主要输入文件是 SEG 格式，从 TCGA 下载的拷贝数 SEG 文件可以直接作为 GISTIC2 的输入文件。如果存储 CNV 结果的文件不是标准格式的 SEG 文件，如 CNKkit 结果文件，则需要选取与 SEG 文件中相同的列作为 GISTIC2 的输入文件。SEG 文件共包括 5 列，如下所示。

（1）Chromosome，CNV 所在染色体。

（2）Start，CNV 对应的起始坐标。

（3）End，CNV 对应的终止坐标。

（4）Num_Probes，CNV 区域包含的探针数目。

（5）Segment_Mean，CNV 拷贝数值，等于 $\log_2$（拷贝数/2）。

2. GISTIC2 分析的主要步骤　GISTIC2 主要通过 3 个步骤进行显著 SCNV 的鉴定：①计算涉及的 CNV 频率和 CNV 变化幅度（即 SEG 文件中的 Segment_Mean）的统计量，也称 G 分数；②将观察到的统计数据与随机预测的结果进行比较，评估每种 CNV 的统计显著性，使用多重检验给每个结果分配一个 q 值；③基于 G 分数和 q 值识别显著突变的 CNV。

3. GISTIC2 结果文件解读　在 GISTIC2 运行结束后，会在输出目录下生成一些文件，其中"all_lesions.conf_XX.txt"是主要的输出文件，"XX"表示在运行软件时设置的置信度。该文件是 GISTIC2 全部结果的整合，其中包括显著扩增和缺失的区域，以及各个区域在样本中的情况。文件的前 9 列是对每个区域的详细描述，从第 10 列开始到结束表示每个区域在样本中发生 CNV 的情况。表 5-2 对该文件前 9 列进行了解释（详细内容请参考官网说明）。

表 5-2　**GISTIC2 输出文件列名解释**

列名	说明
Unique Name	鉴定出的区域名称
Descriptor	该区域在基因组的描述
Wide Peak Limits	最可能包含目的基因的"wide peak"边界范围。列出基因组坐标和标记（或探针）
Peak Limits	最大扩增或缺失区域的边界范围
Region Limits	显著扩增或缺失区域的边界范围
q-values	峰（peak）区域的 q 值
Residual q-values	去除与相同染色体中其他更显著的峰区域重叠的扩增或缺失后，峰区域的 q 值
Broad or Focal	根据区域显著性原因，将事件标记为"broad"、"focal"或"both"
Amplitude Threshold	给出与每个样本相关的后续列中值的含义

具体执行代码可参考 GISTIC2 官网。

（四）拷贝数变异在肿瘤中分析示例

急性髓系白血病（AML）是一种分子水平异质性的癌症，在不同的年龄中都有发生。

已经证实急性髓系白血病的发生及发展是由体细胞突变驱动的，这些突变包括单碱基突变（SNV）、小片段的插入和缺失（indel）、染色体水平变异及拷贝数变异（CNV），与 SNV、indel 相比，CNV 对急性髓系白血病的影响更大。

Hamid Bolouri 等研究了 1000 多例儿童急性髓系白血病样本，并且比较了儿童和成人CNV 在基因组上的分布，见图 5-12，结果表明 5q、7、17 号染色体的缺失在成人急性髓系白血病中发生频率更高，而 4、6、19 号染色体的获得及 9、X、Y 染色体的缺失在较年轻人群中发生频率更高。

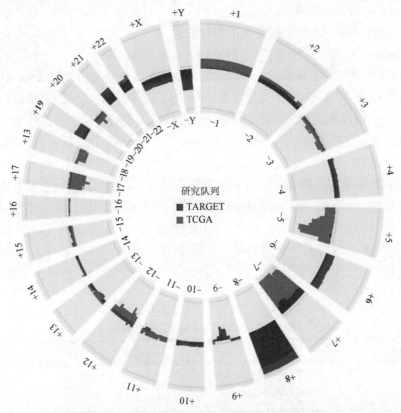

图 5-12　成人与儿童急性髓系白血病拷贝数比较

图中红色代表 TCGA 中成人的拷贝数，蓝色代表 TARGET 中儿童的拷贝数

资料来源：Bolouri H，Farrar JE，Triche T Jr，et al，2018. The molecular landscape of pediatric acute myeloid leukemia reveals recurrent structural alterations and age-specific mutational interactions. Nat Med，24（1）：103-112

从 cBioPortal 上下载了 191 例急性髓系白血病的 CNV 数据，这些数据属于 TCGA 项目中成人急性髓系白血病的数据，以 SEG 格式存储。使用 GISTIC2 对这些 CNV 数据进行分析，鉴定显著突变的 CNV，见图 5-13。结果显示，在成人急性髓系白血病中共找到了14 个显著突变的局部（focal）水平 CNV[残余 q 值（residual q-values）＜0.25]，这些 CNV包括 4 个扩增及 10 个缺失。

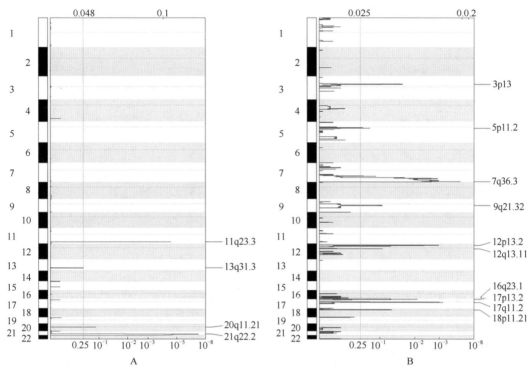

图 5-13 使用 GISTIC2 鉴定的成人急性髓系白血病中的显著拷贝数变异

A. 代表扩增；B. 代表缺失

四、结构变异分析

（一）结构变异概述

结构变异（SV）一般被定义为基因组 DNA 片段为 1kb 左右或更长片段的变异，主要包括倒位、易位、缺失和重复。在 genomAD 中，也将结构变异分为两个组，非平衡性（unbalanced）SV 和平衡性（balanced）SV，其中非平衡性 SV 被称为 CNV，而平衡性 SV 不涉及拷贝数的改变，具体分类及说明见图 5-14。

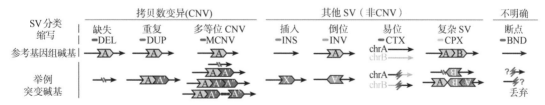

图 5-14 genomAD-SV 中 SV 的分类

资料来源：Collins RL, Brand H, Karczewski K J, et al, 2020. A structural variation reference for medical and population genetics. Nature，581（7809）：444-451

（二）结构变异的检测方法

基于基因组测序数据检测结构变异的方法大体分为 4 类（图 5-15）：①基于双端测序

片段匹配（paired-end mapping）的方法；②基于 read 覆盖度（read depth）的检测；③基于 read 分割匹配（split read mapping）的方法；④基于组装的方法。

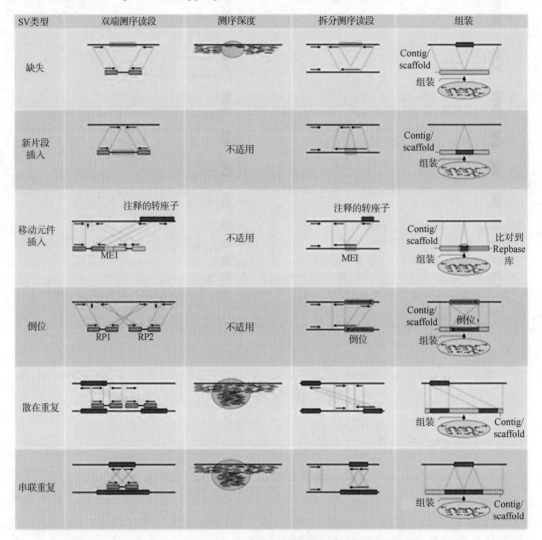

图 5-15　基于测序的 4 类分析方法检测不同类型的结构变异

资料来源：Alkan C, Coe BP, Eichler EE, 2011. Genome structural variation discovery and genotyping. Nat Rev Genet, 12（5）: 363-376

　　针对这几类方法，也有相应的检测工具，主要包括 Delly、Pindel、BreakDancer 及 CNVNator 等。但不同的检测工具偏向不同的 SV 类型，如 Delly 更偏向检测倒位和易位，而 CNVNator 更偏向串联重复（表 5-3）。

表 5-3　不同结构变异类型对应的检测软件

检测软件	偏向检测的结构变异类型
Delly、Pindel	倒位
Delly、BreakDancer	易位
Genome STRiP、Platypus、MATE-CLEVER	缺失

续表

检测软件	偏向检测的结构变异类型
cortex_var、Pindel	新片段插入
cnvHitSeq、CNVNator、forestSV	串联重复

（三）使用 Delly 检测结构变异

Delly 是一款使用高通量测序数据进行结构变异预测的工具，该工具集结构变异的检测、分型及可视化为一体。

Delly 对于每个样本结构变异的检测，需要一个已经处理好的 BAM 文件和 Excl 文件。其中，Excl 文件包括端粒、着丝粒区域信息等，这些区域在进行分析时将被移除，不同版本的 Excl 文件在软件中已经给出。

具体执行代码参考 Delly 官网。

（四）使用 BreakDancer 检测结构变异

BreakDancer 是一款结构变异检测软件，主要针对二代双端测序数据进行开发。该软件主要包括 2 个互补的算法，BreakDancerMax 和 BreakDancerMini。BreakDancerMax 可以使用双端配对数据，根据其比对的距离和方向（并非正常期望的）进行 5 类结构变异的预测，包括插入、缺失、倒位、染色体间易位和染色体内易位（图 5-16）；BreakDancerMini 使用正常比对的成对 reads 检测小片段的插入、缺失（通常在 10～100bp）。

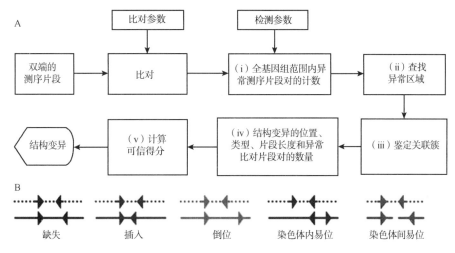

图 5-16　BreakDancer 检测结构变异的流程图（A）和 BreakDancerMax 识别的不同类型结构变异（B）
B 中成对的箭头代表比对 reads 的位置和方向，实线代表参考基因组，虚线代表分析的基因组
资料来源：Chen K，Wallis JW，McLellan MD，et al. BreakDancer：an algorithm for high-resolution mapping of genomic structural variation. Nat Methods，6（9）：677-681.

该软件支持混样分析，如在基于家系或群体的研究中，混样分析能提高常见变异的检测。在包含配对正常组织的肿瘤样本研究中，通过去除生殖细胞变异，可以提高检测体细胞变异的特异性。

该软件进行结构变异检测的流程见图 5-16A。输入文件是比对的 BAM 文件，其中（i）～（v）是该软件的算法概述，最后得到检测的结构变异。

该软件检测结构变异主要包括 2 个步骤：①生成配置文件；②鉴定结构变异。具体执行代码参考 BreakDancer 官网。

（郭凯敏　雷　阳　高　欣）

第二节　转录组测序数据分析方法

转录组测序（RNA-seq）是对研究对象在某一功能状态下产生的 RNA 进行高通量测序。RNA-seq 技术已经成为转录组研究不可或缺的工具，可以应用于许多方面，其中包括基因表达水平变化、剪接异构体研究、基因变异研究、融合基因分析等。

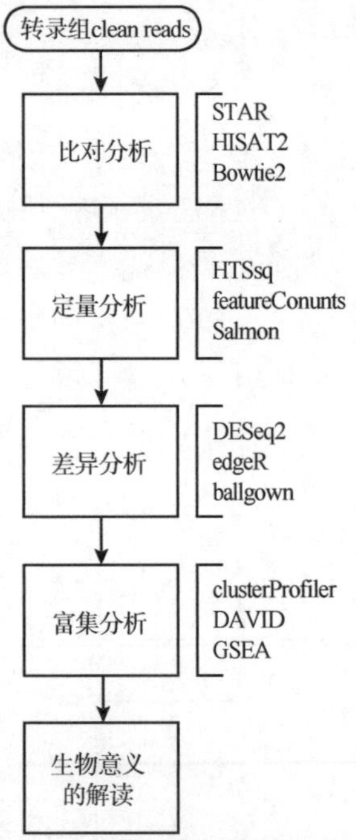

在血液学疾病研究中，RNA-seq 技术的应用也很广泛。基因表达水平的检测可以指导用药，或者用于预后评估。例如，Malachi 等通过 RNA-seq 技术发现第二次复发并且挽救性治疗效果差的急性 B 细胞白血病（B-ALL）患者有 *FLT3* 基因过表达的特征，使用 FLT3 抑制剂后患者迅速达到了几乎完全分子学缓解。融合基因分析可以鉴定样本是否发生、以往是否发生过或者具有病理意义的融合基因，同时还可以发现新的融合基因。Lilljebjorn 等在 195 例儿童 pre-B-ALL 患者，65%检测到了融合基因，并且有 27 种新发现的融合基因。已经有研究发现可变剪接可能影响预后，并且一些剪接异构体编码的蛋白可以作为免疫治疗的靶点。

总体来说，目前 RNA-seq 最常见的应用是差异基因表达分析，分析步骤包括数据比对分析、基因表达定量分析、差异表达基因分析、基因富集分析，见图 5-17，下文主要讲解从得到经过初步处理后的测序数据（clean data）开始的分析内容。

图 5-17　RNA-seq 数据差异基因表达分析的流程

一、转录组测序数据比对

参考基因组可用的情况下，RNA-seq 分析通常是将 reads 比对到注释好的参考基因组或转录组，帮助确定 reads 的归属以进行定量分析。如图 5-18 所示，RNA 可能会跨越外显子边界，在比对到参考基因组时，如果 RNA-seq 数据与基因组数据用同样的比对策略，可能会因为不能连续地比对到参考基因组而不能准确比对。另外，如果需要进行可变剪接等分析，也需要跨越内含子比对。不需要剪接直接比对到已知转录组时，可以使用 BWA、Bowtie2 等工具；但 RNA-seq 分析比较常用的比对方法是将数据回帖到注释好的参考基因组，使用较广泛的工具主要包括 TopHat、HISAT2、STAR 等。

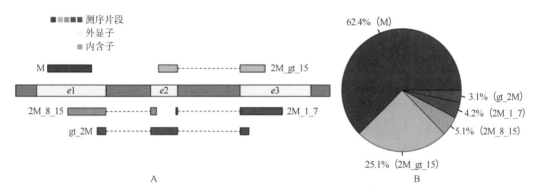

图 5-18　RNA-seq reads 比对分类及在一个 RNA-seq 数据集中各类型的比例

注：为保持文献原貌，数据未进行修改处理

资料来源：Kim D，Langmead B，Salzberg SL，2015. HISAT：a fast spliced aligner with low memory requirements. Nat Methods，12（4）：357-360

TopHat 作为最早考虑到 RNA 剪接的比对软件之一，是最经典的转录组数据比对工具，但是开发者也建议使用比对结果更精确并且效率更高的 HISAT2 取代 TopHat；STAR 是为了 ENCODE 计划的转录组数据开发的，应用也较为广泛。下文讲解将 reads 回帖到参考基因组的方法，主要以常用的 HISAT2 的基本使用为例。与基因组数据的比对分析类似，RNA-seq 的比对分析步骤主要包括参考基因组的选择及参考基因组索引文件的获取、使用比对软件进行比对回帖并获得 BAM 格式文件，以及比对结果的质量评估。

（一）参考基因组的选择及参考基因组索引文件的获取

RNA-seq 分析通常会选择常用的参考基因组版本，如人（human，*Homo sapiens*）常用到的 hg19、hg38，小鼠（mouse，*Mus musculus*）常用到的 mm9、mm10。现在主要有三大数据库存储参考基因组数据——ENSEMBL、UCSC 和 NCBI，可从相应网站获取比对需要的 Fasta 文件。

RNAseq 数据的比对分析，其实际是先将参考基因组转换成索引（index），再将 reads 与 index 进行比较。有一些 index 可以直接下载，也可以自己进行 index 构建。最简单的 index 构建方式只用到参考基因组 Fasta 文件。具体执行代码参考 HISAT2 官网。

（二）序列比对并获得 BAM 文件

序列比对主要用到 index 目录及 clean data 的 Fastq 文件路径，其他的参数可以参考各软件的说明。具体执行代码主要参考 HISAT2 官网。

软件比对后，输出结果为 SAM 格式的比对文件。为了优化计算速度和存储空间，并方便后续分析，一般需要将 SAM 文件转换为二进制的 BAM 格式文件，并且有的分析步骤需要为 BAM 文件排序。这个步骤可使用 samtools 软件完成。具体执行代码参考 samtools 官网。

（三）比对结果的质量评估

比对后需要对 BAM 文件进行统计分析和评估，可以通过以下几个方面衡量。通过总比对率评估参考基因组是否使用正确、样本是否受到污染等，如人类基因组比对率应在 70%～90%。多重比对率也是重要的参考指标，如果多重比对率过高，需要分析是实验处理问题还是样本的特异性导致。另外，还可以进行基因组覆盖率的计算和评估等。常用的质控工具包括 Picard、RSeQC 等。根据质控结果，对样本 reads 进行标签过滤，保留合格的 reads，过滤后的 BAM 文件作为下一步基因表达定量分析的输入文件。

二、表达定量分析

若要进行表达谱或差异表达基因分析，需要先进行定量分析。定量分析主要可分为两个步骤，reads 计数和标准化。

RNA-seq 数据的 reads 计数定量方法主要分为两种。一种基于比对结果，将回帖到参考基因组或转录组的 reads 分配到基因或转录本以统计表达丰度。这种方法应用更广泛，因此下文将做主要介绍。另一种是不基于比对直接定量的方法，省去比对直接对测序片段进行计数（read count）。这种方法计算速度更快，但会有样本特异性和读长偏差，主要分析工具有 Salmon 和 kallisto 等。

RNA-seq 表达定量可分为三个水平，即基因水平、转录本水平和外显子水平，分别有不同的常用软件。在基因水平，常用的软件为 HTSeq、featureCounts 等；在转录组水平，常用的工具为 StringTie 等；外显子水平的分析与基因水平相似，常用的软件为 DEXSeq 等。在完成每个样本的 reads 计数后，将结果合并为 read count 表达矩阵，以进行表达量的标准化和差异表达基因分析。

不同的基因长度、不同样本的测序深度及一些实验带来的技术偏差，导致绝对计数 read count 值无法直接用于样本内或样本间基因的比较，因此须进行标准化以消除这些背景噪声，从而获得真正的生物学差异。常用的标准化方法包括 RPKM、FPKM、RPM/CPM、TPM、TMM、Quantile normalization 等。

RPKM（reads per kilobase of exon mode per million mapped reads）和 FPKM（fragments per kilobase of exon model per million mapped fragments）如定义所示，是对基因长度和测序深度进行标准化的方法。RPKM 用于单端测序数据对 reads 数进行标准化；与之相似的 FPKM，将成对的 reads 作为一个片段避免重复计数，应用于双端 RNA-seq 数据。RPKM/FPKM 是比较经典的基因表达标准化方式，适用于基因长度波动较大的测序方法。edgeR 和 DESeq2 等工具可以做以上的标准化计算。

$$\mathrm{RPKM}_i(\mathrm{FPKM}i) = \frac{\text{基因}i\text{的测序片段计数}}{\text{总的测序片段计数}/10^6 \times \text{基因}i\text{的长度}/10^3}$$

RPM/CPM（reads/counts of exon model per million mapped reads）与 RPKM 不同，这种标准化方法并没有对基因长度进行校正，适合于 read count 值不受基因长度影响的测序方法。edgeR 工具可以进行 RPM/CPM 计算。

$$RPM_i(CPM_i) = \frac{基因i的测序片段计数}{总的测序片段计数/10^6}$$

TPM（transcripts per kilobase of exon model per million mapped reads），计算方法与 RPKM/FPKM 类似，可以看作是 RPKM/FPKM 值的百分比，也是对 RPKM/FPKM 方法的改进。TPM 的适用范围与 RPKM/FPKM 一致，可使用 RSEM 工具进行计算。

$$TPM_i = 10^6 \times \frac{基因i的测序片段计数/基因i长度(bp)}{\sum_{j=i}^{n} 基因j的测序片段计数基因j长度}$$

选择合适的标准化方法可能有困难，不同的样本特点适合采用不同的标准化方法，方法选择不当可能会影响分析结果。也有一些方法可以帮助评估选择更准确的标准化方法，如可以利用管家基因的表达稳定性或者在实验中加入 spike-in control RNA 的方法。

三、差异表达分析

差异表达分析是指鉴定不同组样本中表达有显著差异的基因，或者其他基因组特征，如转录本、外显子等。不同样本组可以是处理组和对照组、患者组和健康人组、两种不同组织等。

找到不同样本组之间的差异是 RNA-seq 分析的重要目标，因此差异表达基因分析（简称差异分析）是至关重要的步骤。要想得到真实可信的差异分析结果，根据实验特点选择适合实验模型的差异分析方法尤为重要，然而，样本数据和实验设计等本身也会影响分析结果，所以在进行差异分析之前需要对样本数据进行探索性分析以检查数据情况并进行进一步质控。

典型的探索性分析包括检查样本之间的基因表达相关性、主成分分析（principal component analysis，PCA）或者样本聚类等方法。相关性分析是比较常用的探索性分析方法之一，用样本间的表达量相关性来检查样本间的关系，其中也包括批次效应的检查。一般情况下，要想得到比较好的差异分析结果，组内生物学重复之间需要有较好的相关性，并且不同组样本之间的相关性系数要比组内样本之间更低。主成分分析是利用降维的方法，使用样本表达矩阵提取主成分以评估样本间的表达相似性。一般情况下，2~3 个主成分就可以描述样本的主要趋势。层次聚类也是评估分析的常用方法，通过对样本进行层次聚类观测样本间距离。

整体来说，一对比较组在有生物学重复的情况下，如果组内重复性不好，或者组内差异大于组间差异，那么这对比较组的差异分析很难得到比较好的结果。评估后，如果有数据情况不符合实验设计的样本，可以综合整体数据情况寻找原因进行改善。可以选择重新进行实验以获取合格的数据，或者调整实验设计如剔除样本、重新分组、添加校正因素或进行去批次处理等。

批次效应是在实验过程中常被忽略却普遍存在的现象，是由一些条件的变化引起的，这些变化可能是试剂批次不同、人员改变甚至可能只是实验时间不同。表达水平差异除了来源于科学研究所关注的生物学差异外，还包括背景噪声及包括批次效应在内的技术限制等。这些原本没有生物学意义的差异如果与真正的生物学差异混淆，会使分析结果不准确，从而导致错误的生物学结论。批次效应可以通过实验设计减弱，但大多情况下仅通过实验设计很难消除批次效应，还需要用统计建模的方法进一步减弱批次效应对生物学结论的影响。

通过上述探索性分析可以检查和量化批次效应。有些情况可能会表现出较强的批次效应，如样本按处理组或时间聚类，或者主成分与批处理组或时间相关。如果存在强烈的批次效应，则需要在下游分析中进行处理。RNA-seq 数据常用的去批次方法包括 ComBat 和 SVA（surrogate variable analysis）等。如果根据探索性分析或者已知信息就可以确定批次变量，如时间等，则可以使用 ComBat 将这些变量合并用于比较组模型中。如果批次变量未知，则可以使用 SVA，直接从数据预估批次效应来源。

根据实验模型选择合适的分析工具也是差异分析的关键步骤。有许多工具可以进行差异分析，主要包括基于 read count 分析的 DESeq、DESeq2、limma、edgeR、ballgown 等，以及不经比对定量的差异分析工具 sleuth 等。RNA-seq 实验假设测序序列是随机取样的，因此原始的 read count 应该服从泊松分布，而这种泊松噪声也可以用来描述技术重复之间的差异。生物学上不同来源的样本之间的变异，通常是通过负二项分布建模的，如应用比较广泛的 R 包 DESeq、DESeq2、edgeR 等。另外也有非参数方法，不假设分布的形式，而是通过对基因的表达进行排序，然后基于对这些排过序的基因列表和这些列表的随机排序的统计检验鉴定差异表达基因，如 NOISeq、SAMSeq 等方法，当每个组超过 5 个生物学重复时可以考虑选择这种非参数方法。

差异分析前需要准备基因表达矩阵和样本信息，包括分组信息、批次信息等。大多数差异分析工具的输入矩阵需要用未经标准化的原始 read count 值，分析工具会使用内部统计模型对表达值进行校正。数据准备完毕后，使用差异基因分析工具进行差异分析，并根据分析结果中的统计信息进行差异表达基因的筛选。最后对差异基因进行可视化展示，如火山图（图 5-19B）可展示差异基因的统计信息，差异基因表达热图（图 5-19C）可以观察到基因在不同样本中的表达模式等。

四、基因富集分析

通常经过差异分析会得到一长串的差异表达基因，在庞大的数据中进行有效信息的挖掘提取很困难。对于一些研究透彻的基因，可以通过已知的注释信息推测理解基因功能和作用机制等。对于 RNA-seq 数据，对基因列表富集分析是进行基因功能解读常用的方法，可以将大量的基因与待研究的生物学现象和潜在机制联系起来。常用的注释数据库包括 GO、KEGG、Reactome、MsigDB、DO 等，可根据分析背景和分析需求选择相应的数据库。常见的富集分析方法有三代（图 5-20）：第一代，过表达分析（over-representation analysis，ORA），应用于包括 DAVID 在内的很多软件；第二代，功能集打分（functional class scoring，FCS），在 ORA 基础上进行了改进，常用方法为 GSEA；第三代，基于通路拓扑

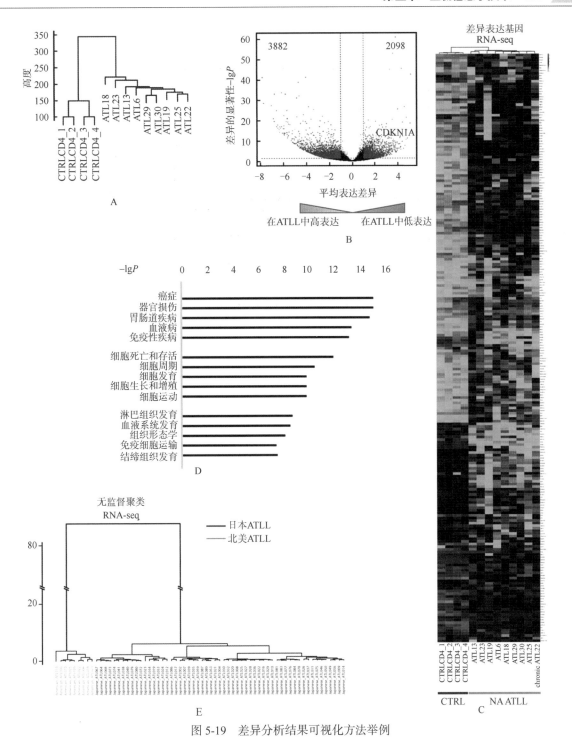

图 5-19　差异分析结果可视化方法举例

资料来源：Shah UA，Chung EY，Giricz O，et al，2018. North American ATLL has a distinct mutational and transcriptional profile and responds to epigenetic therapies. Blood，132（14）：1507-1518

结构（pathway topology，PT）方法，分析工具有 ScorePAGE 等。PT 法与 FCS 法基本相同，区别在于这种方法开始试着利用通路数据库中基因间相互作用的位置、作用方式等附加信息进行基因水平统计数据的计算。下文将主要介绍应用较为广泛的 ORA 和 FCS 法。

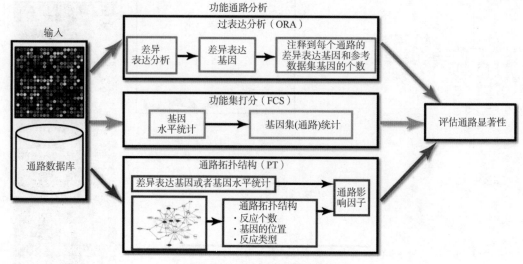

图 5-20　三代基因富集分析方法

资料来源：Khatri P，Sirota M，Butte AJ，2012. Ten years of pathway analysis：current approaches and outstanding challenges. PLoS Comput Biol，8（2）：e1002375

　　ORA 可以评估某个特定功能集在一个基因列表中是否显著富集，最常用的检验方法包括超几何分布、卡方分布和二项分布。这种方法比较简单并且被广泛应用，商业化软件很多，但也有一定的局限性。例如，这种方法需要人为筛选基因，可能会丢失一些重要的基因；统计信息只考虑基因数量，而忽略包括基因表达在内的其他信息；另外，ORA 方法假设基因是独立的、通路与通路之间是独立的，这些假设都是不正确的。

　　针对 ORA 的不足，FCS 法进行了改善。该方法认为功能相关的基因无论表达变化强或弱都可能会对通路有显著影响，因此这种方法不需要人为设置阈值将基因列表分为差异显著与否，需要输入基因水平的分子统计量，如分子测量值与表型间的相关性、方差分析、Z 值或信噪比等。但其仍有一些不足，如与 ORA 类似，仍独立分析每条通路，忽略了基因的其他信息等。得到广泛应用的 GSEA 就是基于 FCS 法，原理简介见图 5-21。该方法需要给定一个先验基因集 S，如一条通路相关的基因，以及使用基因统计值排序的基因列表 L，基因统计值通常使用基因差异表达 FoldChange、logFC 或 P 值等。GSEA 的目的是判断基因集 S 中的基因是随机分布于基因列表 L 还是主要位于 L 列表的前端或尾部。如果基因集 S 的成员显著聚集在 L 的前端或尾部，则这个基因集 S 可能对表型差异有较大的贡献。

　　以使用 clusterProfiler 进行 KEGG 通路富集分析为例，采用两种方法进行富集计算：ORA 过表达富集和 GSEA 富集。ORA 过表达富集使用 enrichKEGG 函数，GSEA 富集使用 gseKEGG 函数。数据使用 DOSE 包中的示例数据。具体执行代码参考 clusterProfiler 官网。

　　然后使用 enrichplot 包可视化。enrichplot 包提供了丰富的可视化展现形式，包括柱状图、点图、网络图、热图等。下面以 barplot、dotplot 为例介绍富集分析可视化。

　　其中，barplot 只支持 ORA，dotplot 支持 ORA 和 GSEA 两种方法产生的数据。

　　clusterProfiler 和 enrichplot 还提供了其他各种类型的富集和可视化函数，具体函数及相互支持关系见图 5-22。

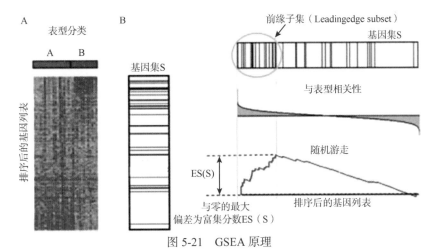

图 5-21　GSEA 原理

资料来源：Subramanian A，Tamayo P，Mootha VK，et al，2005. Gene set enrichment analysis：a knowledge-based approach for interpreting genome-wide expression profiles. Proc Natl Acad Sci U S A，102（43）：15545-15550

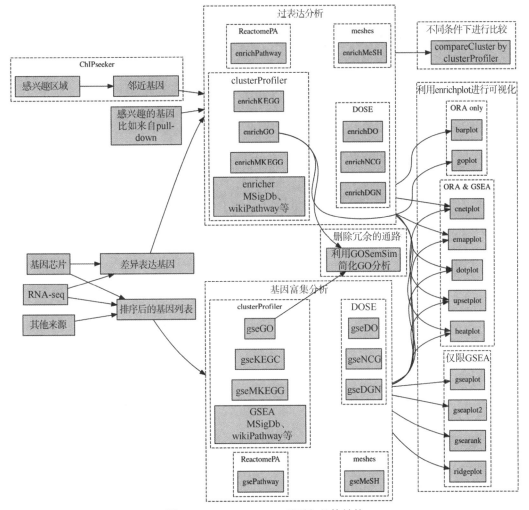

图 5-22　clusterProfiler 系列包整体结构

资料来源：Yu G，Wang LG，Han Y，et al，2012. clusterProfiler：an R package for comparing biological themes among gene clusters. OMICS，16（5）：284-287

本节简要介绍了目前比较常用的 RNA-seq 数据差异基因表达分析流程和方法。除了本节提到的之外，还有许多方法和工具，可以根据数据特点选用。整体来看，RNA-seq 技术的应用如今已非常广泛，是研究转录水平差异变化最常用的技术手段之一。该技术会随着科技进步不断发展，方法和工具也会随之更新。例如，长读长 RNA-seq、单细胞转录组测序（single cell RNA-seq，scRNA-seq）、空间分辨转录组测序（spatially resolved RNA-seq）等都来源于常规转录组方法。scRNA-seq 的出现主要是为了解决组织的异质性，旨在单细胞分辨率下得到更准确的转录组分析结果。在血液学研究中，scRNA-seq 应用也尤为广泛，下文将详细介绍这项技术。

（洪　芳　高　欣）

第三节　单细胞转录组测序数据分析方法

单细胞测序是指在单个细胞水平进行测序的一项技术，可以弥补用组织样本测序时无法分析的细胞间异质性的局限性，解决样本量少无法进行常规测序等问题。单细胞测序目前应用最多的是转录组，其他还有基因组、表观组等。

目前市场上单细胞测序平台很多，根据获得单个细胞的方式可以大致分为两种：基于孔板人工分选单细胞和利用液滴自动捕获单细胞，其中自动捕获法通量更大，操作更简单。Zhang 等对基于液滴法自动捕获单细胞的 10×Genomics Chromium、inDrop 和 Drop-seq 的性能进行了比较，认为这三个平台各有优缺点，但 10×Genomics 公司的 Chromium 比 Drop-seq 或 inDrop 技术噪声较小等，从整体上看表现更好。目前 10×Genomics 测序平台因操作简便、成本低、稳定性高等应用广泛。本节概述了应用 10×Genomics 测序平台进行的单细胞转录组测序（single cell RNA sequencing，scRNA-seq）。

图 5-23 为典型单细胞转录组分析流程。测序数据经过比对定量获取基因表达矩阵，然后对表达数据进行质控、归一化、数据整合、特征基因筛选、降维聚类、差异表达分析、细胞类型注释和拟时序分析等。

一、单细胞转录组测序数据比对

由于 scRNA-seq 和 bulk RNA-seq（bulk RNA sequencing，传统的多细胞转录组测序）一般是将测序 reads 存储成 Fastq 格式的数据，所以进行测序数据的比对时差别不大，为 bulk RNA-seq 开发的比对工具也适用于 scRNA-seq 数据，TopHat2、STAR 和 HISAT 在速度和准确性上都表现得很好，其中 STAR 比 TopHat2 速度更快，但比对时内存消耗很大。

cellranger 是 10×Genomic 公司开发的用于单细胞转录组数据分析的软件，可以进行数据拆分、比对定量、聚类分析等，cellranger 内置的比对软件是 STAR。

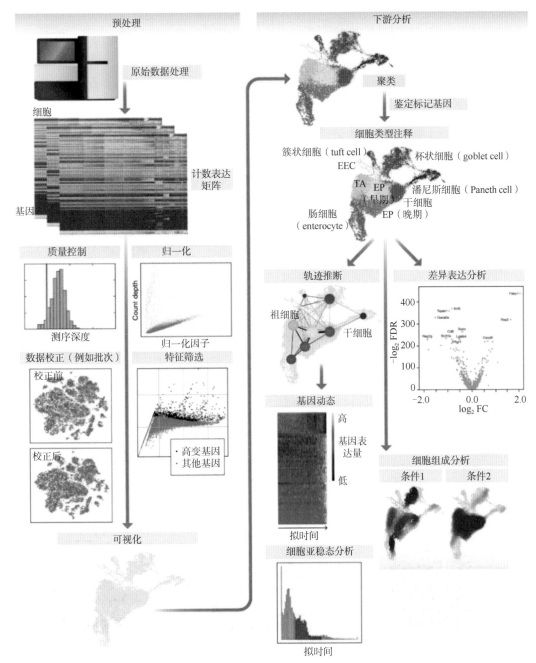

图 5-23 典型单细胞转录组分析流程

资料来源：Luecken MD，Theis FJ，2019. Current best practices in single-cell RNA-seq analysis：a tutorial. Mol Syst Biol，15（6）：e8746

　　比对分析的第一步是准备参考基因组，可以从 ENSEMBL 和 UCSC 等下载。原始的参考基因组注释文件（gtf 文件）包含很多类型的基因，如编码基因、非编码基因、假基因等，通常筛选 gene_biotype 为 protein_coding 的基因进行分析，可以利用 cellranger mkgtf 对注释文件进行处理，接下来对参考基因组构建索引，最后利用 cellranger count 进行比对定量分析，10X Genomic 官方建议用 Rawdata 进行分析，如果 trim 丢掉一些碱基会破坏 barcode，导致后续分析不准确。具体执行代码可参考 10×Genomics 官网。

二、数据质控和归一化

在对单细胞的基因表达数据进行分析前，一般需要对数据进行质控，主要包括以下几方面。

（1）检测出的基因数目：正常情况下一个液滴（droplet，10×Genomics 测序平台是基于液滴法分离单细胞）包含一个细胞，一般不同细胞检测出的基因数目差别不会太大，如果某个细胞检测出的基因数目相比其他细胞多太多，很有可能是这个液滴里面有两个甚至更多个细胞（即 doublet）；如果检测出的基因数目太少，则很可能是破损细胞或死细胞等。

（2）线粒体 RNA 比例：当细胞膜破损时，细胞质内的 RNA 会溢出，而线粒体 RNA 由于有线粒体膜的包裹，不易溢出，所以线粒体 RNA 比例较高可能是细胞出现了破损。

（3）核糖体 RNA 比例：当细胞内出现了 RNA 降解时，核糖体 RNA 因为比较稳定不易降解，比例会增加。所以核糖体 RNA 比例较高时，可能出现了 RNA 降解。

此外还有比对率、每个细胞检测到的分子数之和[同上文（1）]等。目前，除了通过检测出的基因数目[见上文（1）]及细胞检测到的分子数之和判断 doublet，还有一系列的软件可以帮助过滤 doublet，如 DoubletDecon、Scrublet、DoubletFinder 等。

对单细胞转录数据的下游分析，比较常用的是 Seurat 包。在本章中，对单细胞转录组测序数据的质控、归一化、特征基因筛选、降维与聚类分析及差异表达分析等，主要参考 Seurat 中的分析流程。

为了选择合适的筛选阈值，首先需要查看细胞的特征（如细胞检测到的基因数、细胞检测到的分子数、线粒体比例三个特征）分布，具体执行代码参考 Seurat 官网，生成的图片见图 5-24。

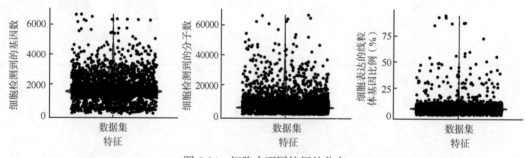

图 5-24　细胞中不同特征的分布

在选择阈值时，还需要考虑不同指标之间的相互关系，因为分开考虑某一个指标对细胞状态进行判断可能是片面的。例如，参与呼吸过程的细胞可能线粒体比例较高；处于静息状态的细胞可能基因个数（分子数）较少；体积本身比较大的细胞可能基因个数（分子数）较多。可以利用 Seurat 中的 FeatureScatter 查看不同特征间的关系，具体执行代码参考 Seurat 官网，生成的图片见图 5-25。

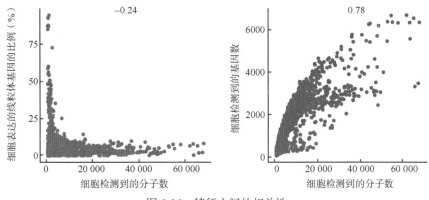

图 5-25　特征之间的相关性

结合上文图片，选定合适的阈值后即可进行过滤。

接下来对数据进行归一化，通过归一化去除细胞间与真实表达量无关的技术因素。Seurat 中默认情况下使用 LogNormalize，这种方法是首先用总的表达量（分子数）对每个细胞的基因表达量（分子数）进行处理，然后乘以 scale factor（默认值是 10 000），最后进行对数转换，具体执行代码参考 Seurat 官网。

三、数 据 整 合

单细胞转录组数据的整合可分为两个层次：①将不同平台或不同批次的测序数据进行整合；②将不同组学的数据进行整合。整合算法有典型相关分析（canonical correlation analysis，CCA）和相互最近邻（mutual nearest neighbor，MNN）等。目前整合软件很多，如 LIGER、Harmony、Conos、Scanorama、scMerge、Seurat2、Seurat3 等，这些软件的校正效果和适应场景有差异，需要根据研究具体选择，如恶性肿瘤细胞一般异质性比较高，如果校正过强可能会导致不该分在一起的细胞被分在一起。Tran 等对 14 种单细胞数据校正方法在不同情形下的校正效果进行了比较，综合多种情形下的评估结果，Harmony、LIGER 和 Seurat3 在整体上表现较好。

四、特征基因筛选、降维与聚类

人类单细胞转录组表达数据中可多达 25 000 个基因，通常细胞数也会多达上万个，高纬度的数据提供了丰富信息，但也增加了问题复杂性和计算量等。为了方便对单细胞数据进行下游分析，通常需要先对单细胞数据进行降维分析。

（一）特征基因筛选

特征基因筛选通过过滤意义小的基因、保留意义大的基因达到降维目的。通常用高变基因（highly variable gene，HVG）进行筛选，该方法假设细胞间的高变基因是由真实的生物学影响而非噪声造成的，用高变基因进行分析能够在代表样本信息的同时降低噪声、节省计算资源、提高计算速度等，Seurat 中的 FindVariableGenes 就是分析高变基因的方法。

（二）降维

这里是指在特征基因筛选后利用一些降维算法进一步对单细胞数据降维，单细胞转录组分析中常用的降维方法有主成分分析（principal component analysis，PCA）和扩散映射（diffusion maps），其中 PCA 更常用。PCA 是从大量基因的表达量信息中，获得最能够代表整体表达情况的主要成分。在进行单细胞测序时，希望区分各个细胞亚群并进行可视化展示，一般用 t 分布随机邻域嵌入（t-distributed stochastic neighbor embedding，t-SNE）和 UMAP（uniform manifold approximation and projection）进行降维可视化展示。

Seurat 中在进行 PCA 分析前，需要先利用 ScaleData 函数进行数据缩放，表达矩阵中不同基因的表达量可能存在较大差异，有的基因表达量很高，可能会掩盖表达量很低的基因的作用，为了降低这种掩盖作用，可以将数据进行转换，通过转换将数据缩放在一个特定的区间内；接下来利用 RunPCA 函数进行降维分析，然后选择显著的主成分用于下游分析，Seurat 中有两种方法评估显著的主成分：

（1）JackStrawPlot 函数，比较每个主成分的 P 值，显著的主成分会有低的 P 值，一般 $P<0.05$ 认为是显著的。

（2）ElbowPlot 函数，目的是确定捕获真实信号的主成分个数，通过图中拐点确定。

（三）聚类

聚类的目的是分类，利用算法根据细胞间基因表达的相似性把相同类型的细胞聚集到一起，把不同类型的细胞区分开。一般使用降维后的数据进行分析。聚类的算法有很多种，如 k 均值聚类（k-means）、分层聚类（hierarchical clustering）、基于密度的聚类（density-based clustering）、图聚类（graph clustering）、谱聚类（spectral clustering）等，基于这些聚类算法开发了很多 scRNA-seq 的聚类软件，见表 5-4。

Seurat 是基于共享最近邻图和模块化优化的算法进行聚类。利用 FindNeighbors 和 FindClusters 函数完成这一操作，具体执行代码参考 Seurat 官网。

FindClusters 函数不能直接指定分群数量，但是可以通过调整分辨率大小来调整分群的数量，分辨率值越大，分群数量越多。

FindClusters 函数一共有 4 种聚类方法可供选择。

表 5-4   scRNA-seq 数据的聚类方法

软件	参考文献
SC3	Kiselev et al.，2017
ZIFA	Pierson and Yau，2015
Destiny	Angerer et al.，2016
SNN-Cliq	Xu and Su，2015
RaceID	Grun et al.，2015
SCUBA	Marco et al.，2014
BackSPIN	Zeisel et al.，2015
PAGODA	Fan et al.，2016
CIDR	Lin et al.，2017
pcaReduce	Žurauskienè and Yau，2016
Seurat	Satija et al.，2015
TSCAN	Ji and Ji，2016

资料来源：Chen G，Ning B，Shi T，2019. Single-cell RNA-seq technologies and related computational data analysis. Front Genet，10：317。

（1）原始 Louvain 算法（默认）。

（2）多级细化的 Louvain 算法。

（3）SLM 算法。

（4）Leiden 算法。

接下来可利用 UMAP 和 t-SNE 进行可视化展示，具体执行代码参考 Seurat 官网。

五、差异表达分析

单细胞转录组差异表达分析是分析某一类型细胞相对于另一类型细胞表达显著上调（up-regulated）和下调（down-regulated）的基因。单细胞测序数据有其特有的技术噪声，如细胞间的变异性等，因此针对传统 bulk RNA-seq 开发的差异表达分析软件不一定适用于 scRNA-seq。目前开发了很多专门针对单细胞转录组测序数据的差异表达分析软件，见表 5-5。但是 Soneson 在比较评估后认为普通转录组差异基因软件与专门针对单细胞转录组的差异分析软件差别不大。Wang 等对 11 款差异分析软件在单细胞测序数据上的性能进行比较时，也认为目前这些专门针对单细胞转录组数据开发的差异表达分析软件和普通转录组差异表达分析软件相比，没有表现出太多的优势，但总体来说 DEsingle 和 SigEMD 这两个方法较好地平衡了差异表达基因检测灵敏度和准确性。

表 5-5　scRNA-seq 数据的差异分析方法

方法	参考文献
ROTS	Seyednasrollah et al.，2016
MAST	Finak et al.，2015
BCseq	Chen and Zheng，2018
SCDE	Kharchenko et al.，2014
DEsingle	Miao et al.，2018
Cencus	Qiu et al.，2017
D3E	Delmans and Hemberg，2016
BPSC	Vu et al.，2016

资料来源：Chen G，Ning B，Shi T，2019. Single-cell RNA-seq technologies and related computational data analysis. Front Genet，10：317.

这里以 Seurat 为例介绍如何进行差异分析，Seurat 中利用 FindMarkers（FindAllMarkers）函数进行差异表达分析。默认情况下，FindMarkers 函数使用 Wilcoxon 秩和检验进行差异表达分析。如果仅对感兴趣的细胞类群进行差异分析，可以利用 ident.1 和 ident.2 参数指定细胞类群。如果省略了 ident.2 参数（或将其设置为 NULL），FindMarkers 函数会把 ident.1 组与其他所有组进行差异表达分析，具体执行代码参考 Seurat 官网。

目前，Seurat 中支持差异表达检验的方法见表 5-6。

表 5-6　Seurat 支持的差异表达检验方法

方法	说明
wilcox	Wilcoxon 秩和检验（默认）
bimod	单细胞基因表达的似然比检验（McDavid et al.，2013）
roc	标准 AUC 分类器
t	学生 t 检验
Poisson	使用泊松广义线性模型识别两组细胞之间差异表达的基因，仅用于基于 UMI 的数据集
negbinom	使用负二项式广义线性模型识别两组细胞之间差异表达的基因，仅用于基于 UMI 的数据集
LR	使用逻辑回归框架确定差异表达基因
MAST	使用根据 scRNA-seq 数据定制的障碍模型，识别两组细胞之间差异表达的基因（Finak et al.，2015）
DESeq2	基于负二项分布模型进行差异表达分析（Love et al.，2014）

资料来源：Seurat。

需要单独安装 MAST 和 DESeq2 软件包，安装后就可以利用 test.use 参数指定要使用的差异检验方法。

接下来可以对差异表达的基因进行生物学知识的挖掘，如根据这些差异基因推断细胞类型等。

六、细胞类型鉴定

聚类分群后每群细胞用一个阿拉伯数字表示，细胞类型鉴定是对每群细胞进行定性，可以分为以下两种。

（1）人工鉴定：通过分析待鉴定的细胞群（cluster）与数据库中已知细胞类型标记基因（marker gene）的一致性鉴定细胞类型。常见标记基因数据库有 CellMarker、Mouse Cell Atlas、PanglaoDB 等。

（2）借助软件进行细胞类型注释，根据待鉴定数据集与已知细胞类型表达谱的相似性进行鉴定；或者通过机器学习的方法对细胞进行鉴定。借助软件进行细胞类型注释的方法很多，Abdelaal 等在 *Genome Biology* 发表的文章中测试比较了 22 种单细胞亚群鉴定软件，可以参照评估结果根据研究的需要进行选择，见表 5-7。

表 5-7　单细胞亚群鉴定方法

名称	底层分类器	是否需要先验知识
Garnett	广义线性模型	是
Moana	线性核支持向量机	是
DigtalCellSorter	基于细胞类型标记基因进行打分	是
SCINA	对标记基因进行双峰分布拟合	是
scVI	神经网络	否
Cell-BLAST	细胞相似性	否
ACTINN	神经网络	否
LAmbDA	随机森林	否
scmapcluster	最近中值分类器	否
scmapcell	kNN	否
scPred	径向基核支持向量机	否
CHETAH	与训练集的相关性	否
CaSTLe	随机森林	否
SingleR	与训练集的相关性	否
scID	LDA	否
singleCellNet	随机森林	否
LDA	LDA	否
NMC	NMC	否
RF	随机森林（50 棵树）	否

续表

名称	底层分类器	是否需要先验知识
SVM	线性核支持向量机	否
SVM$_{rejection}$	线性核支持向量机	否
kNN	kNN（k=9）	否

注：kNN，k 近邻；LDA，线性判别分析；NMC，最近均值分类器。

资料来源：Abdelaal T，Michielsen L，Cats D，et al，2019. A comparison of automatic cell identification methods for single-cell RNA sequencing data. Genome Biol，20（1）：194。

七、拟时序分析

在各种生物系统中，细胞都会在不同状态之间进行转换。单细胞转录组拟时序分析是利用基因表达数据，研究细胞状态转换的分析。拟时序分析将不同的细胞按照发展过程从开始状态、中间状态、终点状态进行排列。

当前已经开发出多款利用单细胞转录组的基因表达数据分析细胞状态转换的软件，如 Monocle、Wishbone、TSCAN、STREAM 等。目前 Monocle 的引用次数和引用文献的质量相对来说都是较高的，现在 Monocle 已经更新到 Monocle3，这里主要介绍基于 Monocle3 的拟时分析方法。

Monocle 通过算法学习细胞状态转换过程中基因的表达变化及顺序等，然后模拟基因表达变化的整体"轨迹"，接下来确定细胞在这个轨迹中的位置。

首先，导入数据：Monocle 支持多种类型的数据导入。

可以直接导入 cellranger 结果，具体执行代码参考 Monocle 官网。

如果导入非 cellranger 的结果，则需要准备 3 个输入（input）文件。

（1）expression_matrix，存储每个细胞每个基因表达量的稀疏矩阵，行为基因，列为细胞。

（2）cell_metadata，存储细胞属性的数据框，行为细胞，列为细胞属性。

（3）gene_metadata，存储基因属性的数据框，行为基因，列为基因属性。

准备好 3 个文件后，导入数据，创建 Monocle 对象的操作参考 Monocle 官网。

接下来对数据进行预处理、降维及可视化，然后进行聚类分析，目的是找出哪些细胞在一个发育轨迹上，最后进行轨迹推断。目前有两种方法确定轨迹的先后顺序：基于经验手动确定每条轨迹的头尾和基于软件算法确定。

（李晓云　孟倩倩　高　欣）

参 考 文 献

Abdelaal T，Michielsen L，Cats D，et al，2019. A comparison of automatic cell identification methods for single-cell RNA sequencing data. Genome Biol，20（1）：194.

Abyzov A，Urban AE，Snyder M，et al，2011. CNVnator：an approach to discover，genotype，and characterize typical and atypical CNVs from family and population genome sequencing. Genome Res，21（6）：974-984.

Alexandrov LB，Nik-Zainal S，Wedge DC，et al，2013. Signatures of mutational processes in human cancer. Nature，500（7463）：415-421.

Alkan C，Coe BP，Eichler EE，2011. Genome structural variation discovery and genotyping. Nat Rev Genet，12（5）：363-376.

Anders S，Huber W，2010. Differential expression analysis for sequence count data. Genome Biol，11（10）：R106.

Angerer P，Haghverdi L，Büttner M，et al. 2016. Destiny：diffusion maps for large-scale single-cell data in R. Bioinformatics，32（8）：1241-1243.

Ashburner M，Ball CA，Blake JA，et al，2000. Gene ontology：tool for the unification of biology. The Gene Ontology Consortium. Nat Genet，25（1）：25-29.

Auer PL，Johnsen JM，Johnson AD，et al，2012. Imputation of exome sequence variants into population- based samples and blood-cell-trait-associated loci in African Americans：NHLBI GO Exome Sequencing Project. Am J Hum Genet，91（5）：794-808.

Barkas N，Petukhov V，Nikolaeva D，et al，2019. Joint analysis of heterogeneous single-cell RNA-seq dataset collections. Nat Methods，16（8）：695-698.

Barretina J，Caponigro G，Stransky N，et al，2012. The Cancer Cell Line Encyclopedia enables predictive modelling of anticancer drug sensitivity. Nature，483（7391）：603-607.

Bolouri H，Farrar JE，Triche T Jr，et al，2018. The molecular landscape of pediatric acute myeloid leukemia reveals recurrent structural alterations and age-specific mutational interactions. Nat Med，24（1）：103-112.

Botezatu IV，Kondratova VN，Shelepov VP，et al，2020. Asymmetric mutant-enriched polymerase chain reaction and quantitative DNA melting analysis of KRAS mutation in colorectal cancer. Anal Biochem，590：113517.

Bray NL，Pimentel H，Melsted P，et al，2016. Near-optimal probabilistic RNA-seq quantification. Nat Biotechnol，34（5）：525-527.

Brennecke P，Anders S，Kim JK，et al，2013. Accounting for technical noise in single-cell RNA-seq experiments. Nat Methods，10（11）：1093-1095.

Butler A，Hoffman P，Smibert P，et al，2018. Integrating single-cell transcriptomic data across different conditions，technologies，and species. Nat Biotechnol，36（5）：411-420.

Cancer Genome Atlas Research Network，Ley TJ，Miller C，et al，2013. Genomic and epigenomic landscapes of adult *de novo* acute myeloid leukemia. N Engl J Med，368（22）：2059-2074.

Cao J，Spielmann M，Qiu X，et al，2019. The single-cell transcriptional landscape of mammalian organogenesis. Nature，566（7745）：496-502.

Cerami E，Gao JJ，Dogrusoz U，et al，2012. The cBio cancer genomics portal：an open platform for exploring multidimensional cancer genomics data. Cancer Discoo，2（5）：401-404.

Chen G，Ning B，Shi T，2019. Single-cell RNA-seq technologies and related computational data analysis. Front Genet，10：317.

Chen HD，Albergante L，Hsu JY，et al，2019. Single-cell trajectories reconstruction，exploration and mapping of omics data with STREAM. Nat Commun，10（1）：1903.

Chen L，Zheng S，2018. BCseq：accurate single cell RNA-seq quantification with bias correction. Nucleic Acids Res，46（14）：e82.

Cheng F，Zhao J，Zhao Z，2016. Advances in computational approaches for prioritizing driver mutations and significantly mutated genes in cancer genomes. Brief Bioinform，17（4）：642-656.

Choi M，Scholl UI，Ji WZ，et al，2009. Genetic diagnosis by whole exome capture and massively parallel DNA sequencing. Proc Natl Acad Sci U S A，106（45）：19096-19101.

Cingolani P，Platts A，Wang le L，et al，2012. A program for annotating and predicting the effects of single nucleotide polymorphisms，SnpEff：SNPs in the genome of *Drosophila melanogaster* strain w1118；iso-2；iso-3. Fly（Austin），6（2）：80-92.

Cock PJA，Fields CJ，Goto N，et al，2010. The Sanger FASTQ file format for sequences with quality scores，and the Solexa/Illumina FASTQ variants. Nucleic Acids Res，38（6）：1767-1771.

Collins RL，Brand H，Karczewski KJ，et al，2020. A structural variation reference for medical and population genetics. Nature，581（7809）：444-451.

Consortium U，2019. UniProt：a worldwide hub of protein knowledge. Nucleic Acids Res，47（D1）：D506-D515.

Delmans M，Hemberg M，2016. Discrete distributional differential expression（D3E）—a tool for gene expression analysis of single-cell RNA-seq data. BMC Bioinformatics，17：110.

DePasquale EAK，Schnell DJ，Van Camp PJ，et al，2019. DoubletDecon：deconvoluting doublets from single-cell RNA-sequencing data. Cell Rep，29（6）：1718-1727. e8.

Ding L，Ley TJ，Larson DE，et al，2012. Clonal evolution in relapsed acute myeloid leukaemia revealed by whole-genome sequencing. Nature，481（7382）：506-510.

Dobin A，Davis CA，Schlesinger F，et al，2013. STAR：ultrafast universal RNA-seq aligner. Bioinformatics，29（1）：15-21.

Fan J，Salathia N，Liu R，et al，2016. Characterizing transcriptional heterogeneity through pathway and gene set overdispersion analysis. Nat Methods，13（3）：241-244.

Fan X，Abbott TE，Larson D，et al，2014. BreakDancer：identification of genomic structural variation from paired-end read mapping. Curr Protoc Bioinformatics，45：15.16.1-15.16.11.

Feuk L，Carson AR，Scherer SW，2006. Structural variation in the human genome. Nat Rev Genet，7（2）：85-97.

Finak G，McDavid A，Yajima M，et al，2015. MAST：a flexible statistical framework for assessing transcriptional changes and characterizing heterogeneity in single-cell RNA sequencing data. Genome Biol，16：278.

Franke KR，Crowgey EL，2020. Accelerating next generation sequencing data analysis：an evaluation of optimized best practices for Genome Analysis Toolkit algorithms. Genomics Inform，18（1）：e10.

Frazer KA，Ballinger DG，Cox DR，et al，2007. A second generation human haplotype map of over 3.1 million SNPs. Nature，449（7164）：851-861.

Freeman JL，Perry GH，Feuk L，et al，2006. Copy number variation：new insights in genome diversity. Genome Res，16（8）：949-961.

Gao J，Aksoy BA，Dogrusoz U，et al，2013. Integrative analysis of complex cancer genomics and clinical profiles using the cBioPortal. Sci Signal，6（269）：pl1.

Griffith M，Griffith OL，Krysiak K，et al，2016. Comprehensive genomic analysis reveals FLT3 activation and a therapeutic strategy for a patient with relapsed adult B-lymphoblastic leukemia. Exp Hematol，44（7）：603-613.

Griffiths JA，Scialdone A，Marioni JC，2018. Using single-cell genomics to understand developmental processes and cell fate decisions. Mol Syst Biol，14（4）：e8046.

Grün D，Lyubimova A，Kester L，et al，2015. Single-cell messenger RNA sequencing reveals rare intestinal cell types. Nature，525（7568）：251-255.

Haghverdi L，Lun ATL，Morgan MD，et al，2018. Batch effects in single-cell RNA-sequencing data are corrected by matching mutual nearest neighbors. Nat Biotechnol，36（5）：421-427.

Harrow J，Frankish A，Gonzalez JM，et al，2012. GENCODE：the reference human genome annotation for The ENCODE Project. Genome research，22（9）：1760-1774.

Heppner GH，1984. Tumor heterogeneity. Cancer Res，44（6）：2259-2265.

Hicks SC，Townes FW，Teng MX，et al，2018. Missing data and technical variability in single-cell RNA-sequencing experiments. Biostatistics，19（4）：562-578.

Hie B，Bryson B，Berger B，2018. Panoramic stitching of heterogeneous single-cell transcriptomic data. bioRxiv，371179. https：//doi.org/10.1101/371179.

Huang D W，Sherman BT，Lempicki RA，2009. Bioinformatics enrichment tools：paths toward the comprehensive functional analysis of large gene lists. Nucleic Acids Res，37（1）：1-13.

Iafrate AJ，Feuk L，Rivera MN，et al，2004. Detection of large-scale variation in the human genome. Nat Genet，36（9）：949-951.

Jassal B，Matthews L，Viteri G，et al，2020. The reactome pathway knowledgebase. Nucleic Acids Res，48（D1）：D498-D503.

Ji ZC，Ji HK，2016. TSCAN：Pseudo-time reconstruction and evaluation in single-cell RNA-seq analysis. Nucleic Acids Res，44（13）：e117.

Johnson WE，Li C，Rabinovic A，2007. Adjusting batch effects in microarray expression data using empirical Bayes methods. Biostatistics，8（1）：118-127.

Kanehisa M，2019. Toward understanding the origin and evolution of cellular organisms. Protein Sci，28（11）：1947-1951.

Kanehisa M，Goto S，2000. KEGG：kyoto encyclopedia of genes and genomes. Nucleic Acids Res，28（1）：27-30.

Kanehisa M，Sato Y，Furumichi M，et al，2019. New approach for understanding genome variations in KEGG. Nucleic Acids Res，47（D1）：D590-D595.

Kharchenko PV，Silberstein L，Scadden DT，2014. Bayesian approach to single-cell differential expression analysis. Nat Methods，11（7）：740-742.

Khatri P, Sirota M, Butte AJ, 2012. Ten years of pathway analysis: current approaches and outstanding challenges. PLoS Comput Biol, 8（2）: e1002375.

Kim D, Langmead B, Salzberg SL, 2015. HISAT: a fast spliced aligner with low memory requirements. Nat Methods, 12（4）: 357-360.

Kim D, Paggi JM, Park C, et al, 2019. Graph-based genome alignment and genotyping with HISAT2 and HISAT-genotype. Nat Biotechnol, 37（8）: 907-915.

Kim D, Pertea G, Trapnell C, et al, 2013. TopHat2: accurate alignment of transcriptomes in the presence of insertions, deletions and gene fusions. Genome Biol, 14（4）: R36.

Kiselev VY, Kirschner K, Schaub MT, et al, 2017. SC3: consensus clustering of single-cell RNA-seq data. Nat Methods, 14（5）: 483-486.

Koboldt DC, Larson DE, Wilson RK, 2013. Using VarScan 2 for germline variant calling and somatic mutation detection. Curr Protoc Bioinformatics, 44: 15.4.1-17.

Koboldt DC, Zhang QY, Larson DE, et al, 2012. VarScan 2: somatic mutation and copy number alteration discovery in cancer by exome sequencing. Genome Res, 22（3）: 568-576.

Korsunsky I, Millard N, Fan J, et al, 2019. Fast, sensitive and accurate integration of single-cell data with Harmony. Nat Methods, 16（12）: 1289-1296.

Landrum MJ, Lee JM, Benson M, et al, 2016. ClinVar: public archive of interpretations of clinically relevant variants. Nucleic Acids Res, 44（D1）: D862-D868.

Langmead B, Salzberg SL, 2012. Fast gapped-read alignment with Bowtie 2. Nat Methods, 9（4）: 357-359.

Lawrence MS, Stojanov P, Polak P, et al, 2013. Mutational heterogeneity in cancer and the search for new cancer-associated genes. Nature, 499（7457）: 214-218.

Lee CH, Yu CL, Liao WT, et al, 2004. Effects and interactions of low doses of arsenic and UVB on keratinocyte apoptosis. Chem Res Toxicol, 17（9）: 1199-1205.

Leek JT, Scharpf RB, Bravo HC, et al, 2010. Tackling the widespread and critical impact of batch effects in high-throughput data. Nat Rev Genet, 11（10）: 733-739.

Leek JT, Storey JD, 2007. Capturing heterogeneity in gene expression studies by surrogate variable analysis. PLoS Genet, 3（9）: 1724-1735.

Li H, Durbin R, 2009. Fast and accurate short read alignment with Burrows-Wheeler transform. Bioinformatics, 25（14）: 1754-1760.

Li H, Durbin R, 2010. Fast and accurate long-read alignment with Burrows-Wheeler transform. Bioinformatics, 26（5）: 589-595.

Li H, Handsaker B, Wysoker A, et al, 2009. The Sequence Alignment/Map format and SAMtools. Bioinformatics, 25（16）: 2078-2079.

Li J, Tibshirani R, 2013. Finding consistent patterns: a nonparametric approach for identifying differential expression in RNA-Seq data. Stat Methods Med Res, 22（5）: 519-536.

Li R, Yu C, Li Y, et al, 2009. SOAP2: an improved ultrafast tool for short read alignment. Bioinformatics, 25（15）: 1966-1967.

Lilljebjörn H, Henningsson R, Hyrenius-Wittsten A, et al, 2016. Identification of ETV6-RUNX1-like and DUX4-rearranged subtypes in paediatric B-cell precursor acute lymphoblastic leukaemia. Nat Commun, 7: 11790.

Lin PJ, Troup M, Ho JWK, 2017. CIDR: ultrafast and accurate clustering through imputation for single-cell RNA-seq data. Genome Biol, 18（1）: 59.

Lin YX, Ghazanfar S, Wang KYX, et al, 2019. ScMerge leverages factor analysis, stable expression, and pseudoreplication to merge multiple single-cell RNA-seq datasets. Proc Natl Acad Sci U S A, 116（20）: 9775-9784.

Liu XM, Wu CL, Li C, et al, 2016. DbNSFP v3.0: a one-stop database of functional predictions and annotations for human nonsynonymous and splice-site SNVs. Hum Mutat, 37（3）: 235-241.

Love MI, Huber W, Anders S, 2014. Moderated estimation of fold change and dispersion for RNA-seq data with DESeq2. Genome Biol, 15（12）: 550.

Love MI, Myšičková A, Sun R, et al, 2011. Modeling read counts for CNV detection in exome sequencing data. Stat Appl Genet Mol Biol, 10（1）: 52.

Luecken MD, Theis FJ. 2019. Current best practices in single-cell RNA-seq analysis: a tutorial. Mol Syst Biol, 15（6）: e8746.

Marco E, Karp RL, Guo GJ, et al, 2014. Bifurcation analysis of single-cell gene expression data reveals epigenetic landscape. Proc Natl Acad Sci U S A, 111（52）: E5643-E5650.

Marth GT, Korf I, Yandell MD, et al, 1999. A general approach to single-nucleotide polymorphism discovery. Nat Genet, 23（4）: 452-456.

McGinnis CS, Murrow LM, Gartner ZJ, 2019. DoubletFinder: doublet detection in single-cell RNA sequencing data using artificial nearest neighbors. Cell Syst, 8（4）: 329-337.e4.

McLaren W, Gil L, Hunt SE, et al, 2016. The Ensembl variant effect predictor. Genome Biol, 17（1）: 122.

Mermel CH, Schumacher SE, Hill B, et al, 2011. GISTIC2.0 facilitates sensitive and confident localization of the targets of focal somatic copy-number alteration in human cancers. Genome Biol, 12（4）: R41.

Miao Z, Deng K, Wang XW, et al, 2018. DEsingle for detecting three types of differential expression in single-cell RNA-seq data. Bioinformatics, 34（18）: 3223-3224.

Mullaney JM, Mills RE, Pittard WS, et al, 2010. Small insertions and deletions（INDELs）in human genomes. Hum Mol Genet, 19（R2）: R131-R136.

Ng SB, Turner EH, Robertson PD, et al, 2009. Targeted capture and massively parallel sequencing of 12 human exomes. Nature, 461（7261）: 272-276.

Patro R, Duggal G, Love MI, et al, 2017. Salmon provides fast and bias-aware quantification of transcript expression. Nat Methods, 14（4）: 417-419.

Pertea M, Kim D, Pertea GM, et al, 2016. Transcript-level expression analysis of RNA-seq experiments with HISAT, StringTie and Ballgown. Nat Protoc, 11（9）: 1650-1667.

Pierson E, Yau C, 2015. ZIFA: dimensionality reduction for zero-inflated single-cell gene expression analysis. Genome Biol, 16: 241.

Pimentel H, Bray NL, Puente S, et al, 2017. Differential analysis of RNA-seq incorporating quantification uncertainty. Nat Methods, 14（7）: 687-690.

Pinkel D, Albertson DG, 2005. Array comparative genomic hybridization and its applications in cancer. Nat Genet, 37 Suppl: S11-S17.

Pinkel D, Albertson DG, 2005. Comparative genomic hybridization. Annu Rev Genomics Hum Genet, 6: 331-354.

Plagnol V, Curtis J, Epstein M, et al, 2012. A robust model for read count data in exome sequencing experiments and implications for copy number variant calling. Bioinformatics, 28（21）: 2747-2754.

Pollex RL, Hegele RA, 2007. Copy number variation in the human genome and its implications for cardiovascular disease. Circulation, 115（24）: 3130-3138.

Qiu XJ, Hill A, Packer J, et al, 2017. Single-cell mRNA quantification and differential analysis with census. Nat Methods, 14（3）: 309-315.

Qiu XJ, Mao Q, Tang Y, et al, 2017. Reversed graph embedding resolves complex single-cell trajectories. Nat Methods, 14（10）: 979-982.

Rahnenführer J, Domingues FS, Maydt J, et al, 2004. Calculating the statistical significance of changes in pathway activity from gene expression data. Stat Appl Genet Mol Biol, 3: Article16.

Ramos AH, Lichtenstein L, Gupta M, et al, 2015. Oncotator: cancer variant annotation tool. Hum Mutat, 36（4）: E2423-E2429.

Rausch T, Zichner T, Schlattl A, et al, 2012. DELLY: structural variant discovery by integrated paired-end and split-read analysis. Bioinformatics, 28（18）: i333-i339.

Ritchie ME, Phipson B, Wu D, et al, 2015. limma powers differential expression analyses for RNA-sequencing and microarray studies. Nucleic Acids Res, 43（7）: e47.

Robinson MD, McCarthy DJ, Smyth GK, 2010. EdgeR: a bioconductor package for differential expression analysis of digital gene expression data. Bioinformatics, 26（1）: 139-140.

Sanger F, Air GM, Barrell BG, et al, 1977. Nucleotide sequence of bacteriophage phi X174 DNA. Nature, 265（5596）: 687-695.

Sanger F, Coulson AR, 1975. A rapid method for determining sequences in DNA by primed synthesis with DNA polymerase. J Mol Biol, 94（3）: 441-448.

Sathirapongsasuti JF, Lee H, Horst BAJ, et al, 2011. Exome sequencing-based copy-number variation and loss of heterozygosity detection: ExomeCNV. Bioinformatics, 27（19）: 2648-2654.

Satija R, Farrell JA, Gennert D, et al, 2015. Spatial reconstruction of single-cell gene expression data. Nat Biotechnol, 33（5）: 495-502.

Schork NJ, Fallin D, Lanchbury JS, 2000. Single nucleotide polymorphisms and the future of genetic epidemiology. Clin Genet, 58

（4）：250-264.

Schriml LM，Mitraka E，Munro J，et al，2019. Human Disease Ontology 2018 update：classification，content and workflow expansion. Nucleic Acids Res，47（D1）：D955-D962.

Setty M，Tadmor MD，Reich-Zeliger S，et al，2016. Wishbone identifies bifurcating developmental trajectories from single-cell data. Nat Biotechnol，34（6）：637-645.

Seyednasrollah F，Rantanen K，Jaakkola P，et al，2016. ROTS：reproducible RNA-seq biomarker detector-prognostic markers for clear cell renal cell cancer. Nucleic Acids Res，44（1）：e1.

Shah UA，Chung EY，Giricz O，et al，2018. North American ATLL has a distinct mutational and transcriptional profile and responds to epigenetic therapies. Blood，132（14）：1507-1518.

Sherry ST，Ward MH，Kholodov M，et al，2001. DbSNP：the NCBI database of genetic variation. Nucleic Acids Res，29（1）：308-311.

Sijmons RH，Burger GT，2001. Familial cancer database：a clinical aide-memoire. Fam Cancer，1（1）：51-55.

Siva N，2008. 1000 genomes project. Nat Biotechnol，26（3）：256.

Smigielski EM，Sirotkin K，Ward M，et al，2000. DbSNP：a database of single nucleotide polymorphisms. Nucleic Acids Res，28（1）：352-355.

Sondka Z，Bamford S，Cole CG，et al，2018. The COSMIC Cancer Gene Census：describing genetic dysfunction across all human cancers. Nat Rev Cancer，18（11）：696-705.

Soneson C，Robinson MD，2018. Bias，robustness and scalability in single-cell differential expression analysis. Nat Methods，15（4）：255-261.

Stratton MR，Campbell PJ，Futreal PA，2009. The cancer genome. Nature，458（7239）：719-724.

Stuart T，Butler A，Hoffman P，et al，2019. Comprehensive integration of single-cell data. Cell，177（7）：1888-1902. e21.

Subramanian A，Tamayo P，Mootha VK，et al，2005. Gene set enrichment analysis：a knowledge-based approach for interpreting genome-wide expression profiles. Proc Natl Acad Sci U S A，102（43）：15545-15550.

Talevich E，Shain AH，Botton T，et al，2016. CNVkit：genome-wide copy number detection and visualization from targeted DNA sequencing. PLoS Comput Biol，12（4）：e1004873.

Tarazona S，García-Alcalde F，Dopazo J，et al，2011. Differential expression in RNA-seq：a matter of depth. Genome Res，21（12）：2213-2223.

Tate JG，Bamford S，Jubb HC，et al，2019. COSMIC：the catalogue of somatic mutations in cancer. Nucleic Acids Res，47（D1）：D941-D947.

The Gene Ontology Consortium，2019. The Gene Ontology Resource：20 years and still GOing strong. Nucleic Acids Res，47（D1）：D330-D338.

Tran HTN，Ang KS，Chevrier M，et al，2020. A benchmark of batch-effect correction methods for single-cell RNA sequencing data. Genome Biol，21（1）：12.

Trapnell C，Cacchiarelli D，Grimsby J，et al，2014. The dynamics and regulators of cell fate decisions are revealed by pseudotemporal ordering of single cells. Nat Biotechnol，32（4）：381-386.

Trapnell C，Pachter L，Salzberg SL，2009. TopHat：discovering splice junctions with RNA-Seq. Bioinformatics，25（9）：1105-1111.

Vallejos CA，Risso D，Scialdone A，et al，2017. Normalizing single-cell RNA sequencing data：challenges and opportunities. Nat Methods，14（6）：565-571.

Van der Auwera GA，Carneiro MO，Hartl C，et al，2013. From FastQ data to high confidence variant calls：the Genome Analysis Toolkit best practices pipeline. Curr Protoc Bioinformatics，43（11 10）：11.10.1-11.10.33.

Vu TN，Wills QF，Kalari KR，et al，2016. Beta-Poisson model for single-cell RNA-seq data analyses. Bioinformatics，32（14）：2128-2135.

Wang K，Li M，Hakonarson H，2010. ANNOVAR：functional annotation of genetic variants from high-throughput sequencing data. Nucleic Acids Res，38（16）：e164.

Wang T，Li B，Nelson CE，et al，2019. Comparative analysis of differential gene expression analysis tools for single-cell RNA sequencing data. BMC Bioinformatics，20（1）：40.

Welch JD，Kozareva V，Ferreira A，et al，2019. Single-cell multi-omic integration compares and contrasts features of Brain cell identity.

Cell, 177（7）：1873-1887. e17.

Wolock SL, Lopez R, Klein AM, 2019. Scrublet：computational identification of cell doublets in single-cell transcriptomic data. Cell Syst, 8（4）：281-291. e9.

Xu C, Su ZC, 2015. Identification of cell types from single-cell transcriptomes using a novel clustering method. Bioinformatics, 31（12）：1974-1980.

Ye K, Schulz MH, Long Q, et al, 2009. Pindel：a pattern growth approach to detect break points of large deletions and medium sized insertions from paired-end short reads. Bioinformatics, 25（21）：2865-2871.

Yoon S, Xuan Z, Makarov V, et al, 2009. Sensitive and accurate detection of copy number variants using read depth of coverage. Genome Res, 19（9）：1586-1592.

Yu GC, Wang LG, Han YY, et al, 2012. clusterProfiler：an R package for comparing biological themes among gene clusters. OMICS, 16（5）：284-287.

Zack TI, Schumacher SE, Carter SL, et al, 2013. Pan-cancer patterns of somatic copy number alteration. Nat Genet, 45（10）：1134-1140.

Zeisel A, Muñoz-Manchado AB, Codeluppi S, et al, 2015. Brain structure. Cell types in the mouse cortex and hippocampus revealed by single-cell RNA-seq. Science, 347（6226）：1138-1142.

Zhang X, Li T, Liu F, et al, 2019. Comparative analysis of droplet-based ultra-high-throughput single-cell RNA-seq systems. Mol Cell, 73（1）：130-142. e5.

Zhao M, Wang QG, Wang Q, et al, 2013. Computational tools for copy number variation（CNV）detection using next-generation sequencing data：features and perspectives. BMC Bioinformatics, 14 Suppl 11（Suppl 11）：S1.

Zheng SS, Naqvi AS, Bolton-Gillespie E, et al, 2019. Pipeline for discovering neoepitopes generated by alternative splicing in B-ALL. Blood, 134（Supplement_1）：1342.

Žurauskienė J, Yau C, 2016. PcaReduce：hierarchical clustering of single cell transcriptional profiles. BMC Bioinformatics, 17：140.

第六章　实验动物学理论及相关技术

第一节　实验动物学概论

实验动物学是以实验动物为对象进行科学研究的一门综合性学科，内容包括实验动物资源研究、质量控制、模型制备等。该学科诞生于 20 世纪 50 年代，融合了动物学、遗传学、分子生物学、兽医学、医学等多门学科的理论体系和研究成果，构成了生命科学的基础和支柱。该学科的发展培养了大量的遗传背景明确、生物学特征稳定、微生物和寄生虫得以控制的实验动物资源，并在以实验动物为模型的基础上开发了许多先进实验技术，使得实验动物在推动生命科学和医学等领域的发展中发挥了巨大作用。

实验动物既是生命科学研究的基础和条件，又是被研究的对象和内容。现代生命科学研究的四个基本条件——"AEIR"，A 代表实验动物，E 代表仪器设备，I 代表信息，R 代表试剂。实验动物居于首位，表明其在生命科学研究中具有重要的作用和地位。实验动物被称为"活的试剂""活的精密仪器"，无论在基础理论研究、临床试验、药物开发和评价，还是在生物制品的生产和检定中都具有不可替代的位置。

目前，人类所掌握的有关人体生理学、微生物学、免疫学、遗传学、肿瘤学、病理学、药理学等学科的大多数知识是从实验动物研究开始的，如从果蝇遗传学研究到转基因小鼠细胞进程研究，再到非人灵长类致病性传染病的调查研究等。

一、实验动物学发展历程

（一）国外实验动物学的发展

人类对动物科学知识的探索从来没有停止过，从古代动物解剖学到现代实验动物学的认识经历了漫长而曲折的过程。

人类对生命科学的认识过程充满了神秘色彩，古希腊哲学的兴起为医学科学的诞生奠定了基础，人们力图从哲学的角度探索生命、宇宙的本质和来源。"科学之祖"泰勒斯提出了水是万物的本源，开创了朴素唯物主义世界观的先河，为医学科学从"神学论"的旋涡中跳脱出来提供了理论基础；古希腊的希波克拉底（Hippocrates，公元前 460～前 370）通过动物解剖创立了"四体液病理学说"，他认为人身体里有四种基本物质（血液、黏液、黄胆汁、黑胆汁），他摒弃了当时盛行的各种神学思想，首次将医学思想和哲学推理建立在自然科学的广泛基础之上，构建了医学本体论。希波克拉底的医学思想被世人所传承，他也被誉为"西方医学之父"。盖伦（Claudius Galen，公元 138～201）是继希波克拉底之后的古罗马医学家，他通过大量的动物解剖，积累了很多解剖学和生理学知识与经验，并将动物解剖的研究结果推导并应用到人体上。他最早通过建立动物脑损伤模型，将脑运动神经和感觉神经加以区分，并指出了 12 对脑神经中的 7 对，形成了最早的生理学体系。盖伦的成就使得当时的西方医学达到了巅峰，其《论解剖标本》也被视为权威著作达数个世纪之久，在文艺复兴之前，盖伦成了古罗马史上不可逾越的神话。安德烈亚斯·维萨里（Andreas Vesalius，1514～1564）是继盖伦之后另一个伟大的解剖学家，维萨里出身御医世家。身处文艺复兴时期的维萨里，从小受家庭环境的影响，对解剖学和医学产生了极大的兴趣，并对人体开展解剖研究，推翻了维系几个世纪的盖伦医学体系，并指出盖伦的结论是由动物解剖推导到人体的，并不具有客观性和科学性，这一言论在当时受到了传统势力的强烈反对和攻击。维萨里经过不断的努力和对人体解剖的研究，在 1543 年发表了论著《人体的构造》（De Humani Corporis Fabrica），从根本上改变了西方世界对人体的传统认识。维萨里在解剖学上的成就非常显著，被誉为"近代解剖学之父"。自 17 世纪中叶，人们对人体和动物的生理解剖结构有了清晰的认识之后，便开始对疾病进行研究，自此实验医学这门学科初现雏形。

1796 年英国医生爱德华·琴纳（Edward Jenner，1749～1823）对一个 8 岁男孩接种牛痘病毒，并成功使这个男孩获得了对天花的免疫力。18 世纪的欧洲曾被天花魔咒所笼罩，超过 10% 的人感染并死亡。琴纳医生通过接种牛痘病毒证实了可以以此获得对天花的免疫力，并成功研制出世界上第一种疫苗——天花疫苗，被后人称为"免疫学之父"。琴纳在免疫学上的贡献给著名的科学家巴斯德和科赫等在疫苗等领域的研究奠定了坚实的基础。法国微生物学家、化学家路易斯·巴斯德（Louis Pasteur，1822～1895），通过动物实验研制出了狂犬病、蚕病和鸡霍乱疫苗，其他科学家在巴斯德理论方法基础上研制出了多种抵御疾病的疫苗，如脊髓灰质炎疫苗。巴斯德还致力于微生物灭菌研究，其巴氏灭菌法更是沿用至今，被称为"近代微生物学的奠基人"。1876 年德国科学家罗伯特·科赫（Robert Koch，1843～1910）通过大量的动物实验首次分离出了炭疽杆菌，并于 1882 年首次发现结核病的致病菌为结核杆菌，后又分离出伤寒沙门菌、霍乱弧菌，首次证明了一种特定的微生物是特定疾病的病原，阐明了引起疾病的病原菌是特异性的。科赫在结核菌领域取得了显著成就，于 1905 年获得诺贝尔生理学或医学奖，是世界病原细菌学的开拓者和奠基人。实验生理学奠基人法国科学家克劳德·伯纳德（Claude Bernard，1831～1878）对生理学重要性的认识，使得他在实验生理学领域的研究成果非常显著，主要包括四个方面的成就：①胰腺的消化功能；②肝脏的糖原合成功能；③血管运动机制；④毒物（一氧化碳）作用机制。他指出实验生理学是医学科学提供根据的唯一途径。俄国著名生理学家伊万·彼得罗维奇·巴甫洛夫（Ivan Petrovich Pavlov，1849～1936）以犬为实验动物，提了著名的"条件反射学说"。巴甫洛夫在消化腺生理机制方面取得了开拓性的成就，于 1904 年获得了诺贝尔生理学或医学奖。

（二）国内实验动物学的发展

20 世纪初世界第三次鼠疫大流行，疫情侵袭了 30 多个国家，造成数百万人死亡。1910 年鼠疫传入我国，造成数万人死亡；1917 年鼠疫再次在东北三省暴发，北洋政府决定建立永久性的防疫机构，经过一年多的筹备，1919 年 3 月中央防疫处正式在北京建立，防疫处主要负责国家卫生防疫和疫苗生产工作，是第一个防疫专业机构，并首先饲养小鼠进行防疫实验研究。到 20 世纪中叶，国内多个省市建立了防疫站，开始了以实验动物为研究对象的科研发展模式。

1926 年美国 Rockffeller 研究所培育出 Swiss 小鼠，1944 年我国汤飞凡教授从印度 Hoffkine 研究所引进 Swiss 小鼠，并饲养在昆明，因最初引入地为昆明，故后称之为昆明小鼠。昆明小鼠是我国第一个引进的封闭群小鼠。

（三）实验动物规范化发展进程

1950 年，美国实验动物科学协会（American Association for Laboratory Sciences，AALAS）成立；1956 年，国际实验动物科学委员会（International Council for Laboratory Animal Sciences，ICLAS）成立；1965 年，实验动物饲养管理认可协会（Association for Assessment and Accreditation of Laboratory Animal Care，AAALAC）成立；1987 年，中国实验动物学会成立，1988 年我国被接受为国际实验动物科学委员会的成员国，自此我国实验动物管理实行统一的法制化、标准化、规范化管理体制，建立健全了较为完善的组织机构体系、法规标准体系和质量保障体系；1988 年经国务院批准，国家科学技术委员会令第 2 号发布实施《实验动物管理条例》，这是目前我国实验动物管理工作最为权威的规范性文件；1997 年，国家科学技术委员会与国家技术监督局联合下发了《实验动物质量管理办法》（国科发财字〔1997〕593 号），这是我国主管部门制定的第一个有关实验动物质量管理的专门的规范性文件；2001 科学技术部与卫生部等七部（局）联合发布了《实验动物许可证管理办法（试行）》（国科发财字〔2001〕545 号），这是对实验动物管理工作的一个重要的规范性文件；2006 年，科学技术部发布了《关于善待实验动物的指导性意见》（国科发财字〔2006〕398 号）。除上述规范性文件，各地区根据实际情况也相继出台了地方性法规和规章；国家技术监督管理部门联合国家质检部门出台了针对实验动物质量和检测方法的国家层面技术标准；地方及实验动物行业也出台了相关的地方及行业标准。

二、实验动物学基本概念

（一）实验动物定义

在我国，实验动物有法定的概念。1988 年经国务院批准，由国家科学技术委员会发布的《实验动物管理条例》规定的实验动物定义是，经人工饲育，对其携带的微生物实行控制，遗传背景明确或者来源清楚的，用于科学研究、教学、生产、检定及其他科学实验的动物。

（二）实验动物的特征

1. 遗传背景明确　动物对外界刺激的反应本质上是由基因决定的，不同遗传背景的动物对同一实验处理的反应是不同的，为保证实验研究结果的均一性和可比性，必须对实验动物进行遗传限定。实验动物是一类遗传限定动物。根据遗传特点的不同，实验动物分为近交系、封闭群和杂交群。近交系就是根据遗传基因调控原理，采用近交方法，连续近交20代以上，使得基因纯化而获得的遗传基因具有高度均一性的实验动物。

2. 对其携带的微生物及寄生虫实行控制 为确保动物实验结果的可靠性和准确性，对实验动物携带的微生物和寄生虫实施监控。实验动物按照微生物学和寄生虫学等级分为四类：普通级动物、清洁级动物、无特殊病原体级动物、无菌级动物。

3. 在特定的环境下进行人工饲育 影响实验动物质量的因素分为内因（遗传因素）和外因（生存环境），对外因即生存环境进行标准化控制是控制实验动物质量的关键和基础。屏障环境是能够保障实验动物质量的有效途径，在屏障环境内实验动物的生存环境（温度、湿度、空气洁净度、噪声等）经过严格的人工控制。

4. 应用范围明确 实验动物被称为"活的精密仪器"，可用于科学研究、教学、检定、生产等，被广泛用于医学、化工、生物、工业、农业等领域。

（三）实验动物的分类

1. 实验动物遗传学分类和质量控制 根据遗传特点的不同，实验动物可分为近交系、封闭群和杂交群。

（1）近交系

1）定义：在一个动物群体中，任何个体基因组中 99%以上的等位位点为纯合时定义为近交系。

经典近交系经过至少连续 20 代的全同胞兄妹交配培育而成，品系内所有个体都可追溯到起源于第 20 代或以后代数的一对共同祖先。连续 20 代以上亲子交配与全同胞兄妹交配有等同效果，近交系的近交系数应大于 99%。

近交系数：根据近亲交配的世代数，将基因的纯化程度用百分比表示。通俗讲是指形成合子的两个配子来自同一祖先的概率。一般采用 Wright 近交系数，以 F 表示。

$$F_X = \Sigma[\,(1/2)^{n_1+n_2+1}\,(1+F_A)\,]$$

式中，F_X 代表 X 的近交代数；A 表示父系和母系的共同祖先；F_A 代表 A 的近交系数；n_1 代表父系中 A~X 的世代数；n_2 代表母系中 A~X 的世代数；Σ 代表总和。

理论上，近交系数（F）随着同胞交配或亲子交配世代数的增加而升高，近交 20 世代时，F 可达 98.6%，杂合基因仅剩余 1.4%，见表 6-1。

表 6-1 全同胞交配 0~20 世代的近交系数

世代数	近交系数 F（%）	世代数	近交系数 F（%）	世代数	近交系数 F（%）
0	0	7	78.5	14	95.1
1	25	8	82.6	15	96.1
2	37.5	9	85.9	16	96.8
3	50	10	88.6	17	97.4
4	59.4	11	90.8	18	97.9
5	67.2	12	92.5	19	98.3
6	73.4	13	94	20	98.6

亚系：一个近交系内各个分支的动物之间，因遗传分化而产生差异称为近交系的亚系，如 C57BL/6J、C57BL/10J。

重组近交系（recombinant inbred strain，RI）：由两个近交系杂交后，连续 20 代以上兄妹交配育成的近交系。

重组同类系（recombinant congenic strain，RC）：由两个近交系杂交后，子代与两个亲代近交系中的一个近交系进行数次回交（通常回交 2 次），再经不对特殊基因选择的连续兄妹交配（通常大于 14 代）而育成的近交系。

同源突变近交系：除了在一个特定位点等位基因不同外，其他遗传基因全部相同的两个近交系。一般由近交系发生基因突变或者人工诱变（如基因剔除）形成。用近交代数表示出现突变的代数，如 F110+F23，是近交系在 110 代出现突变后近交 23 代。

同源导入近交系：通过回交方式形成的一个与原来的近交系只是在一个很小的染色体片段上有所不同的新的近交系。要求至少回交 10 代，供体品系的基因组总量在 0.01 以下。

染色体置换系：为把某一染色体全部导入近交系中，反复进行回交而育成的近交系，与同类系相同，将 F1 作为第一个世代，要求至少回交 10 个世代。

核转移系：将某个品系的核基因组转移到其他品系细胞质而培育成的品系。

混合系：由两个亲本品系（其中一个是重组基因的 ES 细胞株）混合制作的近交系。

互交系：两个近交系间繁殖到 F2，采取避免兄妹交配的互交所得到的多个近交系。由于其相近基因位点间较高的重组率而被应用于突变基因的精细定位分析。

2）近交系动物的特点：①遗传基因位点的纯合性高；②遗传组成具有同源性；③长期遗传稳定性；④遗传特征可变性；⑤对外界因素的敏感性较高；⑥遗传组成的独特性；⑦背景资料明确；⑧国际公认度高；⑨生活力弱；⑩饲育成本高。

3）近交系动物的遗传质量检测方法：近交系不同品系小鼠的遗传质量检测方法有多种，理论上凡是由基因决定的性状都可作为遗传监测的指标，但检测指标需具有遗传稳定性，国标规定了遗传检测的生化标记检测法和免疫标记检测法。常用的其他方法有毛色基因测试、下颌骨测量法、染色体标记检测、DNA 多态性检测法、基因组测序法等。

A. 生化标记检测法：对基础群，凡在子代留有种鼠的双亲动物都应进行检测；对生产群，从每个近交系中随机抽取成年动物（雌雄各半）进行检测，见表 6-2。

表 6-2　近交系生产群生化标记检测抽样数目

生产群中雌性种鼠数量	抽样数目
100 只以下	6 只
100 只以上	≥6%

近交系小鼠选择位于 10 条染色体上的 14 个生化位点，作为遗传检测的生化标记。常用近交系小鼠的遗传标记基因见表 6-3。

表 6-3　常用近交系小鼠的遗传标记基因

遗传标记			主要近交系小鼠的标记基因				
生化位点	染色体	中文名称	C57BL/6	BALB/c	615	CBA/J	C3H/He
Akp1	1	碱性磷酸酶-1	a	b	a	a	b
Car2	3	碳酸酐酶-2	a	b	a	b	b

续表

遗传标记			主要近交系小鼠的标记基因				
生化位点	染色体	中文名称	C57BL/6	BALB/c	615	CBA/J	C3H/He
Ce2	17	过氧化氢酶-2	a	a	b	b	b
Es1	8	酯酶-1	a	b	b	b	b
Es3	11	酯酶-3	a	a	c	c	c
Es10	14	酯酶-10	a	a	a	b	b
Gpd1	4	葡萄糖-6-磷酸脱氢酶-1	a	b	b	a	b
Gpi1	7	磷酸葡萄糖异构酶-1	b	a	a	b	b
Hbb	7	血红蛋白β链	s	d	a	d	d
Idh1	1	异柠檬酸脱氢酶-1	a	a	s	b	a
Mod1	9	苹果酸酶-1	b	a	a	a	a
Pgm1	5	磷酸葡萄糖变位酶-1	a	a	b	a	b
Pep3	1	肽酶-3	a	a	a	a	b
Trf	9	转铁蛋白	b	b	b	b	b
H-2D	17	组织相容性抗原-2D	b	d	k	k	k
H-2K	17	组织相容性抗原-2K	b	d	k	k	k

B. 免疫标记检测法：①皮肤移植法，移植物在同一近交系中互相接受，即同系移植（isograft）是成功的；移植物在不同近交系中互相排斥，亦即同种移植（allograft）是不成功的；F1 代动物可以接受任何一个双亲的组织移植物，双亲则不能接受 F1 代的移植物；F1 代动物可以接受 F2 代以后各代动物的移植物；亲本品系可以接受某些 F2 代以后各代动物的移植物，但是绝大部分被排斥。②微量细胞毒法——H-2 单倍型检测法。

小鼠的主要组织相容性抗原系统称为 H-2 复合体（major histocompatibility complex，H-2 complex），位于第 17 号染色体上的一个区段。不同品系的近交系小鼠 H-2 复合体组成不同，表现在 H-2 单倍型的不同。H-2 单倍型可以通过抗原抗体反应进行判别，单克隆抗体能够特异性地与抗原进行反应，具有专一性，能够识别对应的抗原，利用 H-2 复合体 D 区和 K 区所对应的单抗，通过微量细胞毒法可以判定 D 区和 K 区的类型。常用近交系小鼠 H-2 单倍型见表 6-4。

表 6-4 常用近交系小鼠 H-2 单倍型

品系	H-2D	H-2K	H-2 单倍型
C57BL/6	b	b	b
615	k	k	k
C3H	k	k	k
BALB/c	d	d	d
129	b	b	b
scid	d	d	d

（2）封闭群

1）定义：以非近亲交配方式进行繁殖生产的一个实验动物种群，在不从外部引入新个体的条件下，至少连续繁殖 4 代的群体。

根据哈迪-温伯格（Hardy-Weinberg）平衡，在一个随机交配的大群体中，如果没有突变、选择和迁移等因素的影响，则该群体每个世代的基因频率和基因型频率总是保持不变，也就是说该群体遗传特异性相对保持稳定。封闭群是一个长期与外界隔离，雌雄个体之间能够随机交配的动物群体，其遗传组成比较接近自然状态下的动物群体结构。

2）封闭群动物的特点：①遗传组成具有很高的杂合性；②具有较强的繁殖力和生产力。

3）封闭群动物的遗传质量检测方法：封闭群动物应符合以下要求。

A. 具有明确的遗传背景资料，来源清楚，具有较完整的资料（包括种群名称、来源、遗传基因特点及主要生物学特性等）。

B. 用于保种和生产的繁殖谱系及记录卡应清楚完整，繁殖方法科学合理。

C. 封闭繁殖，保持动物的基因异质性及多态性，避免近交系数随繁殖代数增加而过快升高。

D. 经遗传检测基因频率稳定，下颌骨测量法判定为相同群体。

检测方法包括生化标记基因检测（多态性检测）、下颌骨测量法和 DNA 多态性分析等。通过这些方法选择代表种群特征的生化标记基因，如位于 10 条染色体上的 14 个生化位点作为遗传检测的生化标记。

4）群体评价：根据哈迪-温伯格平衡，无选择的随机交配群体的基因频率保持不变，处于平衡状态。根据各位点的等位基因计算封闭群体的基因频率，进行卡方检验，判定是否处于平衡状态。处于非平衡状态的群体应加强繁殖管理，避免近交。

5）检测时间：封闭群动物每年至少进行一次遗传质量检测。

（3）杂交群

1）定义：两个近交系之间杂交产生的后代群体，称为 F1 代。

2）杂交群的特点：①具有遗传均质性；②具有杂交优势；③具有双亲特点；④国际应用广泛。

3）杂交群动物的遗传质量检测方法：F1 代动物遗传特性均一，不进行繁殖而直接用于实验，因为根据孟德尔遗传定律 F2 代会发生性状分离，故一般不对 F1 代动物进行遗传质量检测。

（4）遗传修饰动物：指经人工诱发突变或特定类型基因组改造建立的动物，主要分为转基因、基因定位突变、诱发突变动物等。

1）转基因小鼠：通过非同源重组（如原核显微注射）、逆转录病毒感染插入或者同源插入等方法，把一个外源 DNA 片段整合成或者插入目的小鼠基因组中形成的动物。

2）基因定位突变小鼠：把外源性 DNA 或内源性基因通过同源重组的方法介导基因破坏、置换或者重复到目的小鼠基因组内而建立的小鼠。

具体步骤：首先在胚胎干细胞内实现定位突变，然后将经过遗传修饰的胚胎干细胞注入宿主八细胞囊胚期的胚胎中，再将注射完成后的胚胎移植到假孕宿主母体鼠内，产生嵌合鼠。如果生殖系配子带有定位突变，嵌合鼠和野生型小鼠交配后可以在子代得到杂合的突变鼠。

3）诱变小鼠：指使用各种化学、物理及生物学试剂等，如乙基亚硝酸脲（ENU）、X 线、DNA 载体和转座子等处理小鼠或者小鼠胚胎干细胞，造成携带突变生殖细胞的小鼠，通过遗传培育最终建立携带突变的小鼠。

2. 实验动物微生物学分类和质量控制　实验小鼠根据微生物等级分为普通级动物、清洁动物、无特定病原体动物和无菌动物。

（1）普通级动物：不携带所规定的人畜共患病病原和动物烈性传染病病原的实验动物。

（2）清洁动物：除普通级动物应排除的病原外，不携带对动物危害大和对科学研究干扰大的病原的实验动物。

（3）无特定病原体动物（specific pathogen free animal，SPF 动物）：除清洁动物应排除的病原外，不携带主要潜在感染或者条件致病和对科学实验干扰大的病原的实验动物。

（4）无菌动物：无可检出的一切生命体的实验动物。

检测频率如下。

普通级动物：每 3 个月至少检测一次。

清洁动物：每 3 个月至少检测一次。

无特定病原体动物：每 3 个月至少检测一次。

无菌动物：每年检测一次。每 2～4 周检测一次动物的生活环境样本和粪便样本，具体检测项目见表 6-5 和表 6-6。

表 6-5　大、小鼠病原菌检测项目

动物等级			病原菌	动物种类	
				小鼠	大鼠
无菌动物	无特定病原体动物	清洁动物	沙门菌 *Salmonella* spp.	●	●
			假结核耶尔森菌 *Yersinia pseudotuberculosis*	○	○
			小肠结肠炎耶尔森菌 *Tesinia enterocolitica*	○	○
			皮肤病原真菌 Pathogenic dermal fungi	○	○
			念珠状链杆菌 *Streptobacillus moniliformis*	○	○
			支气管鲍特杆菌 *Bordetella bronchiseptica*		●
			支原体 *Mycoplasma* spp.	●	●
			鼠棒状杆菌 *Corynebacterium kutscheri*	●	●
			泰泽病原体 Tyzzer's organism	●	●
			大肠埃希菌 O115a，C，K（B）*Escherichia coli* O115a，C，K（B）	○	
			嗜肺巴斯德杆菌 *Pasteurella pneumotropica*	●	●
			肺炎克雷伯杆菌 *Klebsiella pneumoniae*	●	●
			金黄色葡萄球菌 *Staphylococcus aureus*	●	●
			肺炎链球菌 *Streptococcus pnemoniae*	○	○
			乙型溶血性链球菌 β-hemolytic streptococcus	○	○
			铜绿假单胞菌 *Pseudomonas aeruginosa*	●	●
			无任何可查到的细菌	●	●

●必须检测项目，要求为阴性；○必要检测项目，要求为阴性。

资料来源：《实验动物　微生物学等级及监测》（GB 14922.2—2011）。

表 6-6　大、小鼠病毒检测项目

动物等级			病毒	动物种类	
				小鼠	大鼠
无菌动物	无特定病原体动物	清洁动物	淋巴细胞脉络丛脑膜炎病毒（lymphocytic choriomeningitis virus，LCMV）	○	
			汉坦病毒（hantavirus，HV）	○	●
			鼠痘病毒（ectromelia virus，Ect.）	●	
			小鼠肝炎病毒（mouse hepatitis virus，MHV）	●	
			仙台病毒（sendai virus，SV）	●	●
			小鼠肺炎病毒（pneumonia virus of mice，PVM）	●	
			呼肠孤病毒Ⅲ型（Reo-3）	●	
			小鼠细小病毒（minute virus of mice，MVM）	●	
			小鼠脑脊髓炎病毒（theiler's mouse encephalomyelitis virus，TMEV）	○	●
			小鼠腺病毒（mouse adenovirus，Mad）	○	●
			多瘤病毒（polyoma virus，POLY）	○	●
			无任何可查到的细菌	●	●

●必须检测项目，要求为阴性；○必要检测项目，要求为阴性。
资料来源：《实验动物　微生物学等级及监测》（GB 14922.2—2011）。

3. 实验动物寄生虫学分类和质量控制　根据国标实验动物寄生虫学等级，也将实验动物分为普通级动物、清洁动物、无特定病原体动物、无菌动物四类。

检测频率如下。

普通级动物：每3个月至少检测一次。

清洁动物：每3个月至少检测一次。

无特定病原体动物：每3个月至少检测一次。

无菌动物：每年检测一次。

每2～4周检测一次动物的生活环境样本和粪便样本，具体检测项目见表6-7。

表 6-7　大、小鼠寄生虫学检测项目

动物等级			应排除寄生虫项目	动物种类	
				小鼠	大鼠
无菌动物	无特定病原体动物	清洁动物	体外寄生虫（节肢动物）（ectoparasites）	●	●
			弓形虫（*Toxoplasma gondii*）	●	●
			兔脑原虫（*Encephalitozoon cuniculi*）	○	○
			卡氏肺孢子虫（*Pneumocystis carinii*）	○	○
			蠕虫（helminthes）	●	●
			鞭毛虫（flagellates）	●	●
			纤毛虫（ciliates）	●	●
			无任何可查到的寄生虫	●	●

●必须检测项目，要求为阴性；○必要检测项目，要求为阴性。
资料来源：《实验动物　寄生虫学等级及监测》（GB 14922.1—2001）。

三、实验动物的命名

（一）近交系的命名

小鼠的命名在国际上有一套完整的命名规则，由国际小鼠遗传标准化命名委员会提出并定期进行修订。

1. 近交系 小鼠一般以大写英文字母或大写英文字母加阿拉伯数字命名，符号尽量简短，如 A、DBA、TA1、C57BL 等；一些非正规命名，但已被国际广泛共知的，也可继续沿用，如 615、129 等。

近交系的近交代数用大写英文字母 F 表示，例如，第 87 代，写成（F87）。如果对以前的代数不清楚，仅知道近期的近交代数为 25，可以表示成（F?+25）。

2. 亚系

（1）在 F20～F40 之间发生分支。

（2）从共同祖先分开 20 代以上，因变异和遗传漂变导致品系内遗传分化。

（3）经遗传分析发现一个分支与其他分支存在遗传差异（残留杂合、突变或遗传污染）。

亚系的命名方法是在原品系的名称后加一道斜线，斜线后标明亚系的符号；符号可以是以下几种。

（1）培育或产生亚系的单位或个人的缩写英文名称，第一个字母用大写，以后的字母用小写。使用缩写英文名称应注意不要和已知公布过的名称重复。例如，A/He，表示 A 近交系的 Heston 亚系；CBA/J，表示由美国杰克逊研究所保持的 CBA 近交系的亚系。

（2）当保持者保持的一个近交系具有两个以上的亚系时，可在数字后面再加保持者的缩写英文名称来表示亚系。例如，C57BL/6J，C57BL/10J 分别表示由美国杰克逊研究所保持的 C57BL 近交系的两个亚系。

（3）一个亚系在其他机构保种，形成了新的群体，在原亚系后加注机构缩写。例如，C3H/HeH 是由 Hanwell（H）保存的 Heston（He）亚系。

（4）作为以上命名方法的例外情况是一些建立及命名较早，并为人们所熟知的近交系，亚系名称可以用小写英文字母表示，如 BALB/c、C57BR/cd 等。常见近交系及亚系见表 6-8。

表 6-8 常用近交系及缩写

常用近交系	缩写名称
C57BL/6	B6
BALB/c	C
DBA/2	D2
C3H	C3
CBA	CB

3. 重组近交系（RI） 在两个亲代近交系的缩写名称中间加大写英文字母 X 命名，字母与 X 之间无空格。相同双亲交配育成的一组近交系用阿拉伯数字予以区分，雌性亲代在前，雄性亲代在后。

例如，由 BALB/c（雌）与 C57BL（雄）两个近交系杂交育成的一组重组近交系，分别命名为 CXB1、CXB2……

如果雄性亲代缩写为数字，如 CX8，为区分不同 RI 组，则用连接符号"-"表示为 CX8-1、CX8-2……

4. 重组同类系（RC） 在两个亲代近交系的缩写名称中间加小写英文字母 c 命名，

其中做回交的亲代近交系（称受体近交系）在前，供体近交系在后。相同双亲育成的一组重组同类系用阿拉伯数字区分，如 CcS1，表示以 BALB/c（C）为亲代受体近交系，以 STS（S）品系为供体近交系，经 2 代回交育成的编号为 1 的重组同类系。

如果雄性亲代缩写为数字，如 Cc8，则为区分不同 RC 组，用连接符表示为 Cc8-1。

5. 同源突变近交系 在发生突变的近交系名称后加突变基因符号（用英文斜体印刷体）组成，二者之间以连接号分开，如 DBA/Ha-*D*，表示 DBA/Ha 品系突变基因为 *D* 的同源突变近交系。

当突变基因必须以杂合子形式保持时，用 "+" 号表示野生型基因，如 A/Fa-+/c。

129S7/SvEvBrd-*Fyn*^{tm1Sor} 表示用来源 129S7/SvEvBrd 品系的 AB1 ES 细胞株制作的 *Fyn* 基因变异的同源突变系。

6. 同源导入近交系（同类近交系） 同源导入系名称由以下几个部分组成。

（1）接受导入基因（或基因组片段）的近交系名称。

（2）提供导入基因（或基因组片段）的近交系的缩写名称，并与 a 之间用英文句号分开。

（3）导入基因（或基因组片段）的符号（用英文斜体），与 b 之间以连字符分开。

（4）经第三个品系导入基因（或基因组片段）时，用括号表示。

（5）当染色体片段导入多个基因（或基因组片段）或位点时，在括号内用最近和最远的标记表示。

例如，B10.129-*H-12b*，表示该同源导入近交系遗传背景为 C57BL/10sn（即 B10），导入 B10 的基因为 *H-12b*，基因提供者为 129/J 近交系。

C.129P（B6）-*Il2tm1Hor* 经过第三个品系 B6 导入。

B6.Cg-（*D4Mit25-D4Mit80*）/Lt 导入的片段标记为 *D4Mit25-D4Mit80*。

7. 染色体置换系 表示方法为 HOST STRAIN-Chr#$^{DONOR\ STRAIN}$，如 C57BL/6J-Chr 19^{SPR} 为 *M. spretus* 的第 19 号染色体回交于 B6 的染色体置换系。

8. 核转移系 命名方法为 NUCLEAR GENOME-mt$^{CYTOPLASMIC\ GENOME}$，如 C57BL/6J-mt$^{BALB/c}$ 是指带有 C57BL/6J 核基因组和 BALB/c 细胞质的品系，这样的品系是以雄性 C57LB/6J 小鼠和雌性 BALB/c 小鼠交配，子代雌鼠与 C57LB/6J 雄鼠反复回交 10 代而成。

9. 混合系

（1）两个品系缩写之间用分号，如 B6；129-*Acvr*^{tm1Zuk} 为 C57BL/6J 和敲除 *Acvr2* 基因的 129ES 细胞株制作的品系。

（2）由两个以上亲本品质制作的近交系，或者受不明遗传因素影响的突变系，作为混合系，用 STOCK 空格后加基因或染色体异常表示，如 STOCK Rb（16.17）5Bnr 为具有 Rb（16.17）5Bnr 的、含有未知或复杂遗传背景的混合系。

10. 互交系 由实验室缩写编码：母系亲本，父系亲本-G#表示，如 Pri：B6，D2-G# 为 Priceton 研究所用 C57BL/6J 和 DBA/2 制作的互交品系，G#表示自 F2 后交配的代数。

11. 遗传修饰动物 遗传修饰动物属于特殊的近交系。

（1）转基因动物的命名：转基因动物的命名原则为背景品系加连接符加转基因符号。

一个转基因符号由以下三部分组成，均以罗马字体表示：

$$\text{TgX （YYYYYY）#####Zzz}$$

其中，各部分符号表示的含义：TgX，方式（mode）；（YYYYYY），插入片段标示（insert designation）；#####，实验室指定序号（laboratory-assigned number）；Zzz，实验室注册代号。

以上各部分具体含义及表示如下。

1）方式：转基因符号通常冠以 Tg 字头，代表转基因（transgene），随后的一个字母（X）表示 DNA 插入的方式。例如，H 代表同源重组，R 代表经过逆转录病毒载体感染的插入，N 代表非同源插入。

2）插入片段标示：是由研究者确定的表明插入基因显著特征的符号。通常由放在圆括号内的字符组成：可以是字母（大写或者小写），也可以由字母与数字组合而成，不用斜体字、上标、下标、空格及标点等符号。研究者在确定插入标示时，应注意以下几点：标示应简短，一般不超过 6 个字符；如果插入序列源于已经命名的基因，应尽量在插入标示中使用基因的标准命名或缩写，但基因符号中的连字符应省去。确定插入片段指示时，推荐使用一些标准的命名缩写，目前包括 An（匿名序列）、Ge（基因组）、Im（插入序列）、Nc（非编码序列）、Rp（报告基因）、Sn（合成序列）、Et（增强子捕获装置）、Pt（启动子捕获装置）。

插入片段标示只表示插入的序列，并不表明其插入的位置或表型。

3）实验室指定序号及实验室注册代号：实验室指定序号是由实验室对已经成功的转基因系给予的特定编号，最多不超过 5 位数字，而且插入片段标示的字符与实验室指定序号的数字位数之和不能超过 11。

实验室注册代号是对从事转基因动物研究生产的实验室给予的特定符号。

例如，C57BL/6J-TgN（*CD8Ge*）23Jwg 来源于美国杰克逊研究所（J）的 C57BL/6 品系小鼠被转入人的 *CD8* 基因组（Ge）；转基因在 Jon W. Gordon（Jwg）实验室完成，获取于一系列显微注射后得到的序号为 23 的小鼠。

TgN（*GPDHIm*）1Bir 是以人的甘油磷酸脱氢酶基因（*GPDH*）插入（C57BL/6J X SJL/J）F1 代雌鼠的受精卵中，并引起插入突变（Im），这是 Edward H. Birkenmeier（Bir）实验室命名的第一只转基因小鼠。

根据转基因动物命名的原则，如果转基因动物的遗传背景由不同的近交系或封闭群之间混合而成，则该转基因符号应不使用动物品系或种群名称。

转基因符号的缩写：转基因符号可以缩写，即去掉插入片段标示部分，如 TgN（*GPDHIm*）1Bir 可缩写为 TgN 1 Bir。一般在文章中第一次出现时使用全称，以后再出现可使用缩写。

（2）基因定位突变动物的命名：原则为背景品系-基因名 tm$^{[实验室序号][实验室代号]}$。

其中，tm 为定位突变基因。

例如，基因敲除 129X1-*Cftr*^{tm1Unc} 为北卡大学（Unc）利用 129X1 小鼠第一个开发出的囊性纤维化 *Cftr* 基因敲除小鼠。

基因敲入 129X1-*En1*$^{tm1（Otx2）Wrst}$ 为 W. Wurst 实验室（Wrst）利用 129X1 小鼠第一个开发出的用 *Otx2* 基因替代 *En1* 的小鼠。

（二）封闭群的命名

封闭群由 2~4 个大写英文字母命名，种群名称前标明保持者的英文缩写，第一个字母必须大写，后面字母小写，一般不超过 4 个字母。保持者与种群名称之间用冒号分开。例如，N：NIH 表示由美国国立卫生研究院（N）保持的 NIH 封闭群小鼠；Lac：LACA 表示由英国实验动物中心（Lac）保持的 LACA 封闭群小鼠。

某些命名较早、又广为人知的封闭群动物，名称与上述规则不一致时，仍可沿用其原来的名称，如 Wistar 大鼠封闭群。

（三）杂交群的命名

原则：以雌性亲代名称在前，雄性亲代名称居后，二者之间以大写英文字母"×"相连接表示杂交。将以上部分用括号括起来，再在其后标明杂交的代数（如 F1、F2 等）。对品系或种群的名称常常使用通用的缩写名称。F1 动物生产过程中必须注意的是两个亲本的互交情况要表达所用品系的性别，虽然是用一样的两个近交系杂交，但由于所用的母本不同而会有所不同，见图 6-1。

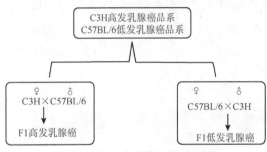

图 6-1 杂交群不同母本 F1 差异

常用杂交群实验动物组合及缩写见表 6-9。

表 6-9 常用杂交群实验动物组合及缩写

序号	F1 缩写	♀×♂	序号	F1 缩写	♀×♂
1	AKD2F1	AKR × DBA/2	7	CC3F1	BALB/c×C3H
2	BCF1	C57BL × BALB/c	8	CD2F1	BALB/c×DBA/2
3	CB6F1	BALB/c ×C57BL/6	9	C3BF1	C3H ×C57BL
4	BCBAF	C57BL × CBA	10	C3D2F1	C3H ×DBA/2
5	B6AF1	C57BL/6 × A	11	CAKF1	BALB/c ×AKB
6	B6D1F1	C57BL/6 ×DBA	12	CAF1	BALB/c ×A

四、实验血液学研究中常用的小鼠品系

（一）C57BL/6 近交系小鼠

1921 年 C. C. Little 用 Abby Lathrop 的小鼠进行近亲培育时，用 No.57 雄鼠和 No.52 雌鼠交配，培育成 C57。在 C57 中将毛色为黑色的进行固定，培育成 C57BL。1937 年 Little 将维持的 C57BL 第六组亚系定名为 C57BL/6，将第十组亚系定名为 C57BL/10，继而维持至今。

小鼠毛色为黑色，是继人类之后第二个完成基因测序的哺乳动物。

品系特征：乳腺癌发病率低；有眼睛缺损的达 20%；补体活性较高；对结核杆菌敏感；

对鼠痘病毒有一定的抵抗力；对放射物质耐受力较强。

MHC 单体型：H-2^b。

应用范围：肿瘤学、生理学、遗传学等，是最常用的近交系小鼠。

（二）BALB/c 近交系小鼠

H. J. Bagg 从 Ohio 处购得白化小鼠原种，以群内方法进行繁殖；Mac Dowell 在 1923 年开始进行近交系培育，至 1932 年 Snell 将其近交繁殖达第 26 代，并命名为 BALB/c 品系。

小鼠毛色为白化。

品系特征：乳腺癌自然发病率低，但对致癌因子比较敏感；对放射性照射极为敏感；动脉硬化发病率高。

MHC 单体型：H-2^d。

应用范围：免疫学、肿瘤学、单克隆抗体制备等。

（三）615 近交系小鼠

1961 年，中国医学科学院血液学研究所研究人员将 C57BL/6 小鼠和昆明小鼠杂交产生 F1，并将 F1 用近交系繁育的方式进行近交繁育，最终培育成棕色的近交系小鼠，此近交系小鼠因 1961 年 5 月一个突发的想法而成，为纪念这个日子，故将培育成的棕色近交系小鼠命名为 615 小鼠；1963 年血液学研究所研究人员在小鼠腹水型网状细胞肉瘤中分离出小鼠白血病病毒 T638，这为我国首次分离出的白血病病毒；1965 年用 T638 病毒诱导的 615 小鼠白血病细胞成功建立了可移植性小鼠白血病模型，即 L615，这是我国第一个可移植性小鼠白血病模型；1983 年，615 近交系小鼠的建立和生物学特性的研究及 L615 小鼠白血病模型的建立和研究获得了卫生部科技成果甲级奖；1985 年，615 近交系小鼠得到了小鼠标准化遗传命名国际委员会的认可，成为国际通用的近交系小鼠，也是我国首批被小鼠标准化遗传命名国际委员会认可的近交系小鼠。

小鼠毛色为棕色。

品系特征：自发肿瘤率高，对 T638 病毒较为敏感。

MHC 单体型为 H-2^k。

应用范围：肿瘤学、实验血液学、免疫学等。

（四）BALB/c-nude 裸鼠

1962 年，英国病毒流行病学家 Norman Grist 在 Ruchill 医院的病毒实验室偶然发现一只无毛的小鼠，由于全身无毛被称为"裸鼠"（nude mouse），这是第一个被发现的免疫功能障碍的小鼠。

品系特征：第 8 号染色体的 *Foxn1* 基因隐性突变，导致毛发生长异常和胸腺基质发育缺陷，胸腺发育异常，不会产生成熟的 CD4$^+$和 CD8$^+$ T 细胞，导致包括 T 细胞介导的免疫应答和辅助性 T 细胞介导的抗体形成缺陷；B 细胞发育异常；老龄鼠会出现 T 细胞渗漏。

应用范围：免疫学、肿瘤学、血液学、异种移植肿瘤模型等。

（五）SCID（C.B-17-*Prkdc^{scid}*、CB17-SCID）小鼠

这是一类严重联合免疫缺陷小鼠。

1983 年美国 Fox Chase 癌症研究中心的 Gayle C. Bosma 等研究人员发现，C.B-17 近交系小鼠第 16 号染色体上的 *Prkdc* 基因存在隐性突变，且缺乏功能性 T、B 细胞，存在严重的联合免疫缺陷，故称之为 SCID 小鼠。

品系特征：SCID 小鼠 *Prkdc* 基因突变导致 T、B 细胞受体 *VDJ* 基因重排出现障碍，使得缺乏正常的 T 细胞和 B 细胞。固有免疫系统（NK 细胞、补体、巨噬细胞等）具有正常功能，但免疫渗漏率较高。

应用范围：免疫学、干细胞移植等。

（六）NOD/SCID 小鼠

这是一类非肥胖型糖尿病/重症联合免疫缺陷小鼠。

NOD（non obese diabetes）小鼠即非肥胖糖尿病小鼠，为自发 1 型糖尿病模型。糖尿病表型：胰岛被白细胞浸润，胰岛 B 细胞被选择性破坏，雌性小鼠自 12 周龄开始胰岛素产生异常，形成低胰岛素血症和高血糖；除此之外还存在很多免疫缺陷，如抗原提呈细胞功能缺失、NK 细胞功能缺失、巨噬细胞功能缺失、缺乏补体 C5 等。

1995 年，Lenny Shultz 将 SCID 小鼠与 NOD 小鼠回交，得到了 NOD/SCID（non-obese diabetes-SCID）小鼠，既保留了 SCID 小鼠 T、B 细胞缺失的特点，又保留了 NOD 小鼠固有免疫系统（补体系统、NK 细胞、树突状细胞和巨噬细胞）部分功能缺失的表型，是目前比较常用的免疫缺陷小鼠，但有残留 NK 细胞，会阻碍人源细胞的长期重建。

品系特征：NOD/SCID 小鼠 T、B 细胞功能缺陷，固有免疫系统（补体系统、NK 细胞、树突状细胞和巨噬细胞）部分功能缺失。

应用范围：免疫学、肿瘤学、药物筛选、人源化疾病模型等。

（七）NOG/NSG 小鼠

NOG（NOD.Cg-*Prkdc^{scid}IL2rg^{tm1Sug}*/Jic）小鼠由日本实验动物研究所培育而成，NSG（NOD.Cg-*Prkdc^{scid}IL2rg^{tm1Wjl}*/SzJ）小鼠是利用 CRISPR/Cas9 技术在 NOD/SCID 鼠上进行 *Rag2* 和 *IL2rg* 双基因敲除的小鼠，理论上没有任何背景残留。

1995 年，Cao 等研究者发现，IL-2（白介素 2）受体 γ 链（IL-2Rγc）是形成高亲和力受体的重要组成部分，是 IL-2、IL-4、IL-7、IL-9、IL-15 和 IL-21 的共用受体，而这些白介素都是信号通路的重要细胞因子；IL-15 信号通路可调节 NK 细胞的发育，γ 链缺失可导致 NK 细胞发育的障碍，导致先天性免疫缺陷。通过靶向敲除 IL-2Rγc 基因获得 *IL-2rg^{-/-}* 小鼠，此小鼠 T、B 细胞发育和功能严重受损，NK 细胞发育被完全阻断。

日本 CIEA（Central Institute for Experimental Animals，实验动物中央研究所）/IVS（*in-vivo* Science）的 Mamoru Ito 2002 年将 NOD/SCID 小鼠与 *IL-2rg^{-/-}* 小鼠杂交，成功建立了一种免疫功能严重缺陷的小鼠，即 NOG（NOD/Shi-SCID，IL-2Rγ^{null}）小鼠。NOG 小鼠

缺乏 T、B 细胞，缺乏 NK 细胞，缺乏补体活性，树突状细胞和巨噬细胞功能减退；对辐射敏感；不会出现 T、B 细胞渗漏，是非常适合人源肿瘤组织移植（PDX）、人源肿瘤细胞移植（CDX）、人外周血单个核细胞（PBMC）和 CD34$^+$HSC 移植的模型。

美国 JAX 实验室在 2005 年开发出了 NSG（NOD.Cg-*Prkdc*^{scid}*IL2rg*^{tm1Wjl}/SzJ）小鼠，可用于移植各种实体瘤和血液肿瘤，包括 AML 和 ALL。

NOG 和 NSG 小鼠的最大区别：NOG 小鼠缺失 IL-2Rγ 胞内结构域；NSG 小鼠完全缺失 IL-2Rγ，是目前免疫缺陷程度最高的小鼠模型。

第二节 实验动物选择原则

1. 选用符合国家相关标准的实验动物 选择经遗传学、微生物学等控制而培育的标准化实验动物，可排除细菌、病毒、寄生虫等对实验动物质量造成的影响，也可排除实验动物背景不清晰、遗传稳定性不强、个体差异人等因素对实验结果的影响。例如，可选择 SPF 级近交系动物作为实验动物，SPF 动物是目前国际公认且通用的实验动物。

2. 选择解剖学和生理学特点符合实验要求的实验动物 掌握所选实验动物生理学、解剖学特性是开展实验研究的关键环节。不同种属和品系的实验动物对同一实验处理的反应和敏感性不同。

犬为红绿色盲，不适宜用红绿色作为刺激条件；家兔对温度变化比较敏感，适用于致热反应实验研究；大鼠不适宜做呕吐反应研究；豚鼠易致敏，适用于过敏性实验研究；非人灵长类和豚鼠体内缺乏合成维生素 C 的酶，适用于坏血病的研究；高血压模型适宜用大鼠；猪适用于心脏病的研究；动脉粥样硬化研究适宜选用大鼠。

3. 选择与人类疾病特点相似的实验动物 同一种病因（病原）对不同动物（包括人）的致病作用及机制各不相同，有的差异很大，有的却比较相似，在实验时要选择与人类有关疾病相似的自发或诱发性疾病动物模型，如中国地鼠（易产生自发性糖尿病）、SHR 大鼠（为自发性高血压大鼠）。

4. 选择群体分布与人类相似的实验动物 以群体为研究对象的课题要选择群体基因型、表现型分布与人相似的实验动物。例如，药物筛选和毒性试验研究，通常以封闭群模拟自然群体基因型。近交系动物对同一实验刺激的敏感性相同，不能反映人作为基因杂合状态下对实验刺激的反应。

5. 选择符合实验要求的动物品系 不同品系的实验动物具有不同的基因型和表型，对同一药物刺激的反应不同。例如，A 系小鼠的促性腺激素含量比 DBA 小鼠低，为其 2/3；C57BL 小鼠对肾上腺皮质激素的敏感性比 DBA 小鼠和 BALB/c 小鼠高 12 倍；C57BL/6J 属于高排卵品系，而 BALB/c 属于低排卵品系，所以在激素超排卵实验时优先选择 C57LB/6J 品系的小鼠。C57BL/6J、BALB/c 均为低发乳腺癌品系，而 C3H 为乳腺癌高发品系；AKR 为白血病高发品系。

6. 选择性别、年龄和体重符合实验要求的实验动物 年龄、性别和体重也是选择实验动物的重要参考指标。选择与人性成熟期相对应的实验动物，见图 6-2。

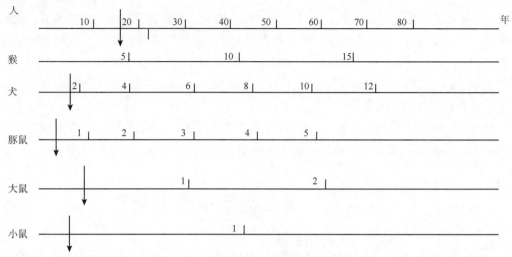

图 6-2　不同物种动物寿命对应关系

图中"人"作为参照

第三节　影响实验动物和动物实验的主要因素

　　动物实验的结果受多种因素的影响，主要包括内因和外因。影响实验动物和动物实验的因素无外乎动物因素、环境因素、营养因素和技术因素这四类。遗传因素是生物性状的决定因素，在个体发育过程中基因的表达又受外部环境的影响。

　　动物实验结果和各因素间的关系通常可用以下公式表示：

$$R=（A+B+C）\times D\pm E$$

式中，R 为实验动物的总反应、实验结果；A 为动物中间共同反应；B 为动物品种、品系特有的反应；C 为动物的个体反应；D 为环境因素（包括实验处理）；E 为实验误差。

　　A、B、C 为动物因素，也称内因，主要由实验动物本身的遗传因素决定，包括种属因素、品系因素、性别因素、生理状态、年龄、体重等；D 和 E 是外因，D 是环境因素，包括物理因素（温度、湿度、光照、噪声等）、化学因素（饲料、饮水、消毒剂等）、生物因素（细菌、病毒、寄生虫等）、人为因素（设施环境、管理、实验方案、实验处理等）；E 是实验误差的总和。动物实验室的环境技术指标见表 6-10。

表 6-10　动物实验室的环境技术指标

项目	指标（大、小鼠）		
	普通环境	屏障环境	隔离环境
温度（℃）	18～29	20～26	
最大日温差（℃）		4	
相对湿度（%）		40～70	
最小换气次数（次/小时）	≥8	≥15	≥20
动物笼具处气流速度（m/s）		≤0.2	

续表

项目	指标（大、小鼠）		
	普通环境	屏障环境	隔离环境
与相通房间的最小静压差（Pa）	—	≥10	≥50*
空气洁净度（级）	—	7	5～7**
沉降菌最大平均浓度（CFU/0.5h·Φ90mm 平皿）	—	≤3	无检出
氨浓度指标（mg/m³）		≤14	
噪声[dB（A）]		≤60	
照度（lx）			
最低工作照度		200	
动物照度		15～20	
昼夜明暗交替时间（小时）		12/12 或 10/14	

注：（1）"—"表示不作要求。
（2）表中氨浓度为动态指标。
（3）温度、相对湿度、压差是日常性监督指标；日温差、沉降菌、氨浓度、噪声、照度为监督性检测指标；空气洁净度、换气次数、气流速度、昼夜明暗交替时间为必要时检测指标。
（4）静态检测除氨浓度外的所有指标，动态监测日常性检测指标和监督性检测指标，设施设备调试和（或）更换过滤器后，检测必要指标。
*指隔离设备内外静压差。
**指根据设备的要求选择参数。

（李秀荣）

第四节　基本动物实验技术

一、实验动物的固定

实验人员在进行动物实验时，必须以正确的方式抓取和固定实验动物，防止咬伤和实验动物呼吸困难、死亡等情况。

小鼠的固定：在进行取尾血或尾静脉注射等操作时，需要用固定器将小鼠身体固定（图 6-3），而使尾部充分暴露，以便进行操作。

小鼠的抓取：在进行肌内注射、腹腔注射、灌胃等操作时，需抓取小鼠。

抓取步骤：①在小鼠较放松安静状态下将笼盖打开，提起鼠尾，将小鼠置于可供其抓握的笼盖或粗糙表面；②在小鼠抓握笼盖时，用拇指和示指捏住小鼠颈部皮肤和两耳；③用环指和小指夹小鼠背部皮肤和尾部，并使小鼠身体呈一条直线。

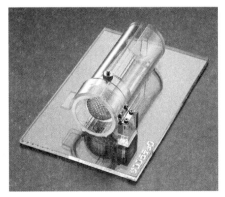

图 6-3　常见小鼠固定器

二、实验动物的标记

在开展动物实验时，第一步需要进行实验分组，对实验动物进行标记编号。原则是标记编号方法对动物生理及实验结果不会产生影响。常用的标记方法包括染色法、耳孔法、剪趾法、剪毛法、耳标法等。

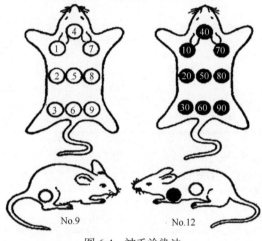

图6-4　被毛涂染法

（二）耳孔（标）法

耳孔法是用专用耳孔机在动物耳的不同部位打一小孔或缺口来标记动物的方法。打孔后要对打孔部位进行消毒。另外一种比较实用的是耳标法，是将标有号码的金属环固定于动物耳部（图6-5）。

（三）剪趾法

（一）染色法

染色法是用化学药品或试剂在动物被毛、四肢进行涂染以识别动物的方法，原则：先左后右，先上后下（图6-4）。

常用的染色液如下。

（1）3%～5%的苦味酸溶液，涂染成黄色。

（2）2%硝酸银溶液，涂染成咖啡色（需光照10分钟）。

（3）5%的中性品红溶液，涂染成红色。

（4）甲紫溶液，涂染成紫色。

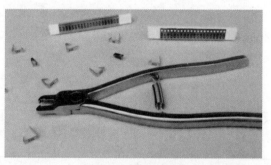

图6-5　小鼠耳标钳

剪趾法是将小鼠左右前趾或左右后趾的缺失代表不同数字来进行标记的方法。此方法只适用于出生14日以内的小鼠，主要用于转基因动物的标记。一般剪趾后用干棉球止血，再用碘伏（聚维酮碘）消毒防止感染。

三、给　药　方　法

实验动物的给药途径多种多样，需根据不同的实验目的、实验动物种类和药物剂型、药物效应、毒副作用等情况确定实验动物的给药途径。常用的给药方法主要包括注射给药、经口给药、吸入给药等。

（一）注射给药

注射给药包括静脉给药（IV）、皮下给药（SC）、皮内给药（ID）、肌内注射（IM）、腹腔注射（IP）、心内给药（IC）等。

（1）静脉注射：大、小鼠的尾部有四条血管，背部及两侧的三条为静脉，腹部的一条为动脉。两侧静脉比较明显，常用作静脉注射。注射前可用酒精棉球反复擦拭或使其尾部受热，血管扩张，以利于注射。以左手拇指和示指捏住鼠尾两侧，使静脉充盈，注射时针头尽量采取与尾部平行的角度进针。一次的注射量为每 10g 体重 0.1～0.2ml。

（2）肌内注射时一般选择肌肉较多而血管较少的臀部或大腿部肌肉。

（3）腹腔注射的部位为下腹部中线左右两侧 1cm 处，常用 5 号针头，进针角度约 45°。

（4）皮下注射的部位一般位于大、小鼠背部。

（二）经口给药

1. 口服给药　口服给药是把药物混入饲料或溶于饮水中让动物自由摄取，一般适用于对动物疾病的防治或某些药物的毒性实验。

此法优点是简单方便；缺点是剂量不能保证准确，且动物个体间服药量差异较大。

2. 灌胃给药　在急性实验中，多采用灌胃法。此法剂量准确。灌胃法是用灌胃器将所应投给的药灌到动物胃内。灌胃器由注射器和特殊的灌胃针构成。小鼠的灌胃针长 4～5cm，直径为 1mm；大鼠的灌胃针长 6～8cm，直径约 1.2mm。灌胃针的尖端焊有一小圆金属球，金属球为中空。焊金属球的目的是防止针头刺入气管或损伤消化道。针头金属球端弯曲成 20° 左右，以适应口腔、食管的生理弯曲度走向。

用左手固定鼠，右手持灌胃器，将灌胃针从鼠的口腔插入，压迫鼠的头部，使口腔与食管呈一直线，将灌胃针沿咽后壁慢慢插入食管，可感到轻微的阻力，此时可略改变一下灌胃针方向，以刺激引起吞咽动作，顺势将药液注入。一般灌胃针插入小鼠深度为 3～4cm，大鼠或豚鼠为 4～6cm。常用灌胃量小鼠为 0.2～1ml，大鼠为 1～4ml，豚鼠为 1～5ml。

（三）吸入给药

用喷雾类药物或以气溶胶形式进行动物微生物感染时，需通过呼吸道给药，包括鼻腔给药和气管给药。最常见的是吸入性麻醉给药。

（四）局部给药

局部给药是指药物作用于皮肤和黏膜，通常用于局部治疗。大、小鼠局部给药需要提前剃除被毛。

一些药物通过不同的给药途径可能产生不同的效应，如硫酸镁口服时可用作泻药，静脉给药时是一种中枢神经系统镇静剂或催眠药，局部应用时是一种抗炎药。不同的给药途径，药物起效速度（时间）也不同（表 6-11）。

表 6-11　给药途径与药物起效速度（时间）

给药途径	起效速度（平均药物起效时间，分钟）
静脉给药	立即（≤1）
肌内注射	非常快（≤10）
腹腔注射	非常快（≤10）
吸入给药	非常快（≤10）
皮下给药	快（10～60）
口服给药	中速到慢速（≥60）
局部给药	中速到慢速（≥60）

四、样本采集

（一）血液采集

1. 尾尖采血　当血液样本需求量小，如血液分析（预稀释模式下取 20μl）、流式分析、血涂片等实验时可用此法少量取血。

将小鼠固定，用酒精棉签擦拭尾部，使血管扩张，剪去尾尖 1～2mm，用毛细采血管采血，取血后用干棉球压迫止血，擦干净尾部血渍。

2. 眼眶后静脉丛采血　用毛细采血管以 45°从内眼角刺入，可短期内重复采血。小鼠一次可采 200～300μl。

3. 摘眼球采血　所需血液样本量较大时可采取此方法，但此法只可一次性采血。

4. 心脏采血　心脏采血需要较熟练的技术，分为活体采血和解剖后采血。

常见实验动物循环血量见表 6-12；小鼠采血量与恢复期见表 6-13。

表 6-12　常见实验动物循环血量

实验动物	循环血量（ml/kg）	
	推荐均值	均值范围
小鼠	72	63～80
大鼠	64	58～70
兔	56	44～70
犬（比格犬）	85	79～90
小型猪	65	61～68

表 6-13　小鼠采血量与恢复期

一次采血（如药物毒性研究）		多次采血（如药代动力学研究）	
采血量占循环血量的比例（%）	大致恢复时间（周）	24 小时内采血量占循环血量的比例（%）	大致恢复时间（周）
7.50	1	7.50	1
10	2	10～15	2
15	4	20	3

（二）体液采集

（1）胸腔积液采集：需要用到胸膜腔穿刺术。

（2）腹水采集：需要用到腹腔穿刺术，穿刺点在腹下剑状软骨后方、旁开正中线 1～2cm 处。

（3）骨髓采集：颈椎脱臼法处死小鼠后，放入 75%乙醇溶液进行消毒处理，剥离胫骨和髂骨，用注射器吸取 PBS 将其中骨髓冲出；或是直接研磨后过滤骨髓溶液。

（4）粪便的采集：一种是用代谢笼采集粪便；另一种是直接采集，当动物呈仰卧姿势后自然排出少量粪便。

（5）尿液的采集

1）自然排尿法：小鼠、大鼠的尿液常用代谢笼采集，代谢笼用于收集实验动物自然排出的尿液，是一种特别设计的用于采集实验动物各种排泄物的密封式饲养笼，通常用代谢笼配上粪尿分离漏斗收集尿液。

收集时将大鼠、小鼠装入特制的代谢笼，笼下放置洁净、干燥的玻璃粪尿分离漏斗，将漏斗与代谢笼的锥形漏斗口连接，侧口接一个 $150\sim200ml$ 集尿容器，按要求定时收集、量取一定时段的尿液，供进一步实验用。可根据采尿目的选择不同的代谢笼，也可根据不同的采尿目的对代谢笼进行适当的改良。有的代谢笼除可收集尿液外，也可收集粪便和动物呼出的 CO_2。一般简单的代谢笼主要用来收集尿液。

2）强制排尿法：将大鼠、小鼠、沙鼠固定后，按压骶骨两侧的腰背部或者轻轻压迫膀胱的体表部位，使其排尿后，将尿液收集到预先准备的平皿或铝箔容器中。

3）反射排尿法：适用于小鼠，因小鼠被人抓住尾巴提起时排便反射比较明显，故需采取少量尿液时，可提起小鼠，将排出的尿液接到带刻度的容器内。

（三）组织器官的采集

1. 实验动物器官取材的一般原则

（1）若无肉眼可视病变：可代表性取材。

（2）若有肉眼可视病变：取准样本病变部位，切勿漏取。全面反映出各脏器病变，显示病变全貌；若有肿瘤，包括肿瘤转移部位、切缘等；全面描述病变状况，由表及里观察病变状况；测重量、记录部位和脏器重量。

（3）根据实验方法、目的、病变等尽量多取材。选取的组织材料要包括各脏器的主要结构。

（4）应避免选取由解剖失误造成的凝血块和坏死组织等。

（5）取病理材料时勿压（组织变形）、刮抹（组织缺损）、冲洗（红细胞和其他细胞吸水肿胀破裂）。

（6）所取材料应尽量保持肉眼标本的完整性，不宜过厚或过薄，一般认同 $1.5cm\times1.5cm\times0.5cm$ 大小的取材。

2. 常用实验动物各部位取材

（1）神经系统：大脑，取材大小为 $1.5cm\times1.5cm\times0.5cm$；小脑，取材大小为 $1.5cm\times1.5cm\times0.5cm$，包括小脑中间部；脊髓，取颈、胸和腰髓三段 $0.5\sim1.0cm$。垂体，整体取材。

（2）生殖系统

1）雌性生殖器官：卵巢，两侧整体取材；子宫，取宫颈和子宫角 $1.5cm\times1.5cm\times$全层。

2）雄性生殖器官：睾丸，两侧睾丸整体取材；附睾，取附睾尾部；前列腺，取材大小为 $1.5cm\times1.5cm\times0.5cm$。

（3）免疫系统：脾脏，取 $1\sim2$ 块组织，包括包膜，大小为 $1.5cm\times1.5cm\times0.5cm$；淋巴结，一般取肠系膜淋巴结和给药局部淋巴结，较小淋巴结整体取材固定，较大淋巴结切取 $1.5cm\times1.5cm\times0.5cm$ 的组织块；胸腺，取胸腺组织一块并带包膜，大小为 $1.5cm\times1.5cm\times0.5cm$。

（4）泌尿系统：肾脏，两侧各取一块组织，包括主要结构，大小为 1.5cm×1.5cm×0.5cm；膀胱，取膀胱组织一块包括全层结构，大小为 1.5cm×1.5cm。小动物整体取材。

（5）循环系统：心脏，左心室取一块组织，应包括瓣膜、心室壁各层结构，大小为 1.5cm×1.5cm×0.5cm；主动脉，取升主动脉一段 1～1.5cm。

（6）呼吸系统：肺脏，取两肺下叶组织各一块（包括肺膜），大小为 1.5cm×1.5cm×0.5cm。若有病变，可根据病变大小、多少加取组织块。气管，取气管任意一段 1.0～1.5cm。

（7）消化系统：胃，取材大小为 1.5cm×1.5cm，包括全层结构；肠，十二指肠、小肠和大肠各取一段 1～2cm；肝，取材大小为 1.5cm×1.5cm×0.5cm；胰腺，取材大小为 1.5cm×1.5cm×0.5cm。

（8）内分泌系统：甲状腺，因较小，应整体取材（包括甲状旁腺）；肾上腺，两侧肾上腺整体取材、固定。

五、动物麻醉与镇痛

麻醉与镇痛是指使动物全身或局部暂时失去痛觉或意识，以便进行实验。麻醉与镇痛类型比较多，根据实验动物种类、体积、生理特点及实验目的不同，麻醉方法和用药都有不同的要求。麻醉程序比较复杂，主要分为三个阶段：麻醉前镇痛、麻醉、麻醉中的监测。

（一）麻醉前准备

1. 实验动物准备　实验前需根据实验目的和动物类型对实验动物进行禁食、禁水，大动物需提前 10～12 小时禁食。

2. 麻醉剂准备　根据实验要求和实验方案确定麻醉剂种类及评估麻醉安全性。

3. 麻醉剂量计算　根据实验目的、给药途径、体重、品系、健康状况等判断剂量。需要注意的是体重与剂量并不完全成正比，肥胖及过度肥胖的动物单位体积内所需麻醉剂量较小。新实验需要进行预实验，不断摸索麻醉剂量，切勿盲目照搬参考文献中的数据。

（二）麻醉前镇痛

遵从实验动物"3R"原则，在麻醉前选择性地给予镇静镇痛类药物，以减轻动物的恐惧，减少生理刺激对实验结果的影响。镇痛剂的使用还可以减少麻醉药物的使用量。

给药方式的缩写含义：IV 为静脉注射；IP 为腹腔注射；IM 为肌内注射；SC 为皮下注射。

常用的术前镇痛剂类药物如下。

1. 阿托品　阿托品具有抗胆碱能作用，可阻断乙酰胆碱作用，减少唾液腺和上呼吸道分泌物的分泌；阻止血管迷走神经的反射，可引起心率增快和瞳孔扩张。

剂量：小鼠 0.04mk/kg。

给药方式：SC 或 IP。

2. 地西泮　地西泮具有轻微镇静作用，不具有镇痛作用。

剂量：5mg/kg。

给药方式：IP。

3. 阿片类（吗啡）　阿片类（吗啡）具有比较强的镇痛作用，作用于中枢神经系统和平滑肌。

剂量：2～10mg/kg。

给药方式：SC。

4. 吩噻嗪类　此类镇静剂不具有镇痛作用，可减轻焦虑紧张，使肌肉放松。

给药方式：IV 或 SC。

5. 甲苯噻嗪　甲苯噻嗪具有较强的镇痛效果，常与氯胺酮联合用于短期麻醉。

给药方式：IM 或 SC。

（三）常用麻醉方法及麻醉剂类型

麻醉方法主要有全身麻醉和局部麻醉；全身麻醉根据作用方式又可分为吸入性麻醉和注射性麻醉。常用的麻醉剂见表 6-14。

表 6-14　常用的几种麻醉剂

种类	剂量（mg/kg）	给药途径	维持时间（分钟）	药效评价
戊巴比妥	50～90	IP	60～120	属于巴比妥类药物，可以抑制去甲肾上腺素和谷氨酸的释放；镇痛效果差
丙泊酚	26	IV	5～10	属于烷基酸类短效麻醉剂；对呼吸系统有抑制作用，可导致血压降低
三溴乙醇	125～250（使用浓度 0.25%）	IP	15～45	常于转基因小鼠和基因敲除小鼠在胚胎植入过程中使用；100%三溴乙醇由三溴乙醇与叔戊醇按 1：1 配成；使用时用生理盐水稀释
氯胺酮	80～200	IM	30～40	属于分离型麻醉剂，作用于中枢神经系统和交感神经，具有镇痛效果；可出现"僵尸症"；对呼吸系统有抑制作用；一般不单独使用
氯胺酮+甲苯噻嗪	（90～150）+（7.5～15）	IP	30～45	具有镇痛和镇静作用，可消除单独使用氯胺酮所致的肌肉僵直作用，但具有成瘾性，需减少各自药量以增加安全性；成为目前实验动物最常用的麻醉方案之一

1. 全身麻醉

（1）吸入性麻醉：常用的吸入性麻醉剂有乙醚和异氟烷，其通过挥发性麻醉剂进入呼吸道而产生麻醉效果。常借助麻醉罐，应用于短时麻醉，须严格掌握实验动物麻醉时间和麻醉状态，以免出现窒息死亡的情况。

乙醚易燃易爆，使用时要注意安全；异氟烷是动物医学中最常用的吸入性麻醉剂，一般用于麻醉机雾化麻醉。

（2）注射性麻醉：非挥发性麻醉剂通过静脉注射、腹腔注射、肌内注射等方法使实验动物进入长时间麻醉状态。

2. 局部麻醉　局部麻醉主要阻滞周围神经末梢传导。有酯类和酰胺类两种局部麻醉剂。酯类局部麻醉剂包括可卡因、普鲁卡因、氯普鲁卡因等，在血浆中水解；酰胺类局部麻醉剂有利多卡因、布比卡因等，在肝脏内水解（表 6-15）。

表 6-15　常用局部麻醉剂种类

分类	种类	开始作用	主要用途	维持时间（分钟）
酯类局部麻醉剂	普鲁卡因	慢	浸润传导脊髓	30～90
酰胺类局部麻醉剂	利多卡因	快	浸润传导脊髓	60～180

六、安　死　术

安死术指以公认、人道的方式处死动物的过程。安乐死的目的是以人道的方式使动物死亡。应以最低程度的疼痛、最短的时间使动物失去知觉和痛苦，在处死动物的过程中减少动物的惊恐和焦虑，使其安静、无痛苦地死亡。实验动物的处死必须遵循实验动物伦理福利要求，按照人道主义原则进行。

（一）仁慈终点

仁慈终点是指动物实验过程中，选择动物表现疼痛和压抑的较早阶段为实验的终点。选择仁慈终点的原则如下。

1. 体重减轻　体重减轻达动物原体重的 20%～25%，或动物出现恶病质或消耗性症状。

2. 食欲丧失　小型啮齿类动物完全丧失食欲达 24 小时或食欲不佳（低于正常食量的 50%）达 3 天。

3. 虚弱或濒死　无法进食或饮水。动物在没有麻醉或镇静的状态下，长达 24 小时无法站立或极度勉强才可站立，或表现为精神萎靡伴体温过低（常温动物低于 37℃）。

4. 严重感染　体温升高，白细胞数增加，抗生素治疗无效并伴有动物全身性不适症状。

5. 肿瘤　自发性或实验性肿瘤，均需进行仁慈终点评估。具体表现为肿瘤生长超过动物原体重的 10%，肿瘤平均直径在成年小鼠超过 20mm、成年大鼠超过 40mm；体表肿瘤表面溃疡、坏死或感染；腹腔异常扩张、呼吸困难；存在神经精神症状。

6. 预后不佳　出现器官严重丧失功能的临床症状且治疗无效，或经实验动物医生判断预后不佳。例如，呼吸困难、发绀；大失血、严重贫血（低于正常值 20%）；严重呕吐或下痢、消化道阻塞或套叠、腹膜炎、内脏摘除；肾衰竭；中枢神经抑制、震颤、瘫痪、镇痛剂治疗无效的疼痛；肢体功能丧失；皮肤伤口无法愈合，重复性自残或严重烫伤等。

（二）安乐死方法

1. 药物吸入法　常见的吸入性药物包括二氧化碳、氮气、一氧化碳、乙醚、氟烷、异氟烷等。

二氧化碳吸入法是常用的麻醉方法，吸入 40%的二氧化碳时很快达到麻醉效果，长时间持续吸入可导致动物死亡（14 日龄以下啮齿类动物，不建议单独使用二氧化碳安乐死，需配合断颈）。

2. 药物注射法 注射药物为安乐死的首选方法，巴比妥类药物（如戊巴比妥钠）及其衍生物是动物安乐死的首选注射药物。注射方式分为静脉注射和腹腔注射，优先选择静脉注射（表 6-16）。

表 6-16 推荐的戊巴比妥类药物的安乐死剂量 （单位：mg/kg）

类别	静脉注射	腹腔注射
小鼠	150	150
大鼠	150	150

3. 物理方法 常用的物理方法有颈椎脱臼、断颈、电击等。

啮齿类动物常用的安乐死方法见表 6-17。

表 6-17 啮齿类动物常用的安乐死方法

方法	1~6 日龄	7~14 日龄	体重<200g	体重>200g
注射戊巴比妥钠（100~150mg/kg，IP，IV）	N	Y	Y	Y
二氧化碳（吸入）	N	Y	Y	Y
异氟烷、氟烷、七氟烷等（吸入）	N	Y	Y	Y
麻醉后放血	N	N	Y	Y
麻醉后断颈	Y	Y	Y	Y
低温麻醉后断颈	Y	N	N	N
清醒中断颈	Y	X	X	X
麻醉后颈椎脱臼	N	N	Y	Y
麻醉后注射氯化钾（2 mg/kg，IV）	N	N	Y	Y
清醒中颈椎脱臼	N	N	X	X

注：Y，推荐方法；N，不推荐方法，但经 IACUC 同意后可使用的方法；X，不推荐使用。
资料来源：《实验动物 安乐死指南》（T/CALAS 31—2017）。

七、血液学相关动物模型的建立

（一）白血病动物模型概述

白血病是一类造血干细胞异常的克隆性恶性疾病。由于白血病细胞出现无限增殖、分化障碍和凋亡受阻，在骨髓和其他造血组织中大量积聚，并向其他组织和器官发生转移和浸润，正常造血功能受到严重影响。根据发病的缓急程度和病变细胞，白血病可以分为四种主要类型：急性髓系白血病（acute myelogenous leukemia，AML）、急性淋巴细胞白血病

（acute lymphoblastic leukemia，ALL）、慢性髓系白血病（chronic myelogenous leukemia，CML）和慢性淋巴细胞白血病（chronic lymphoblastic leukemia，CLL）。同时，每类白血病又可以分为更多不同的亚型，其发病特点存在差异。

从 Loyd Law 博士对淋巴细胞白血病小鼠联合用药反应的开创性工作，到 20 世纪 40 年代开始发现抗代谢药物，从而掀起癌症化疗药物革命，再到 20 世纪 90 年代 John Dick 博士发现白血病干细胞，动物模型作为药效学和药理学研究的最直接手段，在白血病发病机制及治疗方法的研究中起着关键性作用。不同的白血病动物模型可用于研究与疾病进展、基因突变、免疫和治疗反应有关的关键问题，常见的动物模型包括非哺乳类动物斑马鱼、果蝇，以及哺乳类动物大鼠和小鼠等。在造模的过程中，需要考虑动物模型与人类白血病发病过程的拟合度，在此前提下优先选取方法简单、模型稳定、重复性好、便于精确分析的动物模型。

小鼠属哺乳纲啮齿目鼠科动物，具有获取方便、饲养容易、成本低廉、发病时间长短适宜等特点，且在病理学、遗传学与造血系统等方面与人类相似，因此建立小鼠白血病模型以更好地研究和理解人类白血病的细胞分子生物学特性、生化免疫特征、病理生理改变、发病机制及药物治疗和预后，具有十分重要的意义。

如图 6-6 所示，白血病小鼠模型具有广泛用途。白血病细胞易于快速移植，可以形成大量患有相同疾病的小鼠作为候选药物或治疗方案的临床前研究工具，从而减轻和控制人体试验所承受的巨大风险。小鼠模型适用于评估新药在特定遗传环境中的效果，甚至更多地测试不同药物与不同靶点之间的关联，有利于从现有药物中筛选出那些单独或组合用药时具有最大疗效的药物。小鼠模型对于理解和推动肿瘤生物学的重大概念性进展具有重要价值。它可以概括多种不同的白血病亚型，探究在白血病发生发展过程中白血病干细胞的起源和演变，以及白血病细胞与微环境的相互作用，并评估已知的和新的突变在疾病进展中的潜在作用。小鼠模型还可用于预测白血病治疗的反应，寻找可能预测临床预后的生物标志物。

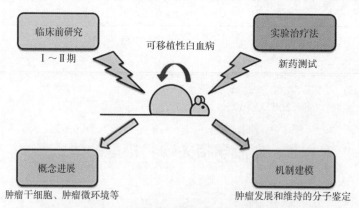

图 6-6　白血病小鼠模型的不同用途

目前最常用于建立白血病模型的小鼠有近交系和突变系小鼠，其中近交系小鼠主要包括 BALB/c、C57BL、C58、AKR、L615 小鼠等，突变系小鼠主要包括 nude、SCID、NOD/SCID、NSG、NOG、*Rag2*$^{-/-}$*IL2rg*$^{-/-}$小鼠等。建立白血病小鼠模型的方法主要有自发性模型、诱发建模、遗传修饰建模和移植建模。

1. 自发性模型　自发性动物模型的疾病在自然条件下发生、发展，未经任何有意识的人工处置，与人类相应的疾病发生很相似，有利于将研究结果推用到人类，且有可能通过观察和分析发现相关环境或遗传因素在疾病发生中的作用。这类模型具有重要的价值，但也存在来源有限，疾病发生情况参差不齐、耗费时间长等缺点。某些品系的小鼠在自然生长过程中会自发白血病，需要在进行小鼠饲养的过程中定期观察，筛选出发病的小鼠，通过定向培育将疾病模型保留下来。

1921 年，MacDowell 用 Abby Lathrop 的一对近交系小鼠雌性 58 号和雄性 52 号交配得到 C58 小鼠（以原种母鼠 58 号命名），其具有自发白血病的倾向，在 6 月龄后大多开始出现淋巴细胞白血病症状，发病率高达 85% 以上。

1928 年，Furth 为建立白血病小鼠，对 A、S、R 三种小鼠进行近交，对 A 小鼠的近交子代标记为 Aa、Ab、Ac……对 Ak 小鼠进行继续近交，得到 AK 小鼠亚系。AKR 小鼠最早由 Rockefeller 研究所将 AK 小鼠随机交配所得，后选择培育成白血病高发品系，带 *Thy-la* 基因，缺乏补体 C5，容易诱发免疫耐受性，对白血病因子敏感。当 AKR 小鼠发育至 6~9 月龄时，白血病的发生率可达 70%~90%，多为胸腺来源的淋巴细胞白血病。AKR 自发白血病小鼠出生时即带有亲嗜性逆转录病毒 AKV，对药物的治疗反应类似儿童急性淋巴细胞白血病。

2. 诱发建模　诱发性动物模型是利用理化和生物因素如化学致癌剂、放射线和致癌病毒等作用于动物，使其组织、器官或全身受损，出现某些类似人类疾病的功能和代谢紊乱。这类模型制作简单、重复性好、条件可控，能在短时间内大量诱导出符合研究需求的疾病模型，因而广泛用于白血病研究。但其也存在一定的局限性，通过人为控制方式产生的白血病模型与临床自然发生的疾病存在一定差异，且某些疾病类型无法通过人工诱发的方式复制。

（1）化学致癌剂诱发建模：用来诱发动物白血病的化学致癌剂包括多环碳氢化合物，如 7,12-二甲基苯并蒽、9,10-二甲基苯并蒽、3-甲基胆蒽（3-methylcholantrene，3M-C）、亚硝基脲类如丁基亚硝脲等。丁顺利等利用 7,12-二甲基苯并蒽诱发 BALB/c 小鼠产生急性红白血病。使用最广泛的模型之一是 L. W. Law 从暴露于致癌剂 3M-C 的 DBA/2 小鼠分离出的 L1210 细胞系。其他经化学诱导的小鼠白血病细胞系包括 P388、P1534 和 Ll5178Y 等，其优点是这些细胞可以在体外繁殖，然后移植到大量受体小鼠中引起继发性白血病，应用于白血病的发生发展及治疗药物的药代动力学和药效学相关研究。20 世纪 60 年代末，基于对 L1210 和其他化学诱发模型的体内疗效试验，许多化疗药物如广泛使用的阿糖胞苷被批准用于治疗各类白血病。然而，在过去的几十年里，这种基于细胞系的模型的使用已经显著减少。原因一是这些细胞诱发的白血病的病理学并不能完全模拟人类白血病的表型；二是只有少数动物在长时间暴露于化学致癌物后发病。因此，个体由接触化学物质（如苯）或经过化疗（如烷化剂和拓扑异构酶 Ⅱ 抑制剂）所致白血病的发生发展研究主要依赖于对原发性患者来源组织的直接分析，而不是使用动物模型。

（2）病毒诱发建模：最早利用病毒诱发白血病的研究是 1951 年 Gorss 应用 AKR 近交系小鼠白血病组织的无细胞提取液，接种于 C3H 近交系新生乳鼠诱发白血病，分离得到一株可以连续传代的小鼠白血病病毒（murine leukemia virus，MuLV），随后病毒与白血病的关系引起了人们的极大关注。1957 年 Charlotte Friend 首次报道通过注射无细胞的白血病病毒上清液可以在易感小鼠株中连续传播急性红细胞白血病，其发病过程包括多个阶段，表现出与 AML 相似的特征，可以模拟 AML 造血系统的异常增生和急性疾病向剧变期转化，这也是最早的 AML 病毒诱发模型之一。该病毒后来被发现是一种复制缺陷型脾病灶形成病毒（spleen focus forming virus，SFFV）和一种复制型小鼠白血病病毒 Friend-MuLV 的组合。SFFV 被认为是红白血病的病因，部分通过插入突变起作用，病毒的长末端重复序列（LTR）驱动基因组在 Spi/PU.1 基因附近的整合导致其过度表达，阻断红系细胞分化。其他国内外学者又相继分离出多株小鼠白血病病毒，如 Graffi-MuLV、Moloney-MuLV、Rauscher-MuLV、Abelson-MuLV、T638-MuLV、L6565-MuLV 和 SRS-MuLV 等，可以诱发淋巴细胞白血病、粒细胞白血病、红白血病和淋巴瘤，这些小鼠白血病病毒已被用于在插入突变筛选中发现与白血病发生有关的新基因。

（3）辐射诱发建模：白血病是最早被报道为辐射诱发的恶性肿瘤之一。在辐射设施附近的尤其是欠缺安全防护措施的人群中白血病的发生率显著升高。多个小鼠品系包括 RFM、CBA、C3H 和 SJL/J 等在暴露于高剂量或低剂量辐射时会发生白血病。研究表明，使用如 γ 射线、X 线或中子等单次高剂量或长期低剂量全身照射，可以诱发小鼠白血病或混合性白血病/淋巴瘤的发展。

在 SJL/J 小鼠系中，辐射诱发的白血病的临床表现与发生在霍奇金淋巴瘤患者放疗后的继发性 AML 相似。Macdonald 等将 8～12 周龄 CBA/H 小鼠暴露于 3Gy X 线，诱导小鼠 AML。Hattori 等以 3.5Gy 的 γ 射线照射 Swiss 小鼠和 C57B/6 小鼠，发现 46% 的 Swiss 小鼠发生 B 细胞淋巴瘤，而 50%的 C57B/6 小鼠发生胸腺肿瘤，由此认为 γ 射线致癌的动物模型主要表现为白血病和胸腺淋巴瘤。辐射还可能加速工程小鼠模型中白血病的发展，如急性淋巴细胞白血病常伴有 t（12；21）（p13；q22）染色体易位，形成 TEL-AML1 融合基因（又名 ETV6-RUNX1），再加上细胞周期调控因子 CDKN2A 的缺失，都对白血病的发生发展起着重要促进作用，而对于小鼠模型，环境中的轻度辐射暴露有可能会导致现有的初始损伤发生协同突变，从而引起白血病前期克隆的扩增。了解辐射诱发白血病的潜在分子致病机制将有助于缓解辐射损伤及开发辐射防护剂，以降低继发性恶性肿瘤的发生率。

3. 遗传修饰建模

（1）转基因建模：转基因小鼠模型是通过不同方法将外源基因导入小鼠受精卵，然后产生携带外源基因的小鼠品系，并通过生殖细胞将外源基因传递给后代小鼠。1976 年，Jaenisch 等利用逆转录病毒把莫氏白血病病毒基因插入小鼠基因组，建立了世界上第一个白血病转基因小鼠品系，随后又有研究者成功构建了 BCR-ABL 融合基因阳性的 CML 模型。Carron 等将 TEL 与胞质激酶 JAK2 融合基因（TEL-JAK2）的 cDNA 置于 EmuSRalpha 增强子/启动子转录调控的下游，产生转基因小鼠白血病模型，将 TEL-JAK2 白血病细胞移植到小鼠体内仍具有致瘤性。Ohtaki 等用人 T 细胞白血病病毒-1 型（HTLV-1）基因，成功建立了转基因小鼠。TCL-1 转基因小鼠是目前应用最广泛的 CLL 动物模型，McClanahan 等通过构建 TCL-1 小鼠模拟 CLL 患者体内的免疫缺陷，并采用过继转移程序性死亡蛋白配体-1（PD-L1）封闭性抗体治疗发生 CLL 的 TCL-1 小鼠，最终成功阻止了 CLL 的发展，同时观察到免疫效应功能的重新激活。miRNA29 也是 CLL 的预后指标之一，在 CLL 患者中高于正常，且惰性 CLL 中高于侵袭性 CLL。Pekarsky 和 Croce 为进一步研究 miRNA29 的作用，在 2010 年构建了 miRNA29 转基因小鼠模型，这些小鼠的 B 细胞中过表达 miRNA29，该模型研究发现 miRNA29 的作用靶点可能是肿瘤抑制因子——过氧蛋白。

（2）基因敲除建模：基因敲除模型是指利用外源 DNA 与受体细胞染色体 DNA 上的同源序列之间发生重组，使之整合到预定位点上，并替代原有基因，从而改变细胞遗传性。

1987 年，Thomas 和 Capecchi 的研究小组试验了哺乳动物细胞中导入基因的定点整合，即基因打靶技术。而利用胚胎干细胞（embryonic stem cell，ESC）同源重组的传统基因打靶技术在目前基因敲除研究中仍然重要。Khanna 通过胚胎干细胞打靶技术建立了 ATM（A-T 突变基因）白血病淋巴瘤动物模型。Kawagoe 等成功敲除了 *MN1-TEL* 融合基因，构建成 AML 小鼠模型，用于研究 *MN1-TEL* 在白血病中的作用机制。Carella 等进一步构建了 *CBFβ-SMMHC* 基因敲除小鼠，用于研究 *CBFβ-SMMHC* 致 AML 的机制。Fedorchenko 等为了研究 CD44 在 CLL 中的作用，将 TCL-1 小鼠与 *CD44* 基因敲除小鼠杂交，得到 *Eu-TCL-1*：$CD44^{-/-}$ 小鼠，这些小鼠表达低水平的抗凋亡基因 *MCL-1*，BCR 激酶反应减弱。

（3）逆转录病毒介导的移植建模：逆转录病毒载体基因组含有编码病毒功能蛋白的结构基因及复制、整合、RNA 转录及包装所必需的顺式作用区。将编码病毒功能蛋白的结构基因敲除，插入白血病基因即构成了完整的逆转录病毒载体。将该载体导入包装细胞，培养出具有感染能力的高效价逆转录病毒，用该病毒感染小鼠骨髓造血干细胞，移植到经免疫抑制处理的同种小鼠体内，通过综合小鼠多项指标判定小鼠发病情况。逆转录病毒法建立的模型严格上讲也属于基因修饰模型。这类模型将某些致病基因通过逆转录病毒导入小鼠体内，并在小鼠体内稳定表达，更典型地代表了临床白血病患者的真实情况，为优化治疗方案、研发更具疗效的新药提供了有利的工具。

1990 年，Daley 等最早用该方法利用 *BCR-ABL* 基因建立了发病率较低的 CML 模型。随后研究人员通过优化实验条件建立了众多 AML 相关的逆转录病毒介导的小鼠模型，2002 年 Guzman 等建立了 AML1-ETO 模型，2006 年以来众多研究人员用该方法建立模型，Yan 等建立了 AML1-ETO9a 模型，Palmqvist 等建立了 NUP98-HOX 模型，以及 *MLL* 相关融合基因的逆转录病毒介导的小鼠模型等。Hasegawa 等通过该方法成功建立了稳定的 MLL-AF9 白血病模型。

4. 移植建模

（1）同种移植建模：是将可移植性肿瘤细胞移植于同系或同种动物中连续传代而建立的模型。这类模型的建模周期短、重复性较好，移植的肿瘤细胞生物特性较稳定，是常用的白血病动物模型复制方法之一。

例如，小鼠白血病模型 L615，先用 T638 病毒给新生的 L615 近交系小鼠皮下或腹腔接种，小鼠发生白血病后，取白血病小鼠的脾或骨髓制成单细胞悬液通过皮下或腹腔接种至正常成年 L615 小鼠，发病后再以同样的方法在 L615 小鼠中连续传代建模。此外，来源于 BALB/c 小鼠的粒-单核细胞 WEHI-3 白血病细胞株通过静脉注射等途径均能在 BALB/c 小鼠成功建模。DBA 小鼠是 P388 及 L1210 的特异宿主小鼠，是建立 ALL 最理想的动物。将小鼠淋巴细胞白血病细胞系 P388 通过腹腔注入 DBA/2 小鼠，抽取发病小鼠腹水后移植到其他正常 DBA/2 小鼠腹腔内，可以成功建立淋巴细胞白血病模型。将小鼠 ALL 细胞 L1210 采用静脉、皮下及腹腔注射三种方式接种于 DBA 小鼠建立白血病动物模型，发现三种接种方式均能成功建立 L1210 白血病动物模型，可以根据实验指标的不同需求选择相应的移植方式。20 世纪美国国家癌症研究所曾用这两种模型筛选了 40 万种化合物。另外，自体式同系动物肿瘤抑制不产生排斥现象，而同种移植时可结合注射肾上腺皮质激素、抗肿瘤药物和适量放射等方法，降低宿主免疫排斥反应，提高建模成功率。

（2）异种移植建模：是将人体或其他种属的动物肿瘤移植至另一种属动物使其存活并生长，常用于人源肿瘤移植于动物体内表达，所建成的模型即为人源肿瘤组织移植（patient-derived xenograft，PDX）模型。即使是相当复杂的培养系统，也不能完全取代白血病细胞和骨髓微环境之间复杂的相互作用，而这种模型能充分保留原发肿瘤的生物学特性及生长环境，因此最接近临床。

异源移植多发生免疫排斥现象，可能会导致白血病异种移植失败，一般需要对实验鼠进行预处理，如放射线照射或化疗药物腹腔注射，使小鼠的全身免疫功能受到抑制，再进行移植建模。李丽霞等通过对裸鼠腹腔注射环磷酰胺进行预处理，24 小时后注射 Nalm-6 细胞，成功建立了 B-ALL 小鼠模型，用于药物体内靶向杀伤的研究。Johannes 等用 450cGy 的 γ 射线预照射 C57BL/6 小鼠，24 小时后尾静脉注射携带 AML1/ETO 融合蛋白的原始粒细胞，成功建立了 AML 小鼠模型，用于研究 AML 的化疗作用。

免疫缺陷小鼠的发现与应用大大提高了该类动物模型的建模成功率。1983 年，Bosma 等首先发现了 CB-17 纯系小鼠 16 号染色体上的重度联合免疫缺陷（severe combined immunodeficiency，*SCID*）基因隐性突变后，小鼠胸腺、脾和淋巴结的重量不及正常的 30%，体内 T 细胞和 B 细胞功能缺失，由此得到 SCID 小鼠。由于 SCID 小鼠体内尚存在部分非特异性免疫功能，造模过程中可能出现免疫逃逸现象。1992 年，Prochazka 等将 SCID 小鼠与非肥胖型糖尿病（NOD/Lt）小鼠回交得到非肥胖糖尿病重度联合免疫缺陷（non-obese diabetic/severe combined immunodeficient，NOD/SCID）小鼠，该小鼠不仅有 SCID 小鼠的 V（D）J 重排缺陷，还缺乏功能性 NK 细胞和循环补体，抗原提呈细胞分化及功能不良，因而免疫缺陷更严重，这可以大幅提升异种移植建模的成功率。有研究报道，将 K562 细胞植入 NOD/SCID 小鼠后成功建立了红白血病模型，通过 NOD/SCID 小鼠尾静脉注射 HL-60 细胞的方法，成功建立了急性早幼粒细胞白血病模型。随着不断探索，研究人员在 NOD/SCID 小鼠模型的基础上导入 IL-2Rγc 缺失突变，建立了 NSG（NOD/SCID IL-2Rγ^{null}）小鼠，其免疫系统几乎完全缺失，在人类造血系统移植和功能方面的研究及应用更优于普通 NOD/SCID 小鼠。Bertilaccio 等通过皮下或静脉注射 CLL 细胞系 MEC1 细胞到 NSG 小鼠建立了 CLL 小鼠模型，以评估 CLL 的发生和散播。Saland 等将人源 AML 细胞株通过尾静脉注射到经全身照射或 20mg/kg 腹腔注射白消安预处理的 NSG 小鼠体内，成功建立起一种高效和快速的异种移植动物模型，以进行白血病的相关研究工作。

5. 应用案例 以 AML 小鼠模型为例，不同的建模方法如图 6-7 所示。

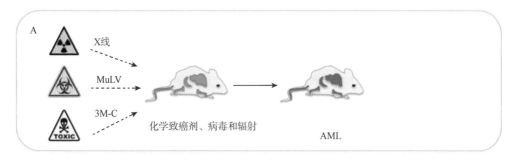

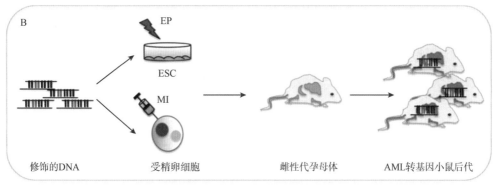

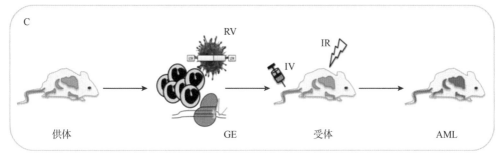

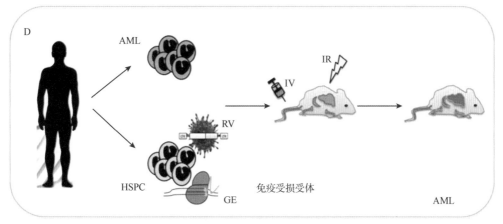

图 6-7　AML 小鼠模型建立方法示意图

A. 诱发建模：将小鼠暴露于化学致癌剂[如 3-甲基胆蒽（3M-C）]、生物制品（如 MuLV）或辐射（X 线）；B. 转基因建模：将修饰后的 DNA 片段通过原核显微注射（microinjection, MI）到受精卵细胞或电穿孔（electroporation, EP）导入胚胎干细胞（embryonic stem cell, ESC）发生同源重组，产生转基因（transgenic, Tg）小鼠系；C. 基因修饰建模：用逆转录病毒转导（retroviral transduction, RV）或基因组编辑（genome editing, GE）技术体外修饰小鼠 HSPC，通过尾静脉注射（IV）移植到受照射（IR）的小鼠体内；

D. 异种移植建模：将人源白血病细胞或体外修饰的 HSPC 通过静脉注射移植到受照射的免疫缺陷小鼠体内

（二）MLL-AF9 急性髓系白血病小鼠模型

急性髓系白血病（AML）是一种罕见但严重的人类恶性癌症，由不断积累的基因异常导致造血干/祖细胞增殖失控和分化受损，降低正常造血功能，经常导致血小板减少、贫血及造血功能衰竭。研究表明，约 7% 的 AML 和 10% 的急性淋巴细胞白血病（ALL）病例可出现 MLL 基因重排，这是儿童和成人白血病治疗后易复发的重要原因。MLL 基因可以编码一种 DNA 结合蛋白作为组蛋白甲基转移酶，正向调节靶基因（包括多个 HOX 基因）的表达。在包括 AML、ALL 和独特的混合表型急性白血病（MPAL）在内的各种白血病中，MLL 基因的表观遗传学作用因其与超过 60 种不同易位蛋白的融合而被破坏。MLL 基因与多种基因进行易位重组所形成的易位融合蛋白具有促癌作用，能够引发白血病。此外，白血病细胞的产生与维持，也依赖 MLL 融合蛋白的持续表达，这表明 MLL 基因融合本身或其调节的基因是白血病潜在的治疗靶标。同时，尽管 MLL 白血病预后较差，但其发病机制除了激活 MLL 致癌基因外，极少需要额外的驱动突变。考虑到 MLL 白血病基因组简单、进展时间短，因此该类白血病特别适于研究发病机制的实验建模。

在已知的融合基因中，位于 t（9；11）（p22；q23）的 MLL-AF9 融合基因是 MLL 基因重排在 AML 中较为常见的易位融合，也是近年来研究的热点。MLL-AF9 融合基因的表达，可导致髓系 AML 患者出现髓外浸润、频繁复发及生存期短、预后较差等。通过全基因组测序发现，MLL-AF9 白血病患者标本和 MLL-AF9 感染的小鼠造血干/祖细胞的基因表达谱存在较大相似性。其中，HOX 基因家族和 HOX 辅助因子 MEIS1 的转录激活最为显著。因此，为了更好地了解疾病的发生发展和致病机制、优化治疗方案，并进一步研发更具有疗效的新药，可以对 MLL-AF9 型白血病进行动物建模，并对动物模型做进一步研究。

先进的现代化技术虽然简化了对 AML 细胞基因改变的检测，但对确认其在疾病发生和发展进程中的作用仍存在难以忽视的挑战。此外，患者间显著的细胞异质性，使得研究 AML 生物学控制的共同机制变得更为复杂。因此，构建动物模型成为研究致病现象全面功能表征的一个较为合适的手段，特别是在转基因小鼠品系中。然而受到技术局限，即使分子和基因工程方法已经取得相当大的进步，现有的模型也不能完美概括人类疾病的所有方面。下文将简要回顾 MLL-AF9 白血病小鼠模型构建的进程。

（三）基因工程小鼠模型

20 世纪 70～80 年代生物研究方法的分子革命，允许研究人员将外来基因元素转移到小鼠的种系中，从而创造出同源的转基因系。为了研究假定的原癌基因的活性，研究人员将表达盒和微型基因与启动子/增强子元件、可读框（ORF）和转录本稳定元件集成，通过直接注射到小鼠卵母细胞中或经电穿孔进入小鼠胚胎干细胞中（图 6-8），引入线性化的工程 DNA 副本。该技术的进一步完善迅速增加了由原癌基因驱动的 AML 模型数量，这些原癌基因由其内源性启动子或外源性启动子诱导表达控制。

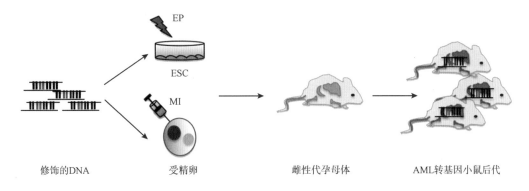

图 6-8　基因工程小鼠模型的构建

资料来源：Almosailleakh M，Schwaller J，2019. Murine models of acute myeloid leukaemia . Int J Mol Sci，20（2）：453

由于小鼠胚胎干细胞（ESC）中靶向同源重组（targeted homologous recombination）的发展，克隆 DNA 的整合位点可以定向于所需的基因位点。该技术早在 AML 小鼠模型建立过程中就得到了探索，第一个与髓细胞白血病相关 *MLL-AF9* 融合基因的转基因模型为这一概念提供了积极的证明。为了从其自身的调控元件表达 MLL-AF9 融合，Rabbitts 及其同事于 1996 年构建了第一个小鼠 MLL-AF9 融合蛋白白血病模型，先通过同源重组成功地将一个短的 *MLL ex8-AF9* cDNA-polyA 片段整合到小鼠 *MLL-1* 位点，得到阳性表达 MLL-AF9 融合蛋白的胚胎干细胞，再通过显微注射技术将胚胎干细胞注射入囊胚，得到敲入 *MLL-AF9* 基因的 AML 嵌合小鼠。有趣的是，尽管 *MLL-1* 启动子广泛活跃，但嵌合小鼠只发生 AML。随后对 *MLL-AF9* 敲入小鼠系出生前后疾病进展的研究发现，同源框转录因子 HOXA9 作为下游效应因子（有基因剂量效应）及 MLL-AF9 可能的细胞靶点启动 AML。通过将驱动融合癌基因组成性整合到其自然位点建立 AML 模型，AML 建模的成功促使研究者对其他结构进行改变的功能建模。

随着技术发展，研究人员建立了一系列模拟 *MLL* 融合基因驱动的急性白血病转基因小鼠模型，用于研究细胞起源在 AML 发生和进展中的作用。例如，Weili Chen 及其同事于 2008 年通过构建 MLL-AF9 模型小鼠，发现与粒细胞-巨噬细胞（GMP）祖细胞或髓系祖细胞（CMP）相比，长周期造血干细胞（LT-HSC）中表达 *MLL-AF9* 融合基因导致更具有侵袭性的白血病表型。此外，在小鼠中 MLL-AF9 的激活导致了一种特殊的侵袭性和耐药表型，与在实体瘤中观察到上皮-间充质转化（EMT）相关基因表达导致的侵袭性类似，导致不良预后。2016 年 V. Stavropoulou 及其同事也通过构建 MLL-AF9 驱动白血病生成的可诱导转基因小鼠模型，研究细胞起源对 AML 的影响，发现 *MLL-AF9* 基因在小鼠体内驱动白血病形成进程中，LT-HSC 来源的 AML 具有更强的侵袭性，同时有在实体瘤中广泛组织浸润、化学抵抗和 EMT 相关基因的表达（表 6-18）。

表 6-18　转基因小鼠 AML 模型

年份	转基因	策略	启动子	增强子	靶细胞	表型
2008	*MLL-AF9*	敲入（*Mll1*；*Mll ex8-AF9* cDNA）	MLL			AML 在 HSC 中的 MLL-AF9 表达高于 GMP
2016	*MLL-AF9*	条件性	TRE（Hprt）	rtTA	LT-HSC、ST-HSC	AML-MLL 依赖于 DOX 剂量和细胞靶点

注：rtTA，反义 Tet（四环素）转录活化因子。

（四）基于病毒表达与 *MLL-AF9* 基因于造血细胞得到适应性转移的小鼠模型

20 世纪最后 20 年发展起来的技术，允许研究人员将克隆的白血病相关基因突变转移到造血细胞中，以探索它们在体内和体外的转化潜力。表达目的基因的高滴度逆转录病毒的产生，对于建立广泛应用并模拟研究小鼠造血干、祖细胞（HSPC）中白血病相关遗传损伤的影响至关重要。因此，病毒转导的细胞被移植到致死剂量照射或亚致死剂量照射的同基因受体鼠内，构建嵌合动物模型并导致白血病（图 6-9）。巴尔的摩实验室对慢性髓系白血病（CML）相关的 *BCR-ABL* 融合基因建模的研究首次证明了这一策略的成果，也为研究人员利用该技术构建 *MLL-AF9* 融合基因建模提供了科学指导。

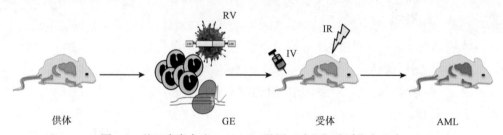

图 6-9　基于病毒表达 *MLL-AF9* 基因于造血细胞诱发白血病

资料来源：Almosailleakh M，Schwaller J，2019. Murine models of acute myeloid leukaemia . Int J Mol Sci，20（2）：453

许多研究表明，大多数 AML 相关突变不足以引起疾病。该技术系统的多能性使研究人员能够定义 AML 驱动突变的关键下游效应因子，如 *MLL-AF9* 融合基因可在该技术系统中驱动 AML，且与 BCR-ABL 相比，*MLL-AF9* 融合基因不仅能够转化造血干细胞，也可以转化祖细胞。在大多数此类研究中，研究人员使用基于复制缺陷的小鼠干细胞病毒（MSCV）表达载体，该载体能够在造血祖细胞中高效转导和使转入的基因稳定表达。然而，病毒表达差异、潜在的非生理表达水平、批次间转导和移植变异及早期多效 HSPC 固有的转导偏差，都可能影响疾病的表达，虽然大多数情况下小鼠的 AML 具有共同的组织病理学和免疫表型特征，*MLL-AF9* 融合最能说明这一点。不论融合基因是逆转录表达还是基因敲入，疾病特点均为高水平表达 Gr1、Mac1 和 c-Kit 表面标志物的髓系祖细胞及单核细胞广泛浸润骨髓及其他器官组织。

2006 年 Armstrong 实验室与 Cleary 实验室，以及 2008 年 Chen 等研究人员即采用该技术系统，选择小鼠骨髓 LSK、CMP、GMP 及 CLP 等细胞，通过逆转录病毒敲入 *MLL-AF9* 基因，并进行尾静脉移植。研究结果表明，LSK 与 CLP 细胞敲入 *MLL-AF9* 基因后诱发

AML 能力更强。但受限于 *MLL-AF9* 基因在不同细胞群体表达量不同，以及内源 MLL-AF9 和外源 MLL-AF9 在生物学上具有表达差异的客观条件，Chen 等敲入 *MLL-AF9* 基因的 GMP 并未与 Armstrong 实验室所展示的结果一样表达出诱发 AML 的特性。可见在现有技术条件下，使用不同逆转录病毒载体感染不同小鼠细胞，可能会对 MLL-AF9 AML 小鼠模型构建的成功率产生不同的影响。2012 年，Bindels 及其同事利用该技术系统研究细胞起源在 AML 发生发展中的作用，发现在 MLL-AF9 诱导的小鼠骨髓细胞中，MLL-AF9 融合蛋白在 Evi1（pos）造血干细胞转化过程中维持了 Evi1 的表达（表 6-19）。

表 6-19　基于病毒转导和移植的 AML 小鼠模型

年份	转基因	病毒载体	靶细胞	表型
2006	*MLL-AF9*	pMSCV-IRES-GFP	GMP	将转染后的细胞移植到体内导致 AML
2012	*MLL-AF9*	pMSCV-pgk-puro	*Evi1$^{+/-}$* MLL-AF9 转导细胞	体内敲除 *Evi1* 延迟白血病诱导

综上所述，通过建立 MLL-AF9 驱动的白血病小鼠模型，在体内对人类白血病复杂异质性进行真实建模研究，有助于更好地理解 *MLL-AF9* 融合基因所导致的白血病发病的分子机制，识别具有预测和预后价值的遗传标记，并开发新的个性化和高效的治疗策略。

（五）移植物抗宿主病模型

移植物抗宿主病（graft-versus-host disease，GVHD）是造血干细胞移植（hematopoietic stem cell transplantation，HSCT）后最主要的并发症之一，也是制约移植疗效及患者生活质量、生存时间的重要因素。其主要病因是供体 T 细胞与外源性抗原之间的免疫反应。临床数据表明，GVHD 的发病率可高达 40%～60%。近年来，随着移植前预处理方案、移植供体选择、移植技术及移植后预防治疗方案的优化，GVHD 发病率有所下降，但由于其发病机制尚不完全明确，目前仍是临床及基础研究的热点。

1. GVHD 的分类及主要病理过程

（1）分类：根据发生时间及病理特征，GVHD 可分为急性移植物抗宿主病（acute graft-versus-host disease，aGVHD）及慢性移植物抗宿主病（chronic graft-versus-host disease，cGVHD）。传统认为，aGVHD 多发生于移植后 100 天内，以显著的靶器官损伤作为主要特征；cGVHD 多发生于移植后 100 天外，以免疫细胞的增殖分化为主要特征。近年来，临床医生及研究者更为关注 GVHD 的病理特征及临床表现，而不再严格将移植后 100 天作为区分二者的指标。

（2）主要病理过程

1）aGVHD：病理过程主要包含三个阶段，见图 6-10。

第一阶段：细胞因子风暴。

移植前预处理方案（化疗/放疗）对组织造成损伤，后者释放损伤信号及细胞因子，如 IL-1β、IL-6 及 TNF-α 等，形成"细胞因子风暴"，成为激活受体抗原提呈细胞（antigen presenting cell，APC）的第一个危险信号，并直接导致供者来源的 T 细胞激活。

第二阶段：免疫细胞增殖分化。

　　激活后的 T 细胞极化，形成病理性 T 细胞，如辅助性 T 细胞（Th1、Th17）、细胞毒性 T 细胞（Tc1、Tc17）。供者来源的 T 细胞激活主要存在两种方式，即同源抗体激活及非同源刺激。后者主要通过不同细胞分泌的细胞因子实现，如 IL-1 及 TNF-α 等。病理性 T 细胞分泌更多的细胞因子，如 IFN-γ、IL-2、IL-17、TNF-α 等，加重炎症反应。

　　第三阶段：免疫级联反应导致靶器官损伤。

　　在此阶段发挥主要作用的成分如下。

　　A. 可溶性介质：TNF-α、穿孔素、颗粒酶、Fas 及 FasR 等。

　　B. Th17 细胞：在 aGVHD 中的作用机制尚存在争议。

　　C. 调节性 T 细胞（Treg）：其功能表现为广泛的免疫反应抑制，包括自身反应性及异体反应性 T 细胞免疫反应。

　　上述细胞介质及可溶性炎症因子共同作用，导致局部靶器官损伤。数项 aGVHD 生物标志物被释放入血，如再生胰岛衍生蛋白 3α（regenerating islet-derived 3α，REG3α）、肿瘤发生抑制蛋白 2（suppressor of tumorigenicity 2，ST2）等。

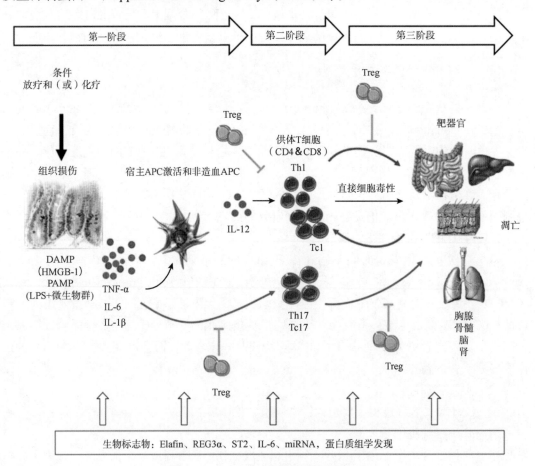

图 6-10　aGVHD 主要病理阶段示意图

Elafin，弹性蛋白酶抑制剂；DAMP，损伤相关分子模式；PAMP，病原体相关分子模式；HMGB-1，高速游动族蛋白 B1

资料来源：Ramadan A，Paczesny S，2015. Various forms of tissue damage and danger sigals following hematopoietic stem-cell transplantation. Front Immunol，6（14）：1-20

2）cGVHD：病理过程主要包含三个阶段（图 6-11）。

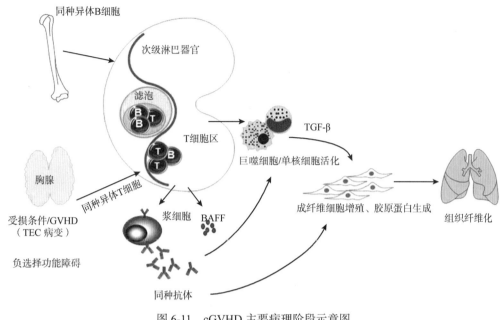

图 6-11　cGVHD 主要病理阶段示意图

BAFF，B 细胞活化因子；TEC，胸腺上皮细胞

资料来源：Ramadan A，Paczesny S，2015. Various forms of tissue damage and danger signals following hematopoietic stem-cell

transplantation. Front Immunol，6（14）：1-20

第一阶段：细胞毒作用、炎症反应及 cGVHD 造成组织损伤，激活固有免疫细胞及部分非造血细胞，如内皮细胞和成纤维细胞等。炎性介质释放进入循环中及细胞外空间内，主要包括损伤相关的分子，如 IL-33 及病原相关分子（如脂多糖等）。相关研究表明，Th17 在此阶段也发挥了重要功能，因为通过阻断 IL-12 抑制 Th17 功能后，可使 cGVHD 患者的皮肤、肝脏及唾液腺症状减轻。供体或受体 B 细胞识别和处理 MHC 提呈的细胞外抗原。上述过程将会导致 cGVHD 病程发生。

第二阶段：主要特征为适应性免疫系统的高敏性及免疫细胞调节介质的减少。cGVHD 中 T 细胞激活并不依赖于受体的 APC，而是同源抗体识别及供者 T 细胞免疫起始的共同作用所致。CD4$^+$ T 细胞是 cGVHD 发生的充分必要条件，而细胞毒性 CD8$^+$ T 细胞则不是必需的。受体 B 细胞被次级抗原及 Th2 细胞因子激活，进而分化成熟，向供者 CD4$^+$ T 细胞提呈 MHC 加工后的抗原，形成共刺激信号，使 B 细胞分泌抗体及其他刺激细胞因子。此为针对非宿主来源的 MHC 蛋白的免疫反应，将导致 Th1、Th2 及 Th17 细胞功能上调，而调节性免疫细胞（如 Treg 等）功能下调。T 细胞及 B 细胞在抗原刺激或共刺激信号作用下克隆性扩增，形成记忆细胞及效应细胞。另外，可出现表位扩展（epitope spreading），导致寡克隆性 T 细胞扩增。

第三阶段：激活的 T 细胞及 B 细胞释放炎性及成纤维性细胞因子，如 IL-13、IL-10 及 IL-4；激活的巨噬细胞产生转化生长因子 β（TGF-β），共同导致硬皮病样症状。针对双链 DNA、单链 DNA 及染色体的自身抗体在靶器官沉积，导致免疫复合物肾小球肾炎或血小板源性生长因子受体（platelet derived growth factor receptor，PDGFR）激活，进而导致纤维化。在第二阶段激活的 Th17 将加重上述过程。由于 cGVHD 患者多伴有严重的免疫抑制，反复感染是造成患者发病及死亡的关键因素。

对 GVHD 的认知经历了数个重要阶段。1956 年，Vos、Davids、Weijzen 及 van Bekkum 在接受致死剂量照射的小鼠骨髓干细胞移植模型中观察到致死的"次级"症状，即与细胞重建状态无关的多部位（如皮肤、消化道、肝脏及淋巴结等）功能衰竭。van Bekkum 及 de Vries 在其 1967 年的经典论著 *Radiation Chimeras* 中对实验动物及患者样本的组织学改变进行了详尽论述。1955 年，日本心血管医生 Shimoda 将心脏外科手术患者接受供体血细胞输注后的并发症命名为术后红皮病（postoperative erythroderma，POE）。1962 年，Barnes 等首次使用名词"移植物抗宿主病"替代"继发疾病"。1981 年，Vriesendorp 等提出一个新名词——"相互干扰"（reciprocal interference），以描述受体与供体淋巴细胞的相互作用。1990 年，以色列心脏外科专家也报道了 POE 病例，并将其重新命名为输血相关的移植物抗宿主病（transfusion-associated graft-versus-host disease，TaGVHD），因为上述患者的皮肤损伤与 van Bekkum 在 1967 年及 1985 年报道的 GVHD 特征一致。

2. GVHD 动物模型建立、鉴定及应用　目前最常见的用于 GVHD 研究的实验动物为小鼠。

小鼠 GVHD 模型病理阶段如下。

（1）小鼠模型 aGVHD 发生阶段：小鼠 aGVHD 模型发生机制几乎与患者相同，最主要的区别在于预处理措施不同。临床常见的预处理措施主要包括细胞毒性损伤（如放疗或化疗）、免疫抑制剂及靶向受者 T 细胞的药物（如氟达拉滨等）。而小鼠模型中最常使用的则是全身性照射，可对受体进行清髓而利于供体干细胞植入，通过限制受体 T 细胞的增殖，预防对移植物的排斥反应。

（2）小鼠模型 cGVHD 发生阶段（表 6-20 和表 6-21）：小鼠 cGVHD 模型与 aGVHD 模型相比具有较长的生存期。根据建模方法的不同，还将出现其他症状，如脾肿大或淋巴结表现等。cGVHD 涉及的免疫病理过程目前尚无确切定论，部分归因于相关小鼠模型的限制。在小鼠模型中所知的病理机制可总结为如下三类：自身抗体的产生、促纤维化通路及胸腺功能不全。

3. 移植物抗宿主病的研究方向及前景　近年来，随着研究手段的不断进步，关于 GVHD 的研究也在不断深入，其发生发展机制得以进一步明确，但关于如何有效预防及治疗 GVHD，尤其是激素抵抗型 aGVHD（steroid-resistant aGVHD，sr-aGVHD），仍是一大难题。目前有数项临床研究正在进行中，如间充质干细胞移植、JAK1/2 抑制剂芦可替尼相关研究等，相信在不久的将来会为患者带来福音。

表6-20 小鼠 aGVHD 模型汇总

供体	受体	预处理方案	遗传学	T细胞	细胞类型（数量）	结局
MHC 不相合						
C57/BL6 (H-2^b)	BALB/c (H-2^d)	900 cGy	MHC I，MHC II，miHA 不相合	CD4$^+$，CD8$^+$	脾脏 T 细胞[(0.5~2)×10^6]+TCD 骨髓细胞	10~21 天全身发病；致死
C3H/HeJ (H-2^k)	C57/BL6 (H-2^b)	900 cGy			骨髓细胞(2×10^7)+脾脏细胞[(5~25)×10^6]/淋巴结细胞[(0.1~1)×10^6]	10~30 天全身发病；致死
C57/BL6 (H-2^b)	B6C3F1 (H-2$^{k/b}$)	600~1050 cGy			脾脏细胞(70×10^6)+TCD 骨髓细胞(1×10^7)	全身发病；致死
C57/BL6 (H-2^b)	B6D2F1 (H-2$^{b/d}$)	不进行X线照射或1100~1300 cGy			非照射模型：全脾脏细胞[(1~10)×10^7] 照射模型：纯化 T 细胞[(2~5)×10^8]	全身发病，照射模型 30 天死；非照射模型 30~50 天致死
C57/BL6 (H-2^b)	B6AF1 (H-2$^{b/a}$)	不进行 X 线照射			全淋系细胞[(2~6)×10^7]	全身发病，致死时间取决于 T 细胞剂量
C57/BL6 (H-2^b)	B10.BR (H-2^k)	750~900 cGy+/-环磷酰胺（120mg/kg）			骨髓细胞(2.5×10^5~2×10^7)+脾脏细胞[(5~25)×10^6]/淋巴结细胞(0.5~1)×10^6]	全身发病，致死时间取决于 T 细胞剂量与来源；14~28 天出现症状
C57/BL6 (H-2^b)	B6.C-H2^{bm1} (bm1) (H2^b) 背景，MHC I 突变	950 cGy 或亚致死照射	MHC I 不相合	CD8$^+$	TCD 骨髓细胞(4×10^6) + CD8$^+$ T 细胞[(1.5~7.5)×10^6]	CD8$^+$ T 细胞移植将导致全身发病，30~80 天致死
C57/BL6 (H-2^b)	B6.C-H2^{bm12} (bm12) (H-2^b) 背景，MHC II 突变	950 cGy 或亚致死照射	MHC II 不相合	CD4$^+$	TCD 骨髓细胞(4×10^6) +CD8$^+$ T 细胞(5×10^6)	CD4$^+$ T 细胞移植将导致全身发病，20~40 天致死
miHA 不相合						
B10.BR (H-2^k)	CBA/BALB.K (H2^k)	750 cGy	miHA 不相合	CD8$^+$	TCD 骨髓细胞(8×10^6) + 全脾脏细胞(1×10^7)/CD4$^+$/CD8$^+$ T 细胞(5×10^6)	全身发病；症状包括耳部糜烂、腹泻、驼背等
B10.D2 (H-2^d)	DBA/2 (H-2^d)	800 cGy	miHA 不相合	CD4$^+$*	TCD 骨髓细胞(4×10^6)+T 细胞(1×10^6)/纯化 CD4$^+$/CD8$^+$ T 细胞	全身发病，80 天致死
B10.D2 (H-2^d)	BALB/c (H-2^d)	亚致死剂量照射（600~750 cGy）或分段照射（1000 cGy）	miHA 不相合	CD4$^+$*	TCD 骨髓细胞纯化(1×10^7) + 全脾脏细胞(1×1C^8)	全身发病

续表

供体	受体	预处理方案	遗传学	T 细胞	细胞类型（数量）	结局
B10 (H-2^b)	BALB.b (H-2^b)	775 cGy	miHA 不相合	CD4*	TCD 骨髓细胞（8×10^6）+脾脏细胞（1×10^7）/CD4$^+$ T 细胞（1.4×10^6）/CD8$^+$ T 细胞（6×10^5）	全身发病；无皮肤受累
C57BL6 (H-2^b)	BALB.b (H-2^b)	850~1000 cGy	miHA 不相合	CD4$^+$	TCD 骨髓细胞（5×10^6）+ T 细胞（2×10^6）	全身发病
DBA/2 (H-2^d)	B10.D2 (H-2^d)	820 cGy	miHA 不相合	CD8$^+$	TCD 骨髓细胞（4×10^6）+ T 细胞（1×10^6）/纯化 CD4$^+$/CD8$^+$ T 细胞	全脾脏细胞移植后全身疾病较轻；纯化 T 细胞移植后全身症状加重，移植后 25 天死亡率达到 50%
异种移植模型						
人 PBMC	NOD/SCID IL-2Rγ^{null} (NSG)	不进行 X 线照射或 200~250 cGy	MHC I，MHC II，miHA 不相合	CD4$^+$	1×10^7 或（5~10）×10^6	30~50 天死于 GVHD
人 PBMC	BALB/cA-RAG2$^{-/-}$ IL-2Rγ$^{-/-}$	350 cGy	MHC I，MHC II，miHA 不相合	CD4$^+$ CD8$^+$	（5~30）×10^6	全身发病
人外周血 T 细胞	NOD/SCID β2m^{null}	250~300 cGy	MHC I，MHC II，miHA 不相合	—	1×10^7 人 T 细胞，眼球后静脉注射	全身发病

注：TCD，T-cell depletion，T 细胞耗竭。
*次级抗原来源于 CD8$^+$细胞。

表6-21 小鼠cGVHD模型汇总

供体	受体	预处理方案	遗传学	T细胞	细胞类型/数量	结局
硬皮病（促纤维化模型）						
B10.D2 (H-2^d)	BALB/c (H-2^d)	700~900 cGy	miHA 不相合	CD4^+	TCD骨髓细胞+全脾细胞或纯化T细胞 (1×10^7)	硬皮病；进展性器官纤维化
LP/J (H-2^b)	C57BL6 (H-2^b)	700~1100 cGy	miHA 和MHC 不相合	ND	脾脏细胞[(20~50)×10^6]+ 骨髓细胞 (5×10^7)	第28天开始出现硬皮病
B10.D2 (H-2^b)	BALB/c Rag2^-/- (H-2^d)	无	H2d 相合 miHA 不相合	ND	全脾细胞[(2~5)×10^7]	硬皮病；进展性器官纤维化；自身抗体
自身抗体介导（狼疮样）模型						
DBA/2 (H-2^d)	B6D2F1 (H-2^b/d)	无	MHC I,MHC II和miHA 不相合	CD4^+	(1~10)×10^7	狼疮、渥腺炎
BALB/c (H-2^d)	(BALB/cxA) F1 (H-2^d/a)	无	MHC I,MHC II和miHA 不相合	CD4^+	(1~10)×10^7 脾脏细胞	多发性关节炎、硬皮病、肾小球肾炎、巩膜性胆管炎
C57BL6 (H-2^b)	(B6×BALB/c) F1 (H-2^d)	无	MHC I，MHC II 和 miHA 不相合	CD4^+	6×10^7 全脾细胞	快速进展为cGVHD
DBA/2 (H-2^d)	BALB/c (H-2^d)	650 cGy	miHA 不相合	—	5×10^7 全脾细胞	自身抗体；皮肤硬化症
C57BL6 (H-2^b)	(C57BL6×B6.c-H-2^bm1) F1 (H-2^b背景, MHC I突变)	无	MHC I 不相合	CD8^+	脾脏细胞（5×10^7) 或 2/3 脾细胞+1/3 淋巴结细胞（总数为10^8）；第0天和第7天各注射一次	肾小球肾炎；非照射模型不致死；照射模型30~60天死亡
C57BL6 (H-2^b)	(C57BL6×B6.c-H-2^bm1) F1 (H-2^b背景, MHC II突变)	无或900 cGy	MHC II 不相合	CD4^+	非照射模型：(4~5)×10^6脾脏CD4^+T细胞+(2~3)×10^6骨髓细胞，第0天和第7天各注射一次；照射模型：(4~5)×10^6脾脏CD4^+T细胞+(1~2)×10^6TCD骨髓细胞	全身发病，20~40天死亡
胸腺功能不全模型						
BL6-H2-Abl^-/- (H-2^b)	C3H/HeN (H-2^k)	1300 cGy，分为两次照射	MHC I,MHC II和miHA 不相合	骨髓来源CD4^+、CD8^+细胞	5×10^6 TCD骨髓细胞	表皮萎缩、脂肪减少、滤泡脱落和真皮增厚；肝胆管缺失与门静脉周围纤维化；涎腺纤维化和萎缩血细胞减少

（六）Notch1 小鼠 T-ALL 动物模型

1. 模型背景　白血病作为一类造血干细胞恶性克隆性疾病，临床可见不同程度的贫血、出血、感染、发热及肝、脾、淋巴结肿大伴随骨骼疼痛，严重影响患者生存质量。急性 T 细胞白血病（T-ALL）常见于儿童，占儿童初诊白血病的 12%～15%、成人白血病的 25%，多数患者起病急、进展快且容易复发，其独特的临床和生物学特征备受关注。近年来大剂量放化疗和多项临床试验的大环境下，靶向 Notch、PI3K/Akt/mTOR、JAK/STAT、MAPK 等信号通路的化合物层出不穷，达雷木单抗（daratumumab）、巴利昔单抗（basiliximab）、阿仑单抗（alemtuzumab）等单克隆抗体及双特异性单链抗体 BiTE、CAR 等新型免疫疗法也屡见不鲜。伴随着医学科学技术的发展，尽管 T-ALL 的疗效目前已经明显改善，但对其复杂的细胞生物学致病机制尚需进行系统深入的研究，以期更加透彻地解析疾病的发生发展机制，促进临床新药的研发应用，进一步改善患者的长期生存质量。

Notch 信号通路作为造血干细胞（HSC）和某些白血病干细胞（LSC）维持自我更新共有的重要信号通路之一。其结构性激活是 T-ALL 最常见的异常之一，该信号转导过程通过一系列复杂和高度保守的途径，间接激活 PI3K/Akt/mTOR、c-myc 和 NF-κB 等信号通路，在造血分化、血管生成、细胞增殖与凋亡中发挥了重要的生物学作用，值得一提的是 Notch 信号通路被公认为能够通过控制 T 细胞的命运选择，参与 T 细胞的系列分化和表型决定，从而调节 T 细胞的正常发育。早在 1917 年遗传学家摩尔根及其同事首次在突变的模式动物果蝇中描述了翼末端带有切迹的果蝇类型，并进一步发现这一表型的形成与 Notch 基因的部分功能缺失有关。哺乳动物有 4 种跨膜受体（Notch1～Notch 4）和 5 种 Notch 配体（Delta-like 1、Delta-like 3、Delta-like 4、Jagged1 和 Jagged2）。Notch 信号通路活化有两条途径：经典的 Notch 信号通路（又称为 CBF-1/RBP-Jκ 依赖途径）和 CSL 非依赖途径。有研究调查表明，约有 56.2% T-ALL 患者伴随 Notch1 胞内段（intracellular domain of Notch1，ICN1）过表达。而 t（7；9）（q34；q34.3）染色体易位能够间接导致 Notch1 的 EGF 重复片段 34 位的 C 端易位至 T 细胞受体的 β 位点上，从而使 ICN1 被持续性激活。1996 年，Pear 等应用逆转录病毒将 ICN1 片段引入正常或胸腺切除小鼠骨髓细胞，移植后 21 天在外周血及骨髓中均检测到免疫表型为 CD4$^+$CD8$^+$双阳性的淋巴样母细胞异常增殖，说明 Notch1 胞内段 ICN1 过表达确实能够诱导 T-ALL 的发生。后续研究表明，过表达 ICN1 的造血干、祖细胞（HSC/HPC）在小鼠体内自我更新能力明显增强，并进一步诱导 T 细胞分化成熟障碍，从而转变为不受机体调控的 T 细胞恶性克隆，最终导致 T-ALL 的发生发展。此外，也有实验反向证实阻断 Notch1 通路能够抑制 Notch1 转化的白血病细胞异常增殖，从而影响 T-ALL 的进程。过表达 ICN1 是小鼠 T-ALL 强有力的诱导因子，因此可以通过该方法构建小鼠 T-ALL 模型以开展基础研究。

2009 年 Xiaoxia Hu 在 *Blood* 杂志发表文章，显示通过致死剂量照射移植过表达 ICN1 细胞的 Notch1 小鼠建立了 T-ALL 模型，并通过该动物模型研究了 Notch1 诱导白血病小鼠的造血干、祖细胞的动力学和生物学功能。2012 年 Chongmei Huang 等应用该动物模型研究发现硼替佐米在体内外对携带 Notch1 突变的 T-ALL 具有显著的抗白血病作用。2015 年 Chuanhe Jiang 等在该动物模型的基础上采用阿糖胞苷、环磷酰胺联合非照射 T-ALL 小鼠模型，建立了新的 T-ALL 治疗模型，并对化疗应激下白血病宿主的原始造血细胞和白血病细胞的动力学和功能状态进行了全面的研究。

2. 造模过程　骨髓移植受体小鼠：C57BL/6J（白细胞抗原表型 CD45.2）4～8 周龄，雌性。过表达 ICN1 的 HSC/HPC 亦来自 CD45.2 的 C57BL/6J 小鼠，即白血病细胞的白细胞抗原表型与受体小鼠一致，均为 CD45.2。

骨髓移植供体小鼠：B6.SJL-Ptprc^{a}Pepc^b/BoyJ（以下简称 B6.SJL，白细胞抗原表型 CD45.1），8～12 周龄，雌性，见图 6-12。

小鼠 T-ALL 骨髓移植模型应用浓度为 1mg/ml 的质粒转染试剂脂质体 2000，通过共转染法将含有人 ICN1 全长可读框 cDNA 序列和绿色荧光蛋白（GFP）cDNA 序列的逆转录病毒质粒 MSCV-ICN1-IRES-GFP（ICN1-GFP）与逆转录包装蛋白质粒 CMV-VSVG 和 Kat（pCMV-VSVG 含有逆转录包膜蛋白基因序列，pKat 包含逆转录病毒 *gag* 和 *pol* 两种基因序列）共同转入适量包装细胞系 293T 细胞（37℃、5% CO$_2$ 条件下，用含有 10% FBS 的 DMEM 培养基培养，每天 1∶1 传代），收集病毒上清。病毒上清重悬小鼠 HSC/HPC（Lin$^-$Sca-1$^+$）细胞（表型 CD45.2），培养 12～14 小时后将细胞重悬于新鲜培养基，8～10 小时后进行第 2 次基因转移，方法同第 1 次。病毒上清感染小鼠 Lin$^-$Sca-1$^+$细胞后适宜时间（48 小时或 72 小时），荧光显微镜下观察，流式细胞术检测基因转移效率（即 GFP 阳性细胞比例）。所有小鼠移植前均需接受 10Gy 致死剂量照射，并被随机分为两组。白血病造模组每只受体小鼠可移植转染 ICN1-GFP 的 Lin$^-$Sca-1$^+$细胞数为 1×10^6（CD45.2），B6.SJL 小鼠的骨髓单个核细胞（BMNC）为 1×10^7（CD45.1），对照组小鼠仅移植相同数量 B6.SJL 小鼠的 BMNC（CD45.1）。移植后小鼠培养于正压空气清洁房间无菌鼠笼内，垫料、饲料及饮水均需经高温高压灭菌处理并给予无菌食物，且每周至少更换一次，建议从照射当天开始

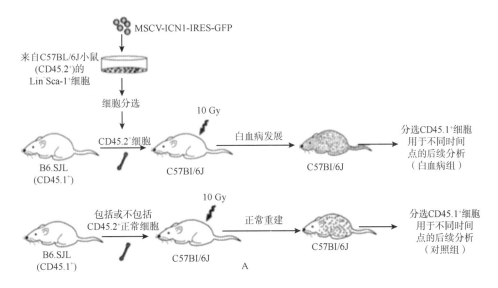

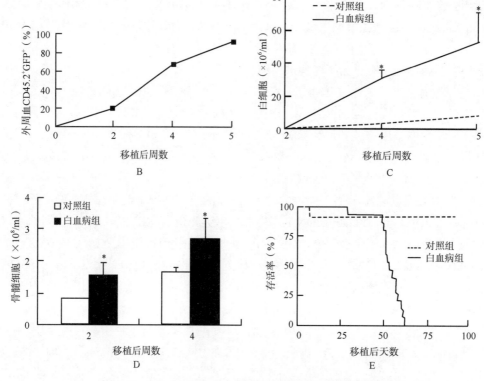

图 6-12　Notch1 过表达小鼠白血病模型的实验设计和建立

A. 简要移植流程；B. 建模实验组小鼠外周血 CD45.2$^+$GFP$^+$比例；C、D. 对照组及实验组白细胞和全骨髓细胞数；E. 对照组及实验组生存曲线

资料来源：Xiaxia Hu，Hongmei Shen，Chen Tian，et al，2009. Kinetics of normal hematopoietic stem and progenitor cells in a Notch1 induced leukemia model. Blood，114（18）：3783-3792

给予 pH3.0 的酸水。移植后不同时间点取尾血进行血常规及流式检测，流式细胞术可检测外周血及骨髓中正常造血细胞（CD45.1$^+$）、白血病细胞（CD45.2$^+$GFP$^+$）比例。

白血病细胞（CD45.2$^+$GFP$^+$）植入率=（CD45.2$^+$GFP$^+$）/（CD45.1$^+$+CD45.2$^+$）

鉴定指标：一般情况下造模成功组移植 2～4 周后即可出现明显的白血病临床表现，如嗜睡少动、四肢蜷曲、弓背等明显的濒死现象。定性指标体现在组织病理切片显示包括肝脏、脾脏、淋巴结、胸腺等在内的多种造血组织器官均有浸润，其中脾脏肿大最为明显。外周血及骨髓涂片显示过表达 ICN1 的 T-ALL 白血病造模组小鼠外周血和骨髓原始细胞明显增多，尤其是骨髓细胞成分单一，细胞绝对计数增多，原始细胞体积较大，核呈圆形或椭圆形，染色质粗糙，显块状聚集，涂片表现为原始幼稚细胞浸润，见不到其他各系分化发育。定量指标体现在过表达 ICN1 的 T-ALL 白血病造模组小鼠外周血白细胞及全骨髓细胞计数显著增加，且白血病细胞在外周血中的植入率伴随移植后时间的增加而增加，逐渐占据主导地位。流式分析显示过表达 ICN1 的 T-ALL 白血病造模组小鼠骨髓以 CD3$^+$细胞为主，且大多发育停止在 CD4$^+$CD8$^+$胸腺细胞发育过程所必须经历的双阳性阶段，呈克隆性生长，占 CD3$^+$细胞的 95%以上，而正常小鼠骨髓中 CD4 或 CD8 单阳性的 T 细胞却很少。2009 年 Xiaoxia Hu 发表在 *Blood* 杂志的文章中生存分析图（两组各 15 只，观察 120

天）显示，过表达 ICN1 的 T-ALL 白血病造模组小鼠中位生存时间为 53 天，变异范围为29～62 天，白血病发生率为 100%。而仅移植 B6.SJL 小鼠 BMNC 的除 1 只死于放射后并发症外（*n*=1），其余均存活。

（七）*JAK2* V617F 突变小鼠模型概述与应用现状

BCR-ABL 阴性骨髓增殖性肿瘤（myeloproliferative neoplasm，MPN）是一类起源于造血干细胞（HSC）的慢性克隆性疾病，经典的 MPN 包括三类疾病：真性红细胞增多症（polycythemia vera，PV）、原发性血小板增多症（essential thrombocythemia，ET）和原发性骨髓纤维化（primary myelofibrosis，PMF）。

酪氨酸激酶受体 JAK2 的功能获得性突变 V617F 是 MPN 中最常见的驱动突变，约 95%的 PV 与 50%～60%的 ET、PMF 患者中存在 *JAK2* V617F 突变。*JAK2* 突变后导致体内JAK/STAT 信号通路及其下游造血因子受体，如红细胞生成素受体（EPOR）和血小板生成素受体（MPL）的持续激活。

为了更好地研究 MPN 的发生与发展，人们构建了 *JAK2* V617F 小鼠模型，在小鼠体内模拟人类疾病进程，以期对发病机制进行更深入的探索，寻找可能的治疗靶点与方案。目前常用的三种小鼠模型包括基因敲入小鼠模型、转基因小鼠模型与逆转录病毒小鼠模型。

Ann Mullally 等在小鼠 *JAK2* 基因外显子 14 序列前插入了一段 loxP 序列，同时在外显子 14 与 15 之间插入一段携带 *JAK2* V617F 突变，且上下游含有两个不同的反向平行loxP 位点（loxP 与 loxP511）的外显子 14 cDNA 倒转序列，在 Cre 重组酶作用下正常外显子被移除，*JAK2* V617F 序列方向改变并表达，从而构建了基因敲入小鼠模型（图 6-13）。

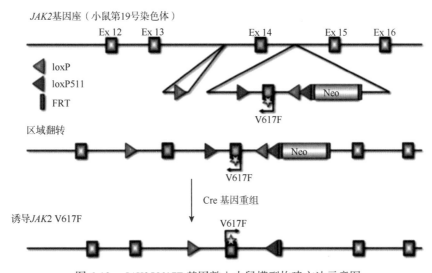

图 6-13　*JAK2* V617F 基因敲入小鼠模型构建方法示意图

资料来源：Mullally A，Lane SW，Ball B，et al，2010. Physiological *JAK2* V617F expression causes a lethal myeloproliferative neoplasm with differential effects on hematopoietic stem and progenitor cells. Cancer Cell，17（6）：584-596

Hajime Akada 等构建了诱导型基因敲入小鼠模型（图 6-14），研究团队通过定点突变的方式，将 *JAK2* V617F 突变与特异的 *Dra* I 限制性位点引入 *JAK2* 基因座，同时在 *JAK2* 基因外显子 12 与 13 之间插入一段包含 *JAK2* 基因 13～24 号外显子及 PGK-Neo-Stop 盒的序列，该序列上下游均有 loxP 位点，与 Mx-Cre 小鼠杂交后注射 pI：pC 可以诱导 Cre 重组酶表达并作用于 loxP 位点，移除正常 *JAK2* 外显子 13～24 序列后表达 *JAK2* V617F 突变，获得 MxCre；V617F/+ 小鼠模型。

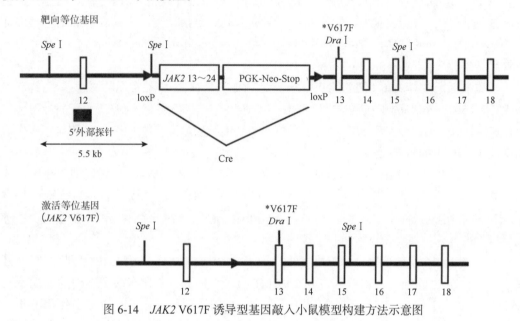

图 6-14 *JAK2* V617F 诱导型基因敲入小鼠模型构建方法示意图

资料来源：Akada H，Yan DQ，Zou HY，et al, 2010. Conditional expression of heterozygous or homozygous *JAK*2 V617F from its endogenous promoter induces a polycythemia vera-like disease. Blood，115（17）：3589-3597

Tiedt 等则构建了人源 *JAK2* V617F 突变转基因小鼠模型。人源 *JAK2* 基因序列包括两部分：*JAK2* 基因外显子 1～12 序列及尾端带有多聚腺苷酸信号的外显子 13～25 序列，第二部分 cDNA 序列上下游分别有两个反向平行的 loxP 位点（lox71 与 lox66），与 Vav-Cre 或 Mx-Cre 小鼠杂交后，Cre 酶介导的重组作用改变了外显子 13～25 cDNA 序列的方向，而 lox71 与 lox66 融合后产生的新位点对 Cre 重组酶亲和力大大下降，不会发生二次重组，从而获得了稳定表达人源 *JAK2* V617F 的 Vav-Cre；V617F/+ 与 MxCre；V617F/+ 小鼠模型（图 6-15）。

Gerlinde Wernig 等将小鼠 *JAK2* 基因 cDNA 序列克隆到逆转录载体 MSCV-IRES-EGFP 上，并使用该病毒体外转染供体小鼠骨髓细胞，通过尾静脉注射的方式将供体小鼠骨髓细胞移植入致死剂量照射后的受体小鼠体内，成功构建了 *JAK2* V617F 逆转录病毒小鼠模型。

上述三种小鼠模型使用了不同的构建方法，其中基因敲入小鼠模型、MxCre；V617F/+ 转基因小鼠模型与逆转录病毒小鼠模型表现为类人 PV 表型，具有红细胞增多、脾肿大、血红蛋白和血细胞比容显著增加等表现，Vav-Cre；V617F/+ 转基因小鼠模型更倾向于 ET 表型，具体表现为高血小板计数与正常的白细胞计数、血红蛋白，提示不同造模手段与不同基因插入位点均有可能影响模型表型。值得注意的是，在 Tiedt 等构建的转基因小鼠模型中发现不同基因拷贝数导致表型不一致，提示人体中不同疾病亚型可能与突变负荷相关。

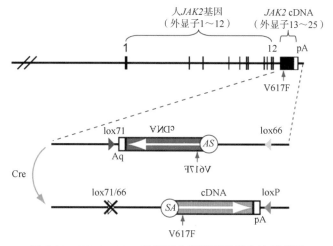

图 6-15　*JAK2* V617F 转基因小鼠模型构建方法示意图

资料来源：Tiedt R，Shen HH，Sobas MA，et al，2008. Ratio of mutant *JAK2*-V617F to wild-type *JAK2* determines the MPD phenotypes in transgenic mice. Blood，111（8）：3931-3940

目前 *JAK2* V617F 小鼠模型已广泛应用于 MPN 基础研究中，如 MPN 干细胞与微环境、细胞因子的相互作用，MPN 向骨髓纤维化及白血病转化的分子机制等研究，同时可应用于 MPN 相关临床前研究，如降低靶向药物 JAK 酶抑制剂芦可替尼的耐药性、减轻副作用研究，也可应用于开发新的药物联合治疗方案与新的治疗靶点。

（李秀荣　何　媚　尹　静　顾　荃　张文君　张文姗　黄治朝　顾　洁

任红英　李妍涵）

参 考 文 献

白杰英，姚晓兰，曾林，2009. 实验动物致敏研究进展. 中国实验动物学报，17（2）：154-157.

蔡学瑜，陈志哲，2007. 同种移植性小鼠白血病模型的建立及应用. 医学综述，（16）：1222-1225.

程立，殷莲华，2000. 小鼠白血病毒致白血病机制的研究进展. 中国病理生理杂志，（10）：174，175.

褚建新，1989.615 近交系小鼠及其在实验肿瘤研究中的应用. 北京：人民卫生出版社：55-107.

丁顺利，褚建新，赵钧铭，等，1998. 可移植性 BALB/c 小鼠红白血病模型的建立及其生物学特性. 中华血液学杂志，（12）：23-26.

巩和凌子，孔琪，刘江宁，等，2020. 国内外实验动物法制化管理现状比较. 中国比较医学杂志，30（9）：71-75.

顾凡及，2016. 近代解剖学之父——维萨里. 自然杂志，38（6）：461-466.

顾锋，周勇，肖忠标，等，2008. 两种代谢笼对小鼠尿液收集等效果的比较. 实验动物与比较医学，28（1）：41，42.

国家市场监督管理总局，国家标准化管理委员会，2021. 实验动物 安乐死指南：GB/T 39760—2021. 北京：中国标准出版社.

何宏星，吴正财，张望平，等，2007. 不同接种方法建立小鼠 L1210 白血病模型的比较研究. 实验动物与比较医学，（2）：112-115.

何球藻，董玮，郑秀娟，1981. 国内培育的几珠近交系小鼠的 H-2 鉴定. 上海免疫学杂志，（1）：7-9.

胡伟力，张晓蓓，2019. 论古罗马公共卫生法的哲学基础——从"体液病理学说"来说. 医学与哲学，40（13）：72-76.

李肇玫，1985.615 近交系小鼠生物学特性的研究 Ⅱ. 615 小鼠生育能力. 上海实验动物科学，1985（3）：167，168.

李肇玫，1985.615 近交系小鼠生物学特性的研究 Ⅲ. 615 小鼠解剖学特征. 上海实验动物科学，1985（4）：244，245.

李肇玫，1985.615 近交系小鼠生物学特性的研究——Ⅰ. 遗传基因位点的纯合度测定. 上海实验动物科学，1985（2）：91，92.

林成涛，2004. 科学简史. 北京：中国友谊出版社公司.

刘广发, 2008. 现代生命科学概论. 北京：科学出版社.

刘向云, 曹霖, 孙祖越, 2006. 药物毒理学中实验动物脏器取材方法探讨. 实验动物与比较医学, 26（1）：45, 46, 58.

卢良恕, 2000. 世界著名科学家传记：生物学家Ⅰ. 北京：科学出版社.

罗满林, 顾为望, 2002. 实验动物学. 北京：中国农业出版社.

秦川, 魏泓, 2015. 实验动物学. 第2版：北京：人民卫生出版社.

任汝静, 尹婷, 洪坤, 等, 2018. 白血病动物模型的研究进展. 实验动物科学, 35（5）：88-92.

任瑛, 李晓敏, 徐维廉, 等, 2001. 克劳德·伯纳——实验生理学奠基人.中华医史杂志, 31（3）：153, 154.

孙德明, 李根平, 陈振文, 等, 2011. 实验动物从业人员上岗培训教材. 北京：中国农业大学出版社.

谭毅, 2017. 实验动物专业技术人员等级培训教材（高级）.北京：中国协和医科大学出版社.

徐凯勇, 李自发, 朱靖, 2010.C57BL/6J小鼠品系保护与利用. 烟台：华东地区第十一届实验动物科学学术交流会暨实验动物规范化、标准化研讨会.

杨林承, 何艺磊, 李卫东, 2014. 白血病动物模型研究进展. 中国临床药理学与治疗学, 19（12）：1416-1421.

杨亚端, 甄橙, 2014. 古罗马的医学权威——盖伦. 中国卫生人才,（7）：92, 93.

药理研究, 1974. 可移植性小鼠白血病（L615）的实验研究肿瘤防治研究,（4）：111-113.

张宏, 王旭昀, 刘美奇, 等, 2015. 中药含药血清实验动物灌胃给药剂量探讨. 吉林中医药, 35（6）：623-625.

中国国家标准化管理委员会, 2009. 实验动物 近交系小鼠、大鼠免疫标记检测法：GB/T 14927.2—2008. 北京：中国标准出版社.

中国实验动物学会, 2017. 实验动物 安乐死指南：T/CALAS 31—2017. 北京：科学出版社.

中华人民共和国国家科学技术委员会, 1988. 实验动物管理条例.（1988-11-14）[2015-05-26]. http：//www.most.gov.cn/kjzc/gjkjzc/kjtjybz/201308/P020130823579542502106.pdf.

中华人民共和国国家科学技术委员会, 1997. 实验动物质量管理办法.（1997-12-11）[2018-10-23]. http：//www.most.gov.cn/kjzc/gjkjzc/kjtjybz/201308/P020130823579541563126.pdf.

中华人民共和国国家科学技术委员会, 中华人民共和国卫生部, 中华人民共和国教育部, 等, 2001. 实验动物许可证管理办法（试行）.（2001-12-5）[2016-06-15]. http：//www.most.gov.cn/kjzc/gjkjzc/kjtjybz/201308/P020130823579542036445.pdf.

中华人民共和国国家市场监督管理总局, 国家标准化管理委员会, 2020. 实验动物 小鼠、大鼠品系命名规则：GB/T 39650—2020. 北京：中国标准出版社.

中华人民共和国国家质量监督检验检疫总局, 中国国家标准化管理委员会, 2002. 实验动物 寄生虫学等级及监测：GB/T 14922.1—2001. 北京：中国标准出版社.

中华人民共和国国家质量监督检验检疫总局, 中国国家标准化管理委员会, 2009. 实验动物 近交系小鼠、大鼠生化标记检测法：GB/T 14927.1—2008. 北京：中国标准出版社.

中华人民共和国国家质量监督检验检疫总局, 中国国家标准化管理委员会, 2010. 实验动物 哺乳类实验动物的遗传质量控制：GB/T 14923—2010. 北京：中国标准出版社.

中华人民共和国国家质量监督检验检疫总局, 中国国家标准化管理委员会, 2010. 实验动物 环境及设施：GB 14925—2010. 北京：中国标准出版社.

中华人民共和国国家质量监督检验检疫总局, 中国国家标准化管理委员会, 2011. 实验动物 微生物学等级及监测：GB/T 14922.2—2011. 北京：中国标准出版社.

中华人民共和国科学技术部, 2006. 关于善待实验动物的指导性意见.（2006-09-30）[2018-09-18]. http：//www.most.gov.cn/xxgk/xinxifenlei/fdzdgknr/fgzc/gfxwj/gfxwj2010before/201712/t20171222_137025.html.

周晓燕, 邹琳, 2011. 白血病小鼠模型的建立与应用现状. 分子诊断与治疗杂志, 3（3）：212-216.

Ablain J, Nasr R, Zhu J, et al, 2013. How animal models of leukaemias have already benefited patients. Mol Oncol, 7（2）：224-231.

Adams JM, Harris AW, Pinkert CA, et al, 1985. The c-myc oncogene driven by immunoglobulin enhancers induces lymphoid malignancy in transgenic mice. Nature, 318（6046）：533-538.

Akada H, Yan DQ, Zou HY, et al, 2010. Conditional expression of heterozygous or homozygous Jak2V617F from its endogenous promoter induces a polycythemia vera-like disease. Blood, 115（17）：3589-3597.

Alfred LJ, Wojdani A, Nieto M, et al, 1983. A chemical carcinogen, 3-methylcholanthrene, alters T-cell function and induces T-suppressor cells in a mouse model system . Immunology, 50（2）：207-213.

Almosailleakh M, Schwaller J, 2019. Murine models of acute myeloid leukaemia. Int J Mol Sci, 20（2）：453.

Andersson AK，Ma J，Wang JM，et al，2015. The landscape of somatic mutations in infant MLL-rearranged acute lymphoblastic leukemias. Nat Genet，47（4）：330-337.

Arber D A，Orazi A，Hasserjian R，et al，2016. The 2016 revision to the World Health Organization classification of myeloid neoplasms and acute leukemia. Blood，127（20）：2391-2405.

Aster JC，Xu L，Karnell FG，et al，2000. Essential roles for ankyrin repeat and transactivation domains in induction of T-cell leukemia by notch1. Mol Cell Biol，20（20）：7505-7515.

Ayton PM，Cleary ML，2003. Transformation of myeloid progenitors by MLL oncoproteins is dependent on Hoxa7 and Hoxa9. Genes Dev，17（18）：2298-2307.

Balgobind BV，Raimondi SC，Harbott J，et al，2009. Novel prognostic subgroups in childhood 11q23/MLL-rearranged acute myeloid leukemia：results of an international retrospective study. Blood，114（12）：2489-2496.

Baron U，Bujard H，2000. Tet repressor-based system for regulated gene expression in eukaryotic cells：principles and advances. Methods Enzymol，327：401-421.

Baxter AG，Cooke A，1993. Complement lytic activity has no role in the pathogenesis of autoimmune diabetes in NOD mice. Diabetes，42（11）：1574-1578.

Berger M，Wettstein PJ，Korngold R，1994. T cell subsets involved in lethal graft-versus-host disease directed to immunodominant minor histocompatibility antigens. Transplantation，57（7）：1095-1102.

Bertilaccio MT，Scielzo C，Simonetti G，et al，2010. A novel Rag2$^{-/-}$gammac$^{-/-}$-xenograft model of human CLL. Blood，115（8）：1605-1609.

Bindels EMJ，Havermans M，Lugthart S，et al，2012. EVI1 is critical for the pathogenesis of a subset of MLL-AF9-rearranged AMLs. Blood，119（24）：5838-5849.

Blaser BW，Roychowdhury S，Kim DJ，et al，2005. Donor-derived IL-15 is critical for acute allogeneic graft-versus-host disease. Blood，105（2）：894-901.

Blazar BR，Carroll SF，Vallera DA，1991. Prevention of murine graft-versus-host disease and bone marrow alloengraftment across the major histocompatibility barrier after donor graft preincubation with anti-LFA1 immunotoxin. Blood，78（11）：3093-3102.

Bosma GC，Custer RP，Bosma MJ，1983. A severe combined immunodeficiency mutation in the mouse. Nature，301（5900）：527-530.

Brown GR，Lee E，Thiele DL，2002. TNF-TNFR2 interactions are critical for the development of intestinal graft-versus-host disease in MHC class Ⅱ-disparate（C57BL/6J→C57BL/6J × bm12）F1 mice. J Immunol，168（6）：3065-3071.

Buechele C，Breese EH，Schneidawind D，et al，2015. MLL leukemia induction by genome editing of human CD34+ hematopoietic cells. Blood，126（14）：1683-1694.

Cancer Genome Atlas Research Network，Ley TJ，Miller C，et al，2013. Genomic and epigenomic landscapes of adult *de novo* acute myeloid leukemia. N Engl J Med，368（22）：2059-2074.

Cao X，Shores EW，Hu-Li J，et al，1995. Defective lymphoid development in mice lacking expression of the common cytokine receptor gamma chain. Immunity，2（3）：223-238.

Castiglioni A，1947. A History Medicine. New York：Alfred A. Knopf. Inc.

Chang AH，Sadelain M，2007. The genetic engineering of hematopoietic stem cells：the rise of lentiviral vectors，the conundrum of the ltr，and the promise of lineage-restricted vectors. Mol Ther，15（3）：445-456.

Chen WL，Kumar AR，Hudson WA，et al，2008. Malignant transformation initiated by Mll-AF9：gene dosage and critical target cells. Cancer Cell，13（5）：432-440.

Claman HN，Jaffee BD，Huff JC，et al，1985. Chronic graft-versus-host disease as a model for scleroderma. Ⅱ. Mast cell depletion with deposition of immunoglobulins in the skin and fibrosis. Cell Immunol，94（1）：73-84.

Cmarik J，Ruscetti S，2010. Friend spleen focus-forming virus activates the tyrosine kinase sf-Stk and the transcription factor PU.1 to cause a multi-stage erythroleukemia in mice. Viruses，2（10）：2235-2257.

Collins EC，Pannell R，Simpson EM，et al，2000. Inter-chromosomal recombination of Mll and Af9 genes mediated by cre-loxP in mouse development. EMBO Rep，1（2）：127-132.

Cook GJ，Paedee TS，2013. Animal models of leukemia：any closer to the real thing? Cancer Metastasis Rev，32（1-2）：63-76.

Cooke KR，Kobzik L，Martin TR，et al，1996. An experimental model of idiopathic pneumonia syndrome after bone marrow transplantation：Ⅰ. The roles of minor H antigens and endotoxin. Blood，88（8）：3230-3239.

Corral J，Lavenir I，Impey H，et al，1996. An Mll-AF9 fusion gene made by homologous recombination causes acute leukemia in chimeric mice：a method to create fusion oncogenes. Cell，85（6）：853-861.

Daley GQ，Van Etten RA，Baltimore D，1990. Induction of chronic myelogenous leukemia in mice by the P210bcr/abl gene of the Philadelphia chromosome. Science，247（4944）：824-830.

Daser A，Rabbitts TH，2004. Extending the repertoire of the mixed-lineage leukemia gene MLL in leukemogenesis. Genes Dev，18（9）：965-974.

De Braekeleer M，Morel F，Le Bris MJ，et al，2005. The MLL gene and translocations involving chromosomal band 11q23 in acute leukemia. Anticancer Res，25（3B）1931-1944.

De La Rochere P，Guil-Luna S，Decaudin D，et al，2018. Humanized mice for study of Immuno-Oncology. Trends Immunol，39（9）：748-763.

De Wit D，Van Mechelen M，Zanin C，et al，1993. Preferential activation of Th2 cells in chronic graft-versus-host reaction. J Immunol，150（2）：361-366.

DeClerck Y，Draper V，Parkman R，1986. Clonal analysis of murine graft-vs-host disease. Ⅱ. Leukokines that stimulate fibroblast proliferation and collagen synthesis in graft-vs. host disease. J Immunol，136（10）：3549-3552.

Diehl KH，Hull R，Morton D，et al，2001. A good practice guide to the administration of substances and removal of blood，including routes and volumes. J Appl Toxicol，21（1）：15-23.

Dimartino JF，Cleary ML，1999. Mll rearrangements in haematological malignancies：lessons from clinical and biological studies. Br J Haematol，106（3）：614-626.

Döhner H，Weisdorf DJ，Bloomfield CD，2015. Acute myeloid leukemia. N Engl J Med，373（12）：1136-1152.

Dorritie KA，McCubrey JA，Johnson DE，2014. STAT transcription factors in hematopoiesis and leukemogenesis：opportunities for therapeutic intervention. Leukemia，28（2）：248-257.

Eguchi M，Eguchi-Ishimae M，Greaves M，2003. The role of the MLL gene in infant leukemia. Int J Hematol，78（5）：390-401.

Ellisen LW，Bird J，West DC，et al，1991. TAN-1，the human homolog of the *Drosophila* notch gene，is broke by chromosomal translocation in T lymphoblastic neoplasms. Cell，66（4）：649-661.

Eyrich M，Burger G，Marquardt K，et al，2005. Sequential expression of adhesion and costimulatory molecules in graft-versus-host disease target organs after murine bone marrow transplantation across minor histocompatibility antigen barriers. Biol Blood Marrow Transplant，11（5）：371-382.

Fanning SL，Appel MY，Berger SA，et al，2009. The immunological impact of genetic drift in the B10.BR congenic inbred mouse strain. J Immunol，183（7）：4261-4272.

Fogh J，Fogh JM，Orfeo T，1977. One hundred and twenty-seven cultured human tumor cell lines producing tumors in nude mice. J Natl Cancer Inst，59（1）：221-226.

Foster M，1899. Claude Bernard. New York：Longmans，Green &Co.

Fowler DH，Breglio J，Nagel G，et al，1996. Allospecific CD8+ Tc1 and Tc2 populations in graft-versus-leukemia effect and graft-versus-host disease. J Immunol，157（11）：4811-4821.

Fröhling S，Scholl C，Bansal D，et al，2007. HOX gene regulation in acute myeloid leukemia：CDX marks the spot? Cell Cycle，6（18）：2241-2245.

Fujiwara K，Sakaguchi N，Watanabe T，1991. Sialoadenitis in experimental graft-versus-host disease. An animal model of Sjögren's syndrome. Lab Invest，65（6）：710-718.

Gendelman M，Hecht T，Logan B，et al，2004. Host conditioning is a primary determinant in modulating the effect of IL-7 on murine graft-versus-host disease. J Immunol，172（5）：3328-3336.

Ghayur T，Seemayer TA，Xenocostas A，et al，1988. Complete sequential regeneration of graft-vs.-host-induced severely dysplastic thymuses. Implications for the pathogenesis of chronic graft-vs.-host disease. Am J Pathol，133（1）：39-46.

Greiner DL，Hesselton RA，Shultz LD，et al，1998. SCID mouse models of human stem cell engraftment. Stem cells，16（3）：166-177.

Hamilton BL，1987. L3T4-positive T cells participate in the induction of graft-vs-host disease in response to minor histocompatibility antigens. J Immunol，139（8）：2511-2515.

Hamilton BL，Parkman R，1983. Acute and chronic graft-versus-host disease induced by minor histocompatibility antigens in mice. Transplantation，36（2）：150-155.

Hattori A，Kunz HW，Gill TJ，et al，1988. Diversity of the promoting action of cyclosporine on the induction of murine lymphoid tumors. Carcinogenesis，9（6）：1091-1094.

Hau J，Schapiro SJ. 2013. Handbook of Laboratory Animal Science（3rd ed）. Los Angeles：Chemical Rubber Company Press.

Hildebrandt GC，Olkiewicz KM，Corrion LA，et al，2004. Donor-derived TNF-alpha regulates pulmonary chemokine expression and the development of idiopathic pneumonia syndrome after allogeneic bone marrow transplantation. Blood，104（2）：586-593.

Hoemann CD，Beaulieu N，Girard L，et al，2000. Two distinct Notch1 mutant alleles are involved in the induction of T-cell leukemia in c-myc transgenic mice. Mol Cell Biol，20（11）：3831-3842.

Hu XX，Shen HM，Tian C，et al，2009. Kinetics of normal hematopoietic stem and progenitor cells in a Notch1-induced leukemia model. Blood，114（18）：3783-3792.

Huang CM，Hu XX，Wang LB，et al，2012. Bortezomib suppresses the growth of leukemia cells with Notch1 overexpression *in vivo* and *in vitro*. Cancer Chemother Pharmacol，70（6）：801-809.

Ilaria RL Jr，2004. Animal models of chronic myelogenous leukemia. Hematol Oncol Clin North Am，18（3）：525-543.

Irving JA，2016. Towards an understanding of the biology and targeted treatment of paediatric relapsed acute lymphoblastic leukaemia. Br J Haematol，172（5）：655-666.

Ishikawa F，Yasukawa M，Lyons B，et al，2005. Development of functional human blood and immune systems in NOD/SCID/IL2 receptor（gamma）chain（null）mice. Blood，106（5）：1565-1573.

Ito M，Hicmatsu H，Kobashi K，et al，2002. NOD/SCID/gamma（c）（null）mouse：an excellent recipient mouse model for engraftment of human cells. Blood，100（9）：3175-3182.

Ito R，Katano I，Kawai K，et al，2009. Highly sensitive model for xenogenic GVHD using severe immunodeficient NOG mice. Transplantation，87（11）：1654-1658.

Ito S，Ueno M，Nishi S，et al，1992. Histological characteristics of lupus nephritis in F1 mice with chronic graft-versus-host reaction across MHC class Ⅱ difference. Autoimmunity，12（2）：79-87.

Jaffee BD，Claman HN，1983. Chronic graft-versus-host disease（GVHD）as a model for scleroderma. Ⅰ. Description of model systems. Cell Immunol，77（1）：1-12.

Jagasia M，Arora M，Flowers MED，et al，2012. Risk factors for acute GVHD and survival after hematopoietic cell transplantation. Blood，119（1）：296-307.

Jagasia MH，Greinix HT，Arora M，et al，2015. National Institutes of Health consensus development project on criteria for clinical trials in chronic graft-versus-host disease：Ⅰ. The 2014 Diagnosis and Staging Working Group report. Biol Blood Marrow Transplant，21（3）：389-401.e1

James C，Ugo V，Le Couédic JP，et al，2005. A unique clonal JAK2 mutation leading to constitutive signalling causes polycythaemia vera. Nature，434（7037）：1144-1148.

Jiang CH，Hu XX，Wang LB，et al，2015. Excessive proliferation and impaired function of primitive hematopoietic cells in bone marrow due to senescence post chemotherapy in a T cell acute lymphoblastic leukemia model. J Transl Med，13：234.

Johnson JJ，Chen WL，Hudson W，et al，2003. Prenatal and postnatal myeloid cells demonstrate stepwise progression in the pathogenesis of MLL fusion gene leukemia. Blood，101（8）：3229-3235.

Kalberer CP，Antonchuk J，Humphries RK，2002. Genetic modification of murine hematopoietic stem cells by retroviruses. Methods Mol Med，63：231-242.

Kanamaru A，Okamoto T，Matsuda K，et al，1984. Elevation of erythroid colony-stimulating activity in the serum of mice with graft-versus-host disease. Exp Hematol，12（10）：763-767.

Kaplan DH，Anderson BE，McNiff JM，et al，2004. Target antigens determine graft-versus-host disease phenotype. J Immunol，173（9）：5467-5475.

Kataoka S，Satoh J，Fujiya H，et al，1983. Immunologic aspects of the nonobese diabetic（NOD）mouse. Abnormalities of cellular immunity. Diabetes，32（3）：247-253.

Kawagoe H，Grosveld GC，2005. Conditional MN1-TEL knock-in mice develop acute myeloid leukemia in conjunction with overexpression of HOXA9. Blood，106（13）：4269-4277.

Kidd S，Kelley MR，Young MW，1986. Sequence of the notch locus of *Drosophila melanogaster*：relationship of the encoded protein to mammalian clotting and growth factors. Mol Cell Biol，6（9）：3094-3108.

Kim J, Kim HJ, Choi WS, et al, 2006. Maintenance of CD8[+] T-cell anergy by CD4[+]CD25[+] regulatory T cells in chronic graft-versus-host disease. Exp Mol Med, 38 (5): 494-501.

Kim J, Park K, Kim HJ, et al, 2008. Breaking of CD8[+] T cell tolerance through *in vivo* ligation of CD40 results in inhibition of chronic graft-versus-host disease and complete donor cell engraftment. J Immunol, 181 (10): 7380-7389.

King MA, Covassin L, Brehm MA, et al, 2009. Human peripheral blood leucocyte non-obese diabetic-severe combined immunodeficiency interleukin-2 receptor gamma chain gene mouse model of xenogeneic graft-versus-host-like disease and the role of host major histocompatibility complex. Clin Exp Immunol, 157 (1): 104-118.

Kopetz S, Lemos R, Powis G, 2012. The promise of patient-derived xenografts: the best laid plans of mice and men.Clin Cancer Res, 18 (19): 5160-5162.

Korngold R, 1992. Lethal graft-versus-host disease in mice directed to multiple minor histocompatibility antigens: features of CD8[+] and CD4[+] T cell responses. Bone Marrow Transplant, 9 (5): 355-364.

Korngold R, Sprent J, 1978. Lethal graft-versus-host disease after bone marrow transplantation across minor histocompatibility barriers in mice. Prevention by removing mature T cells from marrow. J Exp Med, 148 (6): 1687-1698.

Korngold R, Sprent J, 1987. Variable capacity of L3T4[+] T cells to cause lethal graft-versus-host disease across minor histocompatibility barriers in mice. J Exp Med, 165 (6): 1552-1564.

Kralovics R, Passamonti F, Buser AS, et al, 2005. A gain-of-function mutation of JAK2 in myeloproliferative disorders. N Engl J Med, 352 (17): 1779-1790.

Krenger W, Rossi S, Holländer GA, 2000. Apoptosis of thymocytes during acute graft-versus-host disease is independent of glucocorticoids. Transplantation, 69 (10): 2190-2193.

Krivtsov AV, Twomey D, Feng Z, et al, 2006. Transformation from committed progenitor to leukaemia stem cell initiated by MLL-AF9. Nature, 442 (7104): 818-822.

Laverdière I, Boileau M, Neumann AL, et al, 2018. Leukemic stem cell signatures identify novel therapeutics targeting acute myeloid leukemia. Blood Cancer J, 8 (6): 52.

Law LW, Taormina V, Boyle PJ, 1954. Response of acute lymphocytic leukemias to the purine antagonist 6-mercaptopurine . Ann N Y Acad Sci, 60 (2): 244-250.

Levine RL, Wadleigh M, Cools J, et al, 2005. Activating mutation in the tyrosine kinase JAK2 in polycythemia vera, essential thrombocythemia, and myeloid metaplasia with myelofibrosis. Cancer Cell, 7 (4): 387-397.

Levy S, Nagler A, Okon S, et al, 2000. Parotid salivary gland dysfunction in chronic graft-versus-host disease(cGVHD): a longitudinal study in a mouse model. Bone Marrow Transplant, 25 (10): 1073-1078.

Li M, Jones L, Gaillard C, et al, 2013. Initially disadvantaged, TEL-AML1 cells expand and initiate leukemia in response to irradiation and cooperating mutations. Leukemia, 27 (7): 1570-1573.

Lyons AS, Petrucelli RJ, 1987. Medicine: An Illustrated History. NewYork: Harry N Abrams Inc.

Mac Dowell EC, Richter MN, 1935. Mouse leukemia. IX. The role of heredity in spontaneous cases . Arch Pathol, 20: 709-724.

Macdonald D, Boulton E, Pocock D, et al, 2001. Evidence of genetic instability in 3 Gy X-ray-induced mouse leukaemias and 3 Gy X-irradiated haemopoietic stem cells. Int J Radiat Biol, 77 (10): 1023-1031.

Madigan MJ, Bender KS, Buckley DH, et al, 2017. Brock Biology of Microorganisms. 15th ed. New York: Pearson Education, Inc.

Makino S, Kunimoto K Muraoka Y, et al, 1980. Breeding of a non-obese, diabetic strain of mice. Jikken Dobutsu, 29 (1): 1-13.

Martino V, Tonelli R, Montemurro L, et al, 2006. Down-regulation of MLL-AF9, MLL and MYC expression is not obligatory for monocyte-macrophage maturation in AML-M5 cell lines carrying t (9; 11) (p22; q23) . Oncol Rep, 15 (1): 207-211.

Mccormack E, Bruserud O, Gjertsen BT, 2005. Animal models of acute myelogenous leukaemia-development, application and future perspectives. Leukemia, 19 (5): 687-706.

McCormick LL, Zhang Y, Tootell E, et al, 1999. Anti-TGF-beta treatment prevents skin and lung fibrosis in murine sclerodermatous graft-versus-host disease: a model for human scleroderma. J Immunol, 163 (10): 5693-5699.

McManigle W, Youssef A, Sarantopoulos S, 2019. B cells in chronic graft-versus-host disease. Hum Immunol, 80 (6): 393-399.

Meyer C, Burmeister T, Gröger D, et al, 2018. The MLL recombinome of acute leukemias in 2017. Leukemia, 32 (2): 273-284.

Meyer C, Hofmann J, Burmeister T, et al, 2013. The MLL recombinome of acute leukemias in 2013. Leukemia, 27(11): 2165-2176.

Morgan TH, 1917. The theory of the gene. Am. Nat. 51: 513-544.

Mullally A，Lane SW，Ball B，et al，2010. Physiological *Jak2* V617F expression causes a lethal myeloproliferative neoplasm with differential effects on hematopoietic stem and progenitor cells. Cancer Cell，17（6）：584-596.

Muntean AG，Hess JL，2012. The pathogenesis of mixed-lineage leukemia. Annu Rev Pathol，7：283-301.

Nestel FP，Price KS，Seemayer TA，et al，1992. Macrophage priming and lipopolysaccharide-triggered release of tumor necrosis factor alpha during graft-versus-host disease. J Exp Med，175（2）：405-413.

Niculescu F，Niculescu T，Nguyen P，et al，2005. Both apoptosis and complement membrane attack complex deposition are major features of murine acute graft-vs.-host disease. Exp Mol Pathol，79（2）：136-145.

O'Neil J，Calvo J，McKenna K，et al，2006. Activating Notch1 mutations in mouse models of T-ALL. Blood，107（2）：781-785.

Pals ST，Radaszkiewicz T，Roozendaal L，et al，1985. Chronic progressive polyarthritis and other symptoms of collagen vascular disease induced by graft-vs-host reaction. J Immunol，134（3）：1475-1482.

Panoskaltsis-Mortari A，Lacey DL，Vallera DA，et al，1998. Keratinocyte growth factor administered before conditioning ameliorates graft-versus-host disease after allogeneic bone marrow transplantation in mice. Blood，92（10）：3960-3967.

Pear WS，Aster JC，Scott ML，et al，1996. Exclusive development of T cell neoplasms in mice transplanted with bone marrow expressing activated Notch alleles. J Exp Med，183（5）：2283-2291.

Pickel K，Hoffmann MK，1977. Suppressor T cells arising in mice undergoing a graft-vs-host response. J Immunol，118（2）：653-656.

Portell CA，Advani AS，2014. Novel targeted therapies in acute lymphoblastic leukemia. Leuk Lymphoma，55（4）：737-748.

Poynter JN，Richardson M，Roesler M，et al，2017. Chemical exposures and risk of acute myeloid leukemia and myelodysplastic syndromes in a population-based study. Int J Cancer，140（1）：23-33.

Prochazka M，Gaskins HR，Shultz LD，et al，1992. The nonobese diabetic scid mouse：model for spontaneous thymomagenesis associated with immunodeficiency. Proc Nat Acad Sci U S A，89（8）：3290-3294.

Raetz EA，Teachey DT，2016. T-cell acute lymphoblastic leukemia. Hematology Am Soc Hematol Educ Program，2016（1）：580-588.

Ramachandran V，Kolli SS，Strowd LC，2019. Review of graft-versus-host disease. Dermatol Clin，37（4）：569-582.

Reya T，Morrison SJ，Clarke MF，et al，2001. Stem cells，cancer，and cancer stem cells. Nature，414（6859）：105-111.

Reynolds TC，Smith SD，Sklar J，1987. Analysis of DNA surrounding the breakpoints of chromosomal translocations involving the β T cell receptor gene in human lymphoblastic neoplasms. Cell，50（1）：107-117.

Rivina L，Davoren M，Schiestl RH，2014. Radiation-induced myeloid leukemia in murine models . Hum Genomics，8（1）：13.

Rolink AG，Gleichmann EI，1983. Allosuppressor- and allohelper-T cells in acute and chronic graft-vs.-host（GVH）disease. Ⅲ. Different Lyt subsets of donor T cells induce different pathological syndromes. J Exp Med，158（2）：546-558.

Rolink AG，Pals ST，Gleichmann E，1983. Allosuppressor and allohelper T cells in acute and chronic graft-vs.-host disease. Ⅱ. F1 recipients carrying mutations at H-2K and/or I-A. J Exp Med，157（2）：755-771.

Ropa J，Saha N，Chen ZL，et al，2018. PAF1 complex interactions with SETDB1 mediate promoter H3K9 methylation and transcriptional repression of Hoxa9 and Meis1 in acute myeloid leukemia. Oncotarget，9（31）：22123-22136.

Roti G，Stegmaier K，2014. New approaches to target T-ALL. Front Oncol，4：170.

Rubnitz JE，Onciu M，Pounds S，et al，2009. Acute mixed lineage leukemia in children：the experience of St Jude Children's Research Hospital. Blood，113（21）：5083-5089.

Ruzek MC，Jha S，Ledbetter S，et al，2004. A modified model of graft-versus-host-induced systemic sclerosis（scleroderma）exhibits all major aspects of the human disease. Arthritis Rheum，50（4）：1319-1331.

Sakoda Y，Hashimoto D，Asakura S，et al，2007. Donor-derived thymic-dependent T cells cause chronic graft-versus-host disease. Blood，109（4）：1756-1764.

Saland E，Boutzen H，Castelano R，et al，2015. A robust and rapid xenograft model to assess efficacy of chemotherapeutic agents for human acute myeloid leukemia. Blood Cancer J，5（3）：e297.

Schmidt EV，Pattengale PK，Weir L，et al，1988. Transgenic mice bearing the human c-myc gene activated by an immunoglobulin enhancer：a pre-B-cell lymphoma model. Proc Natl Acade Sci U S A，85（16）：6047-6051.

Shimabukuro-Vornhagen A，Hallek MJ，Storb RF，et al，2009. The role of B cells in the pathogenesis of graft-versus-host disease. Blood，114（24）：4919-4927.

Shultz LD，Lyons BL，Burzenski LM，et al，2005. Human lymphoid and myeloid cell development in NOD/LtSz-scid IL2R gamma null mice engrafted with mobilized human hemopoietic stem cells. J Immunol，174（10）：6477-6489.

Shultz LD, Schweitzer PA, Christianson SW, et al, 1995. Multiple defects in innate and adaptive immunologic function in NOD/LtSz-scid mice. J Immunol, 154（1）: 180-191.

Skayneh H, Jishi B, Hleihel R, et al, 2019. A critical review of animal models used in acute myeloid leukemia pathophysiology. Genes（Basel）, 10（8）: 614.

Skucha A, Ebner J, Schmöllerl J, et al, 2018. MLL-fusion-driven leukemia requires SETD2 to safeguard genomic integrity. Nat Commun, 9（1）: 1983.

Slayback DL, Dobkins JA, Harper JM, et al, 2000. Genetic factors influencing the development of chronic graft-versus-host disease in a murine model. Bone Marrow Transplant, 26（9）: 931-938.

Somervaille TCP, Cleary ML, 2006. Identification and characterization of leukemia stem cells in murine MLL-AF9 acute myeloid leukemia. Cancer Cell, 10（4）: 257-268.

Sprent J, Schaefer M, Lo D, et al, 1986. Properties of purified T cell subsets. Ⅱ. In vivo responses to class Ⅰ vs. class Ⅱ H-2 differences. J Exp Med, 163（4）: 998-1011.

Staats J, 1985. Standadized nomenclature for inbred strain of mice: eighth listing. Cancer Res, 45（13）: 945-977.

Stavropoulou V, Almosailleakh M, Royo H, et al, 2018. A novel inducible mouse model of MLL-ENL-driven mixed-lineage acute leukemia. Hemasphere, 2（4）: e51.

Stavropoulou V, Kaspar S, Brault L, et al, 2016. MLL-AF9 expression in hematopoietic stem cells drives a highly invasive AML expressing EMT-related genes linked to poor outcome. Cancer Cell, 30（1）: 43-58.

Stier S, Cheng T, Dombkowski D, et al, 2002. Notch1 activation increases hematopoietic stem cell self-renewal in vivo and favors lymphoid over myeloid lineage outcome. Blood, 99（7）: 2369-2378.

Stier S, Ko Y, Forkert R, et al, 2005. Osteopontin is a hematopoietic stem cell niche component that negatively regulates stem cell pool size. J Exp Med, 201（11）: 1781-1791.

Stram DO, 2014. Analysis of cancer risks in populations near nuclear facilities: Phase Ⅰ. A report by the National Academies Nuclear and Radiation Studies Board. Health phys, 106（2）: 305-306.

Svegliati S, Olivieri A, Campelli N, et al, 2007. Stimulatory autoantibodies to PDGF receptor in patients with extensive chronic graft-versus-host disease. Blood, 110（1）: 237-241.

Tamai H, Inokuchi K, 2010. 11q23/MLL acute leukemia: update of clinical aspects. J Clin Exp Hematop, 50（2）: 91-98.

Tasian SK, Teachey DT, Rheingold SR, 2014. Targeting the PI3K/mTOR pathway in pediatric hematologic malignancies. Front Oncol, 4: 108.

Tejada FNH, Silva JRG, Zweidler-McKay PA, 2014. The challenge of targeting notch in hematologic malignancies. Front Pediatr, 2: 54.

Thomas KR, Capecchi MR, 1987. Site-directed mutagenesis by gene targeting in mouse embryo-derived stem cells. Cell, 51（3）: 503-512.

Tiedt R, Hao-Shen H, Sobas MA, et al, 2008. Ratio of mutant JAK2 V617F to wild-type Jak2 determines the MPD phenotypes in transgenic mice. Blood, 111（8）: 3931-3940.

Tschetter JR, Mozes E, Shearer GM, 2000. Progression from acute to chronic disease in a murine parent-into-F1 model of graft-versus-host disease. J Immunol, 165（10）: 5987-5994.

Ugale A, Norddahl GL, Wahlestedt M, et al, 2014. Hematopoietic stem cells are intrinsically protected against MLL-ENL-mediated transformation. Cell Rep, 9（4）: 1246-1255.

Vallera DA, Youle RJ, Neville DM Jr, et al, 1982. Bone marrow transplantation across major histocompatibility barriers. Ⅴ. Protection of mice from lethal graft-vs.-host disease by pretreatment of donor cells with monoclonal anti-Thy-1.2 coupled to the toxin ricin. J Exp Med, 155（3）: 949-954.

van Leeuwen L, Guiffre A, Atkinson K, et al, 2002. A two-phase pathogenesis of graft-versus-host disease in mice. Bone Marrow Transplant, 29（2）: 151-158.

van Rijn RS, Simonetti ER, Hagenbeek A, et al, 2003. A new xenograft model for graft-versus-host disease by intravenous transfer of human peripheral blood mononuclear cells in RAG2$^{-/-}$ gammac$^{-/-}$ double-mutant mice. Blood, 102（7）: 2522-2531.

Verstovsek S, Mesa RA, Gotlib J, et al, 2012. A double-blind, placebo-controlled trial of ruxolitinib for myelofibrosis. N Engl J Med, 366（9）: 799-807.

Via CS，Rus V，Nguyen P，et al，1996. Differential effect of CTLA4Ig on murine graft-versus-host disease（GVHD）development：CTLA4Ig prevents both acute and chronic GVHD development but reverses only chronic GVHD. J Immunol，157（9）：4258-4267.

Via CS，Sharrow SO，Shearer GM，1987. Role of cytotoxic T lymphocytes in the prevention of lupus-like disease occurring in a murine model of graft-vs-host disease. J Immunol，139（6）：1840-1849.

Vidal S，Labrador M，Rodríguez-Sánchez JL，et al，1996. The role of BALB/c donor CD8[+] lymphocytes in graft-versus-host disease in（BALB/c x A/J）F1（CAF1）mice. J Immunol，156（3）：997-1005.

Walter RB，Appelbaum FR，Estey EH，2012. Acute myeloid leukemia stem cells and CD33-targeted immunotherapy. Blood，119（26）：6198-6208.

Wang JCY，Dick JE，2005. Cancer stem cells：lessons from leukemia. Trends Cell Biol，15（9）：494-501.

Wei JP，Wunderlich M，Fox C，et al，2008. Microenvironment determines lineage fate in a human model of MLL-AF9 leukemia. Cancer Cell，13（6）：483-495.

Weng AP，Ferrando AA，Lee W，et al，2004. Activating mutations of NOTCH1 in human T cell acute lymphoblastic leukemia. Science，306（5694）：269-271.

Wernig G，Mercher T，Okabe R，et al，2006. Expression of Jak2V617F causes a polycythemia vera-like disease with associated myelofibrosis in a murine bone marrow transplant model. Blood，107（11）：4274-4281.

Wharton KA，Johansen KM，Xu T，et al，1985. Nucleotide sequence from the neurogenic locus notch implies a gene product that shares homology with proteins containing EGF-like repeats. Cell，43（3 Pt 2）：567-581.

Xu J，Lamouille S，Derynck R，2009. TGF-β-induced epithelial to mesenchymal transition. Cell Res，19（2）：156-172.

Ye Q，Shieh JH，Morrone G，et al，2004. Expression of constitutively active Notch4（int3）modulates myeloid proliferation and differentiation and promotes expansion of hematopoietic progenitors. Leukemia，18：777-787.

Zeiser R，Blazar BR，2017. Acute graft-versus-host disease-biologic process，prevention，and therapy. N Engl J Med，377（22）：2167-2179.

Zhang CY，Todorov I，Zhang ZF，et al，2006. Donor CD4[+] T and B cells in transplants induce chronic graft-versus-host disease with autoimmune manifestations. Blood，107（7）：2993-3001.

Zhang Y，Joe G，Hexner E，et al，2005. Alloreactive memory T cells are responsible for the persistence of graft-versus-host disease. J Immunol，174（5）：3051-3058.

Zhou L，Askew D，Wu C，et al，2007. Cutaneous gene expression by DNA microarray in murine sclerodermatous graft-versus-host disease，a model for human scleroderma. J Invest Dermatol，127（2）：281-292.

Zuber J，Radtke I，Pardee TS，et al，2009. Mouse models of human AML accurately predict chemotherapy response. Genes Dev，23（7）：877-889.

第七章　动物造血器官病理技术

实验动物病理学检测是评估实验模型是否构建成功的重要手段。对于转化研究而言，动物模型在准确及真实表达人类疾病的特征上具有关键的作用。生物医学研究得益于概括所研究疾病的动物模型，扩展了对致病机制和跨物种转化研究方法的认识。根据不同疾病的特点选择适合的动物模型种类、数量、年龄和性别是造模成功的基础。

第一节　动物造血系统中不同组织的病理技术

在动物造血系统不同组织的病理研究中，实验鼠是重要的研究对象。其中小鼠是用于研究正常和异常造血的重要动物模型，因为小鼠能够概括人类造血的大部分过程，但是其与人类造血仍然有一些重要的区别。本节根据小鼠不同造血部位介绍相关病理技术。

一、血　液

与其他哺乳动物相比，小鼠的外周血（peripheral blood，PB）有其特点。例如，红细胞（red blood cell，RBC）较小。小鼠的红细胞和血小板寿命通常比人类的短，因此小鼠通常会有1%～6%的循环网织红细胞保持再生状态；小鼠正常中性粒细胞、嗜酸性粒细胞和单核细胞具有环形核；小鼠的血小板计数非常高，可达 $9 \times 10^5/\mu l \sim 16 \times 10^5/\mu l$，这是造成血小板凝集的潜在因素。

小鼠外周血分析通常采用全血细胞计数（complete blood count，CBC）和外周血涂片相结合的方法，这两种方法都能够提供有关外周血所含细胞相对丰度的相关信息。

（一）小鼠全血取材

从小鼠身上取血有很多方法，最常用的两种是眼眶后静脉丛取血和尾静脉取血。尾静脉取血更易操作，无须麻醉小鼠。下文先介绍尾静脉取血。

（1）所需材料：小鼠、0.9%氯化钠（NaCl）溶液、采血管、乙二胺四乙酸（EDTA，用于CBC分析）、加热灯、解剖刀、小鼠限制器。

（2）步骤

1）通过热敷使小鼠尾静脉扩张，可以将小鼠尾巴放在45℃温水中浸泡数分钟或者放置加热灯加热，静脉会变得更加明显，血液流动明显增加。但要注意不能过度加热，否则对小鼠有害。

2）将小鼠放在限制器中以固定身体，见图 7-1A。

3）伸展小鼠尾巴，用解剖刀切开尾巴远端的动脉，见图 7-1B。

4）将血液收集到含有抗凝剂的采血管中，见图 7-1C，立即倒置采血管，但不能摇动，使抗凝剂与血液相混合。

5）收集完血液后，用纸巾压住伤口止血，将小鼠放回笼子。

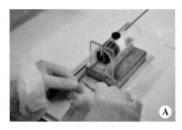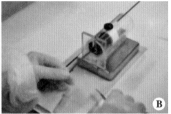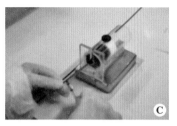

图 7-1　小鼠尾静脉取血步骤

A. 放置解剖刀，使其接触血管；B. 切开伤口后立即开始滴血；C. 用含有 EDTA 抗凝剂的采血管收集血液，直到获取所需的量。注意不要收集过多的血液，出血过多可能会伤害小鼠

资料来源：Lundberg P，Skoda R，2011. Hematology testing in mice. Curr Protoc Mouse Biol，1（3）：323-346

（3）注意事项

1）当实验动物对象为 9～10 周龄的小鼠时，总血容量约 2ml，在单个存活时间点安全采集的最大血容量约 200μl。另外，需要注意小鼠安全抽取的血液量为总循环血液量的 15%，且需要 4 周的恢复期，避免小鼠血流发生变化，影响研究结果。

2）抗凝剂 EDTA 能够减少血小板聚集，并且染色效果更好，更适合用作啮齿动物的抗凝剂。

3）血液收集后要立即倒置采血管，使抗凝剂与血液充分混合，避免溶血（图 7-2）。

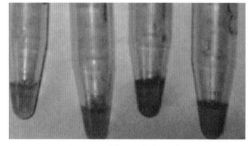

图 7-2　采集血液发生溶血

资料来源：O'connell KE，Mikkola AM，Stepanek AM，et al，2015. Practical murine hematopathology：a comparative review and implications for research. Comp Med，65（2）：96-113

4）为了得到准确的实验分析结果，建议在采血后 4 小时内进行后续检测分析，最迟不超过 24 小时。有研究表明，血液在 4℃条件下储存 24 小时后进行 CBC，CD-1 小鼠的平均红细胞体积（MCV）、红细胞体积分布宽度（RDW）、平均血小板体积（MPV）参数升高，红细胞平均血红蛋白浓度（MCHC）和单核细胞数量降低。

（二）全血细胞分析

外周血用作 CBC 分析时，需要用 0.9% NaCl 溶液稀释，稀释比例为 1 : 2（100μl 血液与 200μl 0.9%NaCl 溶液混合）或者 1 : 3（70μl 血液与 210μl 0.9%NaCl 溶液混合），将外周血样本加入自动分析仪中。常用的 CBC 参数如表 7-1 所示。血细胞比容（Hct）是衡量红细胞体积的一种参数，在幼年小鼠和老年小鼠中数值更低，是因为在以上两种小鼠中，红细胞绝对数较低，血浆体积增加。健康小鼠的 Hct 值为血红蛋白浓度的 3 倍左右。小鼠红细胞小，MCV 为 45～55fl，MCHC 通常为 30～38g/dl。

表 7-1　全血细胞计数中常用参数及说明

缩写	全称	中文名称	说明
RBC	red blood cell count	红细胞计数	
HGB	hemoglobin	血红蛋白	
Hct	hematocrit	血细胞比容	（RBC×MCV）÷10
MCV	mean corpuscular volume	平均红细胞体积	红细胞体积直方图的平均值
MCH	mean corpuscular hemoglobin	平均红细胞血红蛋白含量	（HGB÷RBC）×10
MCHC	mean corpuscular hemoglobin concentration	平均红细胞血红蛋白浓度	[HGB÷（RBC×MCV）]×1000
RDW	red cell volume distribution width	红细胞体积分布宽度	
WBC	white blood cell count	白细胞计数	
Plt	platelet count	血小板计数	
MPV	mean platelet volume	平均血小板体积	血小板体积直方图的平均值
LUC	large unstained cell	大型未染色细胞	可以包含白血病原始细胞

（三）小鼠血液涂片

血液涂片需要的血液量很少，可以通过此方法观察血液细胞是否存在形态学异常，通过对血液涂片进行瑞氏-吉姆萨（Wright-Giemsa）染色及在显微镜下观察，能够快速评估红细胞、白细胞及血小板的形态变化。

1. 所需材料　外周血（来源于 CBC 获得的血液样本）、显微镜载玻片（26mm×76mm）、瑞氏染料。

2. 步骤

（1）将尾静脉所取的血滴在载玻片的一端，见图 7-3A。

（2）将另一张载玻片握在手中，与有血滴的载玻片形成 30°～45°角，与血滴非常轻微地接触，见图 7-3B。

（3）利用两张载玻片间的毛细作用力缓慢推片，见图 7-3C。一张成功的血液涂片呈现出彗星状的外观，见图 7-3D。

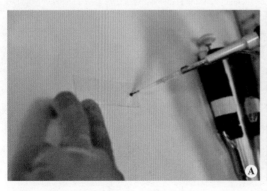
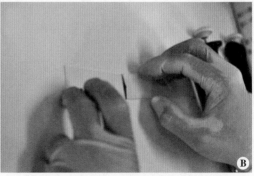

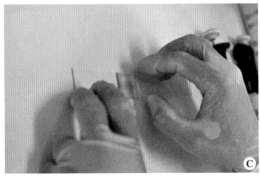
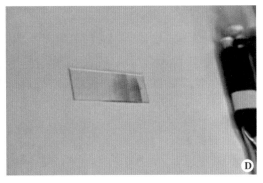

图 7-3　小鼠血液涂片过程

A. 将所取的血滴在载玻片的一端；B. 将两张载玻片形成一个角度；C. 推片；D. 推好的血片

资料来源：Lundberg P，Skoda R，2011. Hematology testing in mice. Curr Protoc Mouse Biol，1（3）：323-346

（4）充分干燥后，将血片进行瑞氏染色。

（四）小鼠心脏穿刺

小鼠血液涂片所采用的血液有时经心脏穿刺抽取，下文将介绍小鼠心脏穿刺。

1. 材料　小鼠、含有抗凝剂 EDTA 的采血管、1ml 注射器、25G（16mm）针头、100% 二氧化碳（CO_2）（储罐或者存放 CO_2 的容器且带有减压阀和流量计）、带盖的小室。

2. 实验步骤

（1）CO_2 安乐死

1）将小鼠放在不过度拥挤的小室中，使小室充满 CO_2，盖上盖子。

2）按照相当于每分钟小室体积 10%～20% 的速度引入 CO_2（如 10L 小室为 1～2L/min）。

3）将小鼠放在小室中几分钟，以确保其死亡。30 秒内小鼠会失去知觉。

4）如果小鼠心脏不跳动，瞳孔扩张，则可以确定小鼠死亡。

（2）将安乐死的小鼠背朝下，将 25G 的针头推至 10mm 深，通过图 7-4 所示的方法进行心脏穿刺，以与胸骨或者胸骨下方成角度的方式插入针头。

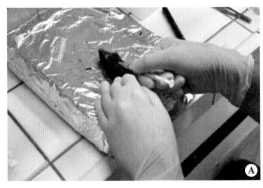
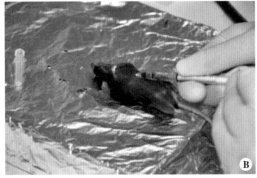

图 7-4　小鼠心脏穿刺

A. 倾斜插入针头；B. 非常缓慢地缩回柱塞以收集血液。如果血液停止流动，旋转针头或稍微推/拉可能会恢复血液流动

资料来源：Lundberg P，Skoda R，2011. Hematology testing in mice. Curr Protoc Mouse Biol，1（3）：323-346

1）非常缓慢地缩回柱塞收集血液（避免心力衰竭）。

2）在收集足够量的血液后（中等大小的小鼠通常收集 1ml 血液），从小鼠身上拔出注射器，将血液加入含有抗凝剂的采血管中。

3. 注意事项 要使用带有 25G、16mm 针头的 1～2ml 的注射器，如果针头较长可能会插入过深，穿透心脏。针头要插入 10mm 深，然后慢慢抽血。

二、骨 髓

对小鼠血液学状态的整体评估还应包括骨髓。对于小鼠骨髓的取材，最理想的方法是"毛刷法"（paintbrush technique），这种方法可以保留细胞形态，使细胞均匀分布在载玻片上。小鼠的骨髓细胞不会随着年龄增长而数目减少，但是小鼠造血干细胞的增殖能力会下降。粒细胞和单核细胞的前体细胞都具有环状核结构。

（一）小鼠骨髓液的采集

1. 材料 小鼠、PBS、含有 10% 胎牛血清（fetal bovine serum，FBS）的 RPMI 培养基（从 4℃ 冰箱取出）、红细胞裂解液、小鼠造血细胞谱系耗竭试剂盒、解剖剪刀、镊子、研钵、研杵、细胞筛网、50ml 锥形聚丙烯管、100% CO_2（储罐或者存放 CO_2 的容器且带有减压阀和流量计）、带盖的小室。

2. 步骤

（1）通过 CO_2 窒息法使小鼠安乐死，将小鼠放在解剖板上，用针头固定前肢，并用剪刀沿着一条后肢的胫骨和股骨剪开皮肤，打开肌肉，直至看见骨骼。

（2）清洁附有肌肉组织的骨，用剪刀在髋关节处剪断骨，将胫骨和股骨从骨盆骨中移除。

（3）切断后爪，用剪刀和纸巾清洁股骨和胫骨，将骨上的肌肉剔除。

（4）将骨清理后放入冰 PBS 中，另一条后肢也进行相同处理。

（5）将骨放在研钵中，向其中加入 5ml 预冷的 RPMI 培养基（含有 10%FBS），用研杵将骨压碎。

（6）将骨压碎后，用细胞过滤器将含有骨髓细胞的 RPMI 培养基过滤到 50ml 锥形聚丙烯管中。

（7）如果想增加骨髓细胞的获取率，可以向研钵中加入更多培养基，重复步骤（5）和（6）。

（8）向试管中加入 25ml RPMI 培养基（含有 10%FBS），室温下 300g 离心 8 分钟。去除上清液。

（9）向含有骨髓细胞的溶液中加入 20ml 红细胞裂解液，室温下孵育 10 分钟，充分裂解红细胞，10 分钟后用培养液洗涤两次，去除裂解后的碎片。

（10）使用小鼠造血细胞谱系耗竭试剂盒去除骨髓细胞中的 T 细胞。

3. 注意事项

（1）小鼠后腿骨经红细胞裂解处理后含有（50～100）×10⁶ 个细胞，如果需要更多的细胞，可以剔除盆骨，剔除脊柱也可以增加细胞数量。

（2）做移植实验时要进行红细胞裂解，并且洗涤细胞、计数。然后将骨髓细胞保存在含有 FBS 的 4℃培养基中。

（二）毛刷法制备小鼠骨髓液涂片

小鼠骨髓细胞学涂片通常使用毛刷法制备。此法可以较好地保留细胞形态，具体操作步骤：使用干净的剃刀或手术刀片将骨骼（通常是股骨）沿长轴方向一分为二。沿骨髓表面用沾有 PBS 的小画笔轻刷，以收集细胞。然后将收集的细胞沿着载玻片长行轻轻地刷，随着刷子的旋转将细胞沉积于单层中，见图 7-5。

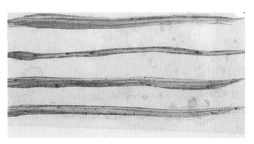

图 7-5　"毛刷法"骨髓涂片

资料来源：Bolliger AP，2004. Cytologic evaluation of bone marrow in rats：indications，methods，and normal morphology. Vet Clin Pathol，33（2）：58-67

（三）骨髓的取材与标本处理

（1）将年幼小鼠（10 日龄）用置于压缩气瓶中的 CO_2 气体深度麻醉，然后处死。处死后取下后肢，整夜置于含有 4%甲醛/12.5%苦味酸的 0.1mol/L 的 PBS 中（4℃，pH6.9）。固定后，将后肢置于脱钙液中 2 周，4℃保存，每天更换一次脱钙液。脱钙液的配制：向 PBS 中加入 0.5mol/L EDTA，将 pH 调至 7.4。在切片之前将其置于 30%蔗糖溶液中 4℃保存至少 48 小时。脱钙后的组织经梯度乙醇溶液脱水后进行石蜡包埋。

（2）切片与染片：将脱钙后的骨髓组织用切片机切成 4μm 厚的连续切片，将切片放在载玻片上，然后进行苏木精-伊红（HE）染色。

（四）小鼠骨髓液染色

1. 小鼠骨髓液染色方法　小鼠骨髓常规采用瑞氏-吉姆萨染色，染好的涂片用 100×的物镜评估细胞形态，同时要注意观察巨核细胞。典型的巨核细胞特征是多叶核，染色质聚集，胞质丰富。至少计数 500 个细胞并且对其进行分类，包括髓系（粒系、单核系）、红系、巨核系、淋系、浆细胞、巨噬细胞、肥大细胞等（图 7-6）。在小鼠骨髓片中，髓系与红系正常比例为 2.8：1～0.8：1（平均 1.5：1）。

2. 小鼠骨髓特殊染色法　某些情况下，细胞起源在常规显微镜下不能辨别，细胞内的包涵物或储存于细胞的物质能用来确定细胞的类别。过碘酸希夫（periodic acid-Schiff，PAS）染色法可用来鉴别糖原包涵体，Masson 三重染色法用于基质的染色，普鲁士蓝用于阳性铁包涵体的染色，网状纤维用于骨髓纤维化的染色（图 7-7）。

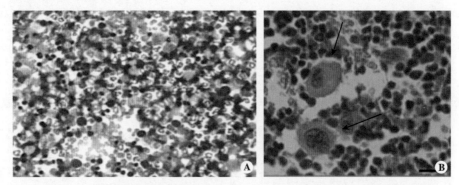

图 7-6　小鼠骨髓瑞氏-吉姆萨染色涂片（A）和巨核细胞（B，箭头所示）

资料来源：O'connell KE，Mikkola AM，Stepanek AM，et al，2015. Practical murine hematopathology：a comparative review and implications for research. Comp Med，65（2）：96-113；Eckly A，Strassel C，Freund M，et al，2009. Abnormal megakaryocyte morphology and proplatelet formation in mice with megakaryocyte-restricted MYH9 inactivation. Blood，113（14）：3182-3189

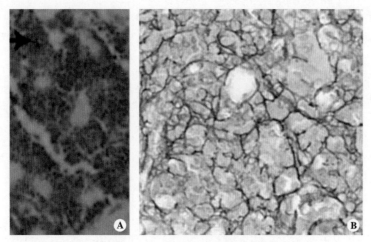

图 7-7　小鼠骨髓特殊染色法

A. 普鲁士蓝染色；B. 网状纤维染色

资料来源：O'connell KE，Mikkola AM，Stepanek AM，et al，2015. Practical murine hematopathology：a comparative review and implications for research. Comp Med，65（2）：96-113；Lucero HA，Patterson S，Matsuura S，et al，2016. Quantitative histological image analyses of reticulin fibers in a myelofibrotic mouse. J Biol Methods，3（4）：e60

三、胸　　腺

　　胸腺是非常重要的免疫器官，骨髓中的前体 T 细胞迁移至胸腺，并在胸腺内分化成熟，成为具有免疫活性的 T 细胞。小鼠胸腺起源于胚胎中期妊娠腹侧第三个咽囊的内胚层细胞，其免疫状态与动物年龄、遗传因素有关，此外还与动物的营养与激素状态有关。在年轻小鼠的胸腺中，超过 99% 的细胞是发育中的胸腺细胞，其余是基质细胞，组成了胸腺细胞分化的微环境（图7-8）。随着年龄增长，胸腺会发生萎缩，而小鼠胸腺萎缩开始于约 7 周龄。

（一）小鼠胸腺萎缩的病理学变化

胸腺萎缩的组织学表现为胸腺体积减小，皮质变薄、不规则，皮质髓质交界处（corticomedullary junction，CMJ）消失，胸腺显著减小（图7-9）。可以看出，随着小鼠的年龄增长，在2.5个月时髓质变薄；6个月时，胸腺显著变小，且CMJ退化，皮质髓质界面弯曲（虚线处）；18个月时，胸腺在细胞水平上排列杂乱无章。

（二）小鼠胸腺取材

1. 解剖前准备

（1）用具的准备：用具包括动物固定板、注射器、刀片、大小解剖镊、大小解剖剪、止血钳、纱布、棉球、棉签、烧杯或培养皿（清洗脏器用）、称量天平、量尺、铅笔、标签、固定用容器、实验记录本等。

（2）试剂的准备：麻醉剂、消毒酒精、生理盐水、10%中性甲醛固定液或特殊固定液。

（3）废弃物存放准备：有明显标志的黄色医疗废物垃圾袋；存放废弃针头、刀片、注射器的利器盒等。

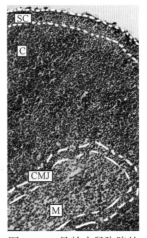

图7-8 1月龄小鼠胸腺的横截面HE染色

SC，被膜下；C，皮质；CMJ，皮质髓质交界处；M，髓质

资料来源：Manley NR，Richie ER，Blackburn CC，et al，2011. Structure and function of the thymic microenvironment. Front Biosci（Landmark Ed），16：2461-2477

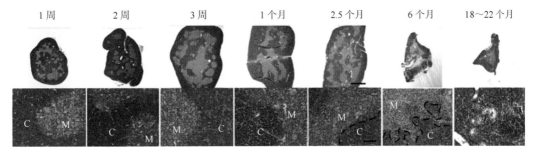

图7-9 从出生后1周到18～22月龄的小鼠胸腺HE染色切片及皮质髓质结构放大图

C，皮质；M，髓质

资料来源：Manley NR，Richie ER，Blackburn CC，et al，2011. Structure and function of the thymic microenvironment. Front Biosci（Landmark Ed），16：2461-2477

2. 动物处死及取材 按照50mg/kg体重的剂量腹膜内注射戊巴比妥麻醉小鼠，并从左心室灌注0.1mol/L的PBS，pH7.4，持续10分钟，然后在PBS中灌注4%多聚甲醛，持续10分钟。从小鼠中取出胸腺组织，于室温下固定于4%多聚甲醛溶液中24小时。然后沿两叶长轴取材，以提供显示所有解剖结构的标准化纵向切片。切口应穿过胸腺叶的中部，以便评估最大表面积。

（三）胸腺石蜡切片制作

1. 脱水

（1）原理：组织经固定后含有大量水分，必须脱水后才能进行透明浸蜡，就是用某种溶剂将组织内的水分置换出来，以利于透明剂和石蜡的渗入。组织脱水的原则是将组织内水分脱干净但又不使组织过度脱水。脱水剂自低浓度至高浓度逐步进行脱水，脱水剂浓度跨度太大会造成组织强烈收缩或变形，对包埋和切片产生影响。常用的脱水剂为乙醇，其渗透性强，能使组织收缩变硬，从而排出内部水分。

（2）步骤：为提高切片染色效果，脱水前固定好的组织要用流水缓慢冲洗数次以洗去固定液，次数可根据标本块大小和固定时间而定。常用的脱水顺序为 70%乙醇溶液、80%乙醇溶液、95%乙醇溶液Ⅰ、95%乙醇溶液Ⅱ、无水乙醇Ⅰ、无水乙醇Ⅱ、无水乙醇Ⅲ。

2. 透明

（1）原理：乙醇和石蜡互不相溶，为了将石蜡充分渗透进脱水后含有乙醇的组织块中，需要执行透明这个步骤。将一种既能和乙醇相溶，又能和石蜡相溶的溶剂作为透明剂，通过透明剂的媒介作用可使组织块中的乙醇被逐渐置换出来，进而呈现出不同程度的透明状态，为下一步的充分浸蜡创造条件。二甲苯最常用于透明。

（2）步骤：在进行二甲苯透明前，可先经过无水乙醇和二甲苯 1∶1 的混合液处理 30 分钟。二甲苯透明一般至少要有两次，透明总时间必须控制在 1.5 小时以内。

3. 浸蜡

（1）原理：石蜡是目前最广泛使用的浸蜡剂，用石蜡置换出组织中的透明剂，把软组织变为硬度合适的蜡块，以便将组织切成薄片。

（2）步骤：将经过透明后的组织块放入石蜡等支持剂内 1 小时，使石蜡浸入组织内部，从而使组织变硬并将组织包裹在内，有利于下一步包埋和切片。

（3）注意事项：浸蜡的温度不宜设置太高，一般控制在高于石蜡熔点 2～5℃，温度过高可导致组织过度收缩或变脆，影响切片。如在恒温箱内浸蜡，可将温度控制在 60～65℃。

4. 包埋

（1）步骤：将浸蜡后的组织块从包埋盒中取出，将切面向下放置于包埋模具中，加入熔化的石蜡，扣上带有标签的包埋盒，再将石蜡灌满包埋盒，放置在冷台上，石蜡完全凝固后，组织即被包埋在蜡块中。

（2）注意事项

1）包埋用的石蜡温度一般高于浸蜡温度 2～4℃，温度过高会使组织变脆变硬；温度过低会使组织与石蜡脱离，蜡块中会出现气泡和裂缝，这些都会影响切片质量。

2）若数个组织需要包埋在同一个模具中，应尽可能使其处于同一平面上，否则会造成组织切片不完全或漏切。

3）包埋时组织块最好放在包埋模具中央，四周留出空白区域便于切片时夹取和连续切片。

4）当观察到包埋蜡中有组织碎屑或异物时，要及时更换或过滤，防止混入包埋块中污染组织或损伤切片刀。

脱水、透明、包埋的具体时间见表7-2。

表 7-2　包埋流程时间表

溶液	浓度（%）	时间（分钟）	温度（℃）
乙醇	70	30~60	室温
乙醇	80	30~60	室温
乙醇 I	95	30~60	室温
乙醇 II	95	30~60	室温
无水乙醇 I	100	30~60	室温
无水乙醇 II	100	30~60	室温
无水乙醇 III	100	30~60	室温
无水乙醇+二甲苯	50+50	10~20	室温
二甲苯 I		10~20	室温
二甲苯 II		10~20	室温
石蜡 I		30~60	60~65
石蜡 II		30~60	60~65

注：具体操作时间要根据组织的厚度和多少设定。

5. 切片　石蜡切片就是将包埋好的组织蜡块用切片机切成所需厚度的蜡片，放置在载玻片上，为后续染色工作打好基础。具体分为以下步骤。

（1）修块：组织包埋在蜡块中央，四周要留3~5mm的石蜡边（图7-10），过多的石蜡可修去，以利于连续切片。

（2）安装蜡块：将修好的蜡块安装在切片机金属夹上，轻轻拉动一下，确保蜡块牢固夹在槽内。调整蜡块与刀面的角度和距离，做好粗修前的准备。

（3）安装切片刀：将刀片从盒中取出，插入刀台上，压紧固定手柄，确保刀片在切片时不会松动。将刀口部位推移至蜡块下方，固定刀台。调节刀面与蜡块的角度，刀面的倾角一般以4°~6°为宜（以 Leica RM2245 石蜡切片机为例）。

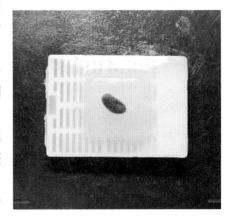

图 7-10　组织包埋标准示意图

（4）切片：调节粗修厚度后，右手转动大轮将蜡块先行粗修，直到组织露出最大切面为宜。粗修时要密切观察，如组织较小则不可修除太多。组织修全后，调节切片机至所需切片厚度，左手拿毛笔，右手匀速转动大轮，连续切出蜡片并用毛笔带起（图 7-11）。

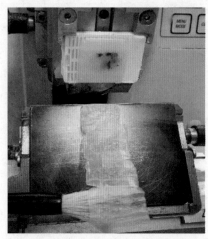

图 7-11　石蜡包埋组织连续切片

（5）捞片：右手拿镊子将左手毛笔带起的蜡片从切片机上夹起，轻柔且迅速地放入捞片机温水槽中，轻轻抻压蜡片，使其平整，蜡片上的组织充分平展后用镊子将相邻的蜡片分开，留下选好的蜡片，不需要的蜡片挑出丢掉。用标记好编号的黏附载玻片垂直插入水槽中，将所需蜡片捞放在载玻片中后段，倾斜控干多余水分。

（6）烤片：将捞有蜡片的潮湿载玻片先斜插在65℃的控温烤片机上烘烤，继续切片，直至完成。将烤片机上所有的载玻片移至染色架上，放入 60～65℃恒温烤箱中烘烤，烤 2 小时以上，也可烘烤过夜。

6. 染片　最常用的染色方法是苏木精-伊红染色，即 HE 染色法，石蜡切片染色前必须先经过烘烤和二甲苯脱蜡处理，彻底脱蜡后方可进入染色流程。

（1）染液配制

1）苏木精染液配制

A. 原料：苏木精 2.5g，无水乙醇 25ml，硫酸铝钾 50g，氧化汞 1.25g，冰乙酸 20ml，蒸馏水 500ml。

B. 方法：①配制 A 液，用烧杯将苏木精溶于无水乙醇中，隔水加热至完全溶解；②配制 B 液，用烧杯将蒸馏水加热至 85℃，加入硫酸铝钾，使其完全溶解。

将 B 液加热至 90℃，缓慢倒入 A 液，溶液混匀后离火，缓慢加入氧化汞，然后充分搅拌，再煮沸溶液 1～2 分钟。离火后隔水冷却，装瓶备用，使用前加入冰乙酸即可。

2）伊红染液配制

A. 原料：①水溶性伊红染液，伊红 Y（水溶性）1g，蒸馏水 100ml；②醇溶性伊红染液，伊红 Y（醇溶性）1g，95%乙醇溶液 100ml。

B. 方法：①伊红 Y（水溶性），先溶于少量蒸馏水中，搅拌至完全溶解后，加蒸馏水至 100ml；②伊红 Y（醇溶性），先溶于少量 95%乙醇溶液中，搅拌至完全溶解后，加 95%乙醇溶液定量至 100ml。

3）分化液配制：浓盐酸 1ml，70%乙醇溶液 99ml。

4）返蓝液配制：氨水 0.5ml，蒸馏水 99.5ml。

表 7-3　石蜡切片染色步骤

试剂（按顺序）	时间
二甲苯Ⅰ	5～10 分钟
二甲苯Ⅱ	5～10 分钟
无水乙醇Ⅰ	30 秒
无水乙醇Ⅱ	30 秒
95%乙醇	30 秒
85%乙醇	30 秒
75%乙醇	30 秒
自来水	10 分钟/次，共 2 次
苏木精染液	10～15 分钟
自来水	10 分钟/次，共 2 次
分化液	3～5 秒
自来水	10 分钟/次，共 2 次
返蓝液	3～5 秒
自来水	10 分钟/次，共 2 次
伊红染液	1～3 分钟
自来水	10 分钟/次，共 2 次
75%乙醇溶液	20 秒
85%乙醇溶液	20 秒
95%乙醇溶液Ⅰ	20 秒
95%乙醇溶液Ⅱ	20 秒
无水乙醇Ⅰ	30 秒
无水乙醇Ⅱ	30 秒
二甲苯Ⅰ	1 分钟
二甲苯Ⅱ	1 分钟

（2）操作步骤：具体操作步骤见表7-3。

7. 封片　封片时每次取出一张切片，用不掉毛屑的绸布或纸巾擦去组织周围及载玻片背面多余的液体，将中性树胶滴在组织边缘，略倾斜切片，将盖玻片下端沿斜面从下而上放在切片上，这样可以最大限度地减少气泡产生。如有少量气泡，可用干净的尖头镊子轻压盖玻片边缘，不要压在组织切面部位，这样既能使气泡排出，又不会对切面造成损伤。

四、脾　　脏

小鼠脾脏由红髓和白髓组成，红髓中含有巨噬细胞群，能清除老化的红细胞、过滤异物，同时也是储存铁、红细胞、血小板的场所。在小鼠中，脾脏红髓也起着造血的作用。脾脏是体内第二大淋巴样器官，它含有大约总数1/4的淋巴细胞和一半的单核细胞，能够启动机体免疫反应。

白髓由三部分组成：周围动脉淋巴鞘（periarteriolar lymphoid sheath，PALS）、滤泡区和边缘区（marginal zone，MZ）。PALS围绕中央动脉，主要由T细胞构成。初级滤泡区沿着PALS分布，主要由B细胞构成，当初级滤泡形成生发中心时，变成次级滤泡。MZ是围绕在PALS和滤泡区的一层结构，分隔红髓和白髓。边缘区含有淋巴细胞、巨噬细胞。

（一）小鼠脾脏取材

将小鼠安乐死后置于解剖板上，使用手术剪从肛门到下颌剪开整个腹侧皮肤，暴露腹腔，找出脾脏并分离（图7-12）。

（二）小鼠脾脏切片制作

方法同小鼠胸腺切片制作。

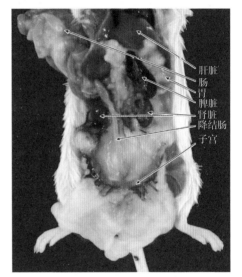

图7-12　小鼠腹部和腹膜后器官解剖

肝脏
肠
胃
脾脏
肾脏
降结肠
子宫

Parkinson CM，O'brien A，Albers TM，et al，2011. Diagnostic necropsy and selected tissue and sample collection in rats and mice. J Vis Exp，（54）：2966

（刘　婧　李　彬　赵钧铭）

第二节　动物造血系统病理涂片和切片

在动物造血系统病理涂片和切片研究中，实验鼠（大鼠、小鼠）是重要的动物模型。本节就实验鼠血液病理涂片、骨髓病理切片、胸腺病理切片和脾脏病理切片进行介绍。

一、实验鼠血液病理涂片

（一）正常外周血液涂片

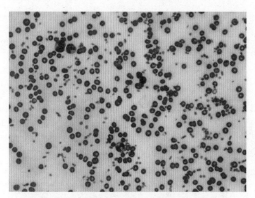

图 7-13   C3KO 小鼠正常外周血涂片

资料来源：Welch TR，Blystone LW，2008. Immune complex glomerulonephritis following bone marrow transplantation in C3 deficient mice. PLoS One，3（10）：e3334

1. 外周血成熟红细胞   以小鼠为例，小鼠成熟红细胞呈球形，是无核的双凹圆盘状细胞，中心有直径 4～7μm 的苍白色区域。每微升血液中总的红细胞数有（7.8～10.6）×10^3 个，在瑞氏染色的血液涂片上可以看到多色性红细胞，其体积稍大于正常成熟红细胞。小鼠成熟红细胞的半衰期为 38～52 天，短于人类的成熟红细胞（图 7-13）。成熟红细胞出现多色性是由于 RNA 含量增加引起胞质嗜碱性增加。

2. 外周血正常成熟粒细胞及单核细胞   中性粒细胞通常占小鼠白细胞总数的 20%～30%，是最常见的粒细胞。其形态特点是胞质含有致密的细颗粒，环形核，染色质聚集（图 7-14）。单核细胞是小鼠白细胞中体积最大的细胞，占白细胞总数的不到 2%。胞质丰富，呈蓝灰色，不透明，染色质较疏松，呈双叶或三叶核，肾形、马蹄形核。

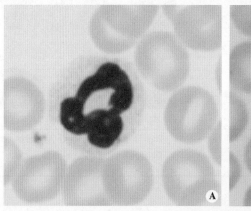
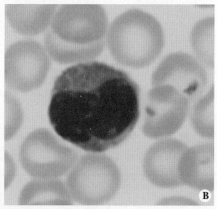

图 7-14   中性粒细胞和嗜酸性粒细胞细胞核

A. "8" 字形的中性粒细胞细胞核；B. 环状核嗜酸性粒细胞，染色质致密聚集，胞质含有丰富的嗜酸性颗粒，呈鲜艳的橘红色、圆形
资料来源：Cohen TV，Klarmann KD，Sakchaisri K，et al，2008. The lamin B receptor under transcriptional control of C/EBPepsilon is required for morphological but not functional maturation of neutrophils. Hum Mol Genet，17（19）：2921-2933

3. 外周血其他类型正常细胞   在健康小鼠中，淋巴细胞占白细胞总数的 70%～80%，直径为 10～15μm，具有不同的形态，胞质少，呈透明的天蓝色，核圆形或椭圆形，中心略微凹陷。

嗜碱性粒细胞在小鼠中很少见，胞体大而圆，胞质呈强嗜碱性，核分段。需要与肥大细胞相鉴别：肥大细胞比嗜碱性粒细胞体积大，具有圆形、不分段的核，胞质颗粒更加致密（图 7-15）。

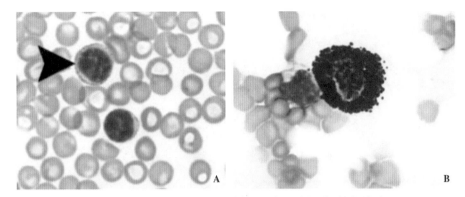

图 7-15　外周血正常淋巴细胞（A）与肥大细胞（B）涂片

资料来源：O'connell KE，Mikkola AM，Stepanek AM，et al，2015. Practical murine hematopathology：a comparative review and implications for research. Comp Med，65（2）：96-113

（二）异常外周血液涂片

1. 血小板过度凝集及巨大血小板　见图 7-16。

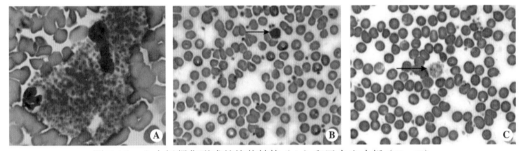

图 7-16　血小板凝集形成的块状结构（A）和巨大血小板（B，C）

资料来源：O'connell KE，Mikkola AM，Stepanek AM，et al，2015. Practical murine hematopathology：a comparative review and implications for research. Comp Med，65（2）：96-113

2. 异常红细胞　见图 7-17。

3. 异常白细胞　当小鼠的免疫系统受到刺激或者病毒感染时，激活的淋巴细胞和大颗粒淋巴细胞的数量会增加，见图 7-18。

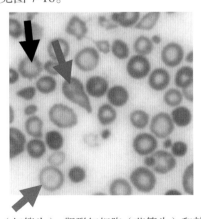

图 7-17　泪滴红细胞（红箭头）、靶形红细胞（蓝箭头）和棘突红细胞（黑箭头）

资料来源：Chan MM，Wooden JM，Tsang M，et al，2013. Hematopoietic protein-1 regulates the actin membrane skeleton and membrane stability in murine erythrocytes. PLoS One，8（2）：e54902

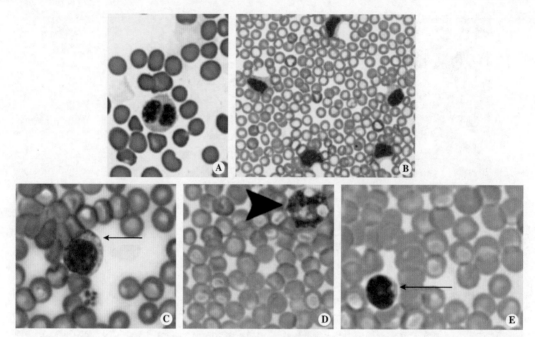

图 7-18 异常白细胞

A. 中性粒细胞假性 P-H 畸形，染色质凝集成块状；B. 淋巴细胞白血病小鼠中的循环淋巴母细胞；C.胞质含有异物的淋巴细胞；
D、E. 胞质含有空泡的嗜酸性细胞和淋巴细胞

资料来源：O'connell KE，Mikkola AM，Stepanek AM，et al，2015. Practical murine hematopathology：a comparative review and
implications for research. Comp Med，65（2）：96-113

二、实验鼠骨髓病理切片

（一）正常骨髓病理切片

以大鼠为例，大鼠骨髓位于轴骨和长骨的中央腔内（图 7-19），由造血组织岛和被血管窦围绕的脂肪细胞组成，散布在骨小梁的网状结构中。质量占成年大鼠体重约 3%，骨髓是主要的造血器官，能够产生红细胞、粒细胞、单核细胞、淋巴细胞及血小板。

（二）异常骨髓病理切片

1. 骨髓血管扩张　骨髓血管扩张是由于骨髓的增生性变化引起的，通常是反应性的，是对急性和慢性损伤或生理刺激的正常生理反应的表现。严重或持续的淋巴样增生可能会增加肿瘤转化的风险。

骨髓血管扩张的特征是镜下可见扩张的血管/窦被血液或血清填充，血管数量没有增加，并且具有正常的结构和分化良好的内皮细胞（图 7-20）。如果严重，血管间隔内的血液积聚易与血管内皮衬里空间外的出血混淆。

异常扩张的内皮衬里血管间隙可见造血组织的严重缺失，其发病可能与炎症、肿瘤形成和血管或心血管疾病相关。

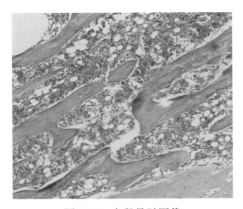

图 7-19　大鼠骨髓图像

资料来源：Sarda Y，Bergman E，Hillel I，et al，2017. Detection of bone marrow changes related to estrogen withdrawal in rats with a tabletop stray-field NMR scanner. Magn Reson Med，78（3）：860-870

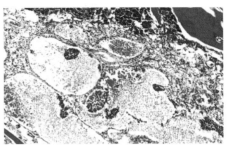

图 7-20　大鼠骨髓血管扩张

资料来源：Willard-Mack CL，Elmore SA，Hall WC，et al，2019. Nonproliferative and proliferative lesions of the rat and mouse hematolymphoid system. Toxicol Pathol，47（6）：665-783

2. 骨髓萎缩　骨髓萎缩通常发生在骨髓腔内，表现为骨髓中细胞数量少于正常。镜下可见造血细胞的数量减少，其成熟过程可能在特定的发育阶段延迟或停滞。髓系与红系的比值（myeloid/erythroid ratio，M：E ratio）变化明显，外周血细胞计数减少。发病机制可能与毒性、营养缺乏、自身免疫性疾病、炎症、肿瘤、感染、遗传缺陷和衰老有关（图 7-21）。

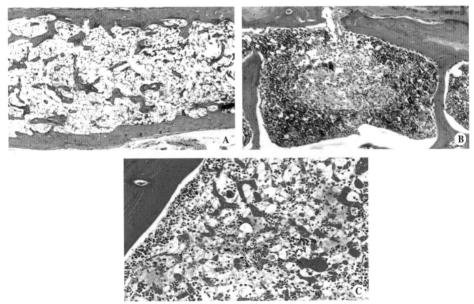

图 7-21　大鼠骨髓萎缩

A. 大鼠骨髓萎缩，整个髓腔的造血细胞数量减少、密度降低；B. 大鼠胸骨骨髓局部 HE 染色切片，髓腔可见病灶区造血细胞减少，并可见棕色色素沉积；C. 大鼠骨髓严重萎缩，造血细胞和脂肪细胞数量严重减少，出现无定形浆液样嗜酸性细胞外物质

资料来源：Willard-Mack CL，Elmore SA，Hall WC，et al，2019. Nonproliferative and proliferative lesions of the rat and mouse hematolymphoid system. Toxicol Pathol，47（6）：665-783

3. 骨髓纤维化　骨髓纤维化的特征是髓腔中细胞外基质（胶原、网状纤维）增加，有些伴有成纤维细胞、外膜网状细胞的增殖。局灶性纤维化的原因可能为损伤、炎症或坏死。

成纤维细胞为活化的间充质细胞，通常胞体不规则或细长，具有两个或者多个核仁的椭圆形细胞核，能够合成和分泌胶原蛋白。其在形态上需要与纤维细胞鉴别，纤维细胞是不参与细胞外纤维合成的间充质细胞，胞质较少，嗜酸性，胞体较小，呈梭形。网状纤维能被银染成黑色，见图 7-22。

4. 骨髓肉芽肿 见图 7-23。

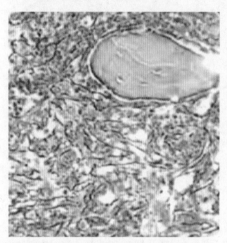

图 7-22　大鼠骨髓纤维化（嗜银染色）

资料来源：Schneider RK，Mullally A，Dugourd A，et al，2017. Gli1（+）mesenchymal stromal cells are a key driver of bone marrow fibrosis and an important cellular therapeutic target. Cell Stem Cell，20（6）：785-800

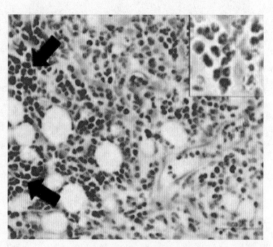

图 7-23　小鼠骨髓肉芽肿病理切片（箭头所示为多形核细胞）

Brand C，Da Costa TP，Bernardes ES，et al，2015. Differential development of oil granulomas induced by pristane injection in galectin-3 deficient mice. BMC Immunol，16：68

5. 骨髓坏死、凋亡 见图 7-24。

6. 骨髓脂肪化 见图 7-25。

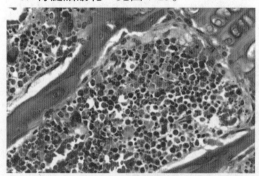

图 7-24　大鼠骨髓坏死、凋亡

可见已经坏死和正在凋亡的造血细胞和无定形嗜酸性细胞碎片，正在凋亡的骨髓细胞表现出核固缩、核分裂和核溶解

资料来源：Willard-Mack CL，Elmore SA，Hall WC，et al，2019. Nonproliferative and proliferative lesions of the rat and mouse hematolymphoid system. Toxicol Pathol，47（6）：665-783

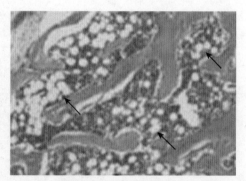

图 7-25　大鼠骨髓脂肪化

髓腔脂肪细胞数量增加，取代了正常的造血细胞（箭头所示）

资料来源：Zhang L，Liu M，Zhou X，et al，2016. Role of osteoprotegerin（OPG）in bone marrow adipogenesis. Cell Physiol Biochem，40（3-4）：681-692

7. 骨髓细胞增生 见图 7-26。

8. 骨髓巨噬细胞浸润 髓腔内可见巨噬细胞的数量增加、体积增大。细胞质可能含有也可能不含有吞噬物质、色素或液泡（图 7-27）。

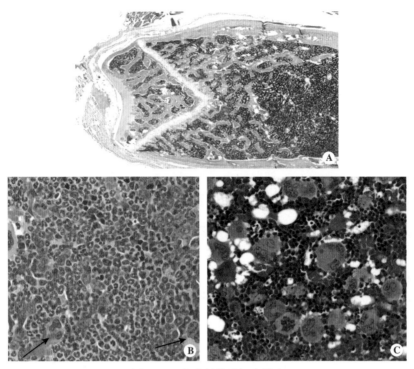

图 7-26　实验鼠骨髓细胞增生

A. 髓腔内充满数量和密度增加的造血谱系细胞；B. 小鼠骨髓细胞增生，密集排列的髓样细胞填充了髓腔，增加了髓样细胞与红系细胞的比例。同时可见巨核细胞（箭头）；C. 大鼠骨髓细胞增生，可见被红系细胞包围的巨核细胞数量增加，未成熟髓系细胞减少

资料来源：Willard-Mack CL，Elmore SA，Hall WC，et al，2019. Nonproliferative and proliferative lesions of the rat and mouse hematolymphoid system. Toxicol Pathol，47（6）：665-783

9. 骨髓肥大细胞浸润　　骨髓肥大细胞浸润可能与炎症反应、寄生虫病或血液疾病有关，镜下可见骨髓中松散排列的肥大细胞呈多灶性、弥散性增加（图 7-28）。当用甲苯胺蓝或吉姆萨染色时，肥大细胞颗粒是异染的。通过免疫组织化学染色，肥大细胞对氯乙酸酯酶（chloroacetate esterase，CAE）和 c-kit（CD117）呈阳性。

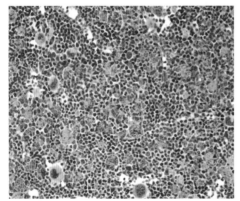

图 7-27　小鼠骨髓巨噬细胞浸润

髓腔内弥散分布的含色素巨噬细胞数量增加

资料来源：Willard-Mack CL, Elmore SA, Hall WC, et al, 2019. Nonproliferative and proliferative lesions of the rat and mouse hematolymphoid system. Toxicol Pathol，47（6）：665-783

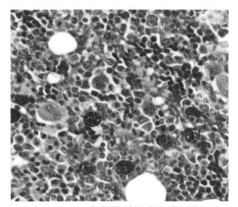

图 7-28　大鼠骨髓肥大细胞浸润

肥大细胞数量增加，广泛分布在正常出现的造血细胞和脂肪细胞中。肥大细胞胞质中含有丰富的嗜碱性甲苯胺蓝颗粒

资料来源：Willard-Mack CL, Elmore SA, Hall WC, et al, 2019. Nonproliferative and proliferative lesions of the rat and mouse hematolymphoid system. Toxicol Pathol，47（6）：665-783

三、实验鼠胸腺病理切片

（一）正常胸腺病理切片

大鼠正常胸腺在组织学上的表现：皮质位于小叶的外周，由于存在紧密堆积的未成熟小 T 细胞和相对较少的上皮细胞，皮质显得较暗。位于中央的髓质，由于存在更成熟的 T 细胞混合大量上皮细胞和一些 B 细胞，颜色显得更淡（图 7-29）。

（二）胸腺异常病理切片

1. 胸腺发育不全　胸腺发育不全是由特定基因功能丧失所致的发育异常现象。其诊断要点为镜下可见胸腺正常结构缺失，发育不完全（图 7-30）。鉴别诊断：在正常发育的 4 周龄之前小鼠中，其脾脏没有边缘区。在正常衰老的小鼠胸腺中，也可见其他因素导致的小鼠胸腺中淋巴细胞减少、坏死或凋亡。

2. 胸腺钙化　胸腺钙化通常是由营养不良造成的，也可为组织变性或坏死的后果。镜下可见特征性的嗜碱性细胞外无定形颗粒物或片状结构（图 7-31），见于梗死、生发中心变性、皮质旁淋巴细胞坏死、肉芽肿或肿瘤。茜素红（alizarin red）染色呈阳性。

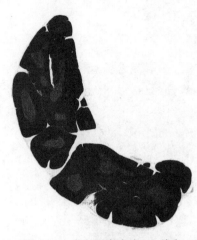

图 7-29　大鼠正常胸腺 HE 染色
资料来源：Elmore SA, 2012. Enhanced histopathology of the immune system: a review and update. Toxicol Pathol, 40（2）: 148-156

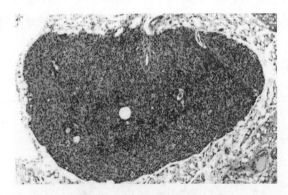

图 7-30　免疫缺陷小鼠（SCID）胸腺发育不全 HE 染色
资料来源：Willard-Mack CL, Elmore SA, Hall WC, et al, 2019. Nonproliferative and proliferative lesions of the rat and mouse hematolymphoid system. Toxicol Pathol, 47（6）: 665-783

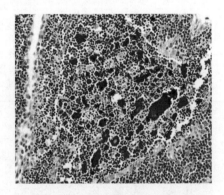

图 7-31　胸腺皮质钙化
资料来源：Willard-Mack CL, Elmore SA, Hall WC, et al, 2019. Nonproliferative and proliferative lesions of the rat and mouse hematolymphoid system. Toxicol Pathol, 47（6）: 665-783

四、实验鼠脾脏病理切片

（一）正常脾脏病理切片

脾脏是一个高度血管化的器官，有两个肉眼可见的部分——红髓和白髓（图 7-32）。

（二）异常脾脏病理切片

1. 脾脏淀粉样变性　小鼠脾脏淀粉样变性的发病机制为各种蛋白质的异常组装、扭曲的 β 折叠片状原纤维沉积在脾脏实质细胞中。镜下可见红髓被淀粉样蛋白替代，白髓萎缩（图 7-33）。

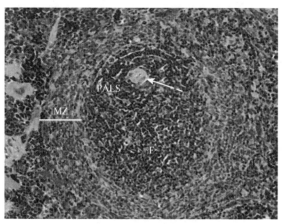

图 7-32　大鼠正常脾脏结构

PALS，periarteriolar lymphoid sheath，围动脉淋巴鞘；F，滤泡区；
MZ，marginal zone 边缘区

资料来源：Elmore SA，2018. Enhanced histopathology evaluation of
lymphoid organs. Methods Mol Biol，18（3）：147-168

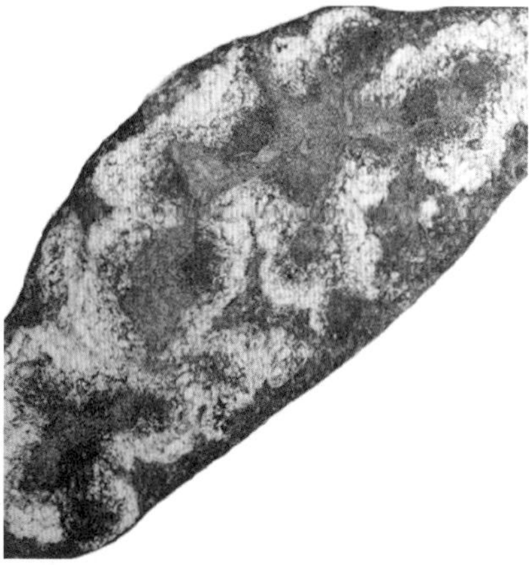

图 7-33　脾脏淀粉样变性

资料来源：Willard-Mack CL，Elmore SA，Hall WC，et al，
2019. Nonproliferative and proliferative lesions of the rat and
mouse hematolymphoid system. Toxicol Pathol，47（6）：
665-783

2. 脾脏骨化生　脾脏骨化生是一种罕见的现象，其发病机制为骨形态发生蛋白（bone morphogenetic protein，BMP）对脾脏的刺激，与局部组织退化、肿瘤性增生有关，也可能由钙化灶发展而来。镜下可见成骨细胞存在，来源于胶原基质的骨小梁，骨髓可能发展为较大的骨化生病灶（图 7-34）。

3. 脾脏萎缩　脾脏萎缩是由于构成其实质的淋巴细胞凋亡、坏死、生成减少，或者是由于应激、衰老、有毒物质等造成。镜下可见一个或者多个淋巴细胞分布区域（白髓区）细胞数量减少，可能会出现淋巴样坏死或凋亡。退化的生发中心可能会出现玻璃样物（图 7-35）。

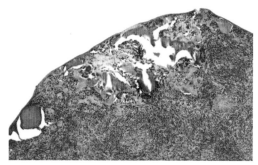

图 7-34　脾脏骨化生

资料来源：Willard-Mack CL，Elmore SA，Hall WC，et al，
2019. Nonproliferative and proliferative lesions of the rat and
mouse hematolymphoid system. Toxicol Pathol，47（6）：665-783

4. 脾脏血管扩张、充血　脾脏充血时重量增加，镜下可见脾脏动脉、静脉窦扩张，内

含丰富的红细胞。其常常累及红髓血窦，呈局灶性或多灶性或弥漫性分布，可能与血栓形成有关，血管内皮细胞形态较小，扁平，间隔宽，核分裂象不易见（图 7-36）。

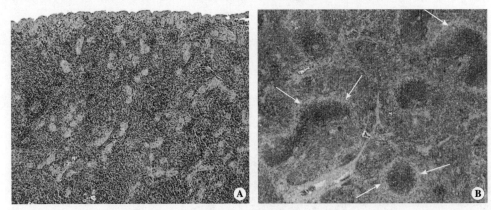

图 7-35　脾脏萎缩

A. B6129 小鼠的脾脏白髓萎缩，可见包膜和小梁收缩；B. B6129 小鼠脾脏边缘区淋巴细胞显著减少（箭头标注）

资料来源：Willard-Mack CL，Elmore SA，Hall WC，et al，2019. Nonproliferative and proliferative lesions of the rat and mouse hematolymphoid system. Toxicol Pathol，47（6）：665-783

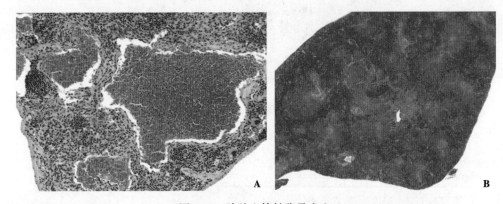

图 7-36　脾脏血管扩张及充血

A. B6C3F1/N 小鼠的脾脏红髓可见血管扩张；B. F344/N 大鼠脾脏红髓血窦可见充血

资料来源：Willard-Mack CL，Elmore SA，Hall WC，et al，2019. Nonproliferative and proliferative lesions of the rat and mouse hematolymphoid system. Toxicol Pathol，47（6）：665-783

5. 脾脏嗜血现象　脾脏嗜血是红髓中巨噬细胞吞噬红细胞的现象。镜下可见巨噬细胞中含有被吞噬的完整或破碎的红细胞（包括有核红细胞、无核红细胞或血影细胞，图7-37）。通常与含有含铁血黄素的巨噬细胞增多有关，普鲁士蓝铁染色呈阳性。

6. 脾脏脂质沉积　脾脏脂质沉积时在红髓中可见含有脂肪的细胞，可能呈局灶性或多灶性或弥漫性分布，脂质沉积可能与胶原蛋白沉积有关（图 7-38）。

7. 脾脏髓外造血　从骨髓迁移到脾脏的造血细胞通常位于红髓，髓外造血（extra medullary hematopoiesis，EMH）的表现为红髓中造血细胞呈弥漫性或局灶性增生，包含红系、髓系和巨核细胞增生（图 7-39）。

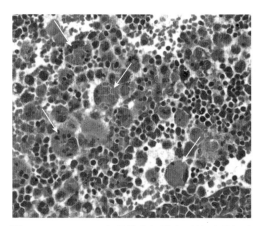

图 7-37　C57BL/6 小鼠脾脏红髓中可见巨噬细胞吞噬红细胞（箭头可见）

资料来源：Willard-Mack CL，Elmore SA，Hall WC，et al，2019. Nonproliferative and proliferative lesions of the rat and mouse hematolymphoid system. Toxicol Pathol，47（6）：665-783

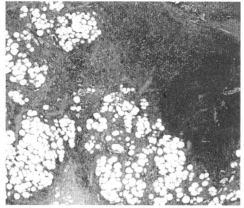

图 7-38　大鼠脾脏红髓中可见多个脂肪细胞灶

资料来源：Willard-Mack CL，Elmore SA，Hall WC，et al，2019. Nonproliferative and proliferative lesions of the rat and mouse hematolymphoid system. Toxicol Pathol，47（6）：665-783

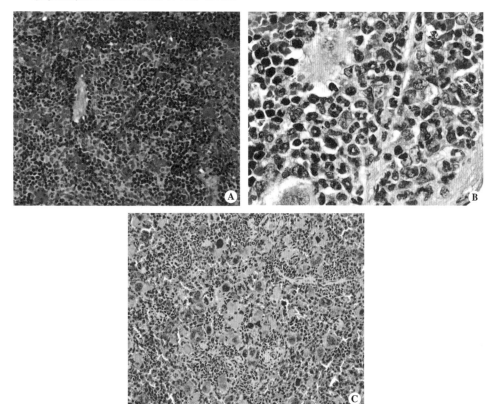

图 7-39　大鼠脾脏髓外造血

A. 红细胞占优势；B. 粒细胞占优势；C. 巨核细胞占优势

资料来源：Willard-Mack CL，Elmore SA，Hall WC，et al，2019. Nonproliferative and proliferative lesions of the rat and mouse hematolymphoid system. Toxicol Pathol，47（6）：665-783

（刘　婧）

参 考 文 献

Ameri M, Schnaars HA, Sibley JR, et al, 2011. Stability of hematologic analytes in monkey, rabbit, rat, and mouse blood stored at 4 degrees C in EDTA using the ADVIA 120 hematology analyzer.Vet Clin Pathol, 40（2）：188-193.

Biermann H, Pietz B, Dreier R, et al, 1999. Murine leukocytes with ring-shaped nuclei include granulocytes, monocytes, and their precursors. J Leukoc Biol, 65（2）：217-231.

Bolliger AP, 2004. Cytologic evaluation of bone marrow in rats：indications, methods, and normal morphology. Vet Clin Pathol, 33（2）：58-67.

Brand C, Da Costa TP, Bernardes ES, et al, 2015. Differential development of oil granulomas induced by pristane injection in galectin-3 deficient mice.BMC Immunol, 16：68.

Cesta MF, 2006. Normal structure, function, and histology of the spleen.Toxicol Pathol, 34（5）：455-465.

Chan MM, Wooden JM, Tsang M, et al, 2013. Hematopoietic protein-1 regulates the actin membrane skeleton and membrane stability in murine erythrocytes.PLoS One, 8（2）：e54902.

Chartier SR, Mitchell SA, Majuta LA, et al, 2017. Immunohistochemical localization of nerve growth factor, tropomyosin receptor kinase A, and p75 in the bone and articular cartilage of the mouse femur. Mol Pain, 13：1744806917745465.

Cohen TV, Klarmann KD, Sakchaisri K, et al, 2008. The lamin B receptor under transcriptional control of C/EBPepsilon is required for morphological but not functional maturation of neutrophils. Hum Mol Genet, 17（19）：2921-2933.

Donovan J, Brown P, 2006. Euthanasia.Curr Protoc Immunol, 73：1.8.1-1.8.4.

Eckly A, Strassel C, Freund M, et al, 2009. Abnormal megakaryocyte morphology and proplatelet formation in mice with megakaryocyte-restricted MYH9 inactivation. Blood, 113（14）：3182-3189.

Elmore SA, 2006. Enhanced histopathology of the spleen.Toxicol Pathol, 34（5）：648-655.

Elmore SA, 2012. Enhanced histopathology of the immune system：a review and update.Toxicol Pathol, 40（2）：148-156.

Elmore SA, 2018. Enhanced histopathology evaluation of lymphoid organs. Methods Mol Biol, 1803：147-168.

Gordon J, Wilson VA, Blair NF, et al, 2004. Functional evidence for a single endodermal origin for the thymic epithelium.Nat Immunol, 5（5）：546-553.

Knoblaugh SE, Hohl TM, La Perle KMD, 2018. Pathology principles and practices for analysis of animal models. ILAR J, 59（1）：40-50.

Li HS, Jin J, Liang XX, et al, 2016. Loss of c-Kit and bone marrow failure upon conditional removal of the GATA-2 C-terminal zinc finger domain in adult mice. Eur J Haematol, 97（3）：261-270.

Lucero HA, Patterson S, Matsuura S, et al, 2016. Quantitative histological image analyses of reticulin fibers in a myelofibrotic mouse. J Biol Methods, 3（4）：e60.

Lundberg P, Skoda R, 2011. Hematology testing in mice. Curr Protoc Mouse Biol, 1（3）：323-346.

Manley NR, Richie ER, Blackburn CC, et al, 2011. Structure and function of the thymic microenvironment.Front Biosci（landmark ed）, 16：2461-2477.

Nagai-Okatani C, Nagai M, Sato T, et al, 2019. An improved method for cell type-selective glycomic analysis of tissue sections assisted by fluorescence laser microdissection. Int J Mol Sci, 20（3）：700.

O'connell KE, Mikkola AM, Stepanek AM, et al, 2015. Practical murine hematopathology：a comparative review and implications for research. Comp Med, 65（2）：96-113.

Parkinson CM, O'brien A, Albers TM, et al, 2011. Diagnostic necropsy and selected tissue and sample collection in rats and mice. J Vis Exp,（54）：2966.

Pearse G, 2006. Histopathology of the thymus. Toxicol Pathol, 34（5）：515-547.

Sarda Y, Bergman E, Hillel I, et al, 2017. Detection of bone marrow changes related to estrogen withdrawal in rats with a tabletop stray-field NMR scanner. Magn Reson Med, 78（3）：860-870.

Schneider RK, Mullally A, Dugourd A, et al, 2017. Gli1（+）mesenchymal stromal cells are a key driver of bone marrow fibrosis and an important cellular therapeutic target. Cell Stem Cell, 20（6）：785-800. e8.

Swirski FK, Nahrendorf M, Etzrodt M, et al, 2009. Identification of splenic reservoir monocytes and their deployment to inflammatory sites. Science, 325（5940）：612-616.

Tomlinson L，Boone LI，Ramaiah L，et al，2013. Best practices for veterinary toxicologic clinical pathology，with emphasis on the pharmaceutical and biotechnology industries.Vet Clin Pathol，42（3）：252-269.

Travlos GS，2006. Normal structure，function，and histology of the bone marrow.Toxicol Pathol，34（5）：548-565.

Welch TR，Blystone LW，2008. Immune complex glomerulonephritis following bone marrow transplantation in C3 deficient mice. PLoS One，3（10）：e3334.

Willard-Mack CL，Elmore SA，Hall WC，et al，2019. Nonproliferative and proliferative lesions of the rat and mouse hematolymphoid system. Toxicol Pathol，47（6）：665-783.

Zhang BC，Kracker S，Yasuda T，et al，2012. Immune surveillance and therapy of lymphomas driven by Epstein-Barr virus protein LMP1 in a mouse model. Cell，148（4）：739-751.

Zhang L，Liu M，Zhou X，et al，2016. Role of osteoprotegerin（OPG）in bone marrow adipogenesis.Cell Physiol Biochem，40（3-4）：681-692.

第八章　电子显微镜技术

第一节　电子显微镜技术原理

电子显微镜技术（electron microscopic technique）是继光学显微镜技术后的一大突破，相比于光学显微镜 0.2μm 左右的分辨率，电子显微镜能提高至 1000 倍，达到了 0.2nm，因此能够更精确地诊断光镜无法诊断的疾病。电子显微镜包括透射电子显微镜（transmission electron microscope，TEM）和扫描电子显微镜（scanning electron microscope，SEM），透射电子显微镜能够通过超薄切片观察细胞的多种细胞器结构，在亚细胞水平精确观察正常和异常细胞的区别，分析疾病的发展。此外，透射电子显微镜还能观察病毒、细菌等生物大分子的超微结构。扫描电子显微镜能通过观察细胞的立体结构发现细胞是否发生异常。

一、透射电子显微镜的原理

透射电子显微镜由电子光学系统、真空系统和供电系统组成。透射电子显微镜的原理是电子枪发出的高速电子束经过聚光镜会聚后照射到样本的某一微小区域，波长极短的高压电子束（50~100kV）与样本发生碰撞，透射出样本的电子经过物镜、中间镜、投影镜放大投射在荧光屏上，最后可以通过荧光屏观察到样本的结构。其具有高分辨率、高放大倍数的成像特点。

二、扫描电子显微镜的原理

扫描电子显微镜能观察细胞表面结构，具有焦深长、视野广、能观察三维结构等优点，适合血细胞及骨髓细胞的观察。其可以观察到各种贫血时红细胞的畸形，单核细胞、粒细胞、巨核细胞、血小板表面正常及病理情况下的独特结构。

扫描电子显微镜的成像原理是利用发射源产生的电子束通过电场加速、透镜聚焦形成高能电子束，电子束照射样本表面会引起二次电子发射，其发射量与样本表面形貌有关。随着电子束在样本表面位置的变化，二次电子的量不断变化，然后放大后加到电视显像管上，在电视荧光屏上出现反映样本表面轮廓的图像，最后进行图像采集。

第二节　电子显微镜技术在血液学的应用

在血液学中，透射电子显微镜发挥着重要作用。透射电子显微镜能够观察细胞发育过程中的异常情况，如核质发育不平衡，细胞器异常，如线粒体肿胀、核袋、核裂、核糖体-板层复合体等。与光镜及其他检查手段结合能更精确地诊断血液疾病。透射电子显微镜、扫描电子显微镜、酶细胞化学及免疫电子显微镜等技术的应用在诊断某些血液疾病中发挥了重要作用。现列出电子显微镜在血液疾病诊断中的重要应用。

一、电子显微镜技术在急性髓系白血病中的应用

急性髓系白血病（AML）是一组起源于造血干细胞的具有异质性的恶性疾病，其发病特点是不成熟的具有克隆性的髓系细胞的异常增殖与分化，影响了骨髓的正常造血，是白血病主要类型之一。电子显微镜在 AML 的诊断中有以下应用。

（一）电子显微镜技术在急性粒细胞白血病未成熟型中的应用

急性粒细胞白血病未成熟型（acute myeloid leukemia without maturation，AML-M_1）是一种以骨髓原始粒细胞为主的白血病，占非有核红细胞的 90% 以上，可见 Auer 小体。电子显微镜下 AML-M_1 中原粒细胞直径 8～10μm，表面光滑，核膜不清，核仁明显，异染色质沿核膜分布，线粒体致密，偶见长内质网，无分泌泡。原粒细胞可分为两型：Ⅰ型原粒无颗粒；Ⅱ型原粒有 1～4 个粗大的髓过氧化物酶（myeloperoxidase，MPO）阳性低密度团块，偶见蜕变或不典型原粒细胞，直径 15μm，外形不规则，胞质丰富，有伪足，细胞器少。电子显微镜下 AML-M_1 分为两种情况：一种为 90% 以上的白血病细胞为典型原粒细胞；另一种表现在分化程度上，大部分白血病细胞的分化程度介于原始和早幼阶段之间，少数幼稚粒细胞含粉红色圆形颗粒，直径 3～5μm，密度均匀，中心无结晶，称 Pseudo-Chediak-Higashi（P-CH）颗粒（图 8-1）。

（二）电子显微镜技术在急性早幼粒细胞白血病中的应用

急性早幼粒细胞白血病（acute promyelocytic leukemia，APL）是 AML 中最有特点的疾病之一，APL 细胞由于存在 t（15，17）（q24；q21）易位，引起 *PML-RARA* 基因的重排。

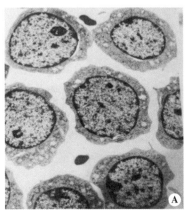
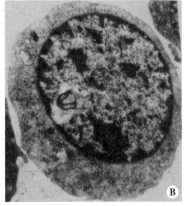

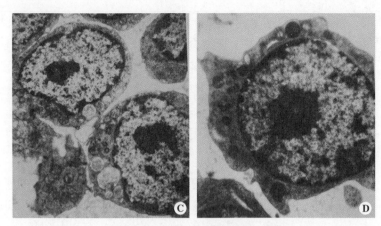

图 8-1　AML-M₁电子显微镜下表现

A. 原粒细胞外形圆，大小一致，直径 8μm，TEM×3500；B. Ⅰ型原粒细胞核圆，细胞器少，TEM×8000；C. Ⅱ型原粒细胞含
疏松物，核仁显著，TEM×5000；D. 含 P-CH 颗粒的早幼粒细胞，TEM×8000

资料来源：茹永新，2010. 血液病细胞病理诊断图谱. 郑州：郑州大学出版社：107, 108

电子显微镜下可见异常幼稚细胞，直径 15～18μm，表面有突起或伪足，核极不规则，呈分叶、扭曲或条带状，异染色质多，核膜粗糙，核仁小；胞质丰富，内质网高度扩张，呈囊状或管状扩张，含絮状物，分泌泡多，线粒体结构致密，中间微丝多；有 Auer 小体形成，小体电子密度不一，核膜、内质网和颗粒 MPO 阳性（图 8-2）。

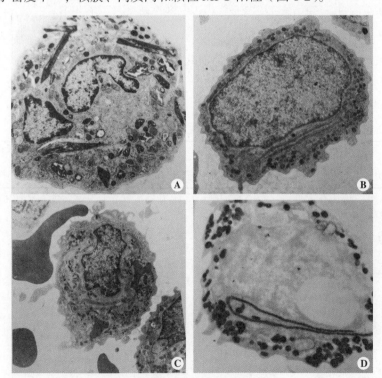

图 8-2　APL 电子显微镜下表现

A. 急性早幼粒细胞颗粒布满胞质，TEM×1000；B. 急性早幼粒细胞内质网扩张，呈条带样，TEM×5000；C. 急性早幼粒细胞
内质网扩张，呈湖状，含无定形物，TEM×5000；D. 急性早幼粒细胞内质网及内含物 MPO 阳性，TEM×6000

资料来源：茹永新，2010. 血液病细胞病理诊断图谱. 郑州：郑州大学出版社：97, 99

（三）电子显微镜技术在急性红白血病中的应用

急性红白血病（acute erythroid leukemia，AEL，M_6）是以骨髓中红系和髓母细胞增殖为特点且预后较差的疾病，根据红系和非红系细胞占骨髓有核细胞的百分比可将 AEL 定义为两种亚型，即 M_{6a}、M_{6b}。在 M_{6a} 病例的骨髓中至少有 50% 的红系细胞和 20% 的非红系细胞；M_{6b} 病例的特点是至少 80% 的骨髓细胞由类红细胞前体组成。

电子显微镜下表现以幼红细胞核异常最显著，呈双核、多核、畸形核、奶酪样核。大部分原红或早幼红细胞巨幼变明显，核仁显著、层次不清，线粒体扩张，胞质含数个溶酶体，一些早幼红细胞内质网扩张或蜕化，光镜下似浆细胞样。中晚幼红细胞边缘不整，胞质空泡化。各阶段幼红细胞线粒体肿大、扩张或铁沉积，甚至形成空泡（图 8-3）。

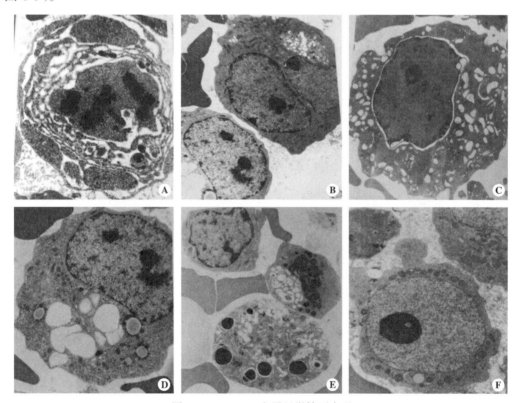

图 8-3　AML-M_6 电子显微镜下表现

A. AML-M_6 异常分裂期幼红细胞胞质层化、分隔，TEM×6000；B. AML-M_6 双核巨幼红细胞线粒体小，TEM×4000；C. AML-M_6 巨幼红细胞内质网扩张，呈浆细胞样，TEM×5000；D. AML-M_6 早幼红细胞含空泡和脂滴，线粒体小，TEM×4000；E. AML-M_6 巨幼红细胞凋亡，内质网蜕化，含空泡，TEM×5000；F. AML-M_6 早幼红细胞凋亡，核仁均质化，线粒体密度高，TEM ×5000

资料来源：茹永新，2010. 血液病细胞病理诊断图谱. 郑州：郑州大学出版社：121-123

（四）电子显微镜技术在急性巨核细胞白血病中的应用

根据发病人群的不同，急性巨核细胞白血病（acute megakaryocytic leukemia，AMKL，M_7）

可分为三类：唐氏综合征（Down syndrome，DS）儿童 AMK（DS-AMKL）、非 DS 儿童 AMKL（预后比 DS-AMKL 儿童差）、非 DS 成人 AMKL。每一种类型的 AMKL 致病因素不同，预后也不同。

电子显微镜下可见原始巨核细胞直径 12～15μm，呈圆形，部分表面光滑，部分表面有圆钝或鼓状突起，胞质少，核圆，异染色质少，核膜清晰，核仁明显，线粒体结构致密，内质网和高尔基体少，无分界膜系统和致密颗粒等标志性结构，少数细胞有细小或畸形管道结构。

幼稚巨核细胞大小不等，核不规则，双核或多核，核仁明显，标志性结构发育但不成熟。部分细胞直径 15μm，呈圆形，胞质多，单个核呈马蹄形或肾形，形似单核细胞，但胞质含不成熟管道结构；部分细胞直径 18～30μm，外形不规则，有粗大伪足和突起，核不规则，多核或巨核，核仁显著，胞质多，含不成熟致密颗粒，分界膜面积小且不规则扩张，网眼大而不均匀。

小巨核细胞直径 10～15μm，核质比大，核轻度不规则，异染色质多，核仁不明显，胞质含致密颗粒和 α-颗粒，有成熟膜管道系统和少量分界膜结构（图 8-4）。

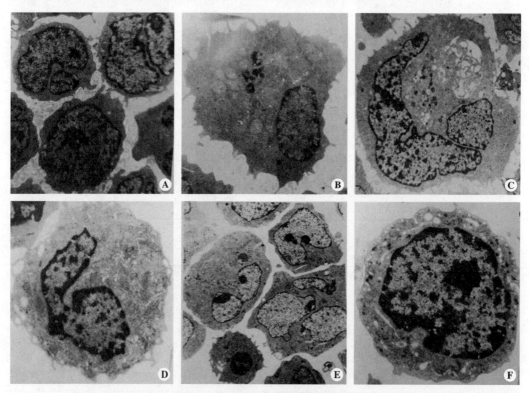

图 8-4　AML-M₇ 电子显微镜下表现

A. AML-M₇ 原始巨核细胞细胞器少，TEM×4000；B. AML-M₇ 幼稚巨核细胞胞质多，TEM×2500；C. AML-M₇ 幼稚巨核细胞含幼稚膜系统，TEM×3500；D. AML-M₇ 单核样幼稚巨核细胞含细小管道和囊泡，TEM×4000；E. AML-M₇ 幼稚巨核细胞多核、含细小颗粒，无膜折叠结构，TEM×4000；F. AML-M₇ 小巨核细胞含少量管道和 α-颗粒，TEM×5000

资料来源：茹永新，2010. 血液病细胞病理诊断图谱. 郑州：郑州大学出版社：125-127

二、电子显微镜技术在淋系白血病中的应用

淋巴细胞白血病是白血病的主要类型之一，根据淋巴细胞的成熟阶段和骨髓中淋巴细胞的复制速度，将淋巴细胞白血病分为急性淋巴细胞白血病（acute lymphoblastic leukemia，ALL）和慢性淋巴细胞白血病。下文将介绍电子显微镜在 ALL 诊断中的作用。

（一）电子显微镜技术在急性淋巴细胞白血病中的应用

ALL 是一种恶性疾病，起源于造血 B 或 T 细胞前体，易见于儿童和部分成年人。其粗略分 3 型，电子显微镜下表现如下。

Ⅰ型细胞分化程度最低，直径 6~8μm，核不规则，有深浅不等的切迹，异染色质多，核仁不明显，胞质少，无颗粒、分泌泡和高尔基体。Ⅱ型细胞直径 10~12μm，核圆或轻度不规则，异染色质少，核仁明显，胞质增多，有少量内质网、分泌泡、致密颗粒或溶酶体，偶见高尔基体，属中度分化淋巴细胞或母细胞。Ⅲ型细胞大小不等，直径 10~15μm，核深染，核仁显著，电子显微镜下核不规则，异染色质多，核仁明显，胞质含大量脂肪粒，对应于光镜下的空泡（图 8-5）。

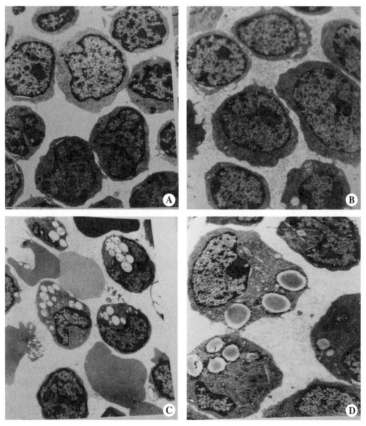

图 8-5　ALL 电子显微镜下表现

A. ALL-L₁，细胞核质比大，异染色质多，核仁不明显，细胞器少，TEM×4000；B. ALL-L₂，细胞中度分化，胞质多，核圆，核仁明显，异染色质少，线粒体肿大或空泡化，TEM×4000；C. ALL-L₃，脂肪滴脱失成空泡，TEM×4000；D. ALL-L₃，胞质中的脂肪，TEM×5000

资料来源：茹永新，2010. 血液病细胞病理诊断图谱. 郑州：郑州大学出版社：140，141

（二）电子显微镜技术在毛细胞白血病中的应用

毛细胞白血病（hairy cell leukemia，HCL）在男性的发病率更高，是女性发病率的4～5倍，占所有白血病的2%，发病中位年龄为63岁，青少年罕见发病，临床表现为脾大、血细胞减少等。HCL免疫表型为CD19、CD20、CD22和CD200的强阳性表达，此外还有CD11c、CD103、CD123、CD25的阳性表达，易出现 *BRAF* V600E 体细胞突变。HCL细胞对应分化程度较高的B细胞，直径8～12μm，表面有5～12μm长绒毛，核质比0.5～0.8，异染色质边集成块，核膜不清晰，可见核仁，胞质中等量，有长内质网，核糖体丰富，可见髓样小体和核糖体-板层复合体（ribosome lamelle complex，RLC）。

表面绒毛和RLC是HCL细胞的标志性结构，根据绒毛的形态分为两型：Ⅰ型细胞绒毛细长，无分支；Ⅱ型细胞绒毛长短、粗细不均，基底宽，呈鹿角或树枝样分支，远端逐渐变细。

RLC为核糖体与膜性结构相间排列形成的桶状同心圆，为异常结构，正常细胞无，这种结构不利于蛋白质合成（图8-6）。

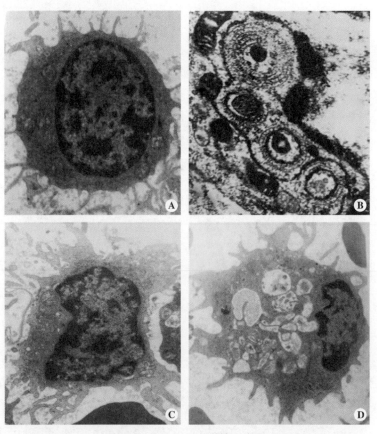

图 8-6 HCL 电子显微镜下表现

A. Ⅰ型 HCL 细胞，突起细长，无分支，核圆，TEM×8000；B. 多个核糖体-板层复合体，TEM×20 000；C. Ⅱ型细胞突起基底宽，末端细，TEM×5000；D. Ⅱ型细胞可见胞内绒毛，TEM×6000

资料来源：茹永新，2010. 血液病细胞病理诊断图谱. 郑州：郑州大学出版社：155，156

三、电子显微镜技术在贫血性疾病中的应用

　　贫血是一种以血红蛋白（hemoglobin，Hb）浓度、红细胞数量低于人体正常水平为特点的疾病，发病人数约占世界总人口的 1/3（32.9%）。贫血通常通过 Hb 浓度降低或者血细胞比容降低确诊，此外，还能通过红细胞计数、红细胞平均体积、外周血网织红细胞计数、血片分析或者 Hb 电泳辅助诊断。贫血的临床表现包括乏力、气短、心率加快、结膜及手掌苍白等。电子显微镜在某些贫血性疾病的诊断中发挥着重要的作用，下文将介绍电子显微镜在贫血性疾病诊断中的应用。

（一）电子显微镜技术在先天性红细胞生成障碍性贫血中的应用

　　先天性红细胞生成障碍性贫血（congenital dyserythropoietic anemia，CDA）是一组以先天性红细胞发育不良和无效造血为特点的隐性遗传病，其临床表现为贫血、黄疸、脾大等。其主要分为三种类型，即 CDA Ⅰ、Ⅱ、Ⅲ型，电子显微镜下具体表现如下。

　　CDA Ⅰ型，可见骨髓幼红细胞增加，形态异常，包括红细胞大小不等，平均体积 90～115 fl；幼红细胞巨幼变，核不规则或双核；中、晚幼红细胞核损伤超过 50%，表现为核破碎、染色质凝固，胞质边缘菊花样变，线粒体铁沉积；幼红细胞典型损伤结构为染色质不均匀凝集，核孔增大或核膜断裂，胞质入核，形成海绵样或奶酪状结构，细胞间染色质丝相连接，形成核间桥。

　　CDA Ⅱ型，可见幼红细胞比例增加，15%～20% 的中、晚幼红细胞核损伤，双核或多核。典型表现为双层膜结构，即细胞边缘出现无特定结构的缝隙。

　　CDA Ⅲ型，特点为幼红及成熟红细胞大小不等、形态各异，线粒体铁沉积显著，胞内有髓样结构、核膜髓鞘化。典型表现为有大量多核巨幼红细胞，多核巨幼红细胞充满 Hb，多个核，核间有缝隙，又称裂隙核（图 8-7）。

（二）电子显微镜技术在遗传性铁粒幼细胞贫血中的应用

　　铁粒幼细胞贫血是由铁血红素合成障碍导致血红蛋白合成不足造成的低色素性贫血，可能为遗传性或者后天性。其特点为骨髓中有环状铁粒母细胞。遗传性铁粒幼细胞贫血是由于 X 染色体上某些基因突变，或者是常染色体、线粒体基因缺陷。

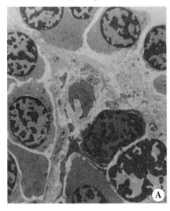
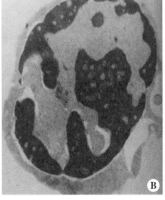
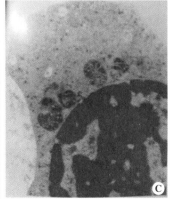

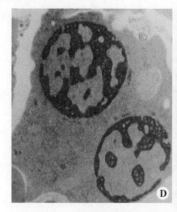
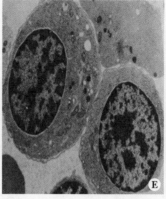
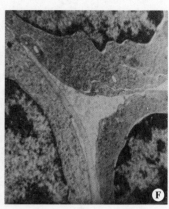

图 8-7　CDA 电子显微镜下表现

A. CDA Ⅰ型，大量海绵样或奶酪状细胞核幼红细胞，TEM×3000；B. CDA Ⅰ型，奶酪样细胞核孔大，核膜断裂，胞质进入核区 TEM×10 000；C. CDA Ⅰ型，线粒体铁沉积，TEM×17 000；D. CDA Ⅰ型，巨幼红细胞含 2 个"奶酪"核，TEM×6000；E. CDA Ⅱ型，"双层膜"中幼红细胞，TEM×5000；F. CDA Ⅱ型，双层膜结构，TEM×10 000

资料来源：茹永新，2010. 血液病细胞病理诊断图谱. 郑州：郑州大学出版社：38-40

电子显微镜下可见各阶段幼红细胞的线粒体有不同程度铁沉积。首先累及线粒体嵴，逐渐扩展形成铁颗粒。原红细胞线粒体小，发育差，铁沉积不明显，少数原红细胞呈增生性损伤，线粒体嵴断裂或空泡化；早幼红细胞线粒体铁分布于线粒体嵴，结构仍然完整，随着细胞成熟铁沉积增多，线粒体密度增强；晚幼及网织红细胞线粒体完全铁化，密度最高，结构不清。各阶段幼红细胞不同程度巨幼变，晚幼红畸形最为明显，常见核不规则，核膜断裂，染色质异常凝聚，细胞边缘呈手指样突起，少数细胞溶解（图 8-8）。

（三）电子显微镜技术在地中海贫血中的应用

地中海贫血是不同类型珠蛋白比例失调、血红蛋白构成异常的一组常染色体隐性疾病，可大致分为 α、β-地中海贫血。

电子显微镜下地中海贫血患者的原始或早幼红细胞巨幼样变，中、晚幼红细胞形状不规则，可见核溶解、核固缩、核凋亡及奶酪样核；晚幼红细胞边缘不整齐，呈菊花或手指样突起；成熟红细胞体积小，外形不规则，部分含空泡，有指状突起。粒细胞和淋巴细胞激活，嗜酸、嗜碱性粒细胞增多，单核巨噬细胞吞噬活跃，可能是大量细胞死亡引起的非特异性炎症反应，电子显微镜诊断要点为中、晚幼及成熟红细胞内有异常血红蛋白沉积（图 8-9）。

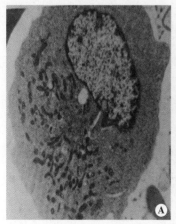
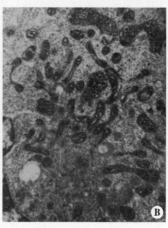
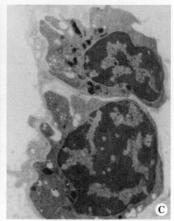

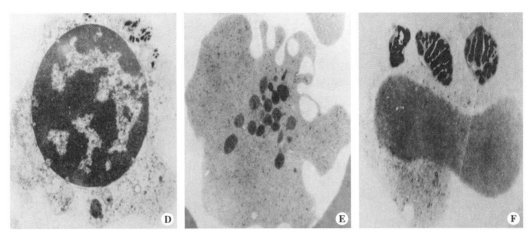

图 8-8　铁粒幼细胞贫血

A. 巨幼红细胞线粒体小，发育差，TEM×5000；B. 巨幼红细胞线粒体嵴颗粒样变性，TEM×12 000；C. 铁粒幼红细胞边缘不整齐，胞质呈手指样突起，TEM×5000；D. 铁粒幼红细胞，铁沉积于线粒体嵴，细胞溶解，胞质密度降低，TEM×8000；E. 网织红细胞内铁沉积于线粒体，TEM×8000；F. 铁粒幼红细胞内铁沉积于线粒体，MPO 染色，TEM×10 000

资料来源：茹永新，2010. 血液病细胞病理诊断图谱. 郑州：郑州大学出版社：42，43

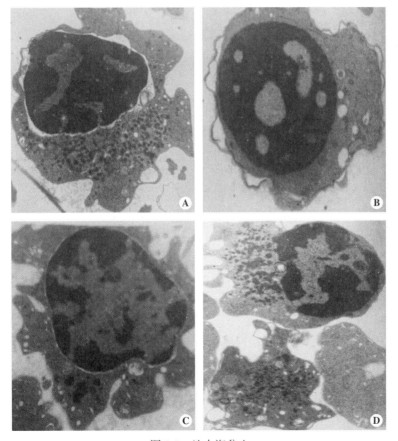

图 8-9　地中海贫血

A. 晚幼红细胞边缘不整齐，核周间隙宽，胞质异常血红蛋白沉积，TEM×10 000；B. "双层胞膜"，核凝固，胞质空泡化，TEM×8000；C. 中幼红细胞边缘不整，胞质内有许多吞饮泡，TEM×8000；D. 中幼红细胞（上）与成熟红细胞含异常血红蛋白，胞质外缘有指状突起，核膜断裂，TEM×8000

资料来源：茹永新，2010. 血液病细胞病理诊断图谱. 郑州：郑州大学出版社：52

第三节　透射电子显微镜超薄切片制备技术

透射电子显微镜电子束的穿透力很弱，一般只能穿过 0.1μm 以下的薄片，因此生物样本的切片必须很薄才能在透射电子显微镜下观察。超薄切片制备方法与病理石蜡切片相似，但由于电子显微镜分辨率高，样本超微结构清晰显示的同时，一些制片的瑕疵，如破损、污染等也暴露无遗。所以对各种生物样本制备提出以下要求：取材良好，固定优良，结构完整。下文介绍几种常见的生物样本的超薄切片制备。

一、人血液、骨髓样本透射电子显微镜超薄切片制备技术

（一）人血液、骨髓液样本处理

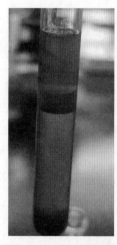

图 8-10　骨髓样本离心后的有核细胞层

（1）血液、骨髓样本加入肝素抗凝后，加入 Ficoll（$1.077g/cm^3$）分离液，1200 转/分离心 10 分钟后，吸取中间乳白色云雾状有核细胞层（图 8-10），加入 0.5ml 生理盐水吹打漂洗，1700 转/分离心 5 分钟。

（2）弃去上清液，加入 0.5ml 血浆，吹散混匀后转移至 1.5ml EP 塑料管内，1700 转/分离心 5 分钟，使得每个细胞表面裹上血浆。

（3）弃去上面的血浆，沿管壁轻轻加入 2.5% 的戊二醛固定剂，4℃固定 4 小时以上。

（4）弃去上层戊二醛，用 0.1mol/L 的磷酸盐缓冲液（PBS）漂洗 2 次，用牙签沿 EP 管四周轻轻剥离培养细胞团块，使之与 EP 管分离，用牙签挑出细胞团块并置于防水纸片上，用刀片将细胞团块切成 $1mm^3$ 大小，放回 PBS 中。

（5）用注射器吸除 PBS，用 1% 的四氧化锇（osmium tetroxide，OsO_4）溶液于 1℃ 下进行后固定 1 小时。

（二）脱水、浸透、包埋和聚合

1. 脱水

（1）四氧化锇固定 1 小时后，弃去四氧化锇，用蒸馏水清洗标本 2 次。

（2）依次用 30%、70%、90% 乙醇溶液脱水各一次，每次 10 分钟，最后用无水乙醇脱水 2 次，每次 10 分钟。

2. 浸透

（1）环氧丙烷浸透 2 次，每次 10 分钟（环氧树脂与乙醇不相混溶，乙醇脱水后的组织块需要用环氧丙烷作转换剂，促使树脂浸入组织）。

（2）环氧丙烷和包埋液1∶1混合，浸透1小时。

（3）弃去混合液，加入包埋液浸透2小时，用牙签定时搅动，使样本浸透均匀。包埋液配制见表8-1。

表 8-1 包埋液配制量表

样本数	Epon 812（ml）	DDSA（ml）	MNA（ml）		DMP-30（ml）	总量（ml）	
			冬	夏		冬	夏
10～12	5.5	1.5	3.7	4.4	0.15	10.85	11.55
15～17	8.2	2.2	5.4	6.3	0.22	16.02	16.92
21～23	11.0	3.0	7.2	8.5	0.3	21.50	22.8

注：Epon812，812环氧树脂；DDSA，十二烷基琥珀酸酐；MNA，甲基纳迪克酸酐；DMP-30,2,4,6-三（二甲氨基甲基）苯酚。

3. 包埋、聚合 将配好的包埋液滴至简易包埋模具中（5.6mm×20孔），再将浸透完全的样本块用牙签移至模具小孔中。待样本块沉降至小孔底部后，将模具放于烤箱中，60℃聚合40～50小时。

（三）超薄切片制备

1. 切片

（1）修块：将聚合好的树脂块从模具中取出，用单面刀片去掉多余的树脂，将样本块暴露，再根据需要修成合适的形状和大小，一般修成长方形（图8-11）。

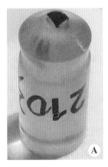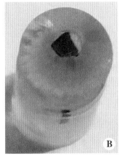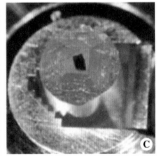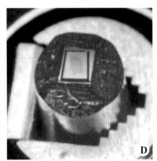

图 8-11 修块

A. 树脂块正面图；B. 树脂块标本俯视图；C、D. 粗修后及用修块刀修后的树脂

（2）切片：将修好的样本块放于切片机的样本臂上，将钻石刀放于刀台上，调整好样本块与钻石刀之间的距离，向钻石刀水槽中加入蒸馏水，调整好水平面后开始切片，切片厚度一般为70nm，切完的超薄切片平铺于水面（图8-12）。

（3）捞片：从水槽中选取5～6张超薄切片，将其集中在一起，用200目铜网将其捞起。注意使切片位于铜网中心并避免互相重叠。目前多采用扣网法（图8-13）。

2. 染色

（1）铀染色

1）原理：铀与核酸、核蛋白、糖原、分泌颗粒、溶酶体亲和力强，与膜结构亲和力弱。

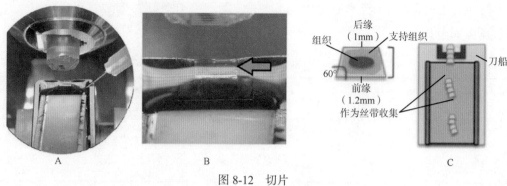

图 8-12　切片

A. 样本块与钻石刀距离示意图；B. 钻石刀调整后水面示意图；C. 切片示意图

资料来源：Baena V，Schalek RL，Lichtman JW，et al，2019. Serial-section electron microscopy using automated tape-collecting ultramicrotome（ATUM）. Methods Cell Biol，152：41-67

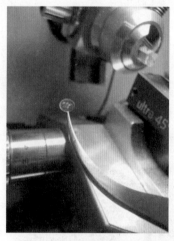

图 8-13　铜网上的超薄切片

2）步骤：在培养皿中放置一块 5cm×5cm 大小的干净封口膜，滴 6～8 滴铀染液，用镊子将铜网放置于液滴上，有样本面与染液接触（图 8-14A），加热染色 20 分钟。用 100ml 小烧杯 2 个，装入双蒸水，用镊子夹住铜网边缘，分别在两个烧杯中上下移动清洗铜网 30 次，用滤纸吸干水分。

（2）铅染色

1）原理：铅与细胞各成分均有广泛的亲和作用，铅与铀同时存在时增大成像反差。

2）步骤：用上述方法染色（夏季染色 5 分钟，冬季染色 7 分钟）（图 8-14B）。

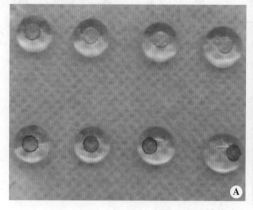
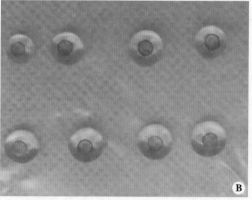

图 8-14　铀染色（A）和铅染色（B）

二、人脾脏、胸腺实体组织透射电子显微镜超薄切片制备技术

（一）人脾脏、胸腺样本处理

取材尽可能在短时间内完成，以 1 分钟内为佳。组织块要求小，以 1mm³ 大小为宜，或切成 1mm 厚的薄片。用 6%的戊二醛固定 4 小时以上，再用四氧化锇后固定 2 小时。

（二）脱水、浸透、包埋和聚合

这些方法步骤同人血液、骨髓样本处理，聚合时可先将包埋模具放置于 40℃烤箱 12 小时，再移至 60℃烤箱聚合 40～50 小时。

（三）半薄、超薄切片制备和染色

1. 半薄切片制备　人脾脏、胸腺等组织结构呈多样性，如想观察某种特殊结构，需先制作半薄切片。

（1）修块：将聚合好的树脂块从模具中取出，用单面刀片去掉多余的树脂，使整个样本块暴露，将组织块修成梯形，边缘保留少许树脂。

（2）切片：将修好的样本块放于切片机的样本臂上，将钻石刀放于刀台上，调整样本块与钻石刀之间的距离，向钻石刀水槽中加入蒸馏水，调整好水平面后开始切片，切片厚度一般为 1.5μm，切完的半薄切片平铺于水面。

（3）捞片：从水槽中选取 1～2 张半薄切片，将其集中在一起，用捞片器将其捞起放于载玻片上。

（4）染色：待样本晾干后，用甲苯胺蓝溶液加热染色，大约 1 分钟，将载玻片冲干净。

（5）观察：用光学显微镜观察组织结构。

2. 超薄切片制备

（1）修块：根据半薄切片观察结构，对组织块进行修整，以想要观察的结构为中心，去掉周围多余的组织，修成适宜大小和形状。

（2）超薄切片、捞片参见上文。

3. 染色　染色过程参见上文。

三、特殊样本制备

（一）定位包埋切片

某些组织需要观察特定的截面，如血管的横截面，这时需要对组织进行定位包埋。

（1）取材、固定：取材尽可能在短时间内完成，以 1 分钟内为佳。组织块要求切成 1mm×10mm 大小的长条状，观察面为 1mm 大小。用 6%的戊二醛固定 4 小时以上，再用四氧化锇后固定 2 小时。

（2）脱水、浸透过程参见上文。

（3）包埋、聚合：将配好的包埋液滴至平面型包埋板中（21 孔，5mm×14mm×3mm），再将浸透完全的样本块用牙签移至弹头形空穴中，将观察面与空穴顶端对齐。将包埋板放置于 40℃烤箱 12 小时，再移至 60℃烤箱聚合 40～50 小时。

（4）半薄、超薄切片制备、染色过程同脾脏等实体组织。

（二）原位包埋切片

某些特殊细胞收集困难，如造血干细胞，细胞数往往达不到 10^5，这时需要进行原位包埋。

（1）取材、固定

1）按培养细胞收集方法对细胞进行收集后，用 0.1mol/L PBS 清洗 2 次。

2）弃去上清液，加入 0.2ml 血浆或 100%胎牛血清，吹散混匀后转移至包埋管内（5.6mm×14mm），用直角离心机 1500 转/分离心 5 分钟。

3）弃去上面的血浆或血清，沿管壁轻轻加入 2.5%的戊二醛固定剂于 4℃固定 4 小时以上。

4）弃去上层戊二醛，用 0.1mol/L PBS 漂洗 2 次，用 1%的四氧化锇于 4℃进行后固定 1 小时。

（2）脱水、浸透过程参见上文。

（3）包埋、聚合：将配好的包埋液滴满包埋管，然后放置于烤箱中，60℃聚合 40～50 小时。

（4）超薄切片制备：原位包埋不需要修块，可以直接切片。

四、小鼠骨髓样本的透射电子显微镜超薄切片制备技术

（一）小鼠骨髓样本处理

用消毒的解剖剪剪开已处死小鼠髋关节周围的皮肤，解剖双侧股骨和胫骨，撕去皮肤，去除关节和周围的肌肉，得到干净的骨。用无菌剪和镊子打开骨骼末端，暴露骨髓腔，使用带针头的注射器加入生理盐水冲洗骨髓腔，收集富含骨髓细胞的溶液。室温下 1000g 离心 10 分钟，弃去上清液，将细胞在室温下悬浮于红细胞裂解缓冲液 5 分钟，然后用生理盐水清洗并离心，再将细胞用 2.5%戊二醛溶液于 4℃固定。

（二）脱水、浸透、包埋和聚合

小鼠骨髓样本脱水、浸透、包埋和聚合过程同人骨髓标本。

（三）超薄切片制备和染色

（1）修块：根据半薄切片观察结构，对组织块进行修整，以想要观察的结构为中心，去掉周围多余的组织，修成适宜大小和形状。

（2）超薄切片、捞片过程参见上文。

（3）染色过程参见上文。

五、小鼠脾脏、胸腺样本的透射电子显微镜超薄切片制备技术

（一）样本处理

1. 小鼠胸腺样本处理　用林格（Ringer）液灌注胸腺，然后用 0.1mol/L PBS 调节 pH 至 7.4 的 2.0%或 2.5%戊二醛溶液灌注左心室。灌注后立即取出胸腺，切成小块，并在相同的固定剂中冲洗数小时。

2. 小鼠脾脏样本处理　脾组织立即用 0.1mol/L PBS 洗涤（pH 7.4），然后滴入 3.0%的戊二醛溶液，2～3 分钟后修整为 $1mm^3$ 的块，并固定在 3.0%新鲜戊二醛溶液中（4℃）。

（二）脱水、浸透、包埋和聚合

小鼠脾脏及胸腺样本的脱水、浸透、包埋和聚合过程参见上文。

（三）超薄切片制备和染色

（1）修块：根据半薄切片观察结构，对组织块进行修整，以想要观察的结构为中心，去掉周围多余的组织，修成适宜大小和形状。

（2）超薄切片、捞片过程参见上文。

（3）染色过程参见上文。

第四节　电子显微镜细胞化学技术

电子显微镜细胞化学技术是在保持细胞结构完整的前提下，通过细胞中的化学反应研究细胞结构与功能的关系，即将细胞形态与功能相互结合的技术。其研究方法包括特殊染色技术、电子显微镜放射自显影技术、酶细胞化学技术和细胞免疫技术。其中电子显微镜酶细胞化学技术是利用底物经酶作用分解后形成的产物与捕获剂结合，沉淀在细胞的某个部位，通过透射电子显微镜观察其超微结构，使其能够准确定位。在血液学中目前应用比较多的酶是髓过氧化物酶（MPO）和血小板过氧化物酶。

一、髓过氧化物酶

（一）原理

细胞中的过氧化物酶能分解底物中的过氧化氢（hydrogen peroxide，H_2O_2），释放出的

O_2 与捕获剂 3, 3′-二氨基联苯胺（3, 3′-diaminobenzidine，DAB）反应，DAB 被氧化后沉积于粒细胞和单核细胞的核膜、内质网、高尔基体和胞质的颗粒中，在透射电子显微镜下能够观察位于这些结构的颗粒。

（二）孵育液配制

用电子天平称量 2mg DAB 粉末放置于试管中，向试管中加入 0.2mol/L 的林格/Tris 缓冲液 1ml，最后用 1mol/L 的 NaOH 溶液将孵育液 pH 调至 7.0～7.5，并加入 3%的 H_2O_2 溶液 25μl（林格/Tris 缓冲液配方：Tris 30mg，加林格液至 10ml；林格液配方：NaCl 9g、KCl 42 mg、$CaCl_2$ 250mg，加双蒸水至 1000ml）。

（三）实验步骤

（1）取材：将从骨髓液中分离的单个核细胞或收集的培养细胞置于 1.5ml EP 塑料管内，加入 0.9%生理盐水，用吸管吹散混匀后，用斜角离心机 1500 转/分离心 5 分钟。

（2）孵育：弃去上清液，加入配制好的孵育液，吹散混匀后转移至棕色西林瓶中，放入 37℃恒温振荡器中孵育 30～60 分钟。

（3）固定：固定剂既要能保持酶的活性，又要能保持细胞超微结构。

1）将孵育好的液体转移至 1.5ml EP 塑料管内，用斜角离心机 1500 转/分离心 5 分钟。

2）弃去上清液，加入 0.2ml 血浆或 100%胎牛血清，用斜角离心机 1500 转/分离心 5 分钟。

3）弃去上面的血浆或血清，沿管壁轻轻加入 2.5%的戊二醛溶液于 4℃固定 4 小时以上。

4）将细胞团块切成 1mm^3 大小后，用 1%四氧化锇溶液于 4℃进行后固定 1 小时。

（4）脱水、浸透、包埋和聚合过程参见上文。

（5）超薄切片制备：切片制备步骤参见上文，只是超薄切片厚度一般要求为 90nm，切片不需要用铀和铅染色，直接在电子显微镜下观察。

二、血小板过氧化物酶

（一）原理

其原理类似于 MPO 反应，但它形成的产物沉积于巨核细胞的核膜、内质网及血小板致密管道系统上。血小板过氧化物酶（platelet peroxidase，PPO）出现在早期巨核细胞的祖细胞中，并一直伴随巨核细胞，这对于诊断巨核细胞白血病具有重要的价值。

（二）孵育液配制

孵育液配制过程同 MPO。

（三）实验步骤

除孵育时间延长至 90 分钟外，其余实验步骤同 MPO。

第五节 电子显微镜免疫细胞化学技术

电子显微镜免疫细胞化学技术又称免疫电子显微镜技术，是免疫化学技术与电子显微镜技术结合的产物，通过对抗原或抗体结合的产物，用胶体金等高电子密度的标记物进行标记，检测某些抗原性物质的定位。目前最常用的标记物是胶体金。

用胶体金标记的抗体进行示踪染色称为免疫金染色。首先用第一抗体与抗原结合，再与胶体金标记的第二抗体反应（间接法）或抗原直接与胶体金的第一抗体反应（直接法），透射电子显微镜下观察到的黑色圆形颗粒所在部位即为抗原位置。目前胶体金标记常用方法分为包埋前标记和包埋后标记。

一、包埋前标记

（一）取材和固定

（1）培养细胞时，根据实验设计，在适当时候加入胶体金颗粒，金颗粒可与细胞膜表面抗原相结合。由于金颗粒较大，不能透过细胞膜，如检测细胞内抗原，需用皂角素等处理细胞以加大细胞通透性，使金颗粒进入细胞。

（2）待细胞符合收集条件时，按普通培养细胞收集方法对细胞进行收集，用戊二醛4℃固定4小时，再用四氧化锇4℃后固定1小时。

（二）脱水、浸透、包埋、聚合和超薄切片制备

脱水、浸透、包埋、聚合和超薄切片制备过程参见上文。

二、包埋后标记

（一）取材和固定

（1）将细胞收集到离心管后，用斜角离心机1500转/分离心5分钟。

（2）用0.1mol/L PBS清洗2次后，加入0.5ml血浆或100%胎牛血清，吹散混匀后转移至1.5ml EP塑料管内，用斜角离心机1500转/分离心5分钟。

（3）弃去上面的血浆或血清，沿管壁轻轻加入4%多聚甲醛、0.1%戊二醛固定剂（$F_4G_{0.1}$）于4℃固定2小时以上。$F_4G_{0.1}$固定液配方：多聚甲醛4g、25%戊二醛溶液0.4ml，加0.1mol/L PBS至100ml。

（二）脱水、浸透、包埋和聚合

（1）弃去上层固定剂，用牙签沿EP管四周轻轻剥离培养细胞团块，用0.1mol/L PBS漂洗2次。再将漂洗后的细胞团块用0.1%四氧化锇溶液后固定1小时，双蒸水

漂洗 2 次。

（2）在 4℃条件下，30%、50%乙醇溶液依次脱水 1 次，每次 30 分钟。

（3）在−20℃条件下，50%、70%、95%乙醇溶液依次脱水 1 次，每次 1 小时；无水乙醇脱水 3 次，每次 1 小时。需要每半小时搅动一次样本。

（4）在−20℃条件下，无水乙醇和 K_4M 树脂混合液（2∶1）、无水乙醇和 K_4M 树脂混合液（1∶2）各浸透 1 次，每次 2 小时。100%K_4M 浸透 2 次，第一次 3 小时，第二次过夜。每半小时搅动一次样本。

（5）将样本包埋于含有 K_4M 液的包埋管内（5.6mm×14mm），在−20℃下紫外线（波长 360nm）悬挂照射 48 小时，然后在室温下紫外线照射 48 小时。每天翻动样本 2 次，使照射均匀。

（三）超薄切片制备

（1）切片过程参见上文，注意捞片时使用带膜镍网。

（2）染色：采用滴染法，室温下将液体滴至封口膜上，再将镍网放置于液滴上，注意有切片的镍网面与液滴接触。

1）先用 1%的卵蛋白阻断 30 分钟。

2）后滴加适当稀释的一抗，作用 2 小时。

3）用 0.01mol/L PBS 洗涤 5 次，每次 3 分钟。

4）将适当稀释的胶体金标记抗体，放置于第一液滴上 10 秒，然后转移至第二液滴上 30 分钟。

5）用 0.01mol/L PBS 洗涤 5 次，每次 2 分钟。

6）用蒸馏水洗涤 2 次，每次 10 秒。

7）铀染色 10 分钟，铅染色 2 分钟。

第六节　扫描电子显微镜样本制备技术

扫描电子显微镜可以清晰地观察各种细胞或组织的表面结构特征，以及各种细胞间的连接关系，在血液学方面对骨髓小粒、脾脏等生物组织的观察应用较多。

一、培养细胞样本制备

（一）取材和固定

1. 悬浮细胞

（1）将细胞收集到离心管后，用斜角离心机 1500 转/分离心 5 分钟。

（2）弃去上清液，加入 0.1mol/L PBS，用吸管吹散混匀后转移至 1.5ml EP 塑料管内，用斜角离心机 1500 转/分离心 5 分钟，重复 2 次。

（3）弃去上清液，沿管壁轻轻加入 2.5%的戊二醛固定剂于 4℃固定 4 小时以上。

（4）弃去上层戊二醛，用 0.1mol/L PBS 漂洗 2 次，用 1%的四氧化锇溶液于 4℃进行后固定 1 小时。

2. 单层贴壁细胞

（1）倾去培养液后，用 PBS 漂洗 2~3 次，以去掉残留的培养液。

（2）将细胞爬片剪成适当大小，放入 EP 管中，沿管壁轻轻加入 2.5%的戊二醛固定剂于 4℃固定 2 小时以上。

（3）弃去戊二醛，用 0.1mol/L PBS 漂洗 2 次，用 1%的四氧化锇溶液于 4℃进行后固定 1 小时。

（二）脱水和置换过渡

（1）四氧化锇溶液固定 1 小时后，弃去四氧化锇溶液，用蒸馏水清洗样本 2 次。

（2）用 30%、70%、90%乙醇溶液依次脱水一次，每次 10 分钟，用 100%乙醇脱水 2 次，每次 10 分钟。

（3）加入无水乙醇与乙酸异戊酯混合液（1∶1）处理 10 分钟。

（4）弃去混合液，加入纯乙酸异戊酯处理 10 分钟。

注意悬浮细胞每次清洗、脱水和置换都要离心，使细胞沉淀。

（三）临界点干燥

将样本放入密闭容器中，用液态二氧化碳进行干燥。注意样本不要过多，干湿度适宜；二氧化碳量要充足。约 2 小时后慢慢放出气体，取出样本。

（四）金属镀膜

用离子溅射喷镀仪将细胞表面覆盖一层金属薄膜。取出样本，用导电胶粘在样本台上，在扫描电子显微镜下观察。

二、生物组织样本制备

（一）取材和固定

生物组织取材尽可能在短时间内完成，以 1 分钟内为佳。组织块要求以 $1mm^3$ 大小为宜，用 6%的戊二醛溶液固定 4 小时以上，再用四氧化锇溶液后固定 2 小时。

（二）脱水、置换过渡、临界点干燥和金属镀膜

脱水、置换过渡、临界点干燥和金属镀膜过程同培养细胞样本制备。

第七节 电子显微镜生物样本负染色技术

负染色技术又称阴性反差染色，通过提高样本周围的电子密度，使样本的电子密度相对较低，从而显现其超微结构。负染色技术提高了样本的分辨率和反差，也不会改变生物样本的活性。目前常用的负染剂主要是磷钨酸，近些年外泌体的超微结构观察多用此方法。

一、样 本 制 备

将样本制成适宜浓度的悬液，用移液器将样本滴于有支持膜（通常为亲水的薄碳膜）的铜网上，静置数分钟后用滤纸吸去铜网上的液体。

二、染   色

将 1%～3%的磷钨酸染液滴于有样本的铜网上，染色 1 分钟左右，用滤纸吸去铜网上的染液。晾干后在电子显微镜下观察。

三、注 意 事 项

（1）所观察的样本必须具有一定的浓度，并且要除去样本悬浮液中的残渣、碎片及结晶等物质。

（2）支持膜要进行亲水处理，并且要保持洁净，厚度要适中，以利于样本在透射电子显微镜下观察。

（3）根据样本不同，及时调整染液的 pH，大多数病毒样本适合 pH6～7 的染液；口蹄疫病毒适合碱性染液（pH 8）。

（4）染色时间、温度的掌握：不同样本染色的时间不同，需要不断摸索。

（茹永新 董树旭 刘 婧 赵轶轩）

参 考 文 献

董树旭，赵轶轩，王颖，等，2016. 22 例急性巨核细胞白血病的实验室检查特点分析. 中华血液学杂志，37（4）：297-301.

郭虹，赵智刚，刘杰文，等，2002. 胎儿骨髓来源的 Flk1$^+$CD34$^-$细胞的血液血管干细胞特性. 中国医学科学院学报，24（6）：606-610.

姜晓星，赵维苋，2008. 电子显微镜技术在血液系统疾病诊断中的应用. 内科理论与实践，3（2）：141-144.

金良韵，姬曼，孙竹林，等，2020. 介绍一种外泌体负染色的改良方法. 首都食品与医药，27（22）：91，92.

金梅，刘标，王丽，等，2006. 化生性胸腺瘤临床病理分析. 中华病理学杂志，35（5）：285-288.

李娟，万将厚，陆莉，等，2009. 遗传性球形红细胞增多症家系外周血红细胞形态扫描电镜观察. 中国优生与遗传杂志，17（8）：123，124.

李叶，黄华平，张新春，等，2019. 浅析透射电子显微镜在生物学科中的应用. 热带农业科学，39（12）：58-67.

刘瑞德，谢煜彤，王翠芳，2009. 应用扫描电子显微镜检测血栓形成. 中国医科大学学报，38（7）：548，549，552.

刘湘花，张彩丽，张俊霞，等，2016. 透射电镜负染色技术常见影响因素与对策. 临床与实验病理学杂志，32（10）：1185，1186.

莫肖敏，郑艳燕，梁莹，等，2001. 缺铁性贫血大鼠及其子代脾脏的电子显微镜观察. 广西医科大学学报，18（5）：654-656.

茹永新，2010. 血液病细胞病理诊断图谱. 郑州：郑州大学出版社：38-40，42，43，52，97，99，107，108，121-123，125-127，140，141，155，156.

茹永新，赵轼轩，刘津华，2007. 电镜观察骨髓有核细胞对非霍奇金淋巴瘤的诊断价值.临床血液学杂志，20（1）：22，23，27.

孙计桃，2012. 电子显微镜技术在生物医学领域的应用. 内蒙古科技与经济，252（2）：127，128.

许德义，彭明喜，余红卫，等，2008. γ射线照射红细胞超微结构的扫描和透射电子显微镜观察. 解放军医学杂志，33（3）：360.

许霞，常晓娜，潘华雄，等，2020. 新型冠状病毒感染疾病十例穿刺尸检病例脾脏病理改变. 中华病理学杂志，49（6）：576-582.

曾芸，房慧伶，杨楷，2007. 黄连提取物对小鼠胸腺细胞凋亡的影响.广西农业生物科学，26（1）：40-43，66.

钟延丰，高晓明，王盛兰，等，2003. 传染性非典型肺炎病人外周血白细胞损伤的病理学研究. 中华医学杂志，83(24)：2137-2141.

Baena V，Schalek RL，Lichtman JW，et al，2019. Serial-section electron microscopy using automated tape-collecting ultramicrotome（ATUM）. Methods Cell Biol，152：41-67.

Balarajan Y，Ramakrishnan U，Ozaltin E，et al，2011. Anaemia in low-income and middle-income countries.Lancet，378（9809）：2123-2135.

Chaparro CM，Suchdev PS，2019. Anemia epidemiology，pathophysiology，and etiology in low- and middle-income countries. Ann N Y Acad Sci，1450（1）：15-31.

Dinardo CD，Cortes JE，2016. Mutations in AML：prognostic and therapeutic implications.Hematology Am Soc Hematol Educ Program，2016（1）：348-355.

Grossmann V，Bacher U，Haferlach C，et al，2013. Acute erythroid leukemia（AEL）can be separated into distinct prognostic subsets based on cytogenetic and molecular genetic characteristics. Leukemia，27（9）：1940-1943.

Iolascon A，Heimpel H，Wahlin A，et al，2013. Congenital dyserythropoietic anemias：molecular insights and diagnostic approach. Blood，122（13）：2162-2166.

Kassebaum NJ，Jasrasaria R，Naghavi M，et al，2014. A systematic analysis of global anemia burden from 1990 to 2010. Blood，123（5）：615-624.

Kato S，1997. Thymic microvascular system.Microsc Res Tech，38（3）：287-299.

Kreitman RJ，2019. Hairy cell leukemia：present and future directions. Leuk Lymphoma，60（12）：2869-2879.

Liquori A，Ibañez M，Sargas C，et al，2020. Acute promyelocytic leukemia：a constellation of molecular events around a single PML-RARA fusion gene. Cancers（Basel），12（3）：624.

Maitre E，Cornet E，Troussard X，2019. Hairy cell leukemia：2020 update on diagnosis，risk stratification，and treatment. Am J Hematol，94（12）：1413-1422.

Mcnulty M，Crispino JD，2020. Acute megakaryocytic leukemia.Cold Spring Harb Perspect Med，10（2）：a034884.

Sheftel AD，Richardson DR，Prchal J，et al，2009. Mitochondrial iron metabolism and sideroblastic anemia. Acta Haematol，122(2-3)：120-133.

Song L，Tan JY，Wang ZX，et al，2019. Interleukin17A facilitates osteoclast differentiation and bone resorption via activation of autophagy in mouse bone marrow macrophages.Mol Med Rep，19（6）：4743-4752.

Thomas JO，Rafindadi A，Heryet A，et al，1991. Immunophenotyping of Nigerian cases of non-Hodgkin's lymphomas on paraffin sections. Histopathology，18（6）：505-510.

Ushiki T，1986. A scanning electron-microscopic study of the rat thymus with special reference to cell types and migration of lymphocytes into the general circulation. Cell Tissue Res，244（2）：285-298.

Vardiman JW，Thiele J，Arber DA，et al，2009. The 2008 revision of the World Health Organization（WHO）classification of myeloid neoplasms and acute leukemia：rationale and important changes. Blood，114（5）：937-951.

Wang ZH，Lin Y，Jin S，et al，2020. Bone marrow mesenchymal stem cells improve thymus and spleen function of aging rats through affecting P21/PCNA and suppressing oxidative stress. Aging（Albany NY），12（12）：11386-11397.

Xing LP，Boyce BF，2014. RANKL-based osteoclastogenic assays from murine bone marrow cells. Methods Mol Biol，1130：307-313.